基于MDT下常见恶性肿瘤的综合治疗

总主编 刘宗文 刘剑波

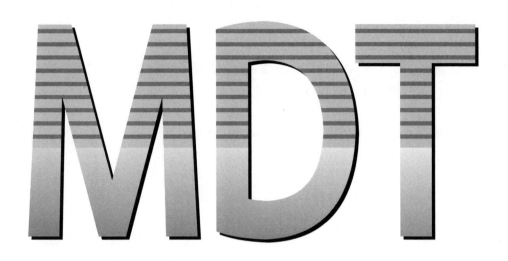

淋巴瘤、间叶组织肿瘤、癌痛

主编 王 成 孙 晨 张 艳 王爱华

郑州大学出版社

图书在版编目(CIP)数据

淋巴瘤、间叶组织肿瘤、癌痛／王成等主编. — 郑州：郑州大学出版社，2023.9
（基于 MDT 下常见恶性肿瘤的综合治疗／刘宗文，刘剑波总主编）
ISBN 978-7-5645-9660-6

Ⅰ．①淋… Ⅱ．①王… Ⅲ．①淋巴瘤-诊疗②间叶组织瘤-诊疗③癌-疼痛-诊疗
Ⅳ．①R733.4②R730.262③R730.5

中国国家版本馆 CIP 数据核字（2023）第 060120 号

淋巴瘤、间叶组织肿瘤、癌痛
LINBALIU、JIANYE ZUZHI ZHONGLIU、AITONG

策划编辑	陈文静	封面设计	苏永生
责任编辑	薛　晗	版式设计	苏永生
责任校对	张彦勤	责任监制	李瑞卿

出版发行	郑州大学出版社	地　　址	郑州市大学路 40 号（450052）
出版人	孙保营	网　　址	http://www.zzup.cn
经　销	全国新华书店	发行电话	0371-66966070
印　刷	河南瑞之光印刷股份有限公司		
开　本	787 mm×1 092 mm　1/16		
本册印张	20.75	本册字数	481 千字
版　次	2023 年 9 月第 1 版	印　次	2023 年 9 月第 1 次印刷

| 书　号 | ISBN 978-7-5645-9660-6 | 总定价 | 1 288.00 元（全五册） |

作者名单

主　编　王　成　孙　晨　张　艳　王爱华

副主编　黄洋洋　成　嫒　刘耀河　肖陈虎

　　　　　翟清华　郭振江

编　委（按姓氏笔画排序）

　　　　　马　莉　王小玉　王远征　李　毅

　　　　　杨云芳　张　芳　张　盼　张红杰

　　　　　缪　玮

前言

随着社会经济的发展及生态环境的变化,我国人民群众的健康状况也在悄然发生改变。世界卫生组织(WHO)发布的《2022年世界卫生统计》报告,全球范围内,癌症(泛指恶性肿瘤)仍是导致人类死亡的主要原因之一。在健康人转变成肿瘤患者的过程中,通常会有多种影响因素,其中最主要的就是健康人体内的正常细胞受到内因或外因影响,转变为不受人体免疫系统控制的无限增殖的细胞,而这些无限增殖的细胞就是肿瘤细胞。

《"健康中国2030"规划纲要》强调以人民健康为中心,落实预防为主,强化早诊断、早治疗、早康复。虽然目前有关肿瘤的病因仍不清楚,但是,肿瘤的三级预防对降低肿瘤发生率、提高患者生存率至关重要。肿瘤三级预防中的一级预防,即病因预防。现代医学认为肿瘤是一种生活方式病,从衣、食、住、行等方面预防或者避免人们接触可引起肿瘤发病的原因,有利于降低肿瘤易感人群的发病率,但是这些预防手段并不能从根本上杜绝肿瘤的发生。

大多数早期肿瘤是可以治愈的,这就涉及肿瘤三级预防中的二级预防,即做到早发现、早诊断、早治疗。这不仅要求人们自身定期进行体检,以便早期发现疾病或疾病的潜在风险,进而做到早期干预;也要求医务人员对肿瘤高危或易感人群实施动态监测,发现可能存在的早期肿瘤,尽快治疗,提高治愈率。

然而在日常的临床工作中,很多患者就诊时已是中晚期,或者是经过一系列的治疗后出现复发和转移。这些患者通常症状重、治疗难、预后差。对于已经确诊恶性肿瘤的患者不得不提到肿瘤三级预防中的三级预防,即对已经患有恶性肿瘤的患者进行积极有效的治疗,一般采取多学科综合治疗的方法。实际上,综合治疗就是当下盛行的多学科综合治疗协作组(multidisciplinary team, MDT)。主要通过手术治疗、放射治疗、化学治疗、靶向治疗、免疫治疗等方法,预防肿瘤复发、进展,降低肿瘤致残率、致死率,延长患者的生存时间,提高患者的生存质量。但即使是综合治疗对于某些肿瘤,特别是中晚期肿瘤,效果也是非常有限,所以肿瘤的治疗任重而道远。

基于上述原因及目的,结合参编作者多年来治疗肿瘤的临床工作经验,我们组织编写了"基于MDT下常见恶性肿瘤的综合治疗"丛书。丛书规范了多学科治疗的流程,首先是从临床医生获取的患者实验室检查、影像学、病理检查等一线资料,通过这些检查结果判断出肿瘤准确的位置、大小、是否有转移,结合临床症状和体征,对患者病情进行系统的分析判断。接下来邀请相关科室专家从不同学科、多个角度为患者制订出使患者最

1

大程度受益的个性化治疗方案。

本套丛书共包含五个分册,即"头颈部肿瘤""胸部肿瘤""上腹部肿瘤""下腹部肿瘤""淋巴瘤、间叶组织肿瘤、癌痛",分别对各部位肿瘤的病因病理、临床表现、诊断等进行介绍,结合学科前沿动态,重点从 MDT 的角度对治疗手段进行讲解。本套丛书兼具科学性、系统性、实用性,对肿瘤科医生具有一定的指导作用,对肿瘤患者及其家属也具有参考价值。

第一分册:《头颈部肿瘤》。

本分册内容涵盖临床中常见的头颈部肿瘤,如鼻咽癌、口腔癌、口咽癌、喉癌等,同时包含常见的颅内恶性肿瘤,如胶质瘤、脑膜瘤、脑转移瘤等,对不同肿瘤的流行病学、检查项目、临床表现、分期及治疗选择等进行全面阐述,同时对近年来的应用热点如靶向、免疫治疗等做了详细介绍。本册结合头颈外科、放疗科、肿瘤内科、病理科、影像科等学科的不同特点,以 MDT 的形式为大家带来全面的诊疗思路,期待本分册能使我国头颈部肿瘤患者获益,以实现肿瘤控制与器官保留并举的目标。

第二分册:《胸部肿瘤》。

临床中最常见的胸部肿瘤包括肺癌、食管癌、乳腺癌和胸腺肿瘤。在多学科综合治疗的思维下,本分册主要对胸部肿瘤的临床表现、实验室检查、肿瘤分期及适宜的治疗方法等问题进行综述,并从放射治疗计划到化学治疗方案等方面进行详尽阐述。本分册以肿瘤的 MDT 为切入点,整合放疗科、肿瘤内科、肿瘤外科、影像科、病理科等学科的理论基础和临床实践经验,以及各个学科的前沿研究成果,内容由浅入深,适合各层次肿瘤相关的医务工作者阅读。

第三分册:《上腹部肿瘤》。

本分册主要讨论上腹部恶性肿瘤的综合治疗,重点总结临床及科研经验,对胃癌、肝癌、胰腺癌的流行病学、病因病理、临床表现、诊断等进行介绍,治疗方面重点论述了放射治疗、化学治疗、外科治疗及靶向治疗等,并从 MDT 的角度进行综述。此外,对上腹部肿瘤患者的护理和营养支持等研究进展进行了详细的讲解。

第四分册:《下腹部肿瘤》。

本分册主要介绍的是结直肠恶性肿瘤与泌尿生殖系统肿瘤的预防及诊疗手段,以实用性为出发点,详细介绍了结直肠癌、肾癌、上尿路上皮细胞癌、前列腺癌、膀胱肿瘤和膀胱癌、阴茎癌、宫颈癌、子宫内膜癌、卵巢癌等的预防、鉴别、诊治、相关并发症的治疗及护理,并从 MDT 的角度进行综述。本分册旨在让广大临床肿瘤科医生充分认识下腹部肿瘤,帮助患者了解下腹部肿瘤相关知识,具有较好的临床实用价值。

第五分册:《淋巴瘤、间叶组织肿瘤、癌痛》。

本分册全面阐述了淋巴瘤、软组织肉瘤、骨原发肿瘤、骨转移瘤以及癌痛的综合治疗,从流行病学、病因学、病理学、分子生物学、临床表现、诊断和治疗方法等方面介绍了各个疾病基础和临床研究的最新进展。本书内容丰富,参考美国国立综合癌症网络(NCCN)的最新治疗指南,依据循证医学的证据,结合本单位多年来综合治疗的体会和经验,重点论述放射治疗、化学治疗、外科治疗及靶向治疗等,并从 MDT 的角度进行综述。

该书是一本相关肿瘤疾病诊疗的临床指南,适合临床肿瘤医生阅读,也可供相关医学生、肿瘤患者及家属学习参考。

各位编者为本套丛书的编写付出了辛勤的努力,同时得到了郑州大学第二附属医院的大力支持,以及郑州大学出版社各位编辑的修改与建议,在此表示诚挚谢意。"基于MDT下常见恶性肿瘤的综合治疗"是目前比较系统、全面、规范的肿瘤治疗丛书,希望广大临床肿瘤科医生共同努力,给予患者合理和规范的治疗,使更多的肿瘤患者从中获益。我们坚信"道阻且长,行则将至;行而不辍,未来可期!"但由于编者水平有限,书中难免存在不足之处,期望广大读者给予批评指正。

编者

2023 年 8 月

目 录

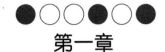

第一章

淋 巴 瘤

恶性淋巴瘤是原发于淋巴结或结外淋巴组织或器官的一种恶性肿瘤,来源于淋巴细胞或组织细胞的恶变。根据临床和病理特点分为两大类:霍奇金淋巴瘤(Hodgkin lymphoma, HL)和非霍奇金淋巴瘤(non-Hodgkin lymphoma,NHL)。在我国,恶性淋巴瘤中 NHL 所占的比例远高于 HL。近年,很多国家 NHL 的发病率有一定增高趋向。可能的原因大致归纳为:①免疫功能异常如艾滋病、器官移植、类风湿关节炎和遗传性免疫缺陷等;②病毒如成人 T 细胞淋巴瘤病毒(HILV)、艾滋病病毒、EB 病毒等;③化学物质如农药和染发剂;④其他如放射性暴露和霍奇金病(Hodgkin disease,HD)治疗等。在组织病理方面,HL 的恶性细胞为里-施(Reed-Sternberg,R-S)细胞及其变易细胞;而 NHL 除来源于胸腺内前 T 细胞外,均来源于在接触抗原后处于不同转化或发育阶段,属于周围淋巴组织的 T 或 B 淋巴细胞。所以 NHL 的病理类型、临床表现和治疗上远比 HL 复杂。从现有的资料来看,NHL 是一组很不均一的疾病,病因、病理、临床表现和治疗都有差异。迄今,总的治愈率也低于 HL。但是,随着免疫和分子生物学的发展,近年来,对 NHL 有了比较深入的了解,染色体和基因异常在 NHL 的发生发展中的作用正在阐明。临床上,随着经验的积累和新药新方案的不断涌现,无论近期和远期疗效也有明显改善,并在相当程度上已成为一类可以治愈的疾病。

第一节 霍奇金淋巴瘤

一、概述

淋巴瘤是中国常见的恶性肿瘤之一。其中霍奇金淋巴瘤(Hodgkin lymphoma,HL)是恶性淋巴瘤的一个独特类型,是青年人中常见的恶性肿瘤之一。病变主要发生在淋巴结,以颈部淋巴结和锁骨上淋巴结最为常见,其次是纵隔、腹膜后、主动脉旁淋巴结。病变从一个或一组淋巴结开始,很少开始就是多发性,逐渐由邻近的淋巴结向远处扩散。晚期可以侵犯血管,累及脾、肝、骨髓和消化道等处。

世界卫生组织(World Health Organization,WHO)显示 2020 年中国新发霍奇金淋巴瘤

6 829 例,其中男性 4 506 例,女性 2 323 例;死亡 2 807 例,其中男性 1 865 例,女性 942 例。HL 是一种独特的淋巴系统恶性疾病,男性多于女性,男女之比为(1.3∶1) ~ (1.4∶1)。发病年龄在欧美发达国家呈较典型的双峰分布,分别在 15 ~ 39 岁和 50 岁以后;而包括中国在内的东亚地区,发病年龄多在 30 ~ 40 岁,呈单峰分布。

(一)特点

霍奇金淋巴瘤与其他恶性淋巴瘤不同,具有以下特点:①病变往往从一个或一组淋巴结开始,逐渐由邻近的淋巴结向远处扩散;原发于淋巴结外的霍奇金淋巴瘤少见。②瘤组织成分多种多样,含有一种独特的瘤巨细胞即 R-S 细胞。瘤组织中常有多种炎症细胞浸润和纤维化。

(二)病理表现

根据 2017 年版 WHO 造血与淋巴组织肿瘤分类,HL 分为经典型霍奇金淋巴瘤(classical Hodgkin lymphoma,cHL)和结节性淋巴细胞为主型霍奇金淋巴瘤(nodular lymphocyte predominant Hodgkin lymphoma,NLPHL)两大类型,经典型可分为 4 种组织学亚型,即结节硬化型、富于淋巴细胞型、混合细胞型和淋巴细胞消减型;结节性淋巴细胞为主型少见,约占 HL 的 10%。

HL 是起源于生发中心的 B 淋巴细胞肿瘤,形态学特征表现为正常组织结构破坏,在炎症细胞背景中散在异型大细胞,如 R-S 细胞及变异型 R-S 细胞。典型 R-S 细胞为双核或多核巨细胞,核仁嗜酸性,大而明显,细胞质丰富;若细胞表现为对称的双核时则称为镜影细胞。NLPHL 中的肿瘤细胞以淋巴细胞为主型(lymphocyte predominant,LP)细胞,过去称为淋巴细胞和组织细胞,细胞核大、折叠,似爆米花样,故又称为"爆米花"细胞,其核仁小、多个、嗜碱性。LP 肿瘤细胞被程序性死亡蛋白-1(programmed death-1,PD-1)阳性的 T 细胞环绕。越来越多的证据提示完全呈弥漫生长的 NLPHL 和富于 T 细胞/组织细胞的大 B 细胞淋巴瘤有重叠。

诊断 HL 应常规检测的 IHC 标记物包括 CD45(LCA)、CD20、CD15、CD30、PAX5、CD3、MUM1、Ki-67 指数和 EBER。cHL 常表现为 CD30(+)、CD15(+)或(-)、PAX5 弱(+)、MUM1(+)、CD45(-)、CD20(-)或弱(+)、CD3(-),部分病例 EBER(+)。NLPHL 为 CD20(+)、CD79a(+)、BCL6(+)、CD45(+)、CD3(-)、CD15(-)、CD30(-)、BOB1(+)、OCT2(+)、EBER(-)。在进行鉴别诊断时需增加相应的标记物,来鉴别如间变大细胞淋巴瘤或弥漫大 B 细胞淋巴瘤等。

骨髓细胞学:骨髓有核细胞增生活跃或明显活跃,部分病例嗜酸性粒细胞增多。若肿瘤细胞骨髓浸润,可找到本病特征性的 R-S 细胞。骨髓穿刺涂片找到 R-S 细胞阳性率较低,仅 3% 左右;骨髓活检可提高到 9% ~ 22%。

肉眼观:霍奇金淋巴瘤累及的淋巴结肿大,早期无粘连,可活动,如侵入邻近组织则不易推动。淋巴结互相粘连,形成结节状巨大肿块。切面呈发白色鱼肉状,可有黄色的小灶性坏死。

镜下观:淋巴结的正常结构被破坏消失,由瘤组织取代,瘤组织内细胞成分多样由肿瘤性成分和反应性成分组成,肿瘤性成分主要是 R-S 细胞,反应性成分由炎症细胞及间质组成,应重点掌握 R-S 细胞,它具有诊断性意义。典型的 Reed-Sternberg 细胞是一种双核或多核瘤巨细胞,体积大,直径 $20 \sim 50 \, \mu m$ 或更大,双核或多核,细胞核圆或椭圆形,因为核大,可以为双叶或多叶状,染色质常围绕核膜聚集成堆,核膜厚。核中央有一大的嗜酸性核仁,直径 $3 \sim 4 \, \mu m$,周围有一透明晕,最典型的 R-S 细胞的双核面对面地排列,都有嗜酸性核仁,形似镜中之影,形成所谓的镜影细胞,这种细胞在诊断此病上具有重要意义,故称为诊断性 R-S 细胞。霍奇金淋巴瘤的肿瘤细胞除了典型的 R-S 细胞外,还有一些瘤细胞,形态与 R-S 细胞相似,但只有一个核,内有大形核仁,称为单核 R-S 细胞或者霍奇金细胞,这种细胞可能是 R-S 细胞的变异型。单有这种细胞不足以作为诊断霍奇金淋巴瘤的依据。其他变异的 R-S 细胞常见于本病的一些特殊亚型:①陷窝细胞,主要见于结节硬化型。细胞体积大,胞质丰富,染色淡或清亮透明,核大呈分叶状,常有多个小核仁。用福尔马林固定的组织,细胞质收缩与周围的细胞之间形成透明的空隙,好似细胞位于陷窝内,遂取名为陷窝细胞。②"爆米花"细胞,见于淋巴细胞为主型,因核形如"爆米花"而得名。这些细胞体积较大,胞质淡染,核大,常扭曲,呈折叠状或分叶状,核膜薄,染色质细,核仁小,可有多个小核仁。③多形性或未分化的 R-S 细胞,见于淋巴细胞消减型霍奇金淋巴瘤。瘤细胞体积大,大小形态不规则,有明显的多形性,核大,形状不规则,核膜厚,染色质粗,常有明显的大形核仁,核分裂象多见,并常能见到多极核分裂。

基于病理以上病理特征分为结节性富含淋巴细胞型和经典型,后者包括淋巴细胞为主型、结节硬化型、混合细胞型和淋巴细胞消减型。

(三)致病因素

1.病毒感染　EB 病毒、丙型肝炎病毒、HIV 等。

2.免疫因素　有自身免疫性疾病或后天发生免疫抑制、服用免疫抑制药。

3.放射因素　与接受放射剂量、接受放射时年龄等有关系。

4.化学物质　烷化剂、多环芳烃类化合物、芳香胺类化合物与恶性淋巴瘤的发病有一定的联系。

5.遗传因素　遗传因素与恶性淋巴瘤的病因相关有许多方面的报道,有时可见明显的家族聚集性,如兄弟姐妹可先后或同时患恶性淋巴瘤。

二、诊断

应当结合患者的临床表现、体格检查、实验室检查、影像学检查和病理学检查结果等进行诊断。

(一)临床表现

淋巴瘤的症状包括全身和局部症状。患者初诊时多无明显全身症状,20% ~ 30% 的患者可伴有 B 症状(不明原因的发热、盗汗和体重减轻),还可以有皮疹、皮肤瘙痒、乏力等症状。

局部症状取决于病变不同的原发和受侵部位,淋巴瘤可以原发于身体的任何器官和组织,通常分为原发于淋巴结和淋巴结外两大类。最常表现为无痛性的进行性淋巴结肿大。

90%的HL以淋巴结肿大为首发症状,多起始于一组受累的淋巴结,以颈部和纵隔淋巴结最常见,随着病情进展可逐渐扩散到其他淋巴结区域,晚期可累及脾、肝、骨髓等。

(二)体格检查

应特别注意不同区域的淋巴结是否肿大、肝脾的大小、伴随体征和一般状况等。

(三)实验室检查

应完成的实验室检查包括血常规、肝肾功能、乳酸脱氢酶(lactate dehydrogenase,LDH)、β_2微球蛋白、红细胞沉降率、乙型肝炎病毒(hepatitis B virus,HBV)、丙型肝炎病毒和人类免疫缺陷病毒检测,必要时进行骨髓穿刺细胞学和(或)活检等。对于存在中枢神经系统受累风险的患者应进行腰椎穿刺,予以脑脊液生化、常规和细胞学等检查。

(四)影像学检查

1. 常用的影像检查方法 CT、MRI、正电子发射计算机断层成像(positron emission computed tomography,PECT)、超声和内镜等。目前仍作为淋巴瘤分期、再分期、疗效评价和随诊的最常用影像学检查方法,对于无碘对比剂禁忌证的患者,应尽可能采用增强CT。

2. MRI 对于中枢神经系统、骨髓和肌肉部位的病变应首选;对于肝、脾、肾、子宫等实质器官病变可以选择或者首选MRI检查,尤其对于不宜行增强CT扫描者,或者作为CT发现可疑病变后的进一步检查。

3. PECT 是大多数淋巴瘤分期与再分期、疗效评价和预后预测的最佳检查方法,但是在疾病缓解后的长期随访过程中,不建议采用PECT进行随访。

PECT已成为HL患者完成治疗时初始分期和反应评估的重要工具。在一项荟萃分析中,PET扫描显示出高阳性和特异性用于对淋巴瘤患者进行分期和再分期。治疗结束时的PET阳性已被证明是早期和晚期疾病患者的重要不良风险因素。2009年,Deauville标准基于对相关部位^{18}F-氟化脱氧葡萄糖(^{18}F-fiuorodexgglucose,^{18}F-FDG)摄取的视觉评估,定义了用于解释中期和结束治疗PET扫描。这些标准使用5点量表(5-PS)来确定相关部位相对于纵隔和肝脏的FDG摄取量。在5-PS(Deauville标准)中,得分为1~4是指最初受累部位,5分是指最初受累部位和(或)与淋巴瘤相关的新病灶。中期或治疗末期PET扫描得分为1、2或3被认为是"阴性",而PET扫描得分为4和5被认为是"阳性"。当纵隔肿块中的FDG摄取不能与胸腺摄取或炎症反应明确区分时,很难评估4分,这些病例的治疗决定需要临床判断。此外,Deauville 4可能仅代表单一区域的持续疾病或在任何站点均无反应。5-PS(多维尔标准)已在国际多中心试验中得到验证,用于PET指导的中期反应评估和HL患者的风险适应治疗。NCCN霍奇金淋巴瘤专家组鼓励在存在扫描的临床表现和放射学报告之间的差异,最初不是由合格的个人解释的和(或)没有提供多维尔评分时。

中期PET扫描可以预测预后,并且越来越多地用于评估治疗期间的治疗反应,因为它们可以告知治疗调整,包括治疗升级和降级。化疗后的早期、中期PET成像已被证明是晚期疾病[具有不利危险因素的Ⅱ期疾病(有或没有大肿块)或Ⅲ~Ⅳ期疾病]患者治疗结果的敏感预后指标。中期PET扫描也可能有助于识别可单独接受化疗的早期和晚期疾病患者亚组。

NCCN指南强调中期PET扫描对于某些临床情况的价值仍不清楚,所有应对措施都应在管理决策的背景下考虑。将Deauville评分标准纳入核医学PET扫描报告很重要,因为后续管理通常取决于该评分。

4. 超声　可用于浅表淋巴结和浅表器官(睾丸、甲状腺及乳腺等)病变的诊断和随诊,但一般不用于淋巴瘤的分期诊断。对于浅表淋巴结和浅表器官(如睾丸、乳腺)病变的诊断和治疗后随诊具有优势,可以常规使用;对于腹部、盆腔淋巴结检查可以选择性使用;对于肝、脾、肾、子宫等腹盆腔实质性器官的评估,可以作为CT和MRI的补充,尤其是不能行增强CT检查时。在浅表淋巴结切除活检时,选取超声检测声像图异常的淋巴结,有助于提高活检的准确性。超声引导下穿刺活检也应用于深部淋巴结、肝、纵隔等部位的病变诊断。

5. 同位素骨扫描　淋巴瘤骨受侵患者的全身骨显像缺乏特征性改变,难以与骨转移瘤、多发性骨髓瘤、骨结核、骨纤维异常增殖症、甲状旁腺功能亢进症、感染性疾病等鉴别,需要结合患者的病史、实验室检查和其他影像学检查。

常规骨扫描(^{99m}Tc-MDP)对初治HL患者的临床价值有限,但骨扫描对原发骨淋巴瘤治疗后随访观察和预后评价需要结合CT检查。

6. 腔镜检查　适用于可疑胃肠道受侵的患者,同时可完成活检,明确病理。

(五)病理学检查

病理学检查是淋巴瘤诊断的主要手段。对于淋巴结病灶,应尽可能切除完整淋巴结。如果淋巴结病灶位于浅表,应尽量选择颈部、锁骨上和腋窝淋巴结。粗针穿刺仅用于无法有效、安全地获得切除或切取病变组织的患者。初次诊断时,应首选切除或切取病变组织;对于复发患者,如果确实无法获得切除或切取的病变组织标本,可通过粗针穿刺获取的病变组织进行诊断。

淋巴瘤的病理诊断需综合应用形态学、免疫组织化学(immunohistochemistry,IHC)、流式细胞术及遗传学和分子生物学技术等。同时临床特征也非常重要。

1. 形态学　在淋巴瘤病理诊断中非常重要,不同类型的淋巴瘤具有特征性和诊断性的形态学特点。

2. 免疫组织化学　用于鉴别淋巴瘤细胞的免疫表型,如B或T/NK细胞、肿瘤细胞的分化及成熟程度等。通过组合相关的IHC标记物,进行不同病理亚型的鉴别诊断。诊断HL应常规检测的IHC标记物包括CD45(LCA)、CD20、CD15、CD30、PAX5、CD3、

MUM1、Ki-67 指数和 EBER。cHL 常用 11 种标记物表现为 CD30(+)、CD15(+)或(−)、PAX5 弱(+)、MUM1(+)、CD45(−)、CD20(−)或弱(+)、CD3(−),部分病例 EBER(+)。NLPHL 常用标记物表现为 CD20(+)、CD79a(+)、BCL6(+)、CD45(+)、CD3(−)、CD15(−)、CD30(−)、BOB1(+)、OCT2(+)、EBER(−)。在进行鉴别诊断时需增加相应的标记物,来鉴别如间变大细胞淋巴瘤或弥漫大 B 细胞淋巴瘤等。

骨髓细胞学:骨髓有核细胞增生活跃或明显活跃,部分病例嗜酸粒细胞增多。若肿瘤细胞骨髓浸润,可找见本病特征性的 R-S 细胞。骨髓穿刺涂片找到 R-S 细胞阳性率较低,仅 3% 左右;骨髓活检可提高到 9%~22%。

3. 荧光原位杂交检测技术　荧光原位杂交(fluorescence in situ hybridization,FISH)检测技术可以发现特定的染色体断裂、易位以及缺失或扩增等,对特定染色体异常相关淋巴瘤的辅助诊断有指导意义,如伯基特淋巴瘤相关的 t(8;14)易位以及 t(2;8)或 t(8;22)易位、滤泡性淋巴瘤相关的 t(14;18)易位、黏膜相关淋巴组织结外边缘区淋巴瘤相关的 t(11;18)易位、套细胞淋巴瘤(mantle cell lymphoma,MCL)相关的 t(11;14)易位以及双打击或三打击高级别 B 细胞淋巴瘤相关的 *MYC*(8q24)、*BCL2*(18q21)和 *BCL6*(3q27)重排等。

4. 淋巴细胞抗原受体基因重排检测技术　淋巴细胞受体基因单克隆性重排是淋巴瘤细胞的主要特征,可用于协助鉴别淋巴细胞增殖的单克隆性与多克隆性,以及无法通过 IHC 诊断的淋巴瘤,是对形态学和 IHC 检查的重要补充。

5. 其他　包括二代测序、流式细胞技术等,是常规病理学诊断方法的有益补充。

三、分期

Ann-Arbor 分期(Cotswolds 会议修订)是目前通用的描述 HL 和 NHL 的分期系统,更适用于 HL 和原发淋巴结的 NHL 诊断。Ann-Arbor(Cotswolds 修订)分期系统如下。

Ⅰ期:侵及一个淋巴结区(Ⅰ)或侵及一个单一的淋巴结外器官或部位(ⅠE)。

Ⅱ期:在横膈的一侧,侵及两个或更多的淋巴结区(Ⅱ)或外加局限侵犯一个结外器官或部位(ⅡE)。

Ⅲ期:受侵犯的淋巴结区在横膈的两侧(Ⅲ)或外加局限侵犯一个结外器官或部位(ⅢE)或脾(ⅢS)或二者均有(ⅢES)。

Ⅳ期:弥漫性或播散性侵犯一个或更多的结外器官,同时伴有或不伴有淋巴结侵犯。

A 组:无全身症状。

B 组:有全身症状,包括不明原因发热(>38 ℃,连续 3 d 及以上)、盗汗(连续 7 d 及以上)或体重减轻(6 个月内下降 10% 以上)。

注:E,淋巴瘤累及淋巴结外器官。单一结外部位受侵,病变侵犯到与淋巴结/淋巴组织直接相连的器官/组织时,不记录为Ⅳ期,应在各期后记入"E"字母(如病变浸润至与左颈部淋巴结相连接的皮肤,记录为"ⅠE")。X,大瘤块,肿瘤直径>胸廓宽度的 1/3 或融合瘤块最大径>10 cm。

四、治疗

（一）分期和预后因素

在初步诊断和检查后，患者分为以下几组：Ⅰ／Ⅱ期；Ⅲ／Ⅳ期。

根据是否存在 NCCN 不利因素［包括如大纵隔淋巴结肿大、多发性淋巴结区、B 症状、结外受累或显著升高的红细胞沉降率（ESR）≥50 mm/h］，将Ⅰ～Ⅱ期患者进一步分为以下亚组（表 1-1）：①ⅠA/ⅡA 期（无预后不良因素无大肿块疾病）；②ⅠA/ⅡA 期（有预后不良因素大纵隔肿块或>10 cm 的淋巴结肿大）；③ⅠB/ⅡB 期（有预后不良因素）。

纵隔体积是早期 HL 患者的一个不利预后因素，最常使用纵隔质量比（mediastinal mass ratio，MMR）进行测量。MMR 是肿块最大宽度与最大胸内径的比值。任何 MMR 大于 0.33 的肿块都被定义为肿块。这是北美最常用的定义，也是德国霍奇金研究小组（GHSG）使用的定义。体积的另一个定义是直径为 10 cm 或更大的任何单个节点或节点肿块。根据 Ann Arbor 分期系统的 Cotswolds 修正，大块疾病被定义为纵隔胸廓比（mediastinal thoracic ratio，MTR），即纵隔肿块的最大宽度与 $T_5 \sim T_6$ 处胸廓内横径的比值。后前胸片上的间隙。在这种情况下，任何 MTR 大于 0.35 的肿块都被定义为大块疾病。这是欧洲癌症治疗研究组织（European Organization for Cancer Research and Treatment，EORTC）使用的定义。

早期不利因素主要基于由 EORTC、GHSG 和加拿大国家癌症研究所（NCIC）进行的临床试验中对不利预后组的定义得出的综合因素。值得注意的是，GHSG 和 EORTC 定义的节点区域与 Ann Arbor 站点不同。两个研究小组将纵隔和双侧肺门捆绑为一个区域。此外，GHSG 将胸下与锁骨上或颈椎相结合，而 EORTC 将胸下与腋窝结合为一个区域。NCCN 和 EORTC 对Ⅰ～Ⅱ期疾病的不利因素包括大纵隔疾病（分别为 MMR>0.33 和 MTR>0.35）或大于 10 cm 的大体积疾病、B 症状、ESR≥50 mm/h 或更高，以及超过 3 个受累淋巴结区域。相比之下，GHSG 将具有两个以上淋巴结区域的患者视为患有不利疾病。一项国际协作努力评估了 5 000 多名晚期 CHL（Ⅲ～Ⅳ期）患者，确定了 7 种不良预后因素，每一种都会使生存率每年降低 7%～8%，年龄 45 岁或以上；男性；Ⅳ期疾病；白蛋白水平低于 4 g/dL；血红蛋白水平低于 10.5 g/dL；白细胞增多［白细胞（WBC）计数>15×10⁹/L］；和淋巴细胞减少［淋巴细胞计数<8% 的 WBC 和（或）淋巴细胞计数<0.6×10⁹/L］。国际预后评分（IPS）由诊断时出现的不良预后因素的数量定义。IPS 有助于确定Ⅲ～Ⅳ期疾病患者的临床管理和预测预后。

表 1-1　临床分期和预后因素

临床分期	大纵隔肿块或>10 cm 的淋巴结肿大	ESR ≥50 mm/h 或 >3 个部位	类型
Ⅰ A/Ⅱ A	否	否	预后良好
	否	是	预后良好/不良
	是	是/否	预后不良
Ⅰ B/Ⅱ B	是/否	是/否	预后不良
Ⅲ/Ⅳ	是/否	NA	晚期

(二)结节性淋巴细胞为主型

结节性淋巴细胞为主型霍奇金淋巴瘤(nodular lymphocyte predominant Hodgkinlymphoma,NLPHL)为非经典型霍奇金淋巴瘤,具有惰性病程和偶见的晚复发特点,与经典型霍奇金淋巴瘤在自然病程和治疗效果方面有所不同。大多数患者为早期,不伴有 B 症状、纵隔或结外受侵及大肿块。具有潜在的转化为大 B 细胞淋巴瘤的特点。早期患者预后很好,晚期、年龄 ≥45 岁、低血红蛋白和 B 症状与预后不良相关。出现大瘤块的患者,膈下疾病或脾受累具有初始或后期转化为大细胞淋巴瘤的高风险。2 135 个数据表明典型免疫结构模式(A/B)与变异模式(C/D/E/F)的结果不同,变异模式与晚期疾病和更高的复发风险相关。在来自 GHSG 的回顾性分析中,包括 394 名 NLPHL 患者,63% 的患者早期预后良好型,16% 为早期预后不良型,21% 为晚期。在 50 个月的中位随访中,与 CHL 相比,NLPHL 的无失败生存率(FFTF)(88% vs 82%)和总生存率(OS)(96% vs 92%)更好。133 在 NLPHL 患者中,FFTF 对于早期预后良好患者(93%)与早期预后不良患者(87%)和晚期患者(77%)相比更好。欧洲淋巴瘤工作组还报告,与Ⅲ期(62%)或Ⅳ期(24%)疾病相比,早期患者的 FFTF 更佳(Ⅰ期 85% ;Ⅱ期 71%)。晚期患者就诊时,年龄(≥45 岁)、低血红蛋白和存在 B 症状与较差的 OS 相关。

几项回顾性研究报告了单独接受放疗或联合化疗治疗的Ⅰ～Ⅱ期疾病患者的良好临床结果。单独放疗是Ⅰ A～Ⅱ A 期疾病患者的有效治疗选择。在回顾性分析中,澳大利亚放射肿瘤淋巴瘤组报告了对 202 名Ⅰ～Ⅱ期 NLPHL 患者的随访,该患者仅接受放疗,包括全淋巴照射(TLI)。在 15 年后,Ⅰ期疾病患者的无进展期(FFP)为 84% ,73% 的患者为Ⅱ期疾病。来自 GHSG 临床试验的另一项回顾性分析报告称,接受受累野照射治疗(involved-field radiation therapy,IFRT)治疗的Ⅰ A 期疾病患者 8 年后无进展生存期(PFS)和 OS 率良好(分别为 91.9% 和 99.0%)。

在评估单独接受放疗或联合治疗的患者结局的研究中,GHSG HD7 试验中纳入的 64 名 NLPHL 患者的亚组分析显示,联合治疗组的 7 年 FFTF 无显著趋势(96%)与扩大野放疗(extended field radiotheraph,EFRT)组(83% ;P = 0.07)相比。然而,其他回顾性研究表明,单独接受放疗或联合化疗的患者的结果没有差异。GHSG 回顾性比较了 3 种治疗方案,包括 EFRT、IFRT 和联合治疗对Ⅰ A 期 NLPHL 患者的治疗。EFRT 的中位随访时间为 78 个月,联合治疗为 40 个月,IFRT 为 17 个月。EFRT 后 98%、联合治疗后 95% 和 IFRT 后 100% 观察到 CR,在 FFTF 中未观察到显著差异,表明 IFRT 与 EFRT 和联合治疗一样有效。

法国成人淋巴瘤研究小组的一份报告分析了 164 名 NLPHL 患者(82% 的患者患有 ⅠA~ⅡA 期疾病)的长期结果,其中包括 58 名在诊断和淋巴结活检后观察到的患者。这组患者的年 PFS 率为 41%,而接受特定治疗的患者为 66%。然而,两组之间的 10 年 OS 率没有差异(分别为 91% 和 93%),50% 接受观察等待治疗的患者在中位随访 3 年。对于淋巴结切除后完全缓解的早期 NLPHL 儿科患者,观察等待也被证明是一种合适的治疗选择。

Binkley 等人报道了 559 名 Ⅰ~Ⅱ 期 NLPHL 成人患者的国际回顾性研究,他们接受了单独放疗($n=257$)、联合治疗($n=184$)、单独化疗($n=47$)、观察($n=37$)、利妥昔单抗联合放疗($n=19$)或利妥昔单抗单药治疗($n=15$)。整个队列的 5 年 PFS 和 OS 分别为 87.1% 和 98.3%。RT 治疗后的 5 年 PFS 率为 91.1%,联合治疗后为 90.5%,单独化疗后为 77.8%,观察后为 73.5%,在利妥昔单抗联合放疗后为 80.8%,在利妥昔单抗单药治疗后为 38.5%。变异的免疫架构模式与较差的 PFS 相关。3.8% 的患者发生大细胞转化。

晚期 NLPHL 患者的预后比早期有利疾病的患者更差,可以通过化疗进行治疗。在欧洲淋巴瘤工作组的研究中,Ⅲ 期疾病的 8 年疾病特异性生存率和 FFTF 分别为 94% 和 62%,Ⅳ 期疾病分别为 41% 和 24%。其中大部分患者(80%~95%)接受了化疗(MOPP 或 ABVD 样方案)加或不加放疗。

在没有比较不同化疗方案的随机试验的情况下,NLPHL 没有首选的化疗方案,尽管 ABVD 经常根据 CHL 患者的数据使用。Savage 等人报道,与历史上 ⅠA、ⅠB 或 ⅡA NLPHL 患者队列相比,ABVD 化疗联合($n=89$)或不联合($n=11$)RT 与更好的结果相关。中位随访时间为 6.4 年,接受 ABVD 样化疗联合或不联合放疗的患者 10 年进展时间(TTP)(98% vs 76%)、PFS(91% vs 65%)和 OS(93% vs 84%)与单独接受放疗的患者相比。然而,对 CALGB 试验和 Dana-Farber 癌症研究所试验(包括仅接受化疗的 Ⅲ~Ⅳ 期 NLPHL 患者)的综合数据分析表明,接受 ABVD 或 EVA 治疗的 12 名患者的失败率为 75%(依托泊苷、长春新碱和多柔比星)和 32% 的 25 名接受含烷化剂方案(MOPP 或 MOPP/ABVD)治疗的患者。一些研究人员还报告了 CHOP 加利妥昔单抗或 CVbP(环磷酰胺,长春新碱和强的松龙)用于早期或晚期疾病患者。

由于 NLPHL 细胞持续表达 CD20 抗原,一些临床研究已经探索了利妥昔单抗(一种抗 CD20 抗体)对新诊断和复发或难治性 NLPHL 患者的疗效。

在斯坦福组进行的一项前瞻性 Ⅱ 期试验中,先前治疗($n=10$)和未治疗($n=12$)的 Ⅰ~Ⅳ 期 NLPHL 患者每周接受 4 剂 375 mg/m² 的利妥昔单抗。客观缓解率(ORR)为 100%[41% CR,54% 部分缓解(PR)和 5% CR 未确认(CRu)]。在 13 个月的中位随访中,9 名患者复发,估计的中位 FFP 为 10.2 个月。在 10.2 个月时疾病进展的估计概率为 52%。利妥昔单抗耐受性良好,几乎没有不良反应。

在一项 GHSG Ⅱ期研究中,研究了利妥昔单抗对新诊断ⅠA期 NLPHL($n=28$)患者的疗效,ORR 为 100%(分别有 86% 和 14% 的患者达到 CR 和 PR)。中位随访 43 个月时,OS 率为 100%;12、24 和 36 个月的 PFS 率分别为 96%、85% 和 81%。然而,复发率为 25%。在 GHSG Ⅱ期研究中,评估了利妥昔单抗对复发或难治性 CD20 阳性 NLPHL 患者($n=15$)的疗效,ORR 为 94%(8 例 CR 患者和 6 例 PR 患者)。中位随访 63 个月时,中位 TTP 为 33 个月,中位 OS 未达到。

还在新诊断和复发或难治性 NLPHL 患者中评估了利妥昔单抗继以利妥昔单抗维持治疗。在斯坦福组进行的一项研究中,新诊断或先前接受过治疗的 NLPHL 患者($n=39$)接受了利妥昔单抗(每周 4 次 375 mg/m^2 的利妥昔单抗剂量)或利妥昔单抗继以利妥昔单抗维持治疗(每 6 个月一次,治疗 2 年)。在单独使用利妥昔单抗的初始治疗结束时,ORR 为 100%(67% CR 和 33% PR)。

利妥昔单抗的中位随访时间为 9.8 年,利妥昔单抗加维持性利妥昔单抗的中位随访时间为 5 年。对于接受利妥昔单抗和利妥昔单抗继以维持利妥昔单抗治疗的患者,估计的 5 年 PFS 率分别为 39.1% 和 58.9%。相应的 5 年 OS 率分别为 95.7% 和 85.7%。利妥昔单抗作为初始治疗也与复发模式相关,有证据表明转化为侵袭性 B 细胞淋巴瘤,主要在腹腔内疾病患者中。这强调了在初始表现或复发时对腹内疾病部位进行活检的重要性。

与单独使用利妥昔单抗相比,维持 2 年的利妥昔单抗与中位 PFS 无显著增加相关(分别为 5.6 年和 3 年;$P=0.26$)。总的来说,上述数据表明,单独使用利妥昔单抗或联合化疗在新诊断和复发 NLPHL 患者的治疗中具有活性。

根据以上试验研究结果表明,初治患者的治疗原则为:早期、无大肿块、无 B 症状者以放疗为主;早期、有大肿块或 B 症状者采用免疫化疗联合放疗的综合治疗;晚期以免疫化疗为主。因具有惰性病程特征,部分晚期患者可以选择观察随诊。ⅠA/局限ⅡA期、无大肿块:首选 ISRT;完整手术切除了孤立淋巴结病变的ⅠA期患者,可以选择观察。ⅠA 伴大肿块、ⅡA 病变广泛或伴大肿块及ⅠB/ⅡB期:推荐化疗+利妥昔单抗+ISRT。Ⅲ、Ⅳ期:基于患者临床特征的不同,可以选择化疗+利妥昔单抗±ISRT、利妥昔单抗单药,对有症状的局部病变进行姑息性放疗或对无症状者进行观察随诊。

治疗方案。一线治疗方案可选择:ABVD(阿霉素+博来霉素+长春花碱+达卡巴嗪)+R(利妥昔单抗)、CHOP(环磷酰胺+阿霉素+长春新碱+泼尼松)+R、CVP(环磷酰胺+长春新碱+泼尼松)+R 或利妥昔单抗单药。复发难治患者的二线治疗方案可以选择:R+DHAP(地塞米松+高剂量阿糖胞苷+顺铂),R+ICE(异环磷酰胺+卡铂+依托泊苷),R+IGEV(异环磷酰胺+吉西他滨+长春瑞滨),R+苯达莫司汀;如果之前未使用过 R-CHOP、R-ABVD、R-CVP 方案也可选择。

(三)经典型霍奇金淋巴瘤

经典型霍奇金淋巴瘤初治患者的治疗原则如下。早期患者以放、化疗综合治疗为主,晚期患者以化疗为主。早期患者按照预后良好型、预后不良型、是否有大肿块以及中期 PECT 疗效评价结果等因素,决定化疗周期数、是否放疗和放疗剂量等。晚期患者可根据中期 PECT 疗效评价结果,决定是否更改化疗方案或降低化疗强度。

数十年来,单纯放疗一直是早期 HL 患者的标准治疗选择。然而,高剂量、大视野照射的潜在长期毒性包括增加患心脏病、肺功能障碍和继发性癌症的风险。随着晚期疾病常规使用的化疗方案(ABVD 是基于疗效和毒性平衡的最常用的全身治疗)纳入早期疾病患者的治疗,联合治疗(化疗和放疗)已取代单纯放疗成为早期、有利疾病患者的治疗选择。Bonadonna 等最初确定了 ABVD(4 个周期)的安全性和有效性,随后 36 Gy IFRT 作为早期疾病患者的标准治疗。

NCIRC HD6 试验确立了单独 ABVD 作为 Ⅰ~Ⅱ期疾病患者的潜在治疗方法。应根据患者年龄、性别、癌症或心脏病家族史、合并症选择联合治疗或单独化疗,以及参与的地点。一般来说,联合治疗可提供更好的无进展生存期(PFS)/无进展期(FFP);但是,在总生存期(OS)方面没有差异。

(1)Ⅰ/ⅡA 期、预后良好型、无大肿块:总体推荐的治疗策略是 ABVD 方案化疗 3 ~ 4 周期±ISRT 20 ~ 30 Gy。若选择 PECT 进行早期疗效评价,2 周期化疗后如 PECT 疗效评价结果为 Deauville 评分 1 ~ 3 分,推荐继续 ABVD 方案治疗 1 ~ 2 周期±ISRT 20 ~ 30 Gy;如 Deauville 评分 4 分,继续 ABVD 方案化疗 2 周期+受累野放疗 30 Gy;如 Deauville 评分 5 分,需进行活检,活检结果阴性者按照 Deauville 评分 4 分治疗,阳性者依据复发难治 cHL 患者的治疗策略(表 1-2)。

表 1-2　Deauville 五分量表

评分/分	PECT 检查结果
1	无摄取
2	病灶或者其他正常组织的摄取值≤纵隔
3	病灶或者其他正常组织的摄取值>纵隔但≤肝
4	病灶或者其他正常组织的摄取程度较肝脏适度增加
5	病灶或者其他正常组织的摄取值明显高于肝脏和(或)新病灶
X	新的摄取区域不太可能与淋巴瘤有关

Ⅰ/ⅡB 期、预后不良型或伴有大肿块:总体推荐的治疗策略是 ABVD 方案化疗 4 ~ 6 周期±ISRT 30 Gy。若选择 PECT 进行早期疗效评价,2 周期化疗后如 PECT 疗效评价结果为 Deauville 评分 1 ~ 3 分,推荐继续 ABVD 方案治疗 2 周期+ISRT 30 Gy 或更改为 AVD(阿霉素+长春新碱+氮烯咪胺)方案化疗 4 周期,不进行放疗;如 Deauville 评分 4 ~ 5 分,推荐更改为强化的 BEACOPP(博来霉素、依托泊苷、阿霉素、环磷酰胺、长春新碱、甲基苄肼、泼尼松)方案化疗 2 ~ 4 周期±ISRT 30 Gy。

与单独的放疗相比,由短暂的化疗和放疗组成的联合模式治疗显示出更好的肿瘤控制[Ⅰ,A]。

2 个或 3 个周期的多柔比星/博来霉素/长春新碱/达卡巴嗪(ABVD),然后是常规分割放疗,代表了局限期 HL 的治疗标准。来自 GHSG HD10 试验调查了在没有危险因素的 Ⅰ~Ⅱ 期疾病患者中 ABVD 周期数和 IFRT 剂量的减少。值得注意的是,出于分层目的,GHSG 和 EORTC 并未严格按照 Ann Arbor 标准定义淋巴结区域。在这项试验中,如果患者有 3 个或更多受累淋巴结区域、大纵隔淋巴结肿大、ESR 大于 50 mm/h 或 ESR 大于 30 mm/h 并伴有 B 症状,则患者不被纳入试验。在这项试验中,1 370 名患者被随机分配到 4 个治疗组之一:4 个周期的 ABVD 后接 30 Gy 或 20 Gy 的 IFRT 或 2 个周期的 ABVD 后接 30 Gy 或 20 Gy 的 IFRT。对此的最终分析试验表明(中位随访时间为 79~91 个月)在 5 年 OS(97.1% vs 96.6%)、FFTF 方面(93.0% vs 91.1%)和 PFS(93.5% vs 91.2%),4 和 2 周期 ABVD 之间没有显著差异。关于 IFRT 的剂量,OS(97.7% vs 97.5%)、FFTF(93.4% vs 92.9%)和 PFS(93.7% vs 93.2%)在 30 Gy 和 20 Gy 之间也没有显著差异。更重要的是,4 个治疗组的 OS、PFS 和 FFTF 也没有显著差异。HD 10 研究的结果证实,2 个周期的 ABVD 和 20 Gy 的 IFRT 对于早期疾病预后良好且没有危险因素的患者是一种有效的主要治疗方法,从而最大限度地降低了后期影响的风险。患者被随机分配到 2 个或 4 个周期的 ABVD,然后是 20 Gy 或 30 Gy 受累野放疗(IFRT),显示所有治疗组的 FFTF 和 OS 相似。因此,由两个周期的 ABVD 和 20 Gy IFRT 组成的毒性最小的方法似乎足以用于局限期 HL[Ⅰ,A]。在一项随机试验中也观察到了类似的疾病控制,该试验比较了 20 或 36 Gy 剂量的 IFRT 与过时的表柔比星/博来霉素/长春新碱/强的松(EBVP)方案在 6 个周期的化疗后实现完全缓解的患者。然而,目前国际淋巴瘤放射肿瘤学组(ILROG)的放疗指南建议在有限阶段进行化疗后的受累部位放疗(ISRT)。尽管在一项前瞻性研究中没有将 ISRT 与 IFRT 进行随机比较,但越来越多的证据表明,这些较小的放疗野可以很好地控制疾病。

对于在中期 PET 中具有完全代谢反应的选定患者是否可以省略放疗的问题是一个有争议的问题。在过去几年中已经进行了几项解决这个问题的随机试验。尽管中期 PET 为阴性(在 RAPID 和 H10 研究中定义为 Deauville 评分 2),随后的研究评估了中期 PET 扫描在确定 Ⅰ~Ⅱ 期疾病患者是否需要放疗方面的价值。英国 RAPID 研究入组患者为 ⅠA~ⅡA 期非大肿块 HL,接受 3 个周期 ABVD 方案化疗后用 PECT 评估疗效,如果 PECT 阴性,随机分为 30 Gy 受累野照射(209 例)和观察(211 例)两组,实际治疗患者综合治疗组的 3 年无进展生存率显著优于单纯化疗组,分别为 97.1% 和 90.8(P=0.02)。PECT 阳性组(145 例,25.4%)均接受 1 个周期 ABVD 方案和受累野照射,3 年无进展生存率为 85.9%。

欧洲 EORTC H10 包括膈上 Ⅰ~Ⅱ 期 HL,2 个周期 ABVD 化疗后 PECT 检查,1 137 例 PECT 阴性的患者随机分为巩固化疗组和放疗组。预后好早期 HL 在 PET 阴性后随机分为继续化疗 2 个周期 ABVD(共 4 个周期)和 1 个周期 ABVD 加受累淋巴结照射(30 Gy+6 Gy),1 年无进展生存率分别为 100% 和 94.9%(P=0.017);预后不良早期 HL 在 PET 阴性后随机分为 4 个周期 ABVD 巩固化疗和 2 个周期加受累淋巴结照射(30 Gy+6 Gy),1 年无进展生存率分别为 97.3% 和 94.7%(P=0.026)。单纯化疗组患者在失败后接受更强挽救治疗后,两组总生存率无差别。这两项随机研究显示未放疗患者局部区域复发风险明显增高,但需要长期随访。意大利的随机对照研究包括大肿块(≥5 cm)Ⅰ~Ⅴ期接受 6 周期 VEBEP 方案化疗,160 例 PECT 阴性患者随机分为放疗和未放疗组,中位随诊 40 个月,无事件生存率放疗组显著优于单纯化疗组,分别为 96% 和 86%($P = 0.03$)。

在 H10U 组($n = 1\ 196$)中,患者被随机分为两个治疗组。在标准组中,患者接受 2 个周期的 ABVD 治疗,接受了中期 PET 评估,并接受了另外 2 个周期的 ABVD+INRT(30~36 Gy)。在实验组中,患者接受 2 个周期的 ABVD 治疗,接受中期 PET 扫描,如果发现 PET 阴性,则再接受 4 个周期的 ABVD 治疗。对于中期 PET 阴性患者,4 周期 ABVD+INRT 后的 5 年 PFS 为 92.1%,而 6 周期 ABVD 后为 89.6%。如果患者在最初的 2 周期 ABVD 后发现 PET 阳性,则化疗与 H10F 组一样,通过 2 个周期的增加剂量的 BEACOPP+INRT(30~36 Gy)强化方案。该试验的最终结果表明,在Ⅰ~Ⅱ期(疾病有利或不利)患者中,2 个周期 ABVD 后 PET 阳性反应有助于早期治疗适应 2 周期升级 BEACOPP+INRT,5 年 PFS 与另外 ABVD 和 INRT 2 个周期相比(分别为 90.6% 和 77.4%)有所改善。

GHSG HD16 试验($n = 1\ 150$)纳入了符合 GHSG 标准的Ⅰ~Ⅱ期预后良好的患者。随机分配到标准组的患者接受了 2 个周期的 ABVD,然后接受了中期 PET 和 IFRT(20 Gy),无论 PET 结果。在实验组中,在 2 个周期的 ABVD 后,PET 阴性(Deauville 评分 <3)的患者未接受进一步治疗,而 PET 阳性的患者接受了 IFRT(20 Gy)。在 628 名中期 PET 阴性的联合治疗组患者中,联合治疗后的 5 年 PFS 为 93.4%,单独 ABVD 治疗后的 5 年 PFS 为 86.1%($P = 0.04$)。

CALGB 50604 试验检查了使用 PET 来指导Ⅰ~Ⅱ期 HL 患者(仅排除大块疾病患者)的治疗。患者接受 2 个周期的 ABVD,然后是 PET 指导下放疗。PET 阴性反应的患者(Deauville 评分为 1~3,不同于使用评分为 1~2 的 H10 和 RAPID 试验)再接受 2 个周期的 ABVD,而 PET 阳性反应的患者接受采用增加剂量的 BEACOPP+IFRT 方案进行治疗。中位随访时间为 3.8 年,PET 阴性组和 PET 阳性组预计 3 年 PFS 率分别为 91% 和 66%。3 年 PFS 中期 PET 中评分为 1~2 反应的患者为 94%,而评分为 3 反应的患者仅为 77%。

GHSG 的 HD14 试验评估了Ⅰ~Ⅱ期不良疾病患者。在该试验中,1 528 名患者被随机分配到 4 个周期的 ABVD($n = 765$)或 2 个周期的递增剂量 BEACOPP,然后是 2 个周期的 ABVD($n = 763$)。化疗后对双臂进行 30 Gy 的 IFRT。中位随访 43 个月时,5 年 FFTF 率为 94.8%,而 ABVD 为 87.7%($P < 0.001$)。5 年 PFS 率分别为 95.4% 和 89.1%($P < 0.001$)。两组的 5 年 OS 率没有显著差异(分别为 97.2% 和 96.8%;$P = 0.731$)。接受 BEACOPP 继以 ABVD 治疗的患者的进展或复发率也较低(2.5% vs 8.4%;$P < 0.001$)。然而,与 ABVD 组相比,BEACOPP/ABVD 组的急性毒性更大。WHO 3~4 级事件的风险分别为 87.1% 和 50.7%。4 级毒性分别为 56.6% 和 5.9%。

但现有数据始终表明,联合治疗方法治疗的患者具有无进展生存期(PFS)优势。因此,尚无法确定单独使用化疗可以安全治疗的患者组。

然而,由于单独接受化疗的患者仍具有良好的总体预后,因此当认为实施放疗的晚期风险超过改善疾病控制的短期利益时,这种方法可以提供给个别患者。早期强化治疗似乎可以改善中期 PET 阳性患者的预后(在 H10 研究中定义为 Deauville 评分 3 分)。一项包括局限期和中期 HL 患者的大型随机研究显示,在两个周期的 ABVD 后完成了化疗且使用两个周期的博来霉素/依托泊苷/多柔比星/环磷酰胺/长春新碱/丙卡巴肼完成化疗的患者中,中期 PET 阳性的患者复发率显著降低/泼尼松递增剂量(BEACOPPescalated),而不是在受累淋巴结放疗(INRT)之前增加一个(有限阶段)或两个(中间阶段)ABVD 周期。然而,该研究无法分别分析局限期和中期疾病患者。两个周期 ABVD 后中期 PET 阳性的患者应在 ISRT 前接受两个周期的增强剂量的 BEACOPP 方案治疗。

Ⅰ/Ⅱ B 期 HL 通常采用联合治疗方法。4 个周期的 ABVD 继之以 30 Gy 的常规分割放疗被广泛认为是中期 HL 的标准治疗[Ⅰ,A]。在 60 岁身体状况允许接受更强化治疗的患者中,该标准受到由两个周期的增强剂量的 BEACOPP 方案和两个周期的 ABVD 和 30 Gy 放疗组成的方案。在 43 个月的中位随访后,与 4 个周期的 ABVD 后 RT 相比,采用该方案的治疗效果更佳。

尽管迄今为止还没有比较两个 RT 领域的随机研究结果,但 ILROG 指南建议在中间阶段的化疗后使用 ISRT 而不是 IFRT。对于 PET 中具有完全代谢反应的中期患者,RT 是否必要的问题尚未得到解答。一项大型随机研究未能证明单独使用化疗与联合治疗相比在中期 PET 阴性(定义为 H10 研究中的 Deauville 评分 2)患者中的非劣效性。然而,由于单独接受化疗治疗的患者仍有良好的总体预后,因此当认为实施 RT 的晚期风险超过改善疾病控制的短期益处时,可以向个别患者提供这种方法。

Ⅰ/Ⅱ 期强化治疗似乎可以改善中期 PET 阳性患者的预后(在 H10 研究中定义为 Deauville 评分 3 分)。一项包括局限期和中期 HL 患者的随机研究显示,在 INRT 前,在完成 2 周期 ABVD 后,用 2 个周期增强剂量的 BEACOPP 方案代替 1 个周期(早期)或 2 个周期(中期)的 ABVD,可以明显降低复发概率。两个周期 ABVD 后中期 PET 阳性的患者应在 ISRT 前接受 2 个周期的 BEACOPP 升级治疗。

由于在接受超过 2 个周期的 ABVD 的老年人中观察到相关的博来霉素诱导的毒性,对于 >60 岁的患者,应在第二个化疗周期后停用博来霉素。

根据以上研究结果,对于 Ⅰ A/Ⅱ A 期(无预后不良因素、无大肿块疾病)患者,推荐的 Ⅰ ~ Ⅱ A 期的主要治疗是 2 个周期的 ABVD(1 类),然后用 PET/CT 重新分期。如果倾向于采用联合疗法治疗患者,对于 Deauville 评分为 1 ~ 3 分的患者,如果 ESR 小于 50 mm/h、不存在 B 症状且淋巴结部位少于 3 个,则治疗选择包括 ISRT(20 Gy)或 1 周期 ABVD 加 ISRT(30 Gy)。

如果倾向单独使用化疗,根据 RAPID 或 H10F 试验,推荐 Deauville 评分为 1 ~ 2 分的患者接受 1 或 2 个周期的 ABVD 治疗。根据 RATHL 试验,Deauville 评分为 3 应接受 4 个周期的 AVD 治疗。

对于 Deauville 评分为 4 的患者,如果只是局灶性阳性,患者可以在重复扫描前继续进行 2 个额外的 ABVD 周期。

中期 PET 重新分期后,建议对所有评分为 Deauville 4～5 分的患者进行活检。专家组建议对在整个初始疾病区域扫描仍为阳性的患者升级治疗。对于 Deauville 评分为 1～3 分或 4～5 分且活检阴性的患者,推荐 ISRT(30 Gy)。中期再分期后 Deauville 评分为5 分的患者应按照针对难治性 cHL 进行治疗。建议对所有 Deauville 评分为 5 的患者进行活检。如果活检为阴性,患者可以按照 Deauville 评分为 4 的患者的标准进行治疗。如果活检为阳性,则应按照针对难治性 cHL 进行治疗(图 1-1)。

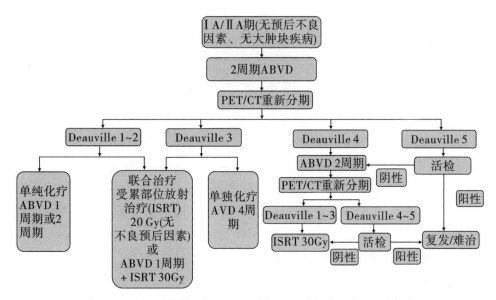

图 1-1　Ⅰ A/Ⅱ A 期无预后不良因素、无大肿块疾病患者治疗流程

(2)对于Ⅰ A/Ⅱ A 期(有预后不良因素纵隔疾病或>10 cm 的淋巴结肿大)患者,首选方案 ABVD 最初 2 个周期,然后用 PET 重新分期。如果倾向采用联合疗法治疗的患者,Deauville 评分为 1～3 分的患者可以额外接受 2 个周期的 ABVD(共 4 个)和 ISRT(30 Gy)。如仅用化疗治疗,Deauville 评分为 1～3 分的患者建议接受 4 个周期的 AVD。

Deauville 评分为 4～5 分的患者接受 2 个周期的增强剂量的 BEACOPP 方案治疗,然后进行中期 PET 再分期。Deauville 评分为 5 应提示重新活检以评估后续治疗。如果未进行活检,则应升级治疗。Deauville 评分为 1～3 分且喜欢联合治疗的患者接受 ISRT(30 Gy)随访。对于倾向单独化疗的患者,建议使用两个周期的增强剂量的 BEACOPP 方案。对于再分期后 Deauville 评分为 4～5 分的患者,建议进行活检。如果活检结果为阴性,则按照 Deauville 评分为 1～3 分的患者进行治疗。所有活检结果呈阳性的患者都应按照针对难治性 cHL 进行治疗(图 1-2)。

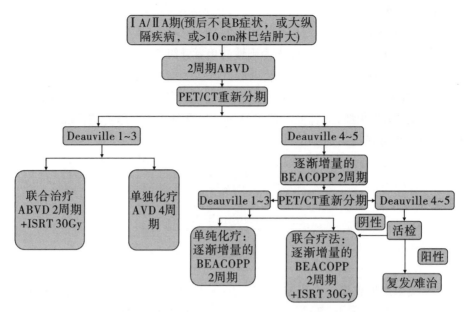

图1-2　ⅠA/ⅡA期有预后不良因素纵隔疾病或>10 cm的淋巴结肿大患者治疗流程

（3）Ⅲ/Ⅳ期患者总体推荐的治疗策略是ABVD方案化疗6个周期。若选择PECT进行早期疗效评价,2个周期化疗后如PECT疗效评价结果为Deauville评分1~3分,推荐更改为AVD方案治疗4个周期;如Deauville评分4~5分,推荐更改为强化的BEACOPP方案化疗3个周期,再次进行PECT疗效评价,如Deauville评分依然为4~5分,需进行活检,活检阴性者继续完成BEACOPP方案化疗1个周期,活检阳性者依据复发难治cHL患者的治疗策略。一线治疗方案:推荐的治疗方案包括ABVD、增量的BEACOPP［年龄<60岁、ABVD早期PECT评价未达CR、晚期HL国际预后评分(international prognostic score,IPS)≥4分］。

Ⅲ/Ⅳ期HL通常单独使用化疗治疗。额外的放疗仅限于化疗后有残留病灶的患者。基于多项随机临床试验,ABVD是首选的化疗方案,这些试验未能显示更强化方案的生存益处。95%~98%放疗在Ⅲ~Ⅳ期疾病中的潜在作用尚未在当代随机临床试验中得到证实。然而,它可能在特定的临床情况下有用。

RATHL试验的结果表明,在2个周期的ABVD后,中期PET扫描阴性(Deauville评分1~3)的患者在ABVD方案中省略博来霉素可减少肺毒性的发生率而不影响疗效(3年PFS 81.6%和OS 97%)。在该试验中,中期PET阳性(评分Deauville 4~5)的患者接受了增加剂量的BEACOPP。中位随访5年,3年PFS和OS分别为71%和85%。在美国组间试验S018699,100和意大利GITIL/FIL HD 0607试验中评估了类似的PET指导下治疗方案升级。对于美国组间试验,中期PET阳性患者的5年PFS和OS为65%和97%。在0607试验中,中期PET阳性的患者也看到了类似的结果,3年PFS和OS分别为60%和89%。

晚期疾病的其他选择包括本妥昔单抗(BV)-AVD×6周期或BEACOPP×2周期,然后使用 PET 重新分期,以及 BEACOPP(总共 4 或 6 个周期)或 A(B)VD×4 周期的额外周期,具体取决于 60 岁以下 IPS 大于或等于 4 的特定患者的 Deauville 评分。

GHSG 的几项连续研究证明了 BEACOPP 的疗效。HD15 试验的最终分析包括患有大纵隔淋巴结肿大或结外疾病的 Ⅲ～Ⅳ 期和 ⅡB 患者,确定了 6 个周期的 BEACOPP,然后是 PET 指导下放疗(至 PET 阳性>2.5 cm 的部位)作为 GHSG 的治疗标准。5 年 FFTF 和 OS 率分别为 89.3% 和 95.3%。191 名患者 PET 阳性,接受了巩固性放疗,4 年 PFS 为 86.2%,结果与获得完全缓解(CR)的患者相似。

随后的 HD18 试验调查了一项 PET 指导放疗的疗效。在 2 个周期的升级 BEACOPP 后,PET 阴性(Deauville 1～2)患者被随机分配接受额外的 2 个或 6 个周期的 BEACOPP,PET 阳性患者被随机分配到随机接受额外 6 个周期的单独或与利妥昔单抗联合升级的 BEACOPP。最终结果显示,4 个周期的 BEACOPP($n=501$)与 6 个或 8 个周期相比具有非劣效性,5 年 PFS 分别为 92.2% 和 90.8%。这些结果表明,4 个周期的 BEACOPP 对中期 PET 阴性的患者是充分的治疗。

AHL 2011 试验调查了治疗期间的 PET 监测是否可以通过将治疗方案从 BEACOPP 转换为 ABVD 来降低新诊断的晚期 HL(ⅡB 期伴有大纵隔肿块或 Ⅲ～Ⅳ 期)的早期反应者的剂量。研究中,所有患者($n=823$)被随机分配接受标准治疗(6 周期 BEACOPP;$n=413$)或 PET 指导放疗($n=410$)。在 PET 指导放疗组中,在 2 个周期的 BEACOPP 方案后,PET 阳性(Deauville 评分 4～5)的患者再接受 2 个周期的 BEACOPP,而 PET 扫描阴性的患者(Deauville 评分 1～3)被切换到其余诱导治疗为 2 个周期的 ABVD。中位随访时间为 50.4 个月[四分位距(IQR),42.9～59.3],标准治疗和 PET 指导放疗的 5 年 PFS 两组分别为 86.2% 和 85.7%($P=0.65$)。PET 指导放疗组也与治疗相关的毒性显著减少有关。

将递增剂量 BEACOPP 与标准剂量 BEACOPP 或 ABVD 进行比较的研究结果未能显示递增剂量 BEACOPP 的 OS 优势,尽管在一些研究中它导致更好的肿瘤控制。然而,其中一些研究是由于患者人数少,没有足够的能力来确定 OS 的差异。EORTC 20012 试验在 Ⅲ～Ⅳ 期疾病和 IPS 大于或等于 3 的高危患者(274 名患者 BEACOPP 组和 ABVD 组的 275 名患者)。结果显示,4 年时 OS(分别为 86.7% 和 90.3;$P=0.208$)或无事件生存期(EFS)(4 年时分别为 63.7% 和 69.3%;$P=0.312$),尽管 BEACOPP 的 PFS 明显更好(ABVD 为 83.4% vs 72.8%;$P=0.005$)。BEACOPP 的早期停药也更频繁。中位随访时间为 3.6 年。值得注意的是,HD2000 试验的长期随访分析未能显示升级 BEACOPP 优于 ABVD 的 PFS 优势,这主要是由于 10 年发生继发性恶性肿瘤的风险 BEACOPP 比 ABVD 显著升高(6.6 vs 0.9;$P=0.027$)。

ECHELON-1 试验的结果表明,与 ABVD 相比,BV-AVD 在治疗 Ⅲ～Ⅳ 期疾病患者方面具有更高的无进展生存期(PFS)。在该试验中,先前未治疗的 Ⅲ 或 Ⅳ 期患者 cHL 被随机分配接受 ABVD($n=670$)或 BV-AVD($n=664$)。患者接受了 6 个周期的化疗,未根据中期再分期进行治疗调整。5 年随访数据证实,与 ABVD 相比,BV-AVD 的 PFS 获益在所有患者亚组中是一致的,与疾病分期、年龄和 IPS 无关。在 61 个月的中位随访中,

5 年的 BV-AVD 和 ABVD 组的 PFS 率分别为 82% 和 75%（$P=0.0017$）。然而，A-AVD 与神经病变和血液毒性发生率增加有关。因此，需要更长的随访时间才能就 A-AVD 方案得出最终结论。

一项预先设定的亚组分析试验证实，根据研究者的风险比评估，BV-AVD 与高危亚组患者的 3 年 PFS 持续改善相关（对于Ⅳ期疾病患者，HR 为 0.723；$P=0.032$；IPS 4~7 患者的 HR 为 0.588；$P=0.012$）。BV-AVD 组 IPS 4~7 患者的 3 年 PFS 率为 79.6%，而 ABVD 组为 65.7%。高风险亚组患者的治疗相关不良事件（TEAE）发生率并未高于总人群。

然而，迄今为止，对于 60 岁以上的患者，BV-AVD 与 ABVD 相比没有明显的益处，这已通过对总体人群进行延长随访的预先指定的亚组分析得到证实。在患有Ⅲ期疾病（HR，1.051；$P=0.917$）或Ⅳ期疾病（HR，0.722；$P=0.291$）的老年患者中，BV-AVD 的 5 年 PFS 率与 ABVD 相似。

在接受增强剂量 BEACOPP 方案的患者中，在中期 PET 阴性（定义为 HD18 研究中的多维尔评分 2 分）的情况下，治疗可以安全地减少到总共只有 4 个周期，而 PET 阳性患者总共需要 6 个周期。此外，RT 可仅限于分别在 4 个周期和 6 个周期增强剂量的 BEACOPP 方案后 PET 阳性（定义为 HD15 研究中的 Deauville 评分 3 和 HD18 研究的大部分和部分 HD18 研究中的 Deauville 评分 4）淋巴残留大于 2.5 cm 的患者。

几项随机比较 ABVD 和增加剂量的 BEACOPP 方案的试验表明，使用增加剂量的 BEACOPP 的方案可以更好地控制肿瘤，并且没有显著的 OS 改善趋势。一项包括 9 993 名患者的网络荟萃分析也显示，与 ABVD 相比，增加剂量的 BEACOPP 的方案的 OS 显著更好。5 年生存获益为 10%。然而，鉴于增加剂量的 BEACOPP 的方案的相关急性毒性，使用该方案时必须提供适当的监测和支持性护理。

60 岁的患者接受 ABVD（6 个周期）或增强剂量的 BEACOPP 方案（4~6 个周期）治疗，随后可选择进行局部放疗。应用 ABVD 时，省略博来霉素，即在 2 次后中期 PET 阴性（在 RATHL 研究中定义为 Deauville 评分 3）的情况下，在第 3~6 周期中使用阿霉素/长春新碱/达卡巴嗪（AVD）应考虑化疗周期，尤其是在老年患者和肺毒性风险增加的患者中，尽管一项随机多中心研究无法排除 3 年时 PFS 差异>5%［Ⅰ，A］。对于两个周期 ABVD 或化疗结束后 PET 阴性的患者，是否可以安全地省略巩固放疗的问题也尚未得到明确回答。没有随机研究评估早期强化治疗对两个周期 ABVD 后中期 PET 阳性的晚期患者的作用。然而，几项非随机研究表明，中期 PET 阳性（在 RATHL 和 SWOG S0816 研究中定义为 Deauville 评分 4 分，在 HD0801 研究中定义为 3 分）的晚期 HL 患者在从与继续使用 ABVD 治疗后相比，ABVD 强化方案有更好的预后结果。

在>60 岁的患者中，不应给予 BEACOPP 方案，因为已观察到该年龄组的治疗相关死亡率增加［Ⅱ，A］。因此，基于 ABVD 的化疗代表了适合多药剂化疗的老年 HL 患者的护理标准。然而，由于在接受超过两个周期 ABVD 的老年人中观察到相关的博来霉素诱导的毒性，因此在该患者组的第二个化疗周期后应停用博来霉素。

结合以上临床实验结果，对于Ⅲ/Ⅳ期 cHL 患者 ABVD 是首选方案，最初给药 2 个周期，然后使用 PET 重新分期。根据 RATHL 试验的结果，Deauville 评分为 1~3 分的患者接受 4 个周期的 AVD 治疗。在 4 个周期的 AVD 之后,应按照所述对患者进行随访和监测其迟发效应。

对于 Deauville 评分为 4~5 分的患者,推荐的治疗方法是根据 RATHL 试验结果进行 3 个周期的递增剂量 BEACOPP,然后使用 PET 重新评估反应。对于 Deauville 评分为 1~3 分的患者,建议的选择是继续治疗,单独使用 1 个额外周期的递增剂量 BEACOPP 或联合 ISRT。建议对 Deauville 评分为 4~5 分的患者进行活检。如果活检结果为阴性,则按照 Deauville 评分为 1~3 分的患者进行治疗。活检阳性的患者应按照针对难治性 cHL 治疗。

在 60 岁以下且 IPS 大于或等于 4 的选定患者中,最初给予剂量递增 BEACOPP 2 个周期,然后使用 PET 重新分期。Deauville 评分为 1~3 分的患者治疗选择包括额外 2 个周期的剂量递增 BEACOPP(共 4 个周期)或 4 个周期的 ABVD。如果需要减少博来霉素的暴露,专家组建议根据 RATHL 试验从 ABVD 中省略博来霉素。在治疗结束 PET 后,可考虑对最初体积庞大或 PET 阳性部位进行 ISRT。对于 Deauville 评分为 4~5 分的患者,建议进行活检。活检阳性的患者应按照针对难治性 cHL 治疗。对于阴性活检,建议进行两个周期的剂量递增 BEACOPP(共 4 个周期),然后用 PET 重新分期。对于 Deauville 评分为 4~5 分的患者,建议进行额外活检。如果最终的 Deauville 评分为 1~3 分或 4~5 分且活检为阴性,则建议额外进行 2 个周期的剂量递增 BEACOPP(共 6 个周期)加或不加 ISRT。活检阳性的 Deauville 评分为 4~5 分的患者应按照针对难治性 cHL 治疗。

根据 ECHELON-1 试验的最新安全性和有效性数据,BV-AVD 现在被纳入所有Ⅲ期或Ⅳ期疾病患者的 2A 类推荐,但需要在神经病变患者中谨慎使用。此外,其对 60 岁以上患者的益处尚不明确,应考虑其在该年龄组的毒性。该试验的长期结果,特别是关于生存的潜在差异,研究结果尚未公布。BV-AVD 最初给药 6 个周期,然后使用 PET 重新分期。如果在 6 个周期完成之前进行 PET/CT,建议对 Deauville 评分为 5 的患者进行活检。应重新评估治疗是否呈阳性活检。治疗完成后,Deauville 评分为 1~3 分的患者应按照所述进行随访,并监测复发/迟发效应。对于 Deauville 评分为 4~5 分的患者,可考虑对最初体积较大或 PET 阳性部位进行 ISRT。或者,可考虑对 Deauville 评分为 5 分的患者进行活检,如果阳性,则应按照难治性 cHL 进行治疗(图 1-3)。

(4)60 岁以上 cHL 患者的治疗策略及方案:老年患者(>60 岁)的 CHL 与较差的疾病结局相关。B 症状、体能状态不佳、混合细胞结构、组织学亚型、EB 病毒阳性(EBV+)疾病和内科合并症在这方面更为常见标准化疗方案与老年患者的剂量减少、治疗毒性和移植相关死亡率(TRM)相关。然而,评估老年患者标准疗法替代方案的前瞻性数据有限。标准与替代一线方案的选择应基于临床判断和患者的体能状态,目标是在最大限度地降低毒性的同时最大限度地提高疗效。

在 GHSG 领导的 HD10 和 HD13 试验中,评估了博来霉素在 ABVD 方案中对Ⅰ~Ⅱ期预后良好的 HL 的老年(≥60 岁)患者的影响。名患者被随机分配接受:2 个周期 ABVD 或 2 个周期 AVD 继之以 20 或 30 Gy IFRT(HD13 研究)和 2 个周期 ABVD 或 4 个周期 ABVD 继之以 20 或 30 Gy IFRT(HD10 研究)。接受 4 个周期 ABVD 的患者的总体

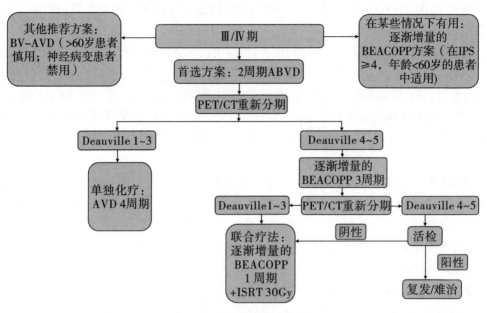

图1-3　Ⅲ/Ⅳ期患者治疗流程

Ⅲ~Ⅳ级毒性和Ⅲ~Ⅳ级白细胞减少和感染率较高。研究结果表明,接受超过 2 个周期的博来霉素治疗的老年患者获益有限。

由于肺毒性,应谨慎使用博来霉素,因为老年患者可能无法耐受。在一项回顾性分析中,147 名年龄至少 60 岁的 Ⅰ~Ⅳ期 HL 患者接受了 ABVD 治疗,并评估了毒性和生存率。所有患者都接受了至少 1 个完整的 ABVD 疗程,50 名患者接受了额外的放疗(30~40 Gy)。由于肺毒性,53 名患者停用或减少了博来霉素。在 117 名患者(80%)中观察到 CR,估计 5 年 OS 率为 67%(95% CI,58~74)。可能与博来霉素诱导的肺毒性(BPT)相关的其他风险因素包括吸烟史和治疗期间粒细胞集落刺激因子(G-CSF)的使用史。

在一项Ⅱ期多中心研究中,在未经治疗的 Ⅱ~Ⅳ期 HL 老年患者($n=48$)中检查了 AVD 前后顺序给予本妥昔单抗的影响。在两次导入剂量的本妥昔单抗后,48 人中有 37 人(77%)完成了 6 个周期的 AVD,35 人(73%)接受了至少 1 次本妥昔单抗巩固治疗。在 42 名可评估疗效的患者中,6 周期 AVD 后的总体缓解率和 CR 率分别为 95% 和 90%。根据意向治疗,2 年 EFS、PFS 和 OS 率分别为 80%、84% 和 93%。

以下方案也被用作老年 HL 患者的一线化疗:①CHOP(环磷酰胺+多柔比星+长春新碱+泼尼松龙)。②本妥昔单抗加达卡巴嗪(DTIC)。③VEPEMB(长春新碱+环磷酰胺+泼尼松龙+丙卡巴肼+依托泊苷+米托蒽醌+博来霉素)。④BACOPP(博来霉素+多柔比星+环磷酰胺+长春新碱+丙卡巴肼和+强的松)。⑤PVAG(强的松+长春新碱+多柔比星和吉西他滨)。

基于以上研究结果,对于 60 岁以上 cHL 患者,应考虑在老年患者中使用下面列出的方案以减轻或最小化毒性。这些方案尚未被证明可以克服在老年患者中观察到的较差的疾病结果。如有条件,建议进行临床试验。

ABVD 和 CHOP 被列为 60 岁以上Ⅰ～Ⅱ期预后良好的患者的主要治疗选择。在这种情况下,2 周期 ABVD 或 AVD 继以 ISRT 是首选选择。另一种治疗方案包括 4 个周期的 CHOP 和 ISRT。

ABVD、本妥昔单抗先导,后继以 AVD 和本妥昔单抗维持治疗;本妥昔单抗联合DTIC;CHOP 联合或不联合 ISRT 被列为Ⅰ～Ⅱ期预后不良或Ⅲ～Ⅳ期疾病老年 cHL 患者的主要治疗选择。对于 ABVD 方案,在 2 个周期的 ABVD 治疗后进行 PET 扫描,其中,博来霉素的使用不应超过 2 个周期。如果 PET 扫描为阴性(Deauville 评分 1～3),患者可以接受 4 个周期的 AVD(共 6 个周期)治疗,若为Ⅰ/Ⅱ期预后不良患者,可考虑 2 个周期的 AVD(共 4 个周期)继以 ISRT。如果 2 个周期 ABVD 后 PET 扫描呈阳性(Deauville评分 4～5),则应制订个体化治疗计划。

(5)复发难治患者的治疗策略及解救治疗方案:复发难治患者的整体治疗策略是选择合适的二线方案进行解救化疗,化疗缓解后,适合高剂量化疗联合自体造血干细胞移植(high dose chemotherapy and autologous stem celltransplantation,HDT/ASCT)的患者进行HDT/ASCT 的巩固性治疗±放疗;不适合移植的患者,可以根据解救化疗的疗效,选择更换药物治疗方案、放疗或观察随诊。可选择的二线及后线治疗方案包括:DHAP,ESHAP(依托泊苷+甲泼尼龙+高剂量阿糖胞苷+顺铂),GVD(吉西他滨+长春瑞滨+脂质体阿霉素),ICE,IGEV,MINE(依托泊苷+异环磷酰胺+美司钠+米托蒽醌)等。

国家药品监督管理局(National Medical Products Administration,NMPA)于 2020 年5 月14 日批准维布妥昔单抗用于治疗复发/难治性 CD30 阳性 HL。NMPA 分别于2018 年12 月27 日、2019 年5 月29 日和 2019 年12 月27 日批准信迪利单抗、卡瑞利珠单抗和替雷利珠单抗上市,用于治疗二线系统化疗后复发/难治性 cHL。

对于大多数难治性或复发性 HL 患者,选择的治疗包括大剂量化疗(HDCT),然后是自体干细胞移植(ASCT)[Ⅰ,A]。高危患者可能受益于联合使用 ASCT[Ⅲ,B]。在HDCT 联合 ASCT 后使用抗体-药物偶联物本妥昔单抗进行巩固治疗可显示改善具有以下至少一种风险因素的患者的肿瘤控制:原发疾病进展、早期疾病复发<12 个月后第一次治疗结束后线治疗和复发时的结外疾病[Ⅱ,B]。

在 HDCT 和 ASCT 之前,给予地塞米松/大剂量阿糖胞苷/顺铂(DHAP)、异环磷酰胺/吉西他滨/长春瑞滨(IGEV)或异环磷酰胺/卡铂/依托泊苷(ICE)等抢救方案以减少肿瘤负荷并动员干细胞[Ⅱ～Ⅲ,A]。在一些患者中,单药本妥昔单抗导致 PET 阴性,因此可能足以作为 HDCT 和 ASCT 之前的补救治疗[Ⅲ,B]。无论采用何种方案,实现 PET阴性都应该是挽救治疗的目标,因为 HDCT 和 ASCT 之前的完全代谢反应已被证明与改善的临床结果相关[Ⅲ,B]。RT 在 HDCT 和 ASCT 之前的作用没有定义。然而,在挽救治疗后有单个 PET 阳性淋巴结的患者中,可以讨论其使用[Ⅳ,C]。

英国国家淋巴瘤调查和 GHSG/欧洲血液和骨髓移植组织进行的两项随机Ⅲ期研究比较了 HDT/ASCR 与常规化疗对复发或难治性 HL 患者的疗效。两项研究均显示,与单纯常规化疗相比,接受 HDT/ASCR 的复发性或难治性 HL 患者的 EFS、PFS 和 FFTF(OS

无差异)显著改善。

研究表明,与耐药性疾病患者相比,获得 CR 或对二线治疗有化学敏感性疾病的患者在 HDT/ASCR 后的结局有所改善。Moskowitz 等人报道说,CR 的患者的 EFS、PFS 和 OS 明显更好。同样对二线化疗有反应的患者(分别为 60%、62% 和 66%)与反应不佳的患者(分别为 19%、23% 和 17%)($P<0.001$)中也观察到类似结果。Sirohi 等人也报道了类似的发现;对于在 HDT/ASCR 时处于 CR、PR 或耐药疾病的患者,5 年 OS 率分别为 79%、59% 和 17%($P<0.000\ 1$),而 5 年 PFS 率分别为 69%、44% 和 14%($P<0.001$)。

一些研究人员已经开发了预后模型来预测接受 HDT/ASCR 的复发或难治性疾病患者的结果。Brice 及其同事使用治疗末期复发间隔(≤12 个月)和复发时的结外疾病作为不良预后因素来预测 280 名接受 HDT/ASCR 的患者的结果。PFS 率为 93%、59% 和 43%,分别适用于具有 0、1 或 2 个这些风险因素的患者。在一项前瞻性研究中,Moskowitz 及其同事将结外部位、CR 持续时间小于 1 年、原发性难治性疾病和 B 症状确定为与 HDT/ASCR 后生存率低相关的不良预后因素。在具有 0~1 个风险因素的患者中,5 年 EFS 和 OS 分别为 83% 和 90%,如果所有因素都存在,则降至 10% 和 25%。该预后模型已被用于对复发或难治性疾病进行风险适应增强治疗,以改善低风险患者的 EFS。在对 422 名复发性疾病患者的回顾性分析中,来自 GHSG 的 Josting 及其同事确定了复发时间、复发时的临床分期和复发时的贫血作为独立的危险因素,以制定预后评分,将患者分为 4 个亚组,其自由度显著不同。

第二次失败和 OS. GEL/TAMO 组的研究人员在诊断时确定了大块疾病、第一次 CR 持续时间短(<1 年)、移植时可检测到的疾病以及 >1 个结外部位的存在是 OS 的不利因素。其他研究小组已将先前化疗的程度、从诊断到移植的短时间和移植时的疾病状态确定为 OS 和 PFS 的重要预后因素。移植前功能成像状态也被确定为结果的独立预测因子,它可能是复发/难治性 HL 患者最重要的因素。这些预后因素研究的主要潜力是促进不同中心的结果比较,准备方案可能会有所不同。

几项研究表明,在 HDT/ASCR 之前使用二线化疗进行细胞减灭术的重要性。ICE(异环磷酰胺+卡铂+依托泊苷)和 DHAP(地塞米松+顺铂+大剂量阿糖胞苷)是最常用的方案。基于吉西他滨的联合方案,例如 GVD(吉西他滨+长春瑞滨+聚乙二醇化多柔比星脂质体)、IGEV(异环磷酰胺+吉西他滨+长春瑞滨)、GCD(吉西他滨+顺铂+地塞米松)和 GEMOX(吉西他滨+奥沙利铂)对复发性或难治性 HL 也有效。然而,这些方案都没有在随机试验中进行过研究。

苯达莫司汀、来那度胺和依维莫司作为单一药物在复发或难治性 HL 患者中也显示出活性。在一项 II 期试验中,苯达莫司汀在接受过大量治疗的复发性或难治性疾病患者(包括 HL 患者)中具有良好的耐受性和高度活性对 HDT/ASCR 治疗无反应,导致可评估患者的 ORR 为 56%(入组 36 名患者中的 34 名)。意向治疗分析的 ORR 为 53%(33% CR 和 19% PR)。中位反应持续时间为 5 个月。来那度胺和依维莫司在少数复发或难治性 HL 患者中也显示出单药活性,ORR 分别为 19% 和 47%。在一项 II 期研究中,苯达莫司汀与吉西他滨和长春瑞滨(BeGEV)在 HDT/ASCR 之前用作复发或难治性 HL 患者的诱导治疗,导致 ORR 为 83%(73% CR 和 10% PR)。在 Ⅰ/Ⅱ 期研究中,苯达莫司汀与卡铂和依托泊苷也在复发或难治性 HL 患者中证明了 85% 的缓解率(70% CR)。

本妥昔单抗是一种 CD30 导向的抗体药物偶联物,已在复发性或难治性 CD30 阳性淋巴瘤患者中显示出活性。在一项关键的 Ⅱ 期多中心研究中,102 名 HDT/ASCR 后复发性或难治性 HL 患者,本妥昔单抗诱导分别有 75% 和 34% 的患者出现客观缓解和 CR,中位随访时间超过 1.5 年。所有患者的中位 PFS 和 CR 患者的中位缓解持续时间分别为 5.6 个月和 20.5 个月。根据这项研究的结果,FDA 批准本妥昔单抗用于治疗 HDT 失败后的 HL 患者/ASCR 或至少两种既往化疗方案用于不适合 HDT/ASCR 的患者。3 年随访数据证实,对本妥昔单抗有反应的疾病患者持续缓解。中位随访约 3 年后,估计的中位 OS 和 PFS 分别为 40.5 个月和 9.3 个月。在使用本妥昔单抗达到 CR 的患者中,估计的 3 年 OS 和 PFS 率分别为 73% 和 58%。然而,大多数患者在本妥昔单抗后接受了额外的治疗。长期缓解超过 5 年而无须进一步治疗的患者比例仅为 9%[Ⅲ,B]。

几项研究正在调查本妥昔单抗与其他方案联合作为 HDT/ASCR 之前复发或难治性疾病的二线治疗的效用。研究的初步数据评估了本妥昔单抗与 ESHAP(依托泊苷、甲基强的松龙和大剂量阿糖胞苷或顺铂)、ICE 或苯达莫司汀联合使用,报告的 PET 阴性反应范围为 75%~90%。一项试验来自纪念斯隆凯特琳癌症中心(MSKCC)的 PET 适应设计,其中 45 名患者接受 2 个周期的本妥昔单抗,然后进行 PET 扫描。在本妥昔单抗后达到 CR 的患者(27%)直接进行 HDT/ASCR,而有残留疾病的患者接受了 2 个周期的增强型 ICE。总体而言,76% 的患者使用这种 PET 适应方法在 HDT/ASCR 之前实现了 CR。希望之城国家医疗中心的研究人员使用了类似的方法,其中 37 名患者接受了 4 个周期的本妥昔单抗,然后是 PET scan 在本妥昔单抗后达到 CR 的患者(35%)直接进行 HDT/ASCR,而那些有残留疾病的患者则接受了基于铂的挽救性化疗。总体而言,65% 的患者使用这种方法在 HDT/ASCR 之前达到了 CR。

在 AETHERA 试验中评估了本妥昔单抗作为 HDT/ASCR 后巩固治疗的使用。3 期 AETHERA 试验将患者随机分配接受多达 16 个周期的 BV 巩固治疗或 HDT/ASCR 后安慰剂治疗。要求患者在 HDT/ASCR 之前获得 CR、PR 或疾病稳定的二线治疗。在 5 年的随访中,与安慰剂相比,BV 巩固有持续的 PFS 益处(5 年 PFS,59% vs 41%;HR,0.52;95% CI,0.38~0.72),但 OS 没有差异。周围神经感觉病变是 BV 巩固治疗的常见不良反应,但大多数患者在停止治疗后得到改善或解决。

在 HDT/ASCR 之前提高 CR 率的尝试导致了许多将新药物纳入初始二线治疗的试验。检查点抑制剂(CPI)包括程序性死亡-1(PD-1)阻断单克隆抗体(例如,纳武利尤单抗或派姆单抗)在复发或难治性 PD-1 阳性淋巴瘤患者中也显示出活性(作为单一疗法或联合方案)

在一项 Ⅱ 期研究(CheckMate 205 试验)中,80 名复发或难治性 HL 患者接受了 HDT/ASCR 和本妥昔单抗(brentuximab vedotin)的预治疗,中位随访时间为 8.9 个月,纳武单抗单药治疗的 ORR 为 66.3%(95% CI,54.8%~76.4%),由独立的放射学审查委员会确定。CheckMate 205 试验的扩展随访根据治疗史分析了纳武单抗在复发或难治性 HL 患者中的安全性和有效性：本妥昔单抗-naïve、brentuximab HDT/ASCR 后的 vedotin，或在 HDT/ASCR 之前和（或）之后接受的本妥昔单抗。总体 ORR 为 69%（95% CI,63% ~ 75%），每个队列的 ORR 为 65% ~ 73%，中位值反应持续时间为 16.6 个月（95% CI, 13.2 ~ 20.0 个月）。

在一项Ⅲ期试验（KEYNOTE-204）中，针对 R/R cHL 成人（不适合移植或自体 HCT 后复发的患者;151 名患者接受随机分配到派姆单抗组和 153 名患者到本妥昔单抗）。在第二次中期分析中，帕博利珠单抗的主要终点 PFS（中期分析中未分析的 OS）为 13.2 个月，本妥昔单抗为 8.3 个月（$P=0.0027$）。TEAE 在接受帕博利珠单抗的患者和 77% 的患者中观察到接受本妥昔单抗的患者。最常见的 3 ~ 5 级 TEAE 是肺炎（帕博利珠单抗组 4% vs 纳武单抗组 1%）、中性粒细胞减少（分别为 2% vs 7%）、中性粒细胞计数减少（分别为 1% vs 5%）和周围神经病变（分别为 1% 和 3%）。16% 的接受派姆单抗的患者和 11% 的接受本妥昔单抗的患者观察到严重的 TEAE。

纳武单抗联合本妥昔单抗被评估为移植前复发或难治性 HL 的一种选择。在一项针对 91 名复发/难治性 CHL 患者的Ⅰ/Ⅱ期研究中，纳武单抗与本妥昔单抗的组合导致 ORR 为 85%（67% CR）。在 34 个月的中位随访中，估计的 3 年 PFS 和 OS 率分别为 77%（在 BV+纳武单抗研究治疗后直接接受 HDT/ASCR 的患者为 91%）和 93%。使用帕博利珠单抗与 GVD 联用也证明了作为二线治疗在符合移植条件的复发/难治性 CHL 患者中的活性，导致 CR 率为 95%。在 13.5 个月的中位随访中，所有接受移植的患者都达到了缓解。

RT 在二线治疗环境中的作用包括其在 HDT/ASCR 之前用于细胞减少、其选择性用于 HDT/ASCR 之后的复发部位，以及偶尔将其用作二线治疗的主要组成部分。Moskowitz 及其同事已经证明了二线放疗联合化疗对复发和难治性疾病患者的有效性和可行性。在 43 个月的中位随访中，对 ICE 和 IFRT 的反应率为 88%，而接受 HDT/ASCR 的患者为 68%。因此，RT 可提高复发或难治性疾病患者转为 HDT/ASCR 的机会。或者，二线放疗可能对体能状态良好、晚期复发有限且无 B 症状的患者有效。对于仅接受化疗并在初始受累部位复发的初始有利的Ⅰ ~ Ⅱ期疾病患者，这可能是一种非常有效的治疗方法。来自 GHSG 的 Josting 及其同事报道说，二线放疗可能对部分复发或难治性疾病患者有效。5 年 FFTF 和 OS 率分别为 28% 和 51%。疾病进展或复发时的 B 症状和分期被确定为 OS 的重要预后因素。

对于 HDCT 和 ASCT 失败的患者，异基因干细胞移植代表了一种潜在的治愈性治疗选择。在仔细评估风险收益比后，应该考虑和讨论这种方法，用于一般状况良好的年轻、热敏感患者[Ⅲ,C]。

对于没有其他治疗选择的多次复发患者，使用基于吉西他滨的姑息性化疗和（或）区域放疗可以实现可接受的缓解率、令人满意的生活质量和延长生存期。

一般来说，多次复发的患者应尽可能参加评估新药的临床试验。

基于以上研究结果，对于难治性 cHL，在开始治疗难治性疾病之前，建议通过活检进行组织学确认。尽管进一步的细胞减灭术和 HDT/ASCR（如果之前未给予，则进行 RT）

通常是合适的,但偶尔的临床情况可能需要使用 RT 或全身治疗(有或没有 RT)。常规剂量二线全身治疗可先于 HDT/ASCR。对于先前未接受过照射的选定复发部位,应强烈考虑放疗。在未接受过放疗的患者中,TLI 可能是 HDT/ASCR 的适当组成部分。

建议对所有患者进行二线全身治疗,然后使用 PET 进行疗效评估。Deauville 评分为 1~3 分的患者应进行 HDT/ASCR 联合或不联合放疗(1 类)。如果有 HDT/ASCR 禁忌,可以考虑使用或不使用 RT 进行观察。对于 AETHERA 试验定义的具有高复发风险的患者(定义为患有原发性难治性疾病、首次 CR 持续时间少于 1 年或结外或晚期复发的患者),可考虑使用本妥昔单抗维持治疗(为期 1 年)对于二线全身治疗后 Deauville 评分为 4 或 5 分的患者,建议采用替代方案加或不加放疗或单独放疗。在这些患者中可以考虑在额外治疗后进行自体或同种异体 HCT。对于 Deauville 评分为 4 的患者,另一种方法是进行 HDT/ASCR 联合或不联合放疗,然后对复发风险高的患者使用本妥昔单抗维持治疗(1 年)。值得一提的是在疾病管理早期接受本妥昔单抗的患者中,维持性本妥昔单抗的作用尚未明确。

苯达莫司汀、依维莫司和来那度胺被列为复发或难治性 CHL 患者的后续治疗选择。纳武单抗和帕博利珠单抗被纳入 2 线或以上全身治疗后复发/难治性 CHL 患者的后续治疗选择,以及 HDT/ASCR 和移植后本妥昔单抗后复发或疾病进展的患者的后续治疗选择。帕博利珠单抗也被列为不适合移植患者的复发/难治性疾病的二线治疗选择。

对于复发 cHL 患者,任何时候疑似复发都应通过活检确认。如果活检为阴性,则观察(用 PET/CT 进行短间隔随访)是合适的。对于活检阳性的患者,建议重新分期。大多数患者需要二线全身治疗,然后进行 RT 或 HDT/ASCR 联合或不联合 ISRT。对于初始仅接受简短化疗(3~4 个周期)并在疾病初始部位复发的初始 I~IIA 期疾病患者,单独放疗可能是合适的。建议所有患者在完成治疗后重新分期。随后的治疗选择(基于中期 PET 扫描的评分)与难治性疾病患者的描述相同。

对于 60 岁以上复发/难治性 cHL 患者,对于患有复发性或难治性疾病的老年患者,结果普遍较差。虽然建议进行临床试验或可能采用姑息性方法的单药治疗,但无法做出统一的建议。姑息治疗选择包括苯达莫司汀、本妥昔单抗、依维莫司、来那度胺、纳武利尤单抗、和派姆单抗。当患者之前接受过本妥昔单抗治疗或三线或更多线全身治疗后,可以考虑纳武利尤单抗和派姆单抗,包括 HDT/ASCR。当全身治疗不可行或不安全时,单独 ISRT 是一种选择。

(四)霍奇金淋巴瘤预后因素

1. 初治早期 HL 的不良预后因素 不同研究组关于早期 HL 的不良预后因素略有不同。

2. 晚期 HL 的不良预后因素 ①白蛋白<40 g/L;②血红蛋白<105 g/L;③男性;④年龄≥45 岁;⑤IV期病变;⑥白细胞≥15×10⁹/L;⑦淋巴细胞占白细胞比例<8% 和(或)计数<0.6×10⁹/L。

3. 早期 PECT 评估结果 无论诊断时分期早晚,化疗 2~3 个周期后进行 PECT 评估,结果为阴性的患者,预后明显优于阳性患者。

(五)霍奇金淋巴瘤的放射治疗

放射治疗是淋巴瘤综合治疗的重要组成部分,实施中如何选择放射治疗的线束、放射野和剂量,由具体病例的治疗目的和诊疗条件决定。可采用光子、电子和质子等射线束以达到对靶区的合理涵盖及正常组织的最大保护。先进的放疗技术如适形调强放疗、屏气和呼吸门控、影像引导以及质子治疗,在确保肿瘤控制的前提下,可以显著减少对正常组织的损失。

1. 适应证　根据放疗目的和作用,淋巴瘤放射治疗的适应证可分为:①根治性治疗;②化疗后的巩固放疗;③化疗不能耐受或抗拒、残存病灶的解救治疗;④姑息放疗。

2. 放疗设野　分为全淋巴照射和次全淋巴照射。全淋巴照射通常包括斗篷野+锄形野+盆腔野(在未行脾切除的病例中还需要进行脾照射),次全淋巴照射可以省略部分受照区域。受累野照射(involved-field radiotherapy, IFRT)仅照射化疗前受累淋巴结的整个淋巴结区域,受累野范围包括所有已知肿瘤的部位和邻近区域;随着影像诊断和适形放疗技术的发展,IFRT 在 HL 和侵袭性淋巴瘤中,被更精准的受累淋巴结照射或受累部位照射(involved site radiotherapy, ISRT)所替代。

3. ISRT 靶区定义与勾画　①ISRT 结内病变:ISRT 目前是化疗敏感的 HL 和 NHL 标准放射野设定方案。照射范围需要以 CT 模拟为基础,融合其他现代显像手段如 PECT 和 MRI 决定。ISRT 的靶区主要包括初诊时累及的淋巴结以及全部化疗前或活检手术前的所有可疑肿瘤累及区域,但应排除邻近未受侵的正常组织,比如肺、骨、肌肉、肾等。化疗前或活检前大体肿瘤体积是勾画临床靶区(clinical target volume, CTV)的基础。考虑到亚临床病灶的不确定性,以及原始肿瘤影像可能欠缺的准确性,在设置 CTV 时,可以基于临床判断适当扩充边界。惰性淋巴瘤采用单纯放疗时,倾向采用更大的放射野。例如,滤泡性淋巴瘤的放射野应该较同样受累时的弥漫大 B 细胞淋巴瘤化疗后的放射野更大。在胸部和腹部区域,应考虑器官运动确定内靶区,在此基础上外扩形成计划靶区。②ISRT 结外病变:结外病变的放射野设定原则与结内病变类似。但在某些结外器官原发病变中,CTV 需要包括整个器官,如胃、唾液腺、甲状腺。在其他结外器官中,如眼、乳腺、肺、骨、皮肤等,可考虑部分器官照射。多数情况下,无须进行未受累淋巴结的预防照射。

4. 放疗剂量　HL 化疗达完全缓解(complete response, CR)后的照射剂量为 20~30 Gy,部分缓解(partial response, PR)后的照射剂量为 36~40 Gy。惰性淋巴瘤的根治性照射剂量为 24~30 Gy。

(六)淋巴瘤放疗技术

霍奇金淋巴瘤的治疗原则经历了从根治性放疗到巩固性放疗的转变,照射野也从根治性放疗的扩大野照射转变为巩固性放疗的受累野、受累部位或受累淋巴结照射,照射野缩小,照射剂量降低。

受累淋巴结照射和受累部位照射的区别在于前者在化疗前在放疗体位下做 PECT,

根据疗前 PECT 勾画靶区;而受累部位则根据放疗前 CT 确定靶区。

1. 放疗基本原则 淋巴瘤现代放疗原则根据国际辐射单位与测量委员会(ICRU)号报告,纳入 GTV、CTV、ITV 和 PTV 概念,准确定义靶区和照射剂量。放疗在 HL 的作用包括根治性放疗和巩固性放疗,根据放疗目的,采用不同的照射野和照射剂量。INRT 和 ISRT 或 INRT 应用于 HL 化疗后 CR/PR 患者,如果化疗未达 CR/PR,或患者不能耐受化疗或化疗抗拒的早期 HL,放疗作为根治性治疗手段,放疗需要较大的照射野和剂量,以达到局部控制和长期生存。HL 化疗后肿瘤残存患者的放疗可以取得非常好的局部区域控制率。

2. 靶区和剂量定义

(1)GTV 和 CTV:根据化疗前 GTV 或手术前 GTV 确定放疗的照射范围,对 Ⅰ~Ⅲ期 HL 化疗后达到 CR 或未达 CR 的病灶区域都应该进行照射。未化疗患者的 GTV 或化疗后有肿瘤残存的区域都必须包括在照射野内。CTV 包括原始 GTV 范围,但不包括周围正常组织结构,如肺、肾、肌肉等,纵隔或腹腔肿物明显缩小时,CTV 不包括邻近肺和胃肠道,以减少肺和肠道照射体积。

(2)ITV 和 PTV:内靶区(ITV)定义为在 CTV 基础上包括由器官运动引起的不确定边界,如呼吸运动引起的胸部和上腹部运动边界。ITV 可以由 4D-CT 确定,也可由透视确定。在胸部和上腹部,上、下方向通常需要 1.5~2.0 cm。在头颈部,呼吸运动对靶区影响少,通常不确定勾画 ITV。

PTV 在 CTV 基础上根据摆位误差和分次照射误差确定外放范围,通常不同放疗中心有不同的外放范围。外放范围和照射部位有关,体位固定后,头颈部活动范围小,通常 CTV 外放 0.3~0.5 cm 形成 PTV。胸腹部照射时,通常 CTV 外放 1 cm 构成 PTV,头脚方向受呼吸运动和摆位误差影响较大,通常要外放 1~2 cm。

(3)受累淋巴结和受累部位照射:受累淋巴结照射(involved-node radiotherapy, INRT)和受累部位照射(involved-site radiotherapy,ISRT)应用于化疗后达到 CR 或 PR 的患者,INRT 在化疗前在放疗体位下做 PECT 检查,和化疗后 CT 图像融合,确定病变照射范围。ISRT 指化疗前未做 PECT 定位或非照射体位下 PECT,根据治疗前 CT 确定病变范围。

(4)受累野照射:受累野照射包括整个受侵淋巴区域,但不包括相邻的未受侵淋巴区域。2002 年 CALGB 提出了受累野照射的建议,下列概念应用于受累野照射的定义和设计中。多项随机研究证明在化疗后应用受累野照射(involved-field radiotherapy,IFRT)和扩大野照射(EFRT)的疗效相同,但远期不良反应减少。因此,受累野成为化疗后的标准照射野。

受累野照射的基本概念:①治疗一个区域,而非治疗具体的淋巴结。因此,受累野照射不是局部照射,照射野应该包括受侵部位的整个淋巴区域。②受累野区域的定义主要包括以下几个淋巴区域,即颈部(单侧)、纵隔(包括双侧肺门)、腋窝(包括锁骨上和锁骨下淋巴结)、脾、腹主动脉旁淋巴结、腹股沟淋巴结(包括股三角和髂血管旁淋巴结)。③锁骨上淋巴结是颈淋巴区域的一部分,如果锁骨上淋巴结受侵或锁骨上合并其他颈部淋巴结受侵,须做单侧全颈照射。假如纵隔受侵延伸至锁骨上淋巴结区,而其他颈部淋巴结未受侵,需保护喉以上的颈部,并保护腮腺。④根据淋巴区域概念,一侧颈部和锁骨上淋巴结考虑为一个淋巴区域,而腹股沟和股三角考虑为一个淋巴区域,受累野照射应包括整个腹股沟和股三角区域。

综上所述,受累野照射目前主要应用于早期 HL 综合治疗和晚期 HL 化疗前大肿块或化疗后肿瘤残存的患者,明确受累野的定义和照射范围,为临床规范化治疗提供依据。但是,某些受累野定义的合理性需进一步临床研究。需要特别考虑的是,儿童时期对骨、肌肉和软组织的照射会影响儿童的生长发育,产生不良的影响。一侧颈部照射可导致单侧软组织和骨骼发育不良,导致儿童颈部不对称性生长、畸形。因此,儿童 HL 颈淋巴结受侵时,受累野应同时照射双侧颈部,而不是行单颈照射。

(5)扩大野照射:扩大野照射应用于化疗抗拒或不能耐受化疗的早期 HL 或早期结节性淋巴细胞为主型 HL 的治疗,靶区包括受侵的淋巴区域和相邻未受侵的淋巴区域,包括斗篷野、次全淋巴结照射(subtotal node ir-radiation,STNI)和全淋巴结照射(total node irradiation,TNI)。全淋巴结照射包括斗篷野和倒"Y"野,后者分为锄形野(腹主动脉旁和脾)和盆腔野,次全淋巴结照射指斗篷野和锄形野照射。小斗篷野(Mini-Mantle)指在斗篷野的基础上不做腋窝照射。

全淋巴结照射的靶区包括 HL 容易侵犯的区域和部位,如膈上所有的淋巴结区域如颈部、锁骨上、腋窝、纵隔。膈下区域如腹主动脉旁、脾、盆腔、腹股沟和股三角。HL 极少侵犯的区域如肠系膜、骶前、髂内、腘窝、耳前和滑车上淋巴结未包括在标准照射野内。大部分 I～II 期 HL 发生于膈上,盆腔淋巴结受侵极少见,因此,膈上原发 HL 常做次全淋巴结照射,射野未包括盆腔。

锄形野靶区包括脾和腹主动脉旁淋巴结,脾切除术后则仅包括脾蒂。射野上界从第 10 胸椎椎体下缘至第 4 腰椎椎体下缘,两侧包括腹主动脉旁淋巴结,一般为 9～10 cm 宽。脾切除时,术中应置银夹于脾蒂,射野包括脾蒂即可。未做脾切除时,照射野应包括整个脾。建议根据 CT 确定脾的位置,并尽量保护左侧肾。模拟定位时,脾上界位于左侧膈顶,下界在 12 肋下缘,如果脾大,射野则扩大至脾下缘下 1 cm,脾外界至侧腹壁。

腹主动脉旁没有大肿块时,单纯放疗照射剂量不超过 35 Gy。由于斗篷野和腹主动脉旁照射野存在连接问题,必须在腹主动脉旁照射野中的后野上界挡铅 2 cm×2 cm,以防止斗篷野和锄形野脊髓剂量重叠,或者根据斗篷野或锄型野大小、源皮距计算两野间距。

盆腔野靶区:包括髂血管旁淋巴结、腹股沟和股三角淋巴结。盆腔野照射时,用铅保护对侧睾丸,防止射线对睾丸的散射剂量。

淋巴瘤靶区勾画实例见附图 1～附图 3。

3.放射治疗计划

(1)模拟定位和固定:应用合适的固定技术,头颈部照射时可采用头颈肩面罩固定,胸腹部照射可用胸腹部体模固定,可用热塑体模或真空垫固定。通常采用仰卧位,CT 扫描层厚为 3～5 mm。

(2)照射技术:3D-CRT 和 IMRT 作为纵隔受累 HL 的治疗选择,可以更好地包括靶区,改善剂量分布,降低正常组织照射剂量,安全有效。对于颈部原发病灶,也可以采用常规照射技术——前后野对穿照射。

4. 照射剂量　早期 HL 根治照射剂量为 36 ~ 40 Gy,化疗后未完全缓解患者可采用此剂量范围。化疗后达到 CR 的患者,照射剂量为 20 ~ 30 Gy。预后好早期 HL 化疗达 CR 后的照射剂量为 20 Gy,预后不良早期 HL 化疗达 CR 后的照射剂量为 30 Gy。如果化疗后未达 CR,建议 36 ~ 40 Gy。

5. 正常组织耐受剂量

(1)剂量限制的原则:与上皮或间质恶性肿瘤患者相比,血液系统恶性肿瘤患者接受的放疗剂量通常要低得多,同时通常会获得更有利的长期结果。建议更严格的剂量限制,通常从其他恶性肿瘤的可接受阈值按比例减少。OAR 的剂量应遵循 ALARA 原则(尽可能低)。淋巴瘤各危及器官受量见表1-3。在某些情况下,如果 OAR 在 PTV 内,则目标覆盖范围可能需要超过剂量限制。

膈上 HL 照射时,主要危及器官为腮腺和肺。受累部位或受累淋巴结照射可以显著降低腮腺和肺照射剂量,如果需要行上颈照射,腮腺平均剂量尽量降低至 20 Gy 以下,在 ISRT 或 INRT 前提下,应使腮腺平均剂量降至最低,以降低严重口干的发生率。

如果需要做纵隔照射,但受累部位广泛,肺 V 20% 可适当放宽至 26%,肺平均剂量低于 15 Gy。HL 或原发纵隔弥漫大 B 细胞淋巴瘤患者年轻,肺功能较好,肺本身无病变,和肺癌患者比较,肺耐受剂量相对较高。但博来霉素和阿霉素等化疗药物可以严重的心肺毒性,如果有化疗间质性肺炎发生,肺照射剂量和体积要限制得更严。

表1-3　淋巴瘤各危及器官受量

危及器官		剂量建议(1.5 ~ 2.0 Gy/次)	不良反应
头颈	腮腺	患侧:平均<11 Gy(推荐); <24 Gy(可接受) 对侧:尽可能低	口干症
	颌下腺	患侧:平均<11 Gy(推荐); <24 Gy(可接受) 对侧:尽可能低	口干症
	口腔	平均<11 Gy	口干症、味觉障碍、口腔黏膜炎
	甲状腺	V25<63.5% 最小化 V30 Gy	甲状腺功能减退
	泪腺	V20<80%	眼干燥症
	咽/喉	平均<25 Gy	喉水肿、吞咽困难
	颈动脉	患侧:避开热点 对侧:尽可能低	颈动脉粥样硬化

续表 1-3

危及器官		剂量建议(1.5~2.0 Gy/次)	不良反应
胸	心脏	平均<8 Gy(推荐) 平均<15 Gy(可接受)	心脏相关不良反应
	主动脉瓣和二尖瓣	最大值<25 Gy	心脏瓣膜疾病
	三尖瓣和肺动脉瓣	最大值<30 Gy	
	左心室	平均<8 Gy(推荐) 平均<15 Gy(可接受)	心力衰竭
	心包	D100<5 Gy	心包炎
	冠状血管	避开热点	
	肺	平均剂量<13.5 Gy V20<30% V5<55%	肺炎
腹	肝	平均<15 Gy V20<30% V30<20%	肝毒性
	胃	最大值<45 Gy	胃溃疡
	脾	平均<10 Gy V5≤30% V15≤20%	晚期感染;淋巴细胞减少症
	胰腺	最小化体积>36 Gy (尤其是胰尾)	糖尿病
	小肠	V15<120 cc 最大值<45 Gy	腹泻、阻塞、溃疡、瘘管
	肾	平均<8 Gy V10<30% V20<15%(推荐);<25%(可接受)	肾功能不全
其他	骨髓	V5:尽可能小 V10<50% V25<25%	急/慢性血细胞减少症
	长骨	V40<64%	骨折

RT 的晚期不良反应是辐射诱发的继发性癌症的发展。研究报告称,在没有安全阈值剂量(线性无阈值模型)的情况下增加放疗剂量与继发性癌症风险增加相关,尽管与低剂量暴露后的风险模式相比,风险模式不太清楚。其他促成因素包括年龄、环境暴露、遗

传风险因素和辐射技术等。

（2）心脏剂量限制：纵隔放疗可导致多种心脏并发症，包括心包炎、心律失常、冠状动脉疾病（CAD）、心脏瓣膜病（VHD）和心肌病/充血性心力衰竭。除了与放疗相关的因素外，心脏事件的风险还受到化疗给药（例如多柔比星）、预先存在的心血管疾病、年龄和其他心脏危险因素（例如糖尿病、高血压、高脂血症）的影响。而全心脏剂量指标，例如平均心脏剂量（MHD）最常用于评估风险，人们越来越认识到必须考虑对心脏亚结构的辐射剂量分割。

与乳腺癌和其他胸部恶性肿瘤相比，淋巴瘤纵隔放疗的特点是尽管剂量较低（20~40 Gy），但较大体积的心脏和亚结构暴露于辐射。MHD 与心脏不良反应的风险相关。Van Nimwegen 等人在一项主要接受 AP/PA 野治疗的 HL 生存患者的病例对照研究中，证明了使用 MHD 作为心脏毒性风险的衡量标准，每 Gy MHD 的超额相对风险（RR）为 7.4%。61 据报道，与 0 Gy 的 MHD 相比，在接受至 5~14 Gy 的 MHD 的患者中，冠心病的风险显著增加（RR，2.31）。大于或等于 15 Gy 的 MHD 风险增加（15~19 Gy，RR 为 2.83，20~24 Gy，RR 为 2.9，25 Gy，RR 为 3.35~34 Gy）。

虽然关于现代淋巴瘤放疗的心脏限制的数据不完善，但建议 MHD 保持尽可能低，理想情况下低于 8 Gy，尽管在某些患者中，考虑到淋巴瘤的程度，需要更高的剂量。专家组认识到几乎所有淋巴瘤患者都接受了基于蒽环类药物的化疗，尽管现代实践中的累积化疗剂量往往低于历史队列。全心照射会增加缩窄性心包炎的风险，尤其是全心放疗剂量大于 15 Gy；因此，建议 MHD 尽可能不要超过 15 Gy。如果患者在二线治疗中接受治疗，需要更大的放疗剂量，则可以重新考虑这一点。平均左心室剂量不应超过 8 Gy，尽管在某些情况下可能需要高达 15 Gy。主动脉瓣和二尖瓣的剂量应小于 25 Gy，尽管较低的剂量是最佳的。鉴于三尖瓣和肺动脉瓣对 OAR 的影响可能较小，因此建议给予小于 30 Gy 的剂量。对冠状动脉的约束不太明确，但在剂量、体积和长度方面应尽可能低。

（3）肺剂量限制：纵隔放疗相关的肺毒性主要是放射性肺炎，少数情况可遇到症状性纤维化或支气管胸膜瘘等。放射性肺炎的一种临床表现包括干咳、呼吸困难和偶尔的低热，必须与其他疾病鉴别，包括药物性（尤其是博来霉素）肺炎、传染性肺炎、急性支气管炎和肺栓塞。肺部并发症也可能来自全身性治疗，例如本妥昔单抗和免疫治疗。

放射性肺炎最重要的危险因素是肺剂量-体积指标，包括平均肺剂量（MLD）、V20 和 V5。此类指标与上皮和血液系统恶性肿瘤的肺炎风险相关。对于非小细胞肺癌等上皮恶性肿瘤，通常建议 MLD 小于 20 Gy 和 V20 小于 35%。在大多数情况下，鉴于淋巴瘤治疗中使用的剂量较低，经过仔细计划通常可以实现低于标准的剂量。

建议将 MLD 限制在 13.5 Gy 以下，将 V20 限制在 30% 以下，尽管大多数淋巴瘤患者的肺部放疗可以维持在这些阈值以下。在适合 IMRT 或体积电弧技术的情况下，建议将 V5 限制在 55% 以下。

（七）不良反应管理

第二原发肿瘤、心血管疾病、甲状腺功能减退和生育问题是霍奇金淋巴瘤长期生存患者最显著影响预后的重要因素。这些迟发效应的发生率随着随访时间的延长而增加。

与 10 多年前使用的治疗方案相比,当前治疗方案的风险可能更低。

1. 第二原发肿瘤 实体瘤是最常见的第二原发肿瘤,大多数在治疗完成后 10 年以上发生。当放疗作为一线治疗的一个组成部分时,第二原发肿瘤的风险最高。富兰克林等的荟萃分析表明,与单独使用放疗作为初始治疗相比,联合治疗的发生继发性癌症的风险较低。与单独化疗作为初始治疗相比,联合治疗的风险略高。

IFRT 与 EFRT 发生第二原发肿瘤的风险没有显著差异,尽管 EFRT 发生乳腺癌的风险明显更高,并且可能与纵隔和腋窝照射的程度有关。单独化疗后继发性肺癌、非霍奇金淋巴瘤(NHL)和白血病的风险显著增加,而联合治疗与这些癌症和其他几种癌症的风险较高相关。肺癌和乳腺癌是最常见的癌症,是接受 HL 治疗的患者中最常见的第二原发癌症。

2. 心血管疾病 纵隔照射和蒽环类化疗是发生心脏病的最高风险因素,可能无症状。放疗诱导的心脏毒性通常在治疗完成后 5~10 年以上观察到。然而,心血管症状可能出现在任何年龄。近 15% 的患者在治疗后的前 5 年内检测到冠状动脉 CT 血管造影异常,并且其发生率在治疗后 10 年显著增加。在多变量分析中,患者的治疗年龄、高胆固醇血症、高血压和放疗剂量冠状动脉起源被确定为独立的预后因素。

根据有关心脏病长期风险增加的数据,建议每年监测血压(即使在无症状个体中)并积极管理心血管危险因素。基线压力测试或超声心动图和颈动脉超声(对于接受颈部放疗的患者)应在治疗完成后每 10 年考虑一次。

3. 甲状腺功能减退 据报道,接受颈部或上纵隔照射的长期生存患者中约有 50% 出现甲状腺功能异常,主要是甲状腺功能减退。患者应至少每年进行一次甲状腺功能检查以排除甲状腺功能减退,尤其是接受颈部放疗的患者。

4. 骨髓抑制 骨髓抑制是化疗最常见的不良反应,并与感染风险增加有关。在完成主要治疗计划之后,骨髓抑制持续很长时间并不常见。然而,接受高剂量治疗(HDT)/自体干细胞拯救(ASCR)或异基因造血细胞移植(HCT)的患者可能存在持续感染风险。对于接受脾放疗或脾切除术的患者,建议每 5 年重新接种一次肺炎球菌、脑膜炎球菌和流感疫苗。

5. 生殖功能损害 3~6 个周期 MOPP 或 MOPP 类似方案化疗使 50%~100% 男性患者精子缺乏,生殖细胞增生和滤泡刺激素增高,但黄体激素和睾酮分泌正常,仅 10%~20% 的患者在治疗后的长期观察中精子能够恢复正常。MOPP/ABVD 杂交方案化疗后,永久性无精为 50%。MOPP 方案足量化疗后有 50% 的妇女出现闭经,这一不良反应和卵巢的成熟程度有关。年龄>30 岁的女性,化疗后闭经发生率为 75%~85%;而年龄≤30 岁,闭经发生率约 20%。

ABVD 方案对生殖系统的毒性较少,男性可产生一过性生殖细胞毒性,女性闭经少见。化疗强度和滤泡刺激素水平降低有显著相关,早期患者短疗程化疗后 90% 的患者月经正常,多在 1 年内恢复。6~8 个周期化疗后月经正常状况和年龄相关,<30% 为 82%,≥30 岁仅为 45%,34% 的≥30 岁患者患有严重的更年期综合征。为了避免化疗引起的生殖功能损害,化疗方案不应含有烷化剂甲基苄肼及其衍生物。男性患者在 MOPP 或

MOPP/ABVD 方案化疗前应储存精子备用。

6. 肺毒性　博来霉素肺毒性(BPT)在接受含博来霉素化疗方案治疗的 HL 患者中得到充分证明。危险因素包括年龄较大、博来霉素累积剂量、肺部照射和既往肺部疾病史。一些报告表明,使用生长因子会增加肺毒性的发生率。Martin 及其同事报告说,BPT 显著降低了 5 年 OS 率,尤其是在 40 岁或以上的患者中。他们还表明,在化疗中使用生长因子会显著增加 BPT 的发生率(26% vs 9%),两项独立的研究证实,在没有任何生长因子支持的情况下,可以安全地以全剂量强度进行 ABVD 化疗。5 年 EFS(分别为 87.4% vs 80.0%)和 OS(分别为 94.1% vs 91.3%)接受不含生长因子的 ABVD 患者的发生率与接受 ABVD 方案预防性生长因子支持的患者的发生率相当。

扩大野高剂量照射如斗篷野照射也可导致放射性肺炎,常发生在放疗后 1~6 个月,症状包括干咳、低热、呼吸困难。受累部位和低剂量照射有症状放射性肺炎的发生率低于5%,当大纵隔或半篷野照射合并 MOPP 化疗时,肺炎的发生率增高 2~3 倍,达 10%~15%。通常,急性肺炎不会产生长期的肺功能障碍。Ⅲ级以上严重放射性肺炎极少发生。

五、随访

应当根据临床状况如年龄、病变分期和初始治疗制订个体化随访计划。应鼓励患者就生存状况、长期治疗不良反应(继发性癌症、心脏疾病和生育能力)、健康的生活习惯和社会心理问题等进行咨询。

考虑到霍奇金淋巴瘤治疗的长期风险,应由熟知这些风险和并发症的肿瘤科医生对患者进行随访,第一个 5 年内尤应如此,然后每年一次以确定是否有迟发性并发症,包括继发性癌症和心血管疾病。两年内每 2~4 个月和之后 3~5 年内每 3~6 个月进行 1 次中期体检和血液检查。建议对所有患者每年注射一次流感疫苗。

第二节　弥漫大 B 细胞淋巴瘤

一、概述

外周 B 细胞非霍奇金淋巴瘤包括侵袭性和惰性两大类淋巴瘤,在中国,最常见的侵袭性外周 B 细胞淋巴瘤为弥漫大 B 细胞淋巴瘤和套细胞淋巴瘤,常见的惰性淋巴瘤包括结外黏膜相关淋巴组织淋巴瘤、滤泡性淋巴瘤和小淋巴细胞淋巴瘤。组织学上存在多种变异型。弥漫大 B 细胞淋巴瘤呈侵袭性,对化疗敏感,部分可治愈,预后较好。

(一)流行病学

弥漫大 B 细胞淋巴瘤(diffuse large B cell lynlphoma,DLBCL)为异质性疾病,在 REAL和 WHO 分类中分为多种病理亚型。病理形态和免疫表型基本相似,但临床表现和预后明显不同。病理形态学上存在多种变异型。弥漫大 B 细胞淋巴瘤呈侵袭性,对化疗敏感,部分可治愈,预后较好。DLBCL 是非霍奇金淋巴瘤 NHL 最常见的亚型,占全部 NHL 病例 30%~45%。在过去 20 年,年发病率为(3~5)/100 000,并逐渐增加。DLBCL 可原发于淋巴结或原发于结外器官或组织,分别占 60% 和 40%;也可从惰性淋巴瘤转化而来。在中国,结外 DLBCL 的比例高于国外,达到 50%~60%,韦氏环原发常见,占全部 DLBCL 的 25%,鼻腔原发 DLBCL 较少见,预后差。

(二)病理和遗传特征

DLBCL 既可以原发或继发,后者由惰性 B 细胞淋巴瘤进展或转化而来。分类原则主要依据 1994 年 REAL 分类,包括临床表现、形态、基因和免疫表型、分子特征和正常组织来源。在 WHO 新病理分类中,DLBCL 分为十余种类型,包括 DLBCL-非特指(DLBCL-NOS)、原发纵隔弥漫大 B 细胞淋巴瘤、原发中枢神经系统弥漫大 B 细胞淋巴瘤、血管内大 B 细胞淋巴瘤和皮肤弥漫大 B 细胞淋巴瘤等。DLBCL-NOS 是最常见的病理亚型,主要表现为中心母细胞和免疫母细胞弥漫性生长,部分或完全侵犯邻近正常器官或组织。

DLBCL 表达 B 细胞相关抗原:CD19、CD20、CD22 和 CD79a 阳性,Sig 和 Clg+/−CD20 表达不仅用于诊断,而且是利妥昔单抗靶向治疗靶点。DLBCL 常表达 CD45+和 PAX5+,*CDIO*、*BCL6*、*IRF4*、*LMO2*、*GCETI* 和 *FOXPI* 表达或不表达,50% 的激活 B 细胞样(ABC)或 t(14;18)DLBCL 患者有 *bcl-2* 表达。

30%~40% 的患者有 *3q27* 基因易位,导致 *BCL-6* 重组和表达,是生发中心标志物。20% 原发 DLBCL 和大部分滤泡性淋巴瘤转化的 DLBCL 有 t(14;18)和 *BCL-2* 表达。*p53* 突变在 DLBCL 占 6%~33%,P53 蛋白表达占 13%~70%。6%~14% 的 DLBCL 存在 *MYC* 基因重排,还可发生 *BCL-2*、*BCL-6*、*CCND1* 等基因的易位,称为双击(double-hit)淋巴瘤。

DLBCL-NOS 包括两种分子亚型:生发中心型(GCB)和活化 B 细胞型(ABC)。生发中心型预后明显优于非生发中心型。免疫组化诊断分子亚型的敏感性为 75%~90%,特异性为 74%~95%。根据 2004 年 Hans 诊断标准,应用免疫组化检测 CD10、bcl-6 和 MUM-1 表达,可以较好地诊断。bcl-6 和 CD10 是生发中心 B 细胞的标记物,而 MUM-1 主要表达于浆细胞和 B 细胞发育的晚期阶段,为活化 B 细胞的标志物。GCB 诊断标准为 CD10 阳性(bcl-6±或 MUM-1±)或 CD10 和 bcl-6 共同阳性;如果 CD10 和 bcl-6 均阴性,诊断为 ABC 型。如果 bcl-6 阳性而 CD10 阴性,根据 MUM-1 表达决定亚型:MUM-1 阳性为 ABC,阴性为 GCB。Choi 结合 5 个标记物(*GCTE1*,*CD10*,*BCL-6*,*IRF4* 和 *FOXP1*),和基因分型符合率提高至 90%。

成人 DLBCL 的 GCB 型和 ABC 型比例为 50%,中国 DLBCL 的 ABC 亚型更高,约 60%。儿童 DLBCL 大部分(83%)为 GCB 型,中枢神经系统 DLBCL 绝大部分为 ABC 型(96%)。因此,儿童 DLBCL 预后好,中枢神经系统 DLBCL 顶后差。DNA 阵列分析和免疫组化都证明了 bcl-6 和 CD10(生发中心型)是预后好的因素,而 bcl-2 表达是预后不良因素。*LMO2*、*BCL6*、*FN1*、*CCND2*、*SCYA3* 和 *BC* 等 6 个基因是重要的预后因素。*p53* 和 *MYC* 基因突变也是影响预后的重要因素。CD5 阳性的 DLBCL 容易侵犯结外器官受侵、一般状态差、LDH 增高多见、预后差,其生存率明显低于 CD5 阴性 DLBCL。

二、诊断

(一)症状

淋巴结(累及淋巴结)或结外(累及淋巴系统外的器官或组织)。任何淋巴结外部位都可能累及。患者通常出现进行性肿大的无痛性肿物,多见于颈部或腹部。累及淋巴结外者根据累及部位不同出现相应症状,常见的有胃肠道、中枢神经系统、骨骼。也可以在肝、肺、肾或膀胱等罕见部位发生。可以出现疾病或治疗相关的肿瘤溶解综合征,即肿瘤细胞内容物自发释放或由于化疗反应而释放到血液中,引起电解质和代谢失衡,伴有进行性系统性毒性症状、严重时可导致心律失常、多器官功能衰竭、癫痫发作和死亡。

若不治疗,其生存期仅数月,但经过联合化学治疗,大部分患者可以获得持续缓解。多数患者没有明确危险因素。少部分惰性淋巴瘤(如 FL)及慢性淋巴细胞白血病(CLL)患者数年后可转化为 DLBCLo FL 年组织学转化率为 5% ~ 7%。CLL 组织学转化为 DLBCL 称为 Richer 转化,年发生率约 5%。其他危险因素包括 HIV、合并自身免疫疾病以及使用免疫抑制药。患者通常表现为快速增大的淋巴结所致相关症状,颈部、腹部最常见,伴或不伴 B 症状(B 症状:不能解释的发热,体温>38 ℃;盗汗;6 个月内体重减轻>10%)。

局部并发症取决于发病部位,可以出现危重情况,如上腔静脉综合征(SVC)、气道受压,以及脊髓受压等。同其他淋巴瘤一样,DLBCL 采用 AnnArbor 分期系统见表 1-4。AnnArbor 是目前通用的描述 HL 和 NHL 的分期系统,更适用于 HL 和原发淋巴结的 NHL。由于 DLBCL 不同于霍奇金病沿邻近淋巴结播散的特点,因此 AnnArbor 分期系统用于 DLBCL 有一定局限性。确诊时,约 25% 患者为 I 期病变,50% 为广泛性病变(Ⅲ ~ Ⅳ期)。30% 患者表现为结外侵犯,但骨髓受累仅占 10%~20%。

表 1-4 AnnArbor(Cotswolds 修订)分期系统

分期	内容
I 期	侵及一个淋巴结区(I),或侵及一个单一的淋巴结外器官或部位(I E)
Ⅱ期	在横膈的一侧,侵及两个或更多的淋巴结区(Ⅱ)或外加局限侵犯一个结外器官或部位(ⅡE)
Ⅲ期	受侵犯的淋巴结区在横膈的两侧(Ⅲ)或外加局限侵犯一个结外器官或部位(ⅢE)或脾(ⅢS)或二者均有(ⅢES)
Ⅳ期	弥漫性或播散性侵犯一个或更多的结外器官,同时伴有或不伴有淋巴结侵犯

备注:

1.单个结外器官侵犯分期为 I E,不是 I V。

2.A 组:无全身症状。

3.B 组:有全身症状,包括不明原因发热(>38 ℃,连续 3 d 及以上)、盗汗(连续 7 d 及以上)或体重减轻(6 个月内下降 10% 以上);E:淋巴瘤累及淋巴结外器官。单一结外部位受侵,病变侵犯到与淋巴结/淋巴组织直接相连的器官/组织时,不记录为Ⅳ期,应在各期后记入"E"字母(如病变浸润至与左颈部淋巴结相连的皮肤,记录为"IE")。

4.X:大瘤块,肿瘤直径>胸廓宽度的 1/3 或融合瘤块最大径>10 cm。

DLBCL 的临床表现为老年居多,中位发病年龄 50～60 岁,男性多于女性,男女比为 1.5∶1。40%～60% 的患者为临床 Ⅰ～Ⅱ 期,40%～65% 表现为 LDH 增高。结内 DLBCL 常表现为淋巴结进行性肿大。DLBCL 的临床病程为侵袭性,但可治愈。德国和美国大样本人群数据显示,DLBCL 的 5 年总生存率为 57%～63%。

结外原发 DLBCL 常常表现为不同的生物学行为和临床特征,原发睾丸或中枢神经系统 DLBCL 的预启明显低于结内 DLBCL,而皮肤 DLBCL 预后较好。原发纵隔 B 细胞淋巴瘤是一种独立的疾病,有独特的免疫表型和临床表现,预后和 DLBCL 相似。DLBCL 各种不同形态学变异型的预后无显著差别。

(二)体格检查

可触及相应部位淋巴结肿大(通常在颈部、腋窝或腹股沟)或肿块;可有肝大和(或)脾大。可有 B 症状,包括不明原因持续发热(>38 ℃)、不明原因的体重减轻 6 个月内体重减轻>10%、盗汗。

(三)病理学检查

弥漫大 B 细胞淋巴瘤特征的组织病理学分析:肿瘤性大 B 淋巴细胞的弥漫性增殖,正常组织结构完全或部分破坏。进行免疫表型分析明确诊断,并区分生发中心 B 细胞来源和非生发中心 B 细胞来源。免疫组化检查需要包括:CD20,PAX5,CD3,CD5,CD10,CD45,BCL2,BCL6,Ki-67,IRF4/MUM-1,P53 和 MYC。其他有助于确定淋巴瘤亚型及便于选择靶向治疗的免疫组化检查还有:CD79a,Cyclin D1,SOX11,CD19,CD30,CD138,EB 病毒原位杂交(EBER-ISH),ALK,HHV8,P53,PD-1 和 PD-L1 等。进一步通过荧光原位杂交进行 MYC、BCL2、BCL6、IRF4 等断裂重组检查。

临床常用 Hans 系统根据免疫组化进行:生发中心 B 细胞型和活化 B 细胞型或非生发中心 B 细胞型分类(图 1-4)。

确诊 DLBCL 需要进行病灶部位的病理活检,可以通过手术切除或粗针穿刺淋巴结或结外组织获得标本。并对肿瘤进行显微镜下形态学和免疫组化分析,确定弥漫大 B 细胞淋巴瘤,并进行分类。

(1)免疫组化。

(2)生发中心 B 细胞来源(GCB)、非生发中心 B 细胞来源(non GCB)鉴定,如 CD10、MUM-1 和 BCL-6;有助于危险度评估的分子,如 c-MYC、BCL-2、CD5、TP53、Ki-67 等;潜在治疗靶标,如 CD20、CD19、CD30 等以及有助于鉴别诊断的其他分子,如 CD23、CD138、SOX11、PAX5、κ/λ 等。

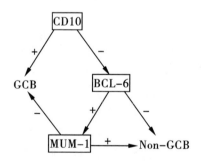

图 1-4　生发中心 B 细胞型和活化 B 细胞型或非生发中心 B 细胞型分类

(3)荧光原位杂交(FISH)检查:EB 病毒原位杂交检查;应该对所有 DLBCL 患者进行 MYC、BCL-2、BCL-6 重排的 FISH 检查、排除双/三重打击淋巴瘤,出于医疗资源节约的目的,临床针对 C-MYC 表达≥40%的患者完善双/三重打击淋巴瘤排查。

除了与非肿瘤性疾病如单核细胞增多症、结节病等鉴别,还需鉴别其他成熟 B 细胞肿瘤,如滤泡性淋巴瘤、边缘区淋巴瘤、套细胞淋巴瘤、侵袭性(高级别)淋巴瘤亚型(约占全部淋巴瘤的7%)、伯基特淋巴瘤等。

(四)实验室检查

全血细胞分类计数可用于初步评估骨髓功能;血清乳酸脱氢酶;肝功能、肾功能评估;人类免疫缺陷病毒和乙型肝炎病毒等感染相关检测;监测尿酸水平,发现肿瘤溶解综合征。骨髓检查:骨髓细胞学、流式细胞学、染色体、骨髓活检及免疫组化(标本需>1.6 cm)同时做骨髓穿刺抽吸骨髓液、检查骨髓细胞学及免疫分型,除外 DLBCL 累及。有中枢神经系统淋巴瘤高危因素患者需要进行腰椎穿刺术,完成脑脊液检查。颅脑增强磁共振检查,有条件的单位建议采用流式细胞术检测脑脊液中的淋巴瘤细胞。肿瘤溶解综合征的实验室表现。

(1)高尿酸血症(尿酸水平>8 mg/dL 或 475.8 μmol/L)。

(2)高钾血症(钾水平>6 mmol/L)。

(3)高磷血症(磷水平>4.5 mg/dL 或 1.5 mmol/L)。

(4)低钙血症(校正后的钙离子<7 mg/dL 或 1.75 mmol/L;钙离子<1.12 mg/dL 或 0.3 mmol/L)。

(五)影像学检查

病理诊断依赖于淋巴结切除或活检。颈淋巴结受侵时,应常规做头颈部间接或直接内镜检查,排除上呼吸道、消化道原发病灶。分期检查包括体检、血常规、肝肾功能、血生化和 LDH、病毒指标、头胸腹盆腔 CT。头颈部原发病灶或受侵时,应常规做 MRI。条件许可,PECT 可作为常规分期检查手段。治疗后 PECT 可以很好地预测无进展生存率和总生存率,但 R-CHOP 化疗中 PECT 却未能很好地预测生存率。建议患者在治疗前、中期和终末行全身 PET/CT 检查。如无法行 PET/CT 检查,可以进行颈、胸、腹部及盆腔增强 CT 检查。以明确疾病分期和疗效评估(表1-4)。

根据 AnnArbor 分期原则进行分期,同时应做国际预后指数(IPI)评估,IPI 是 DLBCL 重要预后指标,包括年龄、临床分期、LDH、结外受侵和一般状态评分,IPI 可用于指导临床分居研究和治疗。早期侵袭性 NHL 的顶后存在明显的不同。其治疗原则也应有所区别。

2016 年 WHO 分类中列出了下列大 B 细胞淋巴瘤亚型。

1.非特指型:①生发中心 B 细胞亚型。②活化 B 细胞亚型。

2.富 T/组织细胞的大 B 细胞淋巴瘤。

3.原发中枢神经系统弥漫大 B 细胞淋巴瘤。

4.原发皮肤弥漫大 B 细胞淋巴瘤,腿型。

5.EB 病毒阳性弥漫大 B 细胞淋巴瘤,非特指型。

6. EB 病毒阳性黏膜溃疡。

7. 慢性炎症相关的弥漫大 B 细胞淋巴瘤。

8. 淋巴瘤样肉芽肿

9. 原发纵隔大 B 细胞淋巴瘤。

10. 血管内大 B 细胞淋巴瘤。

11. ALK 阳性大 B 细胞淋巴瘤。

12. 浆母细胞淋巴瘤。

13. 原发渗出性淋巴瘤。

14. 疱疹病毒 8 阳性弥漫大 B 细胞淋巴瘤,非特指型。

15. 伯基特淋巴瘤

16. 伴有 11q 异常的伯基特样淋巴瘤

17. 高级别 B 细胞淋巴瘤,伴有 *MYC*、*BCL-2* 和(或)*BCL-6* 重排。

18. 高级别 B 细胞淋巴瘤,非特指型。

19. B 细胞淋巴瘤不能分类型,介于 DLBCL 和经典霍奇金淋巴瘤之间。

（六）危险度评估

1. 国际预后指数。

（1）国际预后指数（international prognostic index，IPI）（表 1-5）。

表 1-5　国际预后指数

项目	内容	评分
危险因素	年龄>60 岁	1
	乳酸脱氢酶>正常	1
	ECOG 评分 2 ~ 4	1
	Ann Arber Ⅲ ~ Ⅳ期	1
	结外累及部位>1	1
危险度分层	低危	0 ~ 1
	中低危	2
	中高危	3
	高危	4 ~ 5

（2）年龄调整的 IPI（aaIPI）（年龄≤60 岁）（表 1-6）。

表1-6　年龄调整的IPI

项目	内容	评分
危险因素	乳酸脱氢酶>正常值	1
	Ⅲ~Ⅳ期	1
	ECOG评分2~4	1
危险度分层	低危	0
	中低危	1
	中高危	2
	高危	3

（3）NCCN-IPI（表1-7）。

表1-7　NCCN-IPI

项目		内容	评分
危险因素	年龄	>40岁至≤60岁	1分
		>60岁至<75岁	2分
		≥75岁	3分
	乳酸脱氢酶	>1倍至≤3倍正常值上限	1分
		>3倍正常值上限	2分
		ECOG评分≥2	1分
		Ann Arbor分期（Ⅲ~Ⅳ期）	1分
		结外累及重要脏器	1分
危险度分层		低危	0~1
		中低危	2~3
		中高危	4~5
		高危	6~8

＊重要脏器：包括骨髓、中枢神经系统、肝/胃肠道脏器、肺。

2. 其他标准化疗患者的主要不良预后因素

（1）非生发中心B细胞亚型（活化B细胞亚型）。

（2）MYC、$BCL-2$和（或）$BCL-6$重排。

（3）MYC、$BCL-2$高表达。

（4）$TP53$突变。

（5）EB病毒相关疾病。

三、治疗流程

弥漫大 B 细胞淋巴瘤的治疗流程见图 1-5。

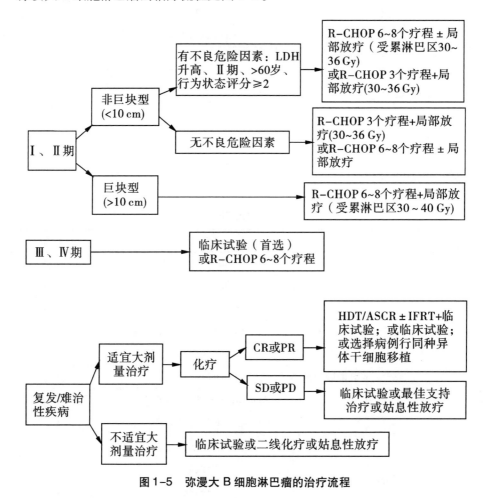

图 1-5　弥漫大 B 细胞淋巴瘤的治疗流程

DLBCL 的治疗原则主要根据临床分期和国际预后指数。肿瘤对化疗和放疗敏感,化疗是主要治疗手段,放疗为辅助治疗。免疫化疗显著改善了早期高危和中晚期 DLBCL 的生存率。化疗后 CR 率达 80% 左右,早期患者 5 年无进展生存率为 80% ~ 85% ,晚期患者为 50% ~ 60% 。放疗主要适用于大肿块、结外器官受侵和化疗后未完全缓解患者。

(一)治疗目标

持久的完全缓解以期根治。

(二)诱导治疗

弥漫大 B 细胞淋巴瘤的治疗根据患者年龄、AnnArbor 分期和 IPI 以及肿瘤的免疫和分子表型特征选择适当的方案。

1. 局限期弥漫性大 B 细胞淋巴瘤［Ann Arbor Ⅰ 期和 Ⅱ 期非大肿块（<7.5 cm）疾病］ 一线治疗包括 R-CHOP 方案化疗 3 个疗程，并对受累部位进行放疗；或 R-CHOP 方案化疗 4 个疗程加 2 个疗程利妥昔单抗治疗（IPI=0 分）；或 R-CHOP 方案化疗 6 个疗程±受累野放疗。

2. 局限期弥漫性大 B 细胞淋巴瘤［Ann Arbor Ⅰ 期和 Ⅱ 期伴有大肿块（≥7.5 cm）］ 一线治疗 R-CHOP 方案化疗 6 个疗程，在某些患者进行放疗；初始大肿块（>7.5 cm）部位放疗。

3. 晚期弥漫大 B 细胞淋巴瘤（Ann Arbor Ⅲ~Ⅳ 期） 一线治疗包括使用 R-CHOP 方案或 R-DA-EPOCH 方案进行化疗。初始大肿块（>7.5 cm）部位放疗。

4. 高龄或不适合标准化疗的患者 可以考虑 R-GemOx、R-miniCHOP、R-CDOP、R-CEPP、R-GCVP 等或靶向治疗为主的方案。

5. 双/三重打击淋巴瘤 倾向于高剂量方案：R-DA-EPOCH、R-hyperCVAD/MA 或者 R-CODOX/MA 方案，获得完全患者可考虑进行自体外周血干细胞移植。

6. 维持治疗 对于老年患者（≥60 岁）诱导治疗结束后可以考虑来那度胺维持治疗。

7. 中枢神经系统淋巴瘤预防 适用于以下高危因素患者。

（1）由 IPI 评分中的 5 个危险因素和肾上腺/肾累及组成 CNS-IPI，积分 4~6 分的高危患者。

（2）累及以下器官：睾丸、乳腺、鼻窦、硬脑膜等。

（3）人类免疫缺陷病毒相关淋巴瘤。

（4）双重打击及双表达淋巴瘤。

（5）原发性皮肤 DLBCL，腿型。

目前临床常用中枢预防的方法包括三联鞘内注射和高剂量甲氨蝶呤，但是最佳方法尚未建立。

8. 肿瘤溶解综合征的处理 识别高危因素，包括大包块、乳酸脱氢酶高于正常上限 2 倍，自发性肿瘤溶解综合征，白细胞水平升高，累及骨髓，高尿酸血症，别嘌醇治疗无效和累及肾。治疗方法包括化疗前水化、降尿酸治疗，监测血尿酸、肌酐、电解质。

9. 乙型肝炎或丙型肝炎感染 对伴 HBsAg 阳性患者，需要预防性抗病毒治疗。对于 HBcAb 阳性/HBsAg 阴性患者，需持续监测 HBV DNA 或者预防性抗病毒治疗。选择抗病毒治疗时推荐耐药率低的恩替卡韦或替诺福韦。对于伴发丙型肝炎病毒感染患者可以考虑根治性抗丙型肝炎病毒治疗。

四、放射治疗技术

淋巴瘤的治疗原则经历了从根治性放疗到巩固性放疗的转变，照射野也从根治性放疗的扩大野照射转变为巩固性放疗的受累野、受累部位或受累淋巴结照射，照射野缩小，照射剂量降低。受累淋巴结照射和受累部位照射的区别在于前者在化疗前在放疗体位下做 PECT，根据治疗前 PECT 勾画靶区；而受累部位则根据疗前 CT 确定靶区，相对较大。

(一)放射治疗基本原则

NHL 化疗后多应用受累野照射或局部扩大野照射,结内原发 DLBCL 的受累野照射定义多参考 HL 的受累野定义。对于结外原发 NHL 的受累野定义,不同的部位采用不同的照射野。目前缺乏比较弥漫大细胞淋巴瘤在综合治疗情况下放射治疗照射剂量的随机对照研究,现有的结论来源于回顾性分析。DLBCL 放射治疗的局部控制率为 93%~98%。大肿块是影响结局和局部控制率的重要因素,在文献中,大肿块的定义多以 5~10 cm 为标准。在综合治疗的前提下,放射治疗剂量建议如下:化疗后达到 CR 的患者,如果化疗前原发肿瘤小于 3.5 cm(或 6 cm),照射剂量为 30.0~30.6 Gy;肿瘤为 3.5~6.0 cm,照射剂量为 36 Gy;肿瘤 7~10 cm 时,照射剂量为 40 Gy;>10 cm,不超过 45 Gy。化疗后未达 CR 患者,照射剂量多采用 50 Gy 照射。

弥漫大 B 细胞淋巴瘤的放疗参照霍奇金淋巴瘤的放疗原则,一般采用多野等中心定位技术进行放疗。霍奇金淋巴瘤的照射野包括全淋巴结照射、次全淋巴结照射、扩大野照射、累及野照射及局部照射。全淋巴结照射包括斗篷野、锄形野和盆腔野,后两者合称倒"Y"野。次全淋巴结照射包括斗篷野和锄形野。扩大野包括受累淋巴结区及其邻近的淋巴结区。累及野仅照射受累淋巴结区。局部照射为阳性病灶局部照射。在综合治疗中常采用累及野照射,实际上的累及野往往是经典的大面积不规则野的一部分。斗篷野照射范围包括颈部、锁骨上下、腋窝、纵隔、隆突下和肺门淋巴结。在定位片上勾画照射野上下界、射野中心和摆位标志,要保护的重要器官主要包括双侧肺、喉、脊髓和股骨头。上界:下颌骨体 1/2 与耳垂或乳突尖连线,大致垂直于床面。外界及双侧肱骨头外缘。下界:第 10 胸椎体下缘。若肿瘤位于下纵隔则于肿瘤下扩 5 cm。肺部挡块范围应于纵隔周围扩 1 cm。小斗篷野是指在斗篷野的基础上不做腋窝或纵隔照射。

锄形野靶区包括脾、脾血管和腹主动脉旁淋巴结。射野上界为第 10 胸椎体下缘,下界为第 4 腰椎体下缘,两侧界之间包括腹主动脉旁淋巴结,一般为 9~10 cm 宽。盆腔野靶区包括髂血管旁淋巴结、腹股沟和股三角淋巴结。射野上界位于第 4 腰椎体下缘,左右各旁开 4~5 cm,与髋臼外缘连线,垂直向下至耻骨联合下缘 7 cm,内界上缘位于耻骨联合上缘,向下沿闭孔内缘垂直向下。盆腔野照射时要注意保护双侧睾丸。绝经前女性慎做盆腔野放疗。为避免辐射相关性闭经,治疗前可考虑行保护性卵巢固定术。

累及野照射应该包括整个受侵的淋巴结区域。纵隔受侵时,纵隔和双侧肺门应作为一个整体,累及野照射包括纵隔和肺门。根据淋巴结区域概念,一侧颈部和锁骨上淋巴结考虑为一个淋巴结区,而腹股沟和股三角考虑为一个淋巴结区,累及野照射应包括整个区域。当采用综合治疗时,其照射范围可适当调整。比如,单一锁骨上侵犯时没必要照射全颈,上纵隔侵犯时锁骨上区也常包在射野内;腹股沟和股三角受累时部分髂淋巴结也需照射。

参照 HL 的放疗原则根据 ICRU83 号报告,纳入 GTV、CTV、ITV 和 PTV 概念,准确定义靶区和照射剂量。放疗在 HL 的作用包括根治性放疗和巩固性放疗,根据放疗目的,采用不同的照射野和照射剂量。INRT 和 ISRT 或 INRT 应用于 HL 化疗后 CR/PR 患者,如果化疗未达 CR/PR,一旦患者不能耐受化疗或化疗抗拒的早期 HL。放疗作为根治性治疗手段,放疗需要较大的照射野和剂量,以达到局部控制和长期生存。HL 化疗后肿瘤残存患者的放疗可以取得非常好的局部区域控制率。

(二)放疗计划设计

1. GTV 和 CTV 根据化疗前 GTV 或手术前 GTV 确定放疗的照射范围,对 Ⅰ ~ Ⅱ 期 HL 化疗后达到 CR 或未达 CR 的病灶区域都应该进行照射。未化疗患者的 CTV 或化疗后有肿瘤残存的区域都必须包括在照射野内。CTV 包括原始 CTV 范围,但不包括周围正常组织结构,如肺、肾、肌肉等,纵隔或腹腔肿物明显缩小时,CTV 不包括邻近肺和胃肠道。以减少肺和肠道照射体积。

2. ITV 和 PTV 内靶区(ITV)定义为在 CTV 基础上包括由器官运动引起的不确定边界,如呼吸运动引起的胸部和上腹部运动边界。ITV 可以由 4D-CT 确定,也可由透视确定。在胸部和上腹部,上、下方向通常需要 1.5 ~ 2.0 cm。在头颈部,呼吸运动对靶区影响少,通常不确定勾画靶区。

PTV 在 CTV 基础上根据接位误差和分次照射误差确定外放范围,通常不同放疗中心有不同的外放范围。外放范围和照射部位有关,本位固定后,头颈部活动范围小,通常 CTV 外放 0.3 ~ 0.5 cm 形成 PTV。胸腹部照射时,通常 CTV 外放 1 cm 构成 PTV,头脚方向受呼吸运动和摆位误差影响较大,通常要外放 1 ~ 2 cm。

3. 受累淋巴结照射和受累部位照射 受累淋巴结照射(involved-node radiotherapy, INRT)和受累部位照射(involved-site radiotherapy, ISRT)应用于化疗后达到 CR 或 PR 的患者,INRT 在化疗前在放疗体位下做 PECT 检查,和化疗后 CT 图像融合,确定病变照射范围。ISRT 指化疗前未做 PECT 定位或非照射体位下 PECT,根据治疗前 CT 确定病变范围。

4. 受累野照射 受累野照射包括整个受侵淋巴区域,但不包括相邻的未受侵淋巴区域。2002 年 CALGB 提出了受累野照射的建议,下列概念应用于受累野照射的定义和设计中。多项随机研究证明在化疗后应用受累野照射(involved-field radiotherapy, IFRT)和扩大野照射(EFRT)的疗效相同,但远期不良反应减少。因此,受累野成为化疗后的标准照射野。

(1)受累野照射的基本概念:治疗一个区域,而非治疗具体的淋巴结。因此,受累野照射不是局部照射,照射野应该包括受侵部位的整个淋巴区域。

(2)受累野区域的定义主要包括以下几个淋巴区域:颈部(单侧)、纵隔(包括双侧肺门)、腋窝(包括锁骨上和锁骨下淋巴结)、脾、腹主动脉旁淋巴结、腹股沟淋巴结(包括股三角和髂血管旁淋巴结)。

(3)锁骨上淋巴结是颈淋巴区域的一部分,如果锁骨上淋巴结受侵或锁骨上合并其他颈部淋巴结受侵,须做单侧全颈照射。假如纵隔受侵延伸至锁骨上淋巴结区,而其他颈部淋巴结未受侵,需保护喉以上的颈部,并保护腮腺。

(4)根据淋巴区域概念,一侧颈部和锁骨上淋巴结考虑为一个淋巴区域,而腹股沟和股三角考虑为一个淋巴区域,受累野照射应包括整个腹股沟和股三角区域。

综上所述,受累野照射目前主要应用于早期 HL 综合治疗和晚期 HL 化疗前大肿块或化疗后肿瘤残存的患者,明确受累野的定义和照射范围,为临床规范化治疗提供依据。但是,某些受累野定义的合理性需进一步进行临床研究。需要特别考虑的是,儿童时期对骨髓、肌肉和软组织的照射会影响儿童的生长发育,产生不良的影响。一侧颈部照射可导致单侧软组织和骨骼发育不良,导致儿童颈部不对称性生长、畸形。因此,儿童颈淋巴结受侵时,受累野应同时照射双侧颈部,而不是行单颈照射。

5. 扩大野照射 扩大野照射应用于化疗抗拒或不能耐受化疗的早期 HL 或早期结节性淋巴细胞为主型 HL 的治疗,包括受侵的淋巴区域和相邻未受侵的淋巴区域,包括斗篷野、次全淋巴结照射(subtotal node irradiation, STNI) 和全淋巴结照射(total node irradiation,TNI)。全淋巴结照射包括斗篷野和倒“Y”野,后者分为锄形野(腹主动脉旁和脾)和盆腔野次全淋巴结照射指斗篷野和锄形野照射。小斗篷野(Mini-Mantle)指在斗篷野的基础上不做腋窝照射。

全淋巴结照射的靶区包括 HL 容易侵犯的区域和部位,如膈上所有的淋巴区域如颈部、锁骨上、腋窝、纵隔。膈下区域如腹主动脉旁、脾、盆腔、腹股沟和股三角。HL 极少侵犯的区域如肠系膜、骶前、髂内、腘窝、耳前和滑车上淋巴结未包括在标准照射野内。大部分 Ⅰ~Ⅱ 期 HL 发生于膈上,盆腔淋巴结受侵极少见,因此,膈上原发 HL 常做次全淋巴结照射,射野未包括盆腔。

锄形野靶区包括脾和腹主动脉旁淋巴结,脾切除术后则仅包括脾蒂。射野上、下界从第 10 胸椎椎体下缘至第 4 腰椎椎体下缘,两侧包括腹主动脉旁淋巴结,一般为 9~10 cm 宽。脾切除时,术中应置银夹于脾蒂。射野包括脾蒂即可。未做脾切除时,照射野应包括整个脾。建议根据 CT 确定脾的位置,并尽量保护左侧肾。模拟定位时,脾上界位于左侧膈顶,下界在 12 肋下缘,如果脾大,射野则扩大至脾下缘下 1 cm,脾外界至侧腹壁。

腹主动脉旁没有大肿块时,单纯放疗照射剂量不超过 35 Gy。由于斗篷野和腹主动脉旁照射野存在连接问题,必须在腹主动脉旁照射野中的后野上界挡铅 2 cm×2 cm,以防止斗篷野和锄形野脊髓剂量重叠,或者根据斗篷野和锄行野大小、源皮距计算两野间距。

盆腔野靶区:包括髂血管旁淋巴结、腹股沟和股三角淋巴结。盆腔野照射时,用铅保护双侧睾丸,防止射线对睾丸的散射剂量。

(三)放射治疗计划

1. 模拟定位和固定 应用合适的固定技术,头颈部照射时可采用头颈肩面罩固定,胸腹部照射可用胸腹部体膜固定,可用热塑膜或真空垫固定。通常采用仰卧位,CT 扫描层厚为 3~5 mm。

2. 照射技术 3D-CRT 和 IMRT 作为纵隔受累 HL 的治疗选择,可以更好地包括靶区,改善剂量分布,降低正常组织照射剂量,安全有效。对于颈部原发病灶,也可以采用常规照射技术——前后野对穿照射。

(四)照射剂量

早期 HL 根治照射剂量为 36~40 Cy,化疗后未完全缓解患者可采用此剂量范围。化疗后达到 CR 的患者,照射剂量为 20~30 Gy。预后好早期 HL 化疗达 CR 后的照射剂量为 20 Gy,预后不良早期 HL 化疗达 CR 后的照射剂量为 30 Gy。如果化疗后未达 CR,建议 36~40 Gy。

(五)正常组织耐受剂量

膈上 HL 照射时,主要危及器官为腮腺和肺。受累部位或受累淋巴结照射可以显著降低腮腺和肺照射剂量,如果需要行上颈照射,腮腺平均剂量尽量降低至 20 Cy 以下,腮腺平均剂量和≥2 度口干线性相关,在 ISRT 或 INRT 前提下,应使腮腺平均剂量降至最低,以降低严重口干的发生率。

如果需要做纵隔照射,但受累部位广泛,肺 V20 可适当放宽至 26%,肺平均剂量低于 15 Gy。HL 或原发纵隔弥漫大 B 细胞淋巴瘤患者年轻,肺功能较好,肺本身无病变,和肺癌患者比较,肺耐受剂量相对较高。但博来毒素和阿毒素等化疗药物可以严重的心肺毒愤,如果有化疗间质性肺炎发生,肺照射剂量和体积要限制得更严。

弥漫大 B 细胞淋巴瘤靶区设计实例见附图 4。

五、预后和疗效评估

(一)预后

DLBCL 的预后因素包括临床分期、LDI、结外受侵、年龄、国际预后指数。和预后相关的其他因素包括:CD5 表达,*bcl-2*、*p53* 等基因表达。国际预后指数(IPT)是 DLBCL 重要预后指标,MD Anderson 癌症中心的研究证明,弥漫性大 B 细胞淋巴瘤 IPI≤2 时,其 5 年总生存率和无病生存率为 71% 和 64%,而 IPI 3~4 时的生存率和无病生存率分别为 40% 和 35%。在中国医学科学院肿瘤医院报道的原发韦氏环 NIL 中,国际预后指数仍然是预后的重要因素。因此,IPI 可用于指导临床分层研究和治疗。早期侵袭性 NHL 的预后在明显的不同,其治疗原则也应有所区别。

CD5 阳性的 DLBCL 容易侵犯结外器官、般状态差、LDH 增高多见、预后差、其生存率明显低 DLBCL。DNA 阵列分析和免疫组化都证明了 bcl-6 和 CD10 阳性(生发中心型)是预后好。

(二)PET/CT 5 分法

(1)无高于背景摄取。

(2)摄取≤纵隔血池。

(3)摄取>纵隔血池,但是≤肝血池。

(4)摄取中度>肝血池(轻度)。

(5)摄取显著>肝和(或)新发病灶。

(6)新发摄取区域与淋巴瘤无关。

（三）疗效标准

弥漫大 B 淋巴瘤疗效评价标准见表1-8。

表1-8　弥漫大 B 淋巴瘤疗效评价标准

反应	部位	PET/CT（代谢反应）
完全反应	淋巴结和结外部位	1、2、3 分，伴或不伴残留肿块
	非可测量病灶	不适用
	器官肿大	不适用
	新病灶	无
	骨髓	骨髓无氟代脱氧葡萄糖（fluorodeoxyglucose，FDG）亲和病变
部分缓解	淋巴结和结外部位	4、5 分，但是比基线摄取减低；无新发和进展性病灶；中期评估提示有治疗反应；终末评估提示残留病灶
	非可测量病灶	不适用
	器官肿大	不适用
	新病灶	无
	骨髓	残留摄取高于正常但是与基线比较减低（弥漫性摄取可以是胡里奥后反应性变化）。如果有淋巴结治疗反应的同时有骨髓持续变化，需要活检或随访
无治疗反应或疾病稳定状态	淋巴结/结节性肿块，结外病灶	4、5 分，并且较基线无明显 FDG 摄取变化。无新发或进展疾病
	非可测量病灶	不适用
	器官肿大	不适用
	新病灶	无
	骨髓	较基线无变化
疾病进展	淋巴结/结节性肿物，结外病变	4、5 分，伴有比基线升高摄取和（或）新发 FDG 亲和性的淋巴瘤病灶
	非可测量病灶	不适用
	新病灶	新的 FDG 亲和性淋巴瘤而不是其他病因所致（如感染、炎症）。如果不确定新病灶病因，需要活检或随访
	骨髓	新发或当前的 FDG 亲和病灶

（四）随访

3个月随访1次，包括体格检查、B超直至2年，CT检查建议间隔3~6个月以上或在可疑疾病复发时，2年后6个月随访1次到5年，5年以后建议每年随访1次。

第三节 滤泡性淋巴瘤

一、定义和流行病学

滤泡性淋巴瘤（FL）是B细胞淋巴瘤中的一种常见亚型，是非霍奇金淋巴瘤（NHL）中较常见的类型，在西方国家占NHL患者的22%~35%。在国内所占比例较西方国家偏低，占NHL患者的8.1%~23.5%。我国发病率有逐年增加的倾向，发病年龄与国外比较相对较低，地域分布上以沿海、经济发达地区的发病率较高。

FL来源于生发中心的B细胞，形态学上表现为肿瘤部分保留了滤泡生长的模式，是一组包含滤泡中心细胞（小裂细胞）、滤泡中心母细胞（大无裂细胞）的恶性淋巴细胞增生性疾病。在镜下FL有时可以合并有弥漫性的成分出现，根据滤泡成分和弥漫成分所占的比例不同可以将FL分为3型。①滤泡为主型（滤泡比例>75%）；②滤泡和弥漫混合型（滤泡比例25%~75%）；③局灶滤泡型（滤泡比例<25%）。

二、诊断

FL的诊断主要基于包括免疫组化和形态学检查在内的病理组织学检查，必要时参考流式细胞术以及细胞遗传学检查结果。

根据WHO淋巴瘤分类方法，FL进一步可以分为1~3级。1级：每个高倍镜视野内中心母细胞个数0~5个。2级：每个高倍镜视野内中心母细胞个数6~15个。3级：每个高倍镜视野内中心母细胞个数>15个，其中，仍保留少数中心细胞者为3a级，成片中心母细胞浸润，不见中心细胞者为3b级。

在西方国家1级FL占所有NHL患者的比例为20%~25%，2级FL所占比例为5%~10%，3级FL所占比例为5%左右。1、2和3a级FL患者临床表现为惰性，而FL 3b级患者的治疗则按弥漫大B细胞淋巴瘤（DLBCL）患者的治疗策略进行治疗。

目前FL 3a和3b患者临床治疗效果相似，治疗若干年后部分患者可能转化为侵袭性的淋巴瘤，主要为侵袭性DLBCL，预后差。

FL具有特征性的免疫表型，细胞表面表达泛B细胞的标记，免疫组化检查通常选用CD20、CD3、CD5、CD10、bcl-6、bcl-2、CD21、CD23、Cyclin D1指标，此外建议检查Ki-67。

典型的免疫组化标记为CD20+、CD23+/-、CD10+、CD43-、bcl-2+、bcl-6+、CD5-、CCND1-，部分病例可以出现bcl-2-或CD10-。分子遗传学检测可有Bcl-2重排，细胞遗传学或荧光原位杂交（FISH）检测t(14;18)或t(8;14)可以协助诊断。

FL 的检查、分期及预后:FL 的诊断性检查类似于其他的惰性淋巴瘤的检查,必要的检查包括全身体格检查,尤其注意浅表淋巴结和肝、脾是否肿大,一般状态;实验室检查包括全血细胞检查、血生化检查、血清 LDH 水平以及乙型肝炎、丙型肝炎、HIV 相关检测;影像学检查常规推荐颈、胸、腹、盆腔增强 CT 检查以及双侧或单侧的骨髓活检+涂片检查,其中骨髓活检样本长度至少应该在 1.5 cm 以上。

PET/CT 可能有助检查出一些隐匿性病灶,但其临床价值不如 PET/CT 在 DLBCL 和霍奇金淋巴瘤亚型中的重要,另外 PET/CT 能协助诊断 FL 是否转化为侵袭性淋巴瘤。

对 FL 患者预后的预测,通常采用滤泡淋巴瘤国际预后指数(Follicular Lymphoma International Prognosis Index,FLIPI)标准,FLIPI-1 包括年龄 ≥60 岁、AnnArbor 分期 Ⅲ~Ⅳ期、HGB<120 g/L、血清 LDH>正常值范围上限、受累淋巴结 ≥5 个。每个指征得 1 分,根据得分,将 FL 患者分为低危、中危、高危 3 个危险组。

近年随着抗 CD20 单抗治疗 FL 应用的日益普遍,新的临床预后评分系统 FLIPI-2 显示出优于 FLIPI-1 的优势。FLIPI-2 包括以下因素:β_2 微球蛋白>正常值范围上限、淋巴结最大径>6 cm、骨髓受侵犯、HGB<120g/L、年龄>60 岁(表 1-9)。

表 1-9　滤泡性淋巴瘤国际预后指数 FLIPI-1 和 FLIPI-2 相关参数比较

参数	FLIPI-1	FLIPI-2	得分
淋巴结受累	>4 个淋巴结区域	淋巴结最长径>6 cm	1
年龄	≥60 岁	≥60 岁	1
血清标记物	LDH 升高	β_2 微球蛋白升高	1
分期	晚期(AnnArbor 分期 Ⅲ~Ⅳ期)	骨髓侵犯	1
血红蛋白(HGB)	<120 g/L	<120 g/L	1

注:低危 0~1 分;中危 2 分;高危 3~5 分。

很少有数据表明随访监测成像对检测惰性 NHL 患者复发的潜在作用。在一项早期回顾性研究中,诱导后获得 CR 的 Ⅰ~Ⅲ期 FL 患者在常规随访期间通过临床、实验室和影像学研究进行了评估($n=257$)。患者接受了腹部和(或)随访期间的骨盆。在治疗的前 5 年通常每 3~6 个月进行一次随访,之后每年进行一次。中位随访时间为 80 个月。在 78 名患者中监测到复发,其中大多数复发(77%)发生在治疗的前 5 年内。仅通过腹部和(或)盆腔 CT 扫描检监到了 11 例复发。因此,在这项分析中,4% 的初始 CR 患者通过 CT 扫描常规监测确定复发。

一项前瞻性研究还评估了监测 PET 扫描在诱导后 CR 的淋巴瘤(HL 和 NHL)患者中的作用。在完成诱导后的前 2 年内每 6 个月进行一次 PET 扫描,之后每年进行一次。在惰性 NHL 患者队列($n=78$)中,随访 PET 扫描监测到 10% 的患者在 6 个月、12% 在 12 个月、9% 在 18 个月、9% 在 24 个月、8% 在 36 个月、6% 在 48 个月。在 13 名 PET 阳性且 CT 扫描无相应异常的患者中,8 名患者活检记录为复发。47 例 PET 阳性复发患者中,CT 检出 38 例,临床同时检出 30 例。目前尚不清楚在一定比例的患者中早期发现复发是否会转化为改善的结果。

由于没有证据表明早期 PET 监测复发可以改善生存结果,因此不建议将 PET 扫描用于治疗后达到 CR 的患者的常规监测。

三、治疗

(一)治疗指征

对于 Ⅰ~Ⅱ期的 FL 患者,目前认为主要采用局部放射治疗可使大部分患者获得长期无病生存,因此应尽早给予放射治疗或放疗联合全身免疫化疗。对于Ⅱ期伴有腹部包块和Ⅲ~Ⅳ期的患者,目前普遍认为尚不可治愈,且大部分患者病变进展缓慢,相当长时间不接受治疗亦可保持良好的生活质量,故一般认为应该具备以下治疗指征中的任意一项时,才建议给予治疗(表 1-10)。

滤泡性淋巴瘤靶区实例见附图 5。

表 1-10 对于Ⅱ期伴有腹部包块和Ⅲ~Ⅳ期滤泡性淋巴瘤患者的治疗指征

治疗指征	临床表现
B 症状	38 ℃以上不明原因发热;夜间盗汗;6 个月内体重无故下降>10%
异常体征	出现脾大、胸腔积液、腹水等
重要器官损害	重要器官受累,导致器官功能损害
血液指标	血细胞减少[WBC<$1.0×10^9$/L 和(或)PLT<$1.0×10^9$/L];白血病表现(恶性细胞>$5.0×10^9$/L);LDH 高于正常值;HGB<120 g/L;β_2 微球蛋白≥3 mg/L
巨大肿块	3 个肿块至今均≥5 cm 或一个肿块直径≥7 cm
持续肿瘤进展	2~3 个月内肿块增大 20%~30%,6 个月内肿块增大约 50%
符合临床试验入组标准(根据临床试验具体要求确定)	

注:具备以上治疗指征中的任意一项建议给予治疗。

(二)治疗前的评估

治疗前必须进行以下检查项目:①病史;②体格检查,注意淋巴结累及区域,包括韦氏环和肝、脾大小;③体能状态;④B 症状;⑤全血细胞计数、生化常规;⑥颈、胸、腹、盆 CT;⑦乙型肝炎病毒相关检测;⑧骨髓活检和涂片;⑨常规心电图监测。此外,必要时可进行超声心动图、PET/CT、β_2 微球蛋白、尿酸、血清蛋白电泳和(或)免疫球蛋白定量、丙型肝炎相关检测。

(三) Ⅰ~Ⅱ期 FL 患者的一线治疗选择

除 FL 3 级患者按照 DLBCL 治疗策略处理外,对于 1 级和 2 级的 Ⅰ~Ⅱ期 FL 患者标准治疗选择,目前临床上已有足够的证据支持选择侵犯野放射治疗(involved field radiation therapy,IFRT)。

单用放疗能取得较好的长期生存率,放射治疗剂量为 30~36 Gy。对 Ⅰ~Ⅱ期 FL 患者,放疗是否加全身免疫化疗,目前仍有争议。有学者报道放疗加上全身免疫化疗可能改善生存,如果估计 FL 患者 IFRT 的不良反应风险超过临床获益概率时,应建议观察等待,暂不进行放射治疗。对于 Ⅰ~Ⅱ期高肿瘤负荷或 FLIPI 中、高危(>1 分)患者,可一线选择联合免疫化疗。

放疗是 Ⅰ~Ⅱ期疾病患者的有效治疗选择,导致长期疾病控制率>90%,10 年 PFS 和 OS 率分别为 40%~59% 和 58%~86%。15 年 PFS 结局受疾病分期(Ⅰ期 66% vs Ⅱ期 26%)和最大肿瘤大小(<3 cm 的肿瘤为 49% vs ≥3 cm 为 29%)。扩大野放疗与累及野放疗相比,OS 率没有显著差异(分别为 49% vs 40%),并且辐射野的减少(仅受累淋巴结的放疗)不影响 PFS 或 OS 结果。国际淋巴瘤放射肿瘤学组最近进行的一项多中心回顾性研究也确立了单独放疗(≥24 Gy)作为未经治疗的 Ⅰ~Ⅱ期 FL 患者的潜在治愈性治疗选择(512 名患者通过 PET/CT 分期;410 患者患有 Ⅰ期疾病)。

中位随访 52 个月后,整个研究人群的 5 年 FFP 率和 OS 率分别为 69% 和 96%。Ⅰ期 FL 患者的 5 年 FFP 率为 74%,而 Ⅱ期 FL 患者为 49%($P<0.000\,1$)。

在受累野放疗(IFRT)中添加全身治疗(利妥昔单抗、化学疗法或免疫化学疗法)已被证明可以提高无失败生存期(FFS)和 PFS,但不会影响早期疾病患者的 OS。

一项针对早期 1~2 级 FL(联合或不联合化疗)患者进行放疗的长期结果报告中位 OS 率为 19 年,15 年 OS 率为 62%。在本研究中,大多数患者(74%)患有 Ⅰ期疾病,24% 接受了联合放疗的化疗,与其他研究相比,这可能导致报告的 OS 率更高。在 Ⅰ期低或中度 NHL 患者($n=44$)中单独放疗与放疗联合 CHOP 的小型前瞻性随机研究中,在放疗中添加辅助 CHOP 并未改善无复发生存期(RFS)或早期低级别 NHL 患者亚组的 OS 一项多中心观察研究($n=94$)的结果表明,在受累部位放疗(ISRT)中加入利妥昔单抗可显著延长 Ⅰ期患者的 PFS-Ⅱ疾病。接受利妥昔单抗+RT 和单独 RT 治疗的患者的 10 年 PFS 率分别为 65% 和 51%($P<0.05$)。然而,治疗组之间的 OS 率没有显著差异。在 Trans-Tasman 放射肿瘤学组(TROG 99.03)的Ⅲ期随机试验中,在 150 名早期 FL 患者中评估了 IFRT 与 IFRT,然后是 CVP(环磷酰胺、长春新碱和强的松)加利妥昔单抗(RCVP),在中位随访 10 年,与单独使用 IFRT 相比,IFRT 继以 RCVP 与更好的 PFS 相关。10 年 PFS 率分别为 59% 和 41%。然而,治疗组之间的 10 年 OS 率没有显著差异(分别为 95% 和 87%)。

回顾性研究评估了 Ⅰ~Ⅱ期 FL 患者采用各种治疗方法(观察、放疗、利妥昔单抗单药治疗、免疫化学疗法和放疗联合治疗)的结果,在不同的治疗方法之间没有观察到 OS 结果的差异。未接受立即治疗的 Ⅰ~Ⅱ期疾病患者(需要大的腹部放射野、高龄、担心口干燥症或患者拒绝)与接受 RT 治疗的患者具有可比的结果。观察在 ISRT 的潜在毒性超过潜在临床益处的情况下可能是合适的。

1. Ⅰ期(<7 cm)或连续Ⅱ期(<7 cm)FL 的治疗 ISRT(24～30 Gy)推荐用于非巨块型疾病患者。ISRT 达到 CR 或 PR 的患者无须进一步治疗。建议前 5 年每 3～6 个月进行一次完整的病史和体格检查和实验室评估的临床随访,之后每年(或根据临床指征)进行一次。在完成治疗后的前 2 年内,可以不超过每 6 个月进行一次 CT 监测成像,之后不超过每年一次。对 ISRT 无反应的患者应按照Ⅲ期或Ⅳ期疾病的描述进行管理。

2. Ⅰ期(≥7 cm)或连续Ⅱ期(≥7 cm)或非连续Ⅱ期 FL 的治疗 对于大块疾病(Ⅰ期或连续Ⅱ期)或非连续Ⅱ期疾病的患者,建议使用抗 CD20 单克隆抗体(MAB)联合或不联合化疗联合或不联合 ISRT。ISRT 的添加包含在 2B 类建议中。完成治疗后,建议对 CR 或 PR 患者进行临床随访,包括完整的病史和体格检查、实验室评估和监测成像。

(四)Ⅲ～Ⅳ期 FL 患者的一线治疗

与Ⅰ～Ⅱ期 FL 患者不同,Ⅲ～Ⅳ期 FL 患者仍普遍被认为是不可治愈的疾病,如果患者尚无治疗指征,可采取观察等待的策略。对于有治疗指征的Ⅲ～Ⅳ期 FL 患者,目前可选择的治疗方案较多。

总的原则是应根据患者年龄、全身状态、合并症和治疗目标,高度个体化地选择治疗方案。免疫化学治疗是目前国内外最常选择的治疗模式,8 个疗程利妥昔单抗(R)联合化疗的治疗方案已经成为国内外初治 FL 患者治疗的首选标准方案。

无论是 CHOP(环磷酰胺+多柔比星+长春新碱+泼尼松)方案、CVP(环磷酰胺+长春新碱+泼尼松)方案,还是以氟达拉滨为基础的方案联合利妥昔单抗,均明显改善了患者的近期和远期疗效,包括总生存期。

因此,对于体质好、相对年轻的患者,建议选用常规剂量的联合化疗加利妥昔单抗,以化疗单药联合利妥昔单抗,甚至单独应用利妥昔单抗,目前国际上尚未就晚期 FL 患者的最佳一线方案达成共识,但近期 FOLL 05 试验的终期分析结果提示 R-CHOP 方案从风险获益的平衡上优于 R-CVP 或 R-FM(利妥昔单抗+氟达拉滨+米托蒽醌)方案。

在利妥昔单抗前进行的几项前瞻性随机试验未能证明在晚期、低肿瘤负担或无症状 FL 患者中,立即治疗与观察等待相比有生存获益。最近的研究结果表明,尽管立即治疗与观察等待相比,利妥昔单抗单药治疗导致开始新治疗的中位时间显著延长,但不会改善 OS。

在对国际滤泡性淋巴瘤预后因素项目 F2 研究登记数据的分析中,一组无症状、晚期、低肿瘤负担 FL 患者的结果最初通过"观察和等待"进行管理方法(n=107)与低肿瘤负担、无症状 FL,但对最初接受含利妥昔单抗方案(n=242)治疗的患者结果进行了比较,64 名比较的终点是无治疗失败(FFTF),定义为从诊断到以下事件之一的时间:治疗期间的进展、二线治疗的开始、复发或任何原因导致的死亡。在"观察和等待"队列中,开始一线治疗不被视为 FFTF 事件。"观察和等待"队列的 4 年 FFTF 率为 79%,而最初接受含利妥昔单抗方案治疗的患者队列为 69%;在调整了队列之间基线疾病因素的差异后,差异并不显著。此外,5 年 OS 率相似(分别为 87% 和 88%)。

在一项随机Ⅲ期组间试验(187 名患者被分配到观察等待组;192 名患者被分配接受利妥昔单抗维持治疗;84 名患者被分配接受利妥昔单抗诱导治疗,尽管该治疗组提前关闭)。该试验的主要终点是随机分组开始新治疗的时间。长期随访数据显示,观察等待组对比利妥昔单抗维持组(46% vs 88%;P<0.000 1)或利妥昔单抗在 3 年时不需要新治疗的患者百分比存在显著差异诱导组(46% vs 78%;P<0.000 1),提示对于无症状、晚期、低肿瘤负担 FL 患者应考虑利妥昔单抗单药治疗。然而,研究组之间没有观察到 OS 差异。在对 3 组研究进行 50 个月的中位随访后,观察等待组、利妥昔单抗维持组和诱导利妥昔单抗组的 3 年 OS 率分别为 94%、97% 和 96%。然而,考虑到试验的一个分支涉及早期治疗的启动,为该试验选择的终点也颇具争议。这项研究的一个更合理的终点可能是"开始第二次治疗的时间"。

National Lympho Care Study 最近的一份报告比较了接受观察等待(n=386)、利妥昔单抗单药治疗(n=296)或利妥昔单抗联合化疗(n=1072)治疗的Ⅱ~Ⅳ期 FL 患者的结果:初始管理策略还证实,3 种不同管理策略的 OS 没有显著差异。中位随访 8 年,对于观察等待组、利妥昔单抗单药治疗组和利妥昔单抗联合化疗组的预估 8 年 OS 率分别为74%、67% 和 72%。

总的来说,临床研究结果表明,对不符合修订版 GELF 标准的患者立即使用利妥昔单抗进行初始治疗不会改善 OS,在临床试验范围之外,临床观察仍然是晚期低肿瘤负荷 FL 患者的标准做法,只有在患者出现治疗指征时才应开始治疗(根据修改后的 GELF 标准)。用于确定治疗开始的修改标准包括:可归因于 FL 的症状(不限于 B 症状);受威胁的终末器官功能;继发于淋巴瘤的血细胞减少症;大块疾病(单个肿块>7 cm 或 3 个或更多肿块>3 cm),脾大;并在至少 6 个月内稳定进展。

1. 一线治疗:首选方案

(1)使用抗 CD20 单克隆抗体(奥妥珠单抗或利妥昔单抗)进行化学免疫治疗:根据Ⅲ期随机试验的结果,苯达莫司汀、CHOP(环磷酰胺、多柔比星、长春新碱、强的松)或CVP(环磷酰胺、长春新碱、强的松)联合奥妥珠单抗或利妥昔单抗和来那度胺+利妥昔单抗被列为首选方案。

在比较化学免疫疗法方案的随机研究中,未观察到化学免疫疗法方案之间的 OS 获益具有统计学显著差异。

意大利淋巴瘤组的Ⅲ期随机试验(FOLL 05 试验)评估了 RCVP 和 RCHOP 与基于氟达拉滨的化学免疫疗法(RFM;利妥昔单抗、氟达拉滨和米托蒽醌)作为晚期 FL 患者一线治疗选择的疗效。(n=534)本研究的主要终点是治疗至失败时间(time to failure,TTF)。RCHOP 和 RFM 在 3 年 TTF 率和 PFS 率方面优于 RCVP。中位随访 34 个月后,随机分配至 RCVP 的患者 3 年 TTF 率为 46%,而 RCHOP 和 RFM 患者的 3 年 TTF 率分别为 62%(P=0.003)和 59%(P=0.006)。3 年 PFS 率分别为 52%、68% 和 63%(P=0.011)。在ORR、CR 率或 3 年 OS 率方面,治疗组之间未观察到显著差异。本研究中所有患者的 3 年OS 率为 95%。然而,RFM 的毒性远大于 RCHOP 或 RCVP,在 RFM 组,64% 的患者发生

3级或4级中性粒细胞减少症,而RCHOP组为50%,RCVP组仅为28%。此外,RFM(8%)的继发性恶性肿瘤发生率也高于RCVP(2%)或RCHOP(3%)。

多中心随机Ⅲ期研究(StiL NHL1)比较了苯达莫司汀和利妥昔单抗(BR)以及RCHOP作为惰性和MCL患者的一线治疗,结果表明,在所有组织学亚型的PFS方面,BR均优于RCHOP。在45个月的中位随访中,BR和RCHOP的中位PFS分别为69个月和31个月($P<0.000\ 1$)。治疗组之间的ORR相似(BR组为93%;RCHOP组为91%),但BR组的CR率明显更高(40% vs 30%;$P=0.021$)。BR组3级或4级中性粒细胞减少症(29% vs 69%)或感染(37% vs 50%)的发生率更低,但BR组红疹(16% vs 9%)和过敏性皮肤反应(15% vs 6%)发生率更高。继发性恶性肿瘤的发生率相似(BR为8%,RCHOP为9%)。然而,即使在长期随访之后,治疗组之间的OS结果也没有显著差异;BR和RCHOP的估计10年生存率分别为71%和66%。

另一项多中心随机开放标签Ⅲ期研究(BRIGHT)评估了BR与RCHOP或RCVP在先前未治疗的惰性或套细胞淋巴瘤患者中的疗效和安全性(共419名患者;154名患者被随机分配至BR组,160名患者被随机分配到RCHOP或RCVP组),结果表明BR组在CR率和PFS率方面不劣于RCHOP或RCVP组。BR组和RCHOP/RCVP组的CR率分别为30%和25%($P=0.02$)。在中位随访5年时,惰性淋巴瘤亚组的相应5年PFS率分别为70%和62%($P=0.05$),5年OS率无统计学意义(分别为82% vs 85%;$P=0.546\ 1$)。此外,接受BR的患者机会性感染和继发性恶性肿瘤的发生率也略高。

Ⅲ期随机试验(GALLIUM试验)比较了奥妥珠单抗与利妥昔单抗联合化疗(苯达莫司汀、CHOP或CVP)在既往未治疗的晚期FL患者中的疗效和安全性[1 202名患者被随机化(1:1)接受奥妥珠单抗或利妥昔单抗联合化疗]。72名对诱导化学免疫治疗有反应的疾病患者接受相同抗体的维持治疗长达2年。然而,该试验并非旨在比较化疗方案。在中位随访34个月后,一项计划中的中期分析显示,与基于利妥昔单抗的化学免疫疗法相比,基于奥妥珠单抗的免疫化学疗法与显著更长的PFS以及更低的进展和复发风险相关。估计的3年PFS率分别为80%和73%。然而,诱导治疗结束时的反应率在两组之间没有显著差异(基于奥妥珠单抗的免疫化学疗法为88%,基于利妥昔单抗的免疫化学疗法为87%),并且两组的OS相似。此外,奥妥珠单抗的3~5级不良事件高于利妥昔单抗(感染,20% vs 16%;中性粒细胞减少症,46% vs 39%;输液相关反应,12% vs 7%)和苯达莫司汀与较高的3~5级感染和继发性癌症发生率相关。苯达莫司汀(奥妥珠单抗组为6%,利妥昔单抗组为4%)与CHOP或CVP(与奥妥珠单抗或利妥昔单抗联合使用时,两种方案均为2%)相比,非复发相关的致命不良事件也更常见。

专家认为抗CD20单克隆抗体(奥妥珠单抗或利妥昔单抗)的免疫化学疗法是需要治疗的晚期FL患者的合适一线疗法。然而,在没有随机试验数据显示一种化学免疫疗法比另一种显著OS获益的情况下,专家组得出结论,现有数据不足以表明基于奥妥珠单抗的免疫化学疗法优于基于利妥昔单抗的免疫化学疗法。专家组共识是将所有免疫化学治疗方案列为2A类推荐的首选方案。

免疫化学治疗方案的选择应根据患者的年龄、疾病程度、合并症的存在和治疗目标高度个体化。在选择初始治疗时,应注意避免对随后可能成为 HDT/ASCR 候选者的患者进行过度骨髓毒性治疗。化学免疫治疗方案可能与 HBV 再激活的风险有关,这可能导致肝炎和肝功能衰竭。因此,在开始治疗之前,应对所有患者进行 HBV 检测(包括 HBsAg 和 HBcAb 检测);对于检测结果呈阳性的患者,应常规监测病毒载量。此外,应将经验性抗病毒治疗或前期预防纳入治疗计划。在 GALLIUM 研究中,接受苯达莫司汀治疗的患者机会性感染和继发性恶性肿瘤的死亡风险增加,在维持和随访阶段,苯达莫司汀治疗的严重感染率也高于 CHOP 或 CVP。专家组建议对接受苯达莫司汀治疗的患者进行耶氏肺孢子菌肺炎(PJP)和水痘带状疱疹病毒(VZV)的预防。

(2)来那度胺+利妥昔单抗:在Ⅱ期研究中,来那度胺+利妥昔单抗已证明对既往未经治疗的 FL 患者有效,ORR 为 95%~98%,2 年 PFS 率为 86%~89%。

来自国际、多中心、随机Ⅲ期研究(RELEVANCE)的结果表明,来那度胺+利妥昔单抗的疗效与化疗+利妥昔单抗在既往未治疗的晚期 FL 患者中的疗效相似。在这项研究中,1 030 名患者被随机分配到接受来那度胺+利妥昔单抗($n=513$)或化疗+利妥昔单抗(研究者选择 RCHOP、RCVP 或 BR 3 种方案中的一种;$n=517$),然后使用利妥昔单抗进行维持治疗。ORR(来那度胺+利妥昔单抗 84%,化疗+利妥昔单抗 89%)、120 周 CR 率(分别为 48% vs 53%;$P=0.13$)和中期 3 年 PFS 率(77% vs 78%)在两个治疗组中相似。与化疗+利妥昔单抗相比,来那度胺+利妥昔单抗与更低的 3 级或 4 级中性粒细胞减少症(32% vs 50%)和发热性中性粒细胞减少症(2% vs 7%)相关。来那度胺+利妥昔单抗组的 3 级或 4 级皮肤反应较高(7% vs 1%)。

尽管 RELEVANCE 试验并未显示来那度胺+利妥昔单抗在疗效方面优于化疗+利妥昔单抗,但该试验证实来那度胺+利妥昔单抗对于既往未治疗的 FL 患者可有效替代化学免疫疗法。根据这项研究的结果,专家组的共识是将来那度胺+利妥昔单抗作为 2A 类推荐的首选方案的一个选项。

2. 一线治疗:其他推荐方案　利妥昔单抗已被证明可在低负荷 FL 患者中诱导较高的完全分子反应率,并且在先前未治疗的晚期 FL 患者中也显示出单药活性。在一项针对 37 名未治疗 FL 患者的Ⅱ期研究中(分级 1)和可测量的Ⅲ/Ⅳ期疾病,利妥昔单抗的 ORR 为 72%(36% CR),中位进展时间为 2 年。

利妥昔单抗应被视为低负担疾病患者的一线治疗。

3. 一线巩固或扩展治疗　几项研究报道称,延长利妥昔单抗给药(或利妥昔单抗维持治疗)可显著提高对初始利妥昔单抗诱导有反应的未接受化疗的患者的无事件生存期(EFS),尽管这种益处并未转化为 OS 优势。

Ⅲ期随机试验(E4402 研究;RESORT)比较了利妥昔单抗维持与利妥昔单抗再治疗、在对利妥昔单抗诱导治疗有反应的既往未治疗的低负荷 FL 患者中。在这项研究中,289 名患者随机接受利妥昔单抗维持治疗或利妥昔单抗再治疗。接受利妥昔单抗再治疗的患者有资格在每次疾病进展时接受再治疗,直至治疗失败。该试验的主要终点是 TTF。在中位随访 5 年时,接受利妥昔单抗维持治疗和利妥昔单抗再治疗的患者的估计 TTF 相似(两个治疗组均为 4 年;$P=0.54$)。接受利妥昔单抗维持治疗和利妥昔单抗再治疗的患者 3 年免于细胞毒性治疗的比例分别为 95% 和 84% ($P=0.03$)。这些结果表明,在低负荷 FL 患者中,利妥昔单抗再治疗提供了与利妥昔单抗维持相当的疾病控制。

Ⅲ期随机 PRIMA 试验评估了利妥昔单抗维持在对一线化学免疫疗法有反应的 FL 患者中的作用。83 名在这项研究中,对一线化学免疫疗法(RCVP、RCHOP 或 RFCM)有反应的 FL 患者被随机分配至仅观察组或利妥昔单抗维持 2 年($n=1018$)。中位随访 36 个月后,利妥昔单抗维持组的 3 年 PFS 率为 75%,观察组为 58%($P=0.0001$)。随机化两年后,利妥昔单抗维持组 71% 的患者达到 CR/CRu,而观察组为 52%。然而,两组之间的 OS 没有显著差异。基于多变量分析,RCHOP 或 RFCM 诱导治疗是与改善 PFS 相关的独立因素之一,表明 RCVP 诱导在本研究中没有那么有益。长期随访数据证实,与观察相比,维持利妥昔单抗与显著的 PFS 获益相关。在 10 年时,利妥昔单抗维持组的估计 PFS 率为 51%,观察组为 35%。两个治疗组的 OS 估计值相同(80%)。无论对免疫化学疗法的反应质量如何,利妥昔单抗维持对 PFS 的益处都是显著的。

GALLIUM 试验(上文已讨论)表明,与基于利妥昔单抗的免疫化学疗法继以利妥昔单抗维持治疗相比,基于奥妥珠单抗的化学免疫疗法继以奥妥珠单抗维持治疗的 PFS 显著延长。但两种治疗方法之间的 OS 没有显著差异。

一线治疗达到 CR 或 PR 的患者可以进行观察,也可以通过可选的巩固或延长治疗进行治疗:①根据 PRIMA 研究,对于接受 RCVP 和 RCHOP 治疗的高肿瘤负荷患者,Rituximab 维持治疗(每 8 周一剂,最多 2 年)作为 1 类推荐选项。支持在接受 BR 一线治疗后达到 CR 的患者使用利妥昔单抗维持治疗。在一项多中心真实世界分析中,评估了维持利妥昔单抗与 BR 一线治疗后的观察,仅在达到 PR 的患者中,利妥昔单抗维持与 PFS 的显著改善有关,而在达到 CR 的患者中没有。②根据 GALLIUM 试验的结果,奥妥珠单抗维持包含在 2A 类推荐中。③如果最初用单药利妥昔单抗治疗,应考虑与利妥昔单抗联合治疗。④根据一线惰性试验(FIT)的结果,替伊莫单抗被列为 2B 类推荐。由于该试验仅包括少数接受利妥昔单抗联合化疗作为诱导治疗的患者(14%),无法充分评估含利妥昔单抗方案后使用放射免疫疗法(RIT)巩固的效果。

建议进行全面体检和实验室评估的临床随访[前 5 年每 3～6 个月,然后每年(或根据临床指征)]。在完成治疗后的前 2 年内,可以不超过每 6 个月进行一次 CT 扫描监测成像,之后不超过每年一次(或根据临床指征)。

4. 二线及后续治疗　通常,一线治疗后疾病复发或疾病进展的患者将受益于第二阶段的观察。

治疗复发/难治或进行性疾病的考虑因素和适应证包括,除其他因素外,修改后的 GELF 标准包括:FL 引起的症状(不限于 B 症状);受威胁的终末器官功能;继发于淋巴瘤的显著血细胞减少症;庞大的疾病;脾大;并在至少 6 个月内稳定进展。

应在组织学上记录进行性疾病以排除转化,特别是在存在 LDH 水平升高、某一区域不呈比例的生长、结外疾病的发展或新的全身症状的发展的情况下。SUV 值高的区域,尤其是值超过的区域,应引起对转化存在的怀疑。然而,阳性 PET/CT 扫描并不能代替活检;相反,应该使用 PET/CT 扫描的结果来指导活检的最佳部位以进行组织学确认,以提高活检的诊断率。

POD≤24 个月的诊断和化疗免疫治疗初始治疗后 12 个月未达到 EFS(EFS12)已被确定为生存率低下的预后指标。在国家 LymphoCare 研究中,RCHOP 一线治疗后 POD≤2 年的患者,5 年 OS 率为 50% 而 POD>2 年的患者为 90%。与年龄和性别匹配的一般人群相比,初始管理后达到 EFS12 的患者组具有相似的 OS 结果,而未能达到 EFS12 的患者随后的 OS 较低。

首次复发且有高肿瘤负荷或有症状疾病的 FL 患者的全身治疗选择包括基于替代非交叉耐药抗 CD20 单克隆抗体(mAb)的化学免疫疗法或来那度胺和利妥昔单抗的组合。

对一线治疗的反应持续时间是选择二线治疗的重要因素。利妥昔单抗单药治疗也可能适用于晚期复发患者,尤其是在疾病负担较低的情况下。一线治疗后 POD≤2 年的患者应考虑使用基于来那度胺的方案,包括临床试验在内的新方法或转诊以考虑 HDT/ASCR。

(1)用抗 CD20 单克隆抗体进行免疫化学治疗:BR 方案在复发或难治性惰性淋巴瘤患者中也显示出疗效和可接受的毒性。在一项随机Ⅲ期研究中,230 名复发或难治性惰性淋巴瘤或 MCL 患者[114 名患者被分配到 BR,105 名患者被分配到氟达拉滨加利妥昔单抗(FR)],BR 在 PFS 方面比 FR 更有效。在 96 个月的中位随访中,BR 和 FR 的中位 PFS 分别为 34 个月和 12 个月。

CHOP 联合奥妥珠单抗在患有以下疾病的患者中的安全性和有效性。

一项随机研究证实了复发性或难治性 FL(56 名患者被随机分配至奥妥珠单抗联合 CHOP 或 FC[氟达拉滨和环磷酰胺])。接受 CHOP 联合奥妥珠单抗治疗的患者的 ORR 分别为 96% 和 93%。相应的 CR 率分别为 39% 和 50%。在 CHOP 加奥妥珠单抗组中,25% 的利妥昔单抗难治性疾病患者达到 CR,而在 FC 加奥妥珠单抗组中,30% 达到 CR。所有利妥昔单抗难治性疾病患者均至少达到 PR。与 CHO 加奥妥珠单抗相比,FC 加奥妥珠单抗与更多的不良事件相关。

Ⅲ期随机试验(GADOLIN)在利妥昔单抗难治性惰性淋巴瘤患者中比较苯达莫司汀+奥妥珠单抗与苯达莫司汀单药治疗(413 名患者;335 名患者患有 FL;164 名患者随机接受苯达莫司汀+奥妥珠单抗治疗;171 名患者随机接受苯达莫司汀单药治疗)。苯达莫司汀+奥妥珠单抗组中没有 POD 的患者接受了奥妥珠单抗维持治疗。中位随访32 个月后,在患者中,苯达莫司汀+奥妥珠单抗的中位 PFS 明显长于苯达莫司汀单药治疗(25 个月 vs 14 个月;P<0.001)。苯达莫司汀+奥妥珠单抗组相比苯达莫司汀组为 54 个月。最常见的 3 级以上不良事件是中性粒细胞减少症(苯达莫司汀加奥妥珠单抗33%,苯达莫司汀单药治疗 26%)、血小板减少症(11% vs 16%)、贫血(8% vs 10%)和输液相关反应(11% vs 6%)。

考虑到 BR 作为一线治疗的患者机会性感染和继发性恶性肿瘤发生率增加的担忧,如果之前将 BR 用作一线治疗,则不建议将其作为二线治疗的选择。

(2)利妥昔单抗:利妥昔单抗还在复发或难治性疾病患者中显示出单药活性,其反应率为 48%。

（3）来那度胺联合或不联合利妥昔单抗：在复发/难治性惰性 NHL 患者（$n=43$）的Ⅱ期试验中，来那度胺单药诱导的 ORR 为 23%（CR 率为 7%）。在 22 名 FL 患者亚组中，ORR 为 27%。中位缓解持续时间超过 16 个月，尚未达到。所有患者的中位 PFS 为 4 个月。

在评估来那度胺单药治疗与来那度胺联合利妥昔单抗（CALGB 50401 研究）对复发性 FL 患者（$n=91$）的疗效的随机Ⅱ期试验中，接受来那度胺+利妥昔单抗的患者的 ORR 显著高于接受来那度胺的患者单药治疗（76% vs 53%；$P=0.029$）。中位随访时间为 2.5 年，来那度胺+利妥昔单抗和来那度胺单药治疗的中位进展时间分别为 2 年和 1 年。两个治疗组的≥3 级不良事件发生率相似（来那度胺加利妥昔单抗为 53%，来那度胺单药治疗为 58%）。然而，单用来那度胺与更多的治疗失败有关，22% 的患者因不良事件而停止治疗。最常见的 3 级或 4 级毒性包括中性粒细胞减少症（20% vs 16%）、疲劳（13% vs 9%）和血栓形成（4% vs 16%）。

在多中心、双盲、随机Ⅲ期研究（AUGMENT；$n=358$；295 名为 FL 患者）中，在除 MZL 外的所有组织学亚型中，来那度胺+利妥昔单抗在 PFS 方面优于利妥昔单抗单药治疗。在 28 个月的中位随访中，来那度胺+利妥昔单抗的中位 PFS 为 39 个月，而在先前接受过治疗的 FL 患者亚组中，利妥昔单抗单药治疗的中位 PFS 为 14 个月（$P<0.0001$）。ORR 分别为 80%（CR 率为 35%）和 55%（CR 率为 20%）（$P<0.0001$）。来那度胺+利妥昔单抗和利妥昔单抗单药治疗的预估 2 年 OS 率分别为 95% 和 86%。感染（63% vs 49%）、皮肤反应（32% vs 12%）、便秘（26% vs 14%）、血小板减少症（15% vs 4%）和肿瘤复发进展（11% vs 12%）更常见于来那度胺+利妥昔单抗，其中中性粒细胞减少症（50% vs 13%）和白细胞减少症（7% vs 2%）是最常见的 3 级或 4 级不良反应。

5. 其他推荐方案

（1）替伊莫单抗：在一项纳入 143 名复发或难治性低级别、滤泡性或转化淋巴瘤患者的随机Ⅲ期研究中，替伊莫单抗与单用利妥昔单抗相比有更高的 ORR（80% vs 56%）和 CR 率（30% vs 16%）。在 44 个月的中位随访中，与利妥昔单抗相比，接受替伊莫单抗治疗的患者的中位 TTP（15 个月 vs 10 个月）和反应持续时间（17 个月 vs 11 个月）更长。

此外，有研究提示氟达拉滨具有骨髓干细胞毒性，且可能与继发肿瘤有关，因此应该避免过早使用，特别是将来拟接受自体造血干细胞移植（ASCT）治疗的患者。

（2）磷脂酰肌醇 3-激酶（PI3K）抑制剂：库潘尼西（Copanlisib）（PI3K-α/δ）、杜韦利西布（Duvelisib）（PI3K-γ/δ）和艾代拉利司（Idelalisib）（PI3K-δ）是 FDA 批准的 PI3K 抑制剂，用于先前接受过 2 线治疗的复发/难治性 FL。研究证明艾代拉利司和库潘尼西对一线治疗后疾病复发≤2 年的高危患者有效。厄布利塞是一种双重 PI3K-δ/酪蛋白激酶-1-ϵ（CK-1-ϵ）抑制剂，最近被 FDA 批准用于治疗 3 线治疗后复发/难治性 FL。

（3）艾代拉利司（Idelalisib）：在一项针对 125 例利妥昔单抗和烷化剂难治性惰性 NHL 患者（72 例 FL）的Ⅱ期多中心单臂研究中，艾代拉利司使 90% 的患者肿瘤缩小，ORR 为 57%（CR 率为 6%）。中位缓解持续时间和中位 PFS 分别为 13 个月和 11 个月。在对 72 名 FL 患者的事后亚组分析中，ORR 为 56%（CR 率为 14%；PR 率为 42%），总体疾病控制率为87%。12个月的PFS率和24个月的预估OS率分别为43%和70%。≥3级或更高级别的不良反应包括中性粒细胞减少症(27%)、血小板减少症(6%)、谷丙转氨酶(GPT)升高(13%)、腹泻(13%)和肺炎(7%)。在事后分析中,12个月内POD患者的中位PFS为8个月,而12~24个月POD患者的中位PFS为14个月。然而,两组的ORR没有显著差异(12个月内POD患者和12~24个月POD患者的ORR分别为71%和45%;$P=0.18$)。

(4)库潘尼西(Copanlisib):在一项对142例复发/难治性惰性NHL患者进行的Ⅱ期研究(CHRONOS-1)中,在≥2线治疗后,库潘尼西在104例FL患者亚组中的ORR为59%(CR率为14%;PR率为44%),中位缓解持续时间为12个月。中位PFS和OS分别为11个月和未达到。2年的随访数据也证实了这些结果。ORR为61%(CR率为20%;PR率为39%),中位PFS和OS分别为13个月和43个月。在24个月内患有FL和POD的98名患者中,ORR为60%(CR率为22%;PR率为38%),与24个月后POD患者的ORR为59%相比没有显著差异;然而,POD<24个月组的CR率(22%)高于POD>24个月组的18%。≥3级不良反应包括中性粒细胞减少症(24%)、血小板减少症(7%)、高血糖症(41%)、高血压(24%)、肺炎(15%)和腹泻(5%)。

(5)杜韦利西布(Duvelisib):在Ⅰ期研究(DYNAMO)中,评估了杜韦利西布在129名利妥昔单抗和化疗或利妥昔均难治的惰性NHL患者中的安全性和有效性,杜韦利西布的ORR为47%(对于FL患者亚组为42%)。预估中位缓解持续时间和中位PFS分别为10个月和9.5个月。≥3级不良反应包括中性粒细胞减少症(25%)、贫血(15%)、血小板减少症(12%)和腹泻(15%)。

(6)厄布利塞(Umbralisib):在一项包含208名复发/难治性惰性NHL患者(MZL,$n=69$;FL,$n=117$;SLL,$n=22$)的多中心Ⅰb期研究(UNITY-NHL)中,中位随访时间为27.5个月,接受厄布利塞治疗的FL患者的总体缓解率(ORR)为45%(CR率为5%和PR率为40%)。所有患者都接受了至少2条或更多的先前治疗线,包括抗CD20 mAb和烷化剂。中位无进展生存期(PFS)为11个月,预估2年PFS率为18%。

(7)他泽司他(Tazemetostat):他泽司他是一种EZH2抑制剂,已获得FDA批准,用于治疗≥2次既往全身治疗后的EZH2突变阳性复发/难治性FL,以及用于没有令人满意的替代治疗方案的复发/难治性FL患者。

在99名复发/难治性FL患者(45名EZH2突变型FL;54名EZH2野生型患者)的Ⅱ期试验中,接受≥2种全身治疗(包括PI3K抑制剂或免疫调节药物)后,在EZH2突变队列(中位随访时间为22个月)他泽司他的ORR为69%(CR率为13%;PR率为56%;SD率为29%,),而在EZH2野生型队列35%(CR率为4%;PR率为31%;SD率为33%)。中位随访时间为36个月,EZH2突变和EZH2野生型队列的中位PFS分别为14个月和11个月。两个队列均未达到中位OS。在所有亚组中,EZH2突变FL患者的ORR均高于EZH2野生型FL:诊断后24个月内出现POD(POD24;63% vs 25%),双重难治性疾病(对利妥昔单抗无客观反应)6个月内复发或对基于烷化剂的化疗无效(78% vs 27%)和对利妥昔单抗无效(对基于利妥昔单抗的方案无客观反应或在完成基于利妥昔单抗的治疗后

6 个月内疾病进展;59% *vs* 31%)。

他泽司他具有良好的不良反应表现,血小板减少症(3%)、中性粒细胞减少症(3%)和贫血(2%)是最常见的 3 级以上不良事件,仅 4% 的患者报告了严重的治疗期出现的不良事件(TEAE)。

他泽司他是 EZH2 突变复发/难治性 FL 患者三线和后续治疗的一个选项。使用石蜡包埋组织对复发/难治性 FL 患者在 2 次先前治疗后的 EZH2 突变状态进行检测是可行的,并且应通过经批准的测序检测进行。对于没有令人满意的替代治疗选择的患者,他泽司他也被推荐作为复发/难治性 FL(EZH2 野生型或未知)的一种选择。

(8)CAR - T 细胞疗法:ZUMA - 5 是一项 Ⅱ 期试验,评估阿基仑赛(Axicabtagene ciloleucel)对 146 名复发/难治性惰性淋巴瘤(FL,$n=124$;MZL,$n=22$)在 ≥2 线系统治疗后的疗效。用阿基仑赛治疗在可评估疗效的 104 名惰性淋巴瘤患者中,ORR 为 92%(76% CR)。在 84 名 FL 患者中,ORR 为 94%(80% CR)(中位年龄为 61 岁;范围为 34~79 岁;38% 的患者有 ECOG PS 1;86% 的患者有 Ⅲ/Ⅳ 期疾病)。中位随访时间为 18 个月,研究中的所有患者均未达到中位 PFS 和 OS。预估 12 个月 PFS 和 OS 分别为 74% 和 93%。在一项更新数据分析中,根据 POD24 的存在与否对 FL 患者进行分层,使用阿基仑赛治疗两个队列(92%)的 ORR 相似,POD24 患者的 CR 率为 75%,无 POD24 患者的 CR 率为 86%。中位随访 23 个月,两组均未达到中位 PFS 和 OS。对于有和没有POD24 的患者,预估的 18 个月 PFS 率分别为 55% 和 84%。有 POD24 的患者相应的 OS率为 85%,无 POD24 的患者相应的 OS 率为 94%。

中性粒细胞减少症和贫血是最常见的 ≥3 级不良事件,分别有 33%、27% 和 23% 的患者报告。分别有 6% 和 15% 的患者报告了 ≥3 级细胞因子释放综合征(CRS)和神经系统事件。值得注意的是,研究中发生了 3 例死亡,其中 1 例死于与阿基仑赛治疗相关的CRS,另外 2 例死于与阿基仑赛治疗无关的主动脉夹层和球孢子菌感染。

阿基仑赛作为适合患者复发/难治性 FL 的三线和后续治疗的一种选择。

6. 二线巩固或延长给药 两项大型随机试验表明,利妥昔单抗维持治疗优于二线治疗后观察治疗的 PFS 优势。

在 GLSG 进行的一项前瞻性 Ⅲ 期随机研究中,RFCM 二线治疗后的利妥昔单抗维持显著延长了复发性或难治性 FL 患者亚组($n=81$)的反应持续时间;与观察组的 26 个月相比,未达到使用利妥昔单抗维持的中位 PFS($P=0.035$)。

在一项 Ⅲ 期随机组间试验(EORTC 20981)中,对 CHOP 或 RCHOP 诱导治疗有反应的复发或耐药 FL($n=334$)患者中,与单独观察相比利妥昔单抗维持显著改善了中位 PFS(4 年 *vs* 1 年;$P<0.001$)。

无论采用何种诱导疗法(CHOP 或 RCHOP),都可以观察到这种 PFS 益处。中位随访6 年,研究组之间的 5 年 OS 率没有显著差异(分别为 74% 和 64%)。

在 GADOLIN 研究中,苯达莫司汀加奥妥珠单抗二线治疗后的奥妥珠单抗维持改善了利妥昔单抗难治性 FL 患者的 PFS。

在一项评估利妥昔单抗维持与利妥昔单抗再治疗、在先前接受过化疗的惰性淋巴瘤患者($n=114$)中的益处的随机研究中,与利妥昔单抗再治疗相比,利妥昔单抗维持显著改善了PFS(31个月 vs 7个月;$P=0.007$)。然而,两个治疗组的受益持续时间相似(31个月 vs 27个月)。因此,任何一种方法(在进展时维持或利妥昔单抗再治疗)都可能对这一患者群体有益。

对二线或后续治疗达到CR或PR的患者可以进行观察,也可以通过可选的巩固或延长治疗进行治疗。①利妥昔单抗维持(每12周一剂,最多2年)包含在1类推荐中。然而,专家组认识到,利妥昔单抗在二线治疗中的疗效可能会受到患者对利妥昔单抗一线维持治疗的反应的影响。在利妥昔单抗一线维持期间或6个月内,在POD患者中,二线维持利妥昔单抗的临床益处可能非常小。②利妥昔单抗难治性疾病患者(包括先前利妥昔单抗治疗期间或6个月内的POD)首选奥妥珠单抗维持治疗(每8周1剂,共12剂)。

HDT/ASCR是适合第2次缓解患者的巩固治疗。HDT/ASCR作为巩固治疗已被证明可延长复发或难治性疾病患者的OS和PFS。同种异体造血干细胞移植(HCT)的复发率低于HDT/ASCR,但与移植相关死亡率(TRM)高有关。高度选择的患者也可以考虑异基因HSCT。

建议进行全面体检和实验室评估的临床随访[前5年每3~6个月1次,然后每年1次(或根据临床指征)]。在完成治疗后的前2年内,可以不超过每6个月进行1次CT扫描监测成像,之后不超过每年1次(或根据临床指征)。

(五)年老虚弱滤泡性淋巴瘤患者的治疗

对于年老虚弱不能耐受联合化疗的患者,一线可选用单药利妥昔单抗、单药化疗、利妥昔单抗联合单药化疗,并加强支持治疗。

(六)复发滤泡性淋巴瘤患者的治疗原则

无论采用何种诱导免疫化疗,患者经过一段缓解期后均可能出现复发。迄今,复发、难治性FL患者的标准治疗目前尚未完全统一,挽救治疗方案的选择取决于既往方案的疗效、缓解时间、患者年龄、身体状态、复发时的病理类型以及治疗目标。

对于一线治疗后长期缓解且无转化的复发患者,可重新使用原方案或选用其他一线方案。对于早期(<12个月)复发的患者,可选用非交叉耐药的方案治疗(如CHOP方案治疗后复发可选用含氟达拉滨的方案为挽救方案)。

利妥昔单抗治疗复发FL患者有效率仍可达45%左右,完全缓解(CR)率为6%,利妥昔单抗还可能提高挽救化疗的效果。挽救化疗方案可选的方案包括CHOP方案、氟达拉滨为基础的方案、CVP方案、放射免疫治疗等,也可以考虑新药、新联合方案,年轻复发患者应建议采用ASCT。

(七)滤泡性淋巴瘤患者的维持治疗

FL患者病史长,进展缓慢,对各种治疗比较敏感,故诱导缓解后适合维持治疗。迄今,无论一线治疗后或复发再次诱导缓解后的FL患者,大量临床研究和Meta分析结果已证明利妥昔单抗单药维持治疗可改善其远期生存。

因此，无论初治或复发患者在诱导化疗结束，获得 CR 或部分缓解（PR）后，建议每 2 ~ 3 个月采用利妥昔单抗单药维持治疗 1 次，共计 2 年时间。应注意维持治疗后可能会增加感染的机会，尤其是乙型肝炎患者应密切随访观察。

（八）转化性滤泡性淋巴瘤患者的治疗

据文献报道 20% ~ 70% 的 FL 患者在整个临床过程中可以转化为其他更具侵袭性的淋巴瘤，其中以 DLBCL 最为常见，年发生率为 2% ~ 3%，持续至少 15 年，以后转化风险逐渐下降，且转化不受 FL 患者是否曾经接受治疗的影响。转化后的患者大部分预后差，中位生存时间为 10 ~ 18 个月。

^{18}F 脱氧葡萄糖（FDG）-PET 扫描结果中不均一的摄取、标准摄取值增高均可提示转化，但最终仍需病理活检加以证实。目前对于转化性 FL 患者尚无标准的治疗措施，可采用转化后的侵袭性淋巴瘤的治疗方案。

既往只接受过温和化疗或未接受过化疗的患者可选择蒽环类为基础的联合化疗±放疗或化疗±利妥昔单抗，患者转归较好。如果患者既往已接受多种化疗方案反复强烈治疗，则考虑 IFRT 或选择其他化疗方案，这部分患者预后很差，亦建议参加新药临床试验；如果化疗敏感，再次缓解后应积极考虑给予造血干细胞移植，特别是 ASCT，少数高选择的患者可尝试异基因造血干细胞移植（allo-HSCT）。

（九）造血干细胞移植

ASCT 支持下的大剂量化疗（HDC）在Ⅲ ~ Ⅳ期 FL 患者中的治疗作用目前仍有争议，不少研究结果显示，患者首次缓解后给予 ASCT 作用不大，敏感复发（最好第 1 ~ 4 次复发）患者，ASCT 可能延长 FL 患者的生存期。因此，对于Ⅲ ~ Ⅳ期 FL 患者，多次复发后化疗仍然敏感者，如果患者年轻或身体状态好，重要器官功能良好，应鼓励患者参加此类临床研究。

此外，随着 allo-HSCT 技术的不断进步，清髓性或非清髓性 allo-HSCT 对部分患者也已初步显示出长期的生存获益，但移植相关死亡率偏高仍是当前主要的问题，目前仅适用于少数研究患者。

四、治疗不良反应的处理

建议参照中国 DLBCL 指南中的相关治疗不良反应处理原则进行处理。

五、疗效标准

目前淋巴瘤的疗效评价标准通常采用1999 年国际工作组发表的指南和2007 年国际协调计划修订后的指南。1999 年版标准是基于 CT 扫描测量的肿大淋巴结体积的缩小，以及骨髓涂片和活检确定的骨髓受浸润程度。疗效分为 CR、不确定的完全缓解（CRu）、

PR、疾病稳定(SD)、疾病复发或疾病进展(PD)。

2007 年版标准中加入了 FDG-PET/CT,由于 PET/CT 可以确定残存肿块是 PR 还是 CR,因此修订后的标准取消了 CRu,只分为 CR、PR、SD、PD。影像学复查应在化疗结束至少 3 周后进行。

六、随访

完成所有治疗后处于缓解期(CR 或 PR)的患者,第 1 年每 2～3 个月随访 1 次,第 2 年每 3 个月随访 1 次,之后每 6 个月随访 1 次。或根据临床指征进行随访。随访内容包括重复诊断性检查,根据临床情况进行的影像学检查(取决于病变部位和临床表现)和体格检查。

附:常用化疗方案

一、一线治疗方案

单药:苯丁酸氮芥片(Chlorambucil)和(或)单药利妥昔单抗(Rituximab),该方案适合年老、体弱的患者。

R-CHOP 方案:利妥昔单抗第 1 天,每 3～4 周重复,8R-6CHOP。该方案为临床治疗 FL 患者最常用的标准治疗方案之一。对于年老、心脏功能不佳患者,可采用表阿霉素、吡喃阿霉素或脂质体阿霉素代替传统的阿霉素。

R-CVP 方案:该方案亦为临床治疗 FL 患者常用的标准治疗方案之一。比 R-CHOP 温和,适合年老、心脏功能欠佳患者。

R-F 方案:利妥昔单抗第 1 天;氟达拉滨第 2～4 天;每 28 d 重复。注意事项:免疫抑制作用比较明显,患者容易感染。

二、一线治疗后巩固或维持治疗

免疫化疗缓解后采用利妥昔单抗维持治疗,利妥昔单抗 375 mg/m^2,每 2～3 个月重复 1 次,共 2 年。

注意事项:诱导治疗后疗效为 CR、CRu、PR 的患者进入维持治疗,维持治疗期间可能会出现低免疫球蛋白血症,停用利妥昔单抗后可自行恢复。

三、二线治疗方案

如果一线治疗结束后有较长的无治疗间隙,复发后仍可考虑继续应用原方案。

1. R-FC 方案　利妥昔单抗第 1 天;氟达拉滨和环磷酰胺第 2～4 天;每 28 d 重复。注意事项:应考虑预防性抗卡氏肺囊虫病治疗。

2. R-F 方案　利妥昔单抗第 1 天;氟达拉滨第 2～4 天;每 28 d 重复。

3. 可考虑选用治疗 DLBCL 的二线方案　如 ESHAP(依托泊苷+甲泼尼龙+顺铂+阿糖胞苷)方案±利妥昔单抗;GDP(吉西他滨+地塞米松+顺铂)方案±利妥昔单抗;GemOX(吉西他滨+奥沙利铂)方案±利妥昔单抗;ICE(异环磷酰胺+卡铂+依托泊苷)方案±利妥昔单抗;沙利度胺单药;PEPC(泼尼松、依托泊苷、丙卡巴肼、环磷酰胺)方案等。注意事项:应该根据患者的实际情况选择高度个体化的剂量调整和时间安排。

四、二线维持治疗方案

利妥昔单抗 375 mg/m²，每 2 ~ 3 个月重复 1 次，共 2 年。

注意事项：诱导治疗后 CR、PR 的患者进入维持治疗。多次复发的患者，预后较差，鼓励参加临床研究。

第四节　边缘区淋巴瘤

黏膜相关性淋巴组织淋巴瘤（MALT）是边缘区非霍奇金淋巴瘤（MZL）的一种亚型。这种类型的淋巴瘤也可以被称为结外边缘区淋巴瘤（EMZL），可以影响任何黏膜。

EMZL 是与其他类型的 MZL 不同的实体：它在诊断标准、遗传改变、临床行为和治疗方面与脾边缘区淋巴瘤（SMZL）和淋巴结边缘区淋巴瘤（NMZL）不同。本节总结了先前发表的关于 EMZL 的文献，并概述了其临床特征、治疗方案和预后结局。

一、流行病学

EMZL 占边缘区淋巴瘤的 50% ~ 70% 和诊断时中位年龄大于 60 岁的非霍奇金淋巴瘤的 7% ~ 8%。受影响最大的部位是胃、眼附件、肺和唾液腺。在美国，发病率为 18.3 例/（100 万人·年）。

构成边缘区淋巴瘤的 B 细胞起源于生发后中心细胞，通常可见于生发中心的外周区域。在大多数情况下，可以检测到免疫球蛋白重链可变区域的重排，以及轻链基因的类切换和体细胞突变。在 B 细胞淋巴瘤的景观中，EMZL 的发病机制代表了抗原慢性刺激与遗传改变之间协同作用的完美例子，这些改变导致 B 细胞克隆的淋巴瘤进展。

在几乎所有病例中，EMZL 的发生都与长期暴露于细菌、病毒或自身免疫性刺激引起的免疫交叉反应有关。

遗传畸变应遵循抗原/炎症暴露，在多步骤过程中，这可能导致肿瘤发生。通常暴露的 B 细胞在特定克隆中扩增，最终携带获得性突变。这些病变通常导致 NF-κB 通路激活或 NOTCH 失调，从而维持淋巴瘤生长并减少慢性刺激对 B 细胞的依赖。然而，相当一部分 EMZL 对根除病原体有反应。幽门螺杆菌可见于 85% 的胃 EMZL 和 10% ~ 50% 的眼腺 EMZL 胃炎衣原体（鹦鹉热衣原体）。此外，干燥综合征（SS）、丙型肝炎（HCV）和慢性唾液腺炎与超过 70% 的唾液腺 EMZL 相关。一旦发现潜在的感染或自身免疫性疾病，特异性治疗有助于肿瘤缓解，尽管抗生素治疗在胃外黏膜部位的抗淋巴瘤潜力可能有限。遗传畸变的发生对于淋巴瘤发生至关重要。染色体畸变，例如 3 号、12 号或 18 号染色体的三体性，在 20% ~ 30% 的 EMZL 中检测到。此外，染色体易位在疾病的病因病理学中至关重要，并负责放松 NF-κB 途径的调节。易位，例如 t(11;18)(q21;q21)/BIRC3-MALT1（正式的 API2-MALT1），见于 35% 的非胃 EMZL；t(1;14)(p22;q32)/IGH-BCL10，见于 5%；t(14;18)(q32;q21)/IGH-MALT1，见于 15% 的病例；t(3;14)(p14;q32)/IGHFOXP1，最近描述与抗生素耐药性胃淋巴瘤有关。这些易位导致 MALT1 和 BCL10 蛋白水平改变，从而导致 NF-κB 通路的活化。NF-κB 由转录因子构成，转录因子相互作用成两种信号通路(规范和替代),在健康受试者中,转录因子还调节转录激活以响应细胞外刺激。BCL10 还调节非规范 NF-κB。在易位 t(14;18)(q32;q21)中,副冰糖酶 MALT1(一种 Arg 特异性蛋白酶)水平升高,可作为与 BCL10 相互作用的佐剂,*BCL10* 触发规范 NF-κB 信号传导并促进 NF-κB 负调节因子的分裂。*TNFAIP3* 的突变和(或)缺失也可以在 EMZL 中检测到,从而导致这些途径的上调。

慢性抗原刺激由相关感染(幽门螺杆菌、鹦鹉热衣原体等)和(或)自身免疫性疾病给予,并持续炎症。T 细胞活化和嗜中性粒细胞趋化性增强,产生细胞因子和活性氧(ROS),它们负责外周 B 淋巴细胞的活化和增殖。炎症导致 NF-κB 通路通过 Toll 样受体(TLR)、B 细胞受体(BCR)、B 细胞激活因子(BAFF)的上调,以及 DNA 暴露于 ROS 的破坏性作用。在这种情况下可能发生突变和基因组畸变,促进肿瘤发生并转化为结外边缘区淋巴瘤(EMZL)细胞。可能发生获得性突变,例如 *p53* 和(或)*p16* 的缺失,导致 DLBCL 转化。CAG-A,细胞毒素相关抗原 A;BIRC3/MALT1,t(11;18);高麦芽 1,t(14;18);IGH-BCL10,t(1;14);IGH-FOXP1,t(3;14);DLBCL,弥漫大 B 细胞突变。

当存在时,FOXP1 表达可增强 WNT/β-连环蛋白信号传导并解除 NF-κB 通路的调节。据报道,其他偶尔的易位涉及 *BCL6* 和 *IGH* 基因。在大约 20% 的眼腺 EZML 中检测到 6p25 的增益。此外,还可能发生体细胞突变,特别是靶向 5′调控区和原癌基因编码序列(85% 的胃 EMZL),体细胞突变可能是由于异常靶点激活诱导的胞苷脱氨酶(AID)在生发中心。35% 的 EMZL 描述了电荷 PIM1 和 *MYC* 的错义突变,BLC10、MYD88 和 NOTCH 的功能增益范围为 5%~10%。在极少数情况下,突变过程可以以侵袭性淋巴瘤转化结束。

二、临床表现和疾病评估

EMZL 的临床表现取决于受累器官。因此,各种亚型之间的症状差异很大:皮肤 EMZL 的皮肤结节和丘疹,肺部 EMZL 中常见的复发性呼吸道感染,胃 EMZL 中特征性隐匿性出血和消化不良,而眼部 EMZL 中红眼或视野缺损更常见。EMZL 可能出现非特异性症状,例如低热、盗汗、不适、腹痛和体重减轻(不到 5%)。一些症状可能与受累部位有关。对于呼吸道 EMZL,在眼附件、眼睛发红或肿块缓慢生长时,可在影像学检查中观察到复发性呼吸道感染和(或)肺结节的发现。

为了准确诊断 EMZL,有必要对受累部位进行活检,并建议进行形态学、流式细胞术和遗传分析。正电子发射计算机断层成像(PECT)的作用仍存在争议:FDG 亲和力可变,在非胃部病变中更高。形态学特征包括弥漫性浸润性细胞,这些细胞与看起来有反应性的卵泡有关。在免疫表型分析中,B 细胞标志物 CD19、CD20 和 CD22 呈阳性,CD5、CD10 和 CD23 阴性。

三、预后因素和疾病特征

MALT 国际预后指数(IPI)可用作预后指数,基于 3 个变量:年龄超过 70 岁,Ⅲ期和Ⅳ期以及 LDH 升高。因此,定义了 3 组:低、中和高,5 年 EFS 分别等于 70%、56% 和 29%。

(一)胃肠道的结外边缘区淋巴瘤或胃黏膜相关性淋巴组织淋巴瘤

累及胃肠道的 EMZL 约占黏膜相关淋巴组织(MALT 淋巴瘤)的 50%。胃部 MALT 占所有 EMZL 起源部位的 34%,而小肠占 5%~8%,幽门螺杆菌根除的扩散导致胃 MALT 发病率降低。正如人们一直认为的那样,黏膜相关淋巴瘤的理想模型最初被认为是与其他胃肠道 B 细胞淋巴瘤分开的实体,因为它在组织学模式结构上与胃黏膜而不是淋巴结相似。慢性抗原暴露和炎症维持疾病发展的模型被广泛认可。鉴于无菌的胃部环境,疾病发生与幽门螺杆菌感染之间的关联很快得到证实。如上所述,T 调节细胞和细胞因子(包括 TNF 家族)与获得性突变一起参与维持肿瘤发生的炎症。在大多数情况下,幽门螺杆菌感染引起的慢性刺激是引发肿瘤发生的事件。无论如何,幽门螺杆菌阴性患者的病例都证实了它不是导致该疾病的唯一刺激。空肠弯曲杆菌(C. jejuni)感染与小肠 EMZL 相关。起源细胞仍然被认为是生发后中心,来源于表达克隆免疫球蛋白(IgG 或 IgM)的 B 淋巴细胞。有时在血液中可检测到免疫球蛋白片段,从而导致假阳性免疫固定。在免疫组化中,胃麦芽显示中心细胞样细胞和浆细胞分化,具有常见的 B 表面标志物,如 CD79、CD21 和 CD20,但 CD23、CD10 和 Cyclin D1 为阴性,并且没有特异性标志物表达;CD5 通常为阴性,报告的 CD5+病例很少。胃 MALT 呈现高百分比的成顶子体,最初被认为是"高度 MALT 淋巴瘤",现在被认为是 DLBCL 亚型,以复合或转化的 EMZL 形式发生。MALT 细胞与浆细胞(CD20-)具有一些共同的特征,并且通常具有相同的易位 t(11;18)(q21;q21)。据估计,25%~30% 的胃部 MALT 含有 BIRC3-MALT1 易位,这保证了肿瘤细胞的生存优势。上述其他遗传性病变,例如 t(14;18)(q32;q21)/免疫球蛋白重位点(IGH)-MALT1 和 t(1;14)(p22;q32)/BCL10-IGH,可见于 BIRC3/MALT1 阴性患者。所描述的大多数突变以任何方式参与 NF-κB 途径,这在致病机制中构成了核心作用。胃部 MALT 淋巴瘤的整合素表达高于其他部位,使其更倾向于进入其他黏膜部位。因此,适当的分期至关重要,25%~30% 的患者存在临床和亚临床播散。

Hyeon 等人在 19 例病例中显示,主要的遗传改变包括参与 NF-κB 激活途径的基因:在 39% 的 TRAF3 中发现了 *MALT1* 的重排,在 21% 的 TRAF3 中发现了体细胞突变,在 16% 中 *TNFAIP3* 的突变(16%),在 NOTCH1 中发现了 16% 的突变(16%)。在 *MALT1* 重排阴性组中,*TRAF3* 突变(33%)、*TNFAIP3* 体细胞突变(25%)和 *NOTCH1*(25%)是最常见的改变。

胃部 MALT 是一种惰性疾病,其症状模糊,最常见的是消化不良,伴有恶心和呕吐,上腹部频繁疼痛。缺铁性贫血和(或)由幽门狭窄引起的体重减轻可能发生。大量出血和穿孔是诊断时的罕见并发症。肠梗阻主要发生在累及疾病的肠道中。可出现 B 症状,但必须排除更高级别的淋巴瘤。在内镜手术期间进行的黏膜活检是诊断的金标准。在黏膜组织中,应研究淋巴上皮病变。克隆边缘区 B 细胞通常浸润上皮,形成被认为是 MALT 淋巴瘤标志的斑点,但这对于诊断并非不可或缺。必须检测淋巴样单克隆性,以排除炎症的诊断并确认淋巴瘤。分期必须包括影像学检查、用于检测胃肠道疾病的内镜检查、耳/鼻/咽检查和淋巴结超声评估。应进行内镜超声检查以评估胃壁浸润和（或）胃周围淋巴结。建议对幽门螺杆菌进行研究（组织化学、血清学、粪便抗原和呼气试验）并通过 FISH 寻找 MALT1 易位。在没有临床怀疑的情况下，骨髓活检不是强制性的，因为黏膜外定位的发生率非常低。[18]F-FDG-PET/CT 的作用是有争议的。事实上，只有 50%~60% 的确诊胃淋巴瘤有阳性 PET；然而，在怀疑淋巴结病变或 DLBCL 转化时，建议使用。[68]镓（[68]Ga）标记的戊噻考在靶向 CXCR4 的 PET/MR 中的应用已经研究，显示出有希望的结果。MALT-IPI 可用于风险分层。

（二）支气管相关淋巴组织淋巴瘤

支气管相关淋巴组织（BALT）见于所有呼吸道，通常位于支气管远端和细支气管区域，主要由具有 T 细胞外周群的 B 细胞组成。在成年期，慢性抗原刺激可导致 BALT 的肿瘤转化，从而导致恶性淋巴瘤。它是最常见的肺淋巴瘤，占所有病例的 70%~90%。在美国，肺是 EMZL 发病率第 4 高的部位，仅次于胃、脾和眼，发病率高达 7.7%。发病年龄为 60~70 岁，女性略占优势。最常见的症状是发热、疲劳、咳嗽、呼吸困难、咯血频率降低和胸痛；发热和体重减轻应导致怀疑可能转化为侵袭性形式。约 30% 的 BALT 淋巴瘤患者无症状。

虽然感染性和炎症过程经常存在于这种类型的淋巴瘤中，但与胃部 MALT 不同，能够在发病机制中发挥一定作用的感染因子尚未在肺 EMZL 中发现。Adam 等人发现肺 EMZL 患者中存在细菌无色杆菌木氧化物酶；然而，随后的一项日本研究并未证实这一点。其他研究已经描述了在未接受抗结核药物和其他细菌（如衣原体肺炎、沙眼衣原体、鹦鹉热衣原体和支原体肺炎）充分治疗的患者中，结核分枝杆菌可能存在相关性。因此，到目前为止，感染与 EMZL 的发作之间没有一定的相关性。

肺 EMZL 通常在宏观上表现为均匀的非包膜组织，其颜色可以从白色到浅棕色不等。通常，呼吸管腔不受累，而内脏胸膜受累通常可见。光学显微镜检查显示肺部结构被淋巴样浸润所颠覆。BALT 淋巴瘤的典型组织学"三联征"包括反应性淋巴滤泡、中心细胞弥漫性浸润和淋巴上皮病变。肿瘤细胞是异质性的，包括小的中央细胞样淋巴细胞，其细胞核可能是规则的或切开的，染色质和稀疏的细胞质、可变淋巴细胞浆细胞样和浆细胞。经常出现免疫母细胞和成丝粒细胞。淋巴上皮病变很常见，其特征是肿瘤细胞浸润并破坏纤毛支气管和细支气管上皮。通常，BALT 淋巴瘤显示 CD19、CD20、CD22 和 CD79a 阳性，CD3、CD5、CD10、CD23、BCL6 和细胞周期蛋白 D1 阴性。CD5 或罕见的 BCL6 或 CD10 可由癌细胞表达。Ki-67 的增殖指数很低，通常低于 10%，通常在残余生发中心较高。通常，为了做出诊断，有必要验证浆细胞和（或）B 淋巴细胞的 Kappa 和 λ 轻链的限制。在 50% 的病例中，有可能发现嵌合蛋白（BIRC3-MALT1）的存在以及 BCL10、MALT1 和 FOXP1 的转录失调。虽然没有特异性，但检测到 3 号和 18 号染色体三体性是很常见的。最常见的细胞遗传学异常是 t(11;18)(q21;q21)(31%~53%)，导致融合转录本 API2-MALT1，该转录本决定 NF-κB 通路的激活。这种易位通常在肺和胃 EZML 中检测到。最近的研究通过使用下一代测序分析描述了新的遗传改变，例如染色质重塑、BCR/NF-κB 和 NOTCH 通路，以及复发性 TET2 失活。计算机断层扫描（CT）是评估肺 EMZL 的首选检查。在大多数情况下，它们通常表现为肺孤立性或多发性意外结节，大小小于 5 cm，类似于其他病理，例如肺腺癌和感染。如果存在肺部或上气道原发性受累或幽门螺杆菌感染，应考虑进行内镜检查以检测无声淋巴瘤定位。影像学检查的低特异性通常与诊断延迟有关。如果两个肺都受累，图片可以模拟淋巴瘤样肉芽肿病。其他放射学表现可发现：支气管造影浸润，实变区伴明显空洞，或外周肿块伴胸膜受累。在大多数患者中，病变保持稳定数年。肺 EMZL 患者在约 30% 的病例中可能出现肺门和（或）纵隔淋巴结肿大。支气管扩张症是典型的病变；坏死并不常见，而胸腔积液见于 10% 的患者。FDG-PET 具有高灵敏度，亲和率在 80%~100%；然而，其用于分期仍有争议。

EMZL 通过良性反应过程和其他 B 细胞淋巴瘤（如小淋巴细胞淋巴瘤和淋巴浆细胞淋巴瘤）进入鉴别诊断。关键的诊断程序是活检检查，即使针刺活检的材料经常不足且有伪影。免疫细胞化学和 *MALT1* 基因重排的研究有助于正确分化。

（三）眼部附件边缘区淋巴瘤

眼部附件淋巴瘤（OAL）占所有 NHL 的 1%~2%，占所有结外 NHL 的 5%~10%；80% 的 OAL 属于 EMZL。在易患眼 EZML 的危险因素中，我们发现环境、职业暴露、自身免疫性疾病和传染性病原体。应该指出的是，这种淋巴瘤的发病率在过去几十年中有所增加。发病年龄约为 65 岁。症状发作和诊断之间的中位数为 6~7 个月。该诊断非常异质，受受累部位的影响：25% 有结膜病变，75% 有眶内肿块；据报道，10%~15% 的病例存在双侧受累。

眼眶区域没有淋巴组织正常的证据，并且不确定正常结膜中是否存在 MALT。然而，MALT 的发作可能是由慢性感染和（或）自身免疫性疾病的存在引起的。OAL 具有大多数 EZML 的典型形态学和免疫表型特征。在显微镜检查中通常发现中心细胞、单核细胞样细胞和小淋巴细胞的异质性细胞扩增。免疫表型显示 CD20、CD79a、IgM、PAX5、BCL-2、TCL1、IRTA1、CD11c、CD43、CD21 和 CD35 阳性，IgD、CD3、CD5、CD10、CD23、Cyclin D1、BCL-6 和 MUM1 呈阴性。经常发现反应性 T 细胞和反应性发芽中心。在 55% 的病例中，PCR 分析显示 60% 的单克隆免疫球蛋白重链和体细胞超突变。最公认的假设是，OAL 来源于生发后中心 B 细胞的克隆扩增。与胃 EZML 不同，t(11;18)(q21;q21) 仅在 3% 的病例中可检测到。FISH 分析显示存在非整倍性、3 号或 18 号染色体三体性。有可能检测到 *MYD88 L256P* 突变。

Johansson 等人在 82 个眼部附件边缘区淋巴瘤（OAML）人群中，对 13 个 OAML 病例进行了全基因组测序（WGS）和（或）全外显子组测序（WES），并对 38 个选定基因进行了测序。在 11% 的病例中，突出了 *JAK3* 基因突变的存在，与非突变病例相比，PFS 降低。在 5%~10% 的病例中发现的其他突变涉及胶原家族［胶原 XII α 1/2 型（COL12A1，COL1A2）］和 DOCK8 的成员。在 WGS 中，描述了 TNFAIP3 的缺失、HES4 NOTCH 靶标的复发性增益以及 CEBP 转录因子家族成员的复发性增加。

Jung 等人通过对整个基因组和 RNA 进行测序分析了 10 例 OAML 病例,并使用靶向测序分析了另外 38 例 OAML 病例。在这项研究中,改变涉及与核因子 NF-κB 途径(60%)、染色质修饰和转录调控(44%)以及 B 淋巴细胞分化(23%)的激活相关的基因。此外,全基因组测序显示 6q23.3 被消除,6q23.3 是一个含有 TNFAIP3 的区域,占 50%。在靶向测序中,*TNFAIP3* 突变是最常见的改变(54%),其次是 *TBL1XR1*(18%)、cAMP 反应元件结合蛋白(CREBBP)(17%)和 *KMT2D*(6%)的突变。*TBL1XR1* 突变位于 WD40 结构域内,导致 *TBL1XR1* 与核受体核心加压蛋白(NCoR)的结合增加,导致 NCoR 降解增加以及 NF-κB 和 JUN 信号通路的激活。

在另一项研究中,Johansson 在 63 个 OAML 人群中显示 8% 的病例中 *NOTCH1* 和 *NOTCH2* 突变,表明它们在发病机制中的作用,在 22% 的病例中显示出 *KMT2D* 突变。此外,*MYD88* 突变与下 DFS 相关。

一般而言,EZML 的结膜定位表现为特征性的"鲑鱼红病变",而眶内部位可表现为眼球突出(27% 的病例)、可触及的肿块(19%)、上睑下垂(6%)、复视(2%)、水肿或眼眶结节。可能发生眼球运动受损。正确且有经验的组织学诊断至关重要。

为了正确分期疾病,建议对颈部、胸部和腹部-盆腔进行 CT 检查,这可能足以评估任何全身受累。PET/CT 检查的敏感性较低。对于无血细胞减少的患者,可省略骨髓活检。磁共振成像(MRI)是评估眼眶区域的理想方法。与其他淋巴瘤不同,其他淋巴瘤遵循安娜堡分期,TNM 分类经常用于眼部 EZML。

在几项研究中评估了自身免疫性疾病与 OAL 之间的关联,显示甲状腺疾病的发病率较高,特别是在女性中。自身免疫性疾病主要见于非胃 EZML,如唾液腺和眼腺附件;然而,它们的存在并不影响临床病程。

鹦鹉热衣原体的致病作用已在几项研究中得到证实。鹦鹉热衣原体持续感染可诱导多克隆细胞增殖,并对感染细胞凋亡产生抵抗。此外,80% 的 OAML 患者活检切片中发现了鹦鹉热衣原体 DNA。在结膜拭子和外周血的体外培养物中也发现了鹦鹉热衣原体的存在。这种关联也得到了流行病学数据的支持:事实上,OAML 患者居住在农村地区,那里经常有慢性结膜炎病史和家畜的存在。这种关联的另一个证据是,在鹦鹉热衣原体阳性患者中,OAML 在多西环素治疗后倾向于消退。没有进一步的数据显示 OAML 与其他感染的关联。

(四)其他结外边缘区淋巴瘤

与上面讨论的相比,MALT 淋巴瘤的其他定位是罕见的,因为淋巴组织在整个生物体中的扩散;任何组织都可能成为受累部位。

唾液腺是罕见部位中最常见的,其次是皮肤(10%)、甲状腺(5%)、肝(3%)、乳房(3%)、泌尿生殖道、胸腺、硬脑膜和其他罕见部位。

尽管感染与自身免疫性疾病之间的关系众所周知,但如果无法根除病原体或管理自身免疫性疾病,则必须在有症状的患者中尝试不同的治疗方法。

发病机制与弥漫性变异的发病机制相同。发现的基因突变是相似的,因此与感染和自身免疫性疾病的关系相似。慢性感染/炎症与发病机制之间的联系也已在这些实体中得到证实。干燥综合征与唾液腺 MALT、病原体如 HCV(肝)、伯氏疏螺旋体(皮肤)和空肠弯曲杆菌(小肠)有关。

临床表现遵循惰性病程,但可能因受累部位和病变大小而异。尽管涉及该部位,但 PECT 的 FDG 摄取量可变,可诊断为弥漫性疾病,约 71% 的患者可发现该病。

可以根据受累器官调整分期,以进行更具体的检查。唾液腺 EMZL 的诊断性病情检查应包括抗 SSA/Ro 和抗 SSB/La 抗体、耳鼻喉科检查、超声检查和内镜检查,乳房 X 射线摄影或乳房 MRI 应在乳房麦芽中进行。

四、边缘区淋巴瘤的治疗

在所有原发性 EMLZ 部位,考虑临床评估,血象图和细胞学血液学分析的初始分期;生化、肾和肝检查,乳酸脱氢酶;血清(尿)蛋白电泳;乙型肝炎病毒,艾滋病病毒和丙型肝炎病毒血清学检测;可能通过 PECT 完成,以协助医疗决策,活检部位,分期,对组织学转化的恐惧;骨髓抽吸物和活检,以防对骨髓受累有疑问(血细胞减少,PET 中的骨过度固定)。治疗的选择基于与患者相关的各种因素。年龄,合并症,体力状态和预期寿命;疾病:肿瘤大小,位置,相关症状和眼部损伤;治疗本身:目标,不良反应,后遗症和药物可用性。考虑到这些变量,临床医生将在(i)化疗、(ii)手术、(iii)免疫治疗、(iv)放疗(RT)或(v)观察和等待(W&W)之间进行选择。手术对于诊断 EMZL 至关重要,并且被认为可以治疗局限性疾病患者。在孤立的 OAML 病例中,可以将其视为初始治疗方法。完全切除病变通常充满并发症,因此通常不推荐。

方法可以用于不符合常见治疗标准的无症状患者。它可用于手术、放疗和抗生素治疗后有中度残留疾病的患者,但要考虑辅助治疗的问题。对于有症状的患者或疾病的关键定位,必须开始治疗。放疗(RT)是既往未治疗患者的局限性疾病的良好整合策略,可根据定位部位使治疗方式多样化。放疗可在 EMZL Ⅰ~Ⅱ期实现最佳疾病控制(2 年 PFS 100%,4 年 PFS 89%)。推荐的剂量为 24 Gy,但在虚弱/姑息治疗或受累危重部位时,也可考虑采用低剂量方案(4 Gy)。抗生素/靶向治疗对于治疗与特定病原体(如鹦鹉热衣原体、幽门螺杆菌、空肠弯曲菌和丙型肝炎病毒)相关的 EMZL 至关重要。标准的免疫化疗通常用于受各种来源的晚期 EMZL(BALT,晚期 MALT 等)影响的有症状患者。IELSG-19 试验在 401 名患者中测试了利妥昔单抗和苯丁酸氮芥的组合,其中 5 年 PFS 为 72%,5 年 OS 为 90%。BELTAMO 研究报告了 60 例接受 R-苯达莫司汀治疗的患者(7 年PFS:92.8%,7 年 PFS:92.8%)。R-CHOP/CVP 也可以被认为是 Lossos 等人也在此背景下进行了放射免疫治疗的测试。免疫调节剂(例如沙利度胺和来那度胺)已在 EMZL 中进行了检测,可考虑用于其他系。在一组晚期 EZML 患者中检测了利妥昔单抗-来那度胺联合用药,结果显示,在既往未治疗的患者中,ORR 为 89%,CR 为 67%。最近,在 MZL 上对布鲁顿酪氨酸激酶抑制剂(BTK)(如伊布鲁替尼)进行了检测,结果显示对既往治疗的患者有效($n=30$)、反应持续时间和 33 个月时的 PFS 分别为 50% 和 26%。

五、特定实体的处理

(一)胃部麦芽淋巴瘤

在进行适当的分期后,如前段所述,必须对幽门螺杆菌阳性和幽门螺杆菌阴性患者进行区分。与幽门螺杆菌的关系使细菌根除成为这两种疾病的金标准。目前正在研究免疫治疗作为复发/难治性患者的主轴治疗。

抗生素治疗应针对细菌的区域耐药谱。如果治疗得当,预计 24 个月内完全缓解率为 75%~80%。通常,方案将质子泵抑制剂加两种抗生素联合使用。缓解率应与分期无关,无须进一步治疗。对于幽门螺杆菌阴性患者,鉴于幽门螺杆菌根除的预后较差,可以考虑立即使用抗淋巴瘤治疗。近年来,幽门螺杆菌"阴性"胃部 MALT 的发病率已从 5%上升到 10%~50%。鉴于细菌对肿瘤环境的可能适应机制,例如把球状体形式改变和迁移到其他部位,必须谨慎地将患者视为阴性。幽门螺杆菌的阴性被认为是组织学上没有细菌,同时呼气试验/粪便抗原阴性,血流中血清学缺失。在这一组患者中,其他维持该疾病的感染,如螺杆菌亚种,可能是可检测的,并且可能对抗生素治疗以及假阴性检测有反应。必须考虑自身免疫性疾病检测。对于这些患者,抗生素治疗的有效性要低得多。达到完全缓解的患者不需要进一步治疗。此外,在远处复发或持续性幽门螺杆菌的情况下,应考虑幽门螺杆菌治疗方案。克拉霉素 500 mg×2 d 可以被认为是直接的抗肿瘤治疗;它对胃部 MALT(55% ORR,24% CR)的疗效高于其他亚型。

在局限性 MALT 患者中,必须首选抗生素治疗。组织学反应可能很慢,必须考虑适当的组织学评估时机。对于难治性患者,受累部位(IS)放疗证明在放疗后内镜活检中 CR 达到 100%,OS 为 100%,2 年期无病生存率优于 24 Gy 的剂量与更好的结局无关。

此外,在 MALT 和局部 MZL 中检测了 4 Gy(2 Gy×2)的低剂量放疗(LDRT),结果良好(2 年 PFS 85%,OS 91%)。在存在 t(11;18)(q21;q21)的情况下,抗生素的预期结局较差,放疗可能与次要相关。

在 MALT 患者中,来那度胺在单药治疗或与利妥昔单抗联合使用时显示出有希望的结果,可被认为是难治性/复发性患者的有效选择。免疫调节治疗的延迟反应并不罕见。纳入其他 MALT 亚型或惰性淋巴瘤必须被视为近期方案的可能偏倚。BTK 抑制剂伊布鲁替尼在 18 个月时的 ORR 分别为 53% 和 62% PFS,即使用于广泛的边缘区试验,也可以考虑使用。化疗显示,使用各种药物对 MALT 淋巴瘤具有高活性。虽然可以避免利妥昔单抗单药治疗,以尽量减少 CD20 阴性克隆的紧急情况风险。利妥昔单抗联合口服苯丁酸氮芥组显示更好的无事件生存期(随访 5 年时为 68%,而单用利妥昔单抗为 50%)。

治疗反应评估仍基于新活检的组织学评估。早期呼气试验,在幽门螺杆菌相关病例中,可在抗生素治疗 4 周后进行。即使组织学消退,黏膜单克隆 B 淋巴细胞也可能持续存在。必须进行内镜随访。第一次活检必须在治疗结束后 2~3 个月内进行,之后,在前 2 年内每年进行 2 次。淋巴样浸润使组织学评估复杂化,可发生一过性局部复发。然而,在没有再感染的情况下,它们是自限性的。考虑到胃腺癌的风险比一般人群高 6 倍,建议从第 3 年开始每年进行 1 次内镜和全身随访。

(二)BALT 淋巴瘤

BALT 的病程为惰性病程,5 年和 10 年生存率分别为 90% 和 70%,中位生存期大于 10 年。如上所述,支气管镜检查、支气管肺泡灌洗以及可能的 PET/CT 必须进行适当的分期。有几种可能的治疗方法:局部病变的手术切除、观察和等待,以及不可切除病例的放疗或化疗。在局部疾病的情况下,局部手术或放疗是优选的。在这种情况下,这些手术表现出明显优于接受全身治疗的预可行性研究。

关于 BALT,利妥昔单抗单药治疗反应良好,约占 70%,但复发风险高,约为 30%。如上所述,化学免疫治疗仍然是晚期患者的支柱。目前正在进行研究,以评估新治疗策略的疗效。例如,Noy 等人发表了关于伊布鲁替尼在一组复发或对利妥昔单抗无效的患者的安全性和有效性的数据。初步数据显示,PI3K 抑制剂 Copanlisib 和 Umbrasilib 具有优异的活性。

在治疗结束时,患者必须接受全身 CT 扫描,并在适当的情况下进行 PET 检查。此后,在前 5 年内,检查必须每 6 个月进行 1 次,此后每年进行 1 次。疾病复发的治疗选择基于既往治疗的类型、既往治疗复发的时间、疾病状态和体力状态。

OAML 有惰性的临床病程,在大多数情况下,患者进展缓慢,无浸润和眼功能受损的迹象。它具有良好的预后,总体 5 年生存率>90%,尽管复发相当频繁。5 年期预可行性研究为 65%。由于该病的罕见性,尚无标准化指南。

手术对于诊断 OAL 至关重要,在孤立的病例中,可以将其视为初始治疗方法。完全切除病变通常易发生并发症,因此,通常不推荐使用。

对于结膜或泪腺等局部部位,可考虑进行根治性手术。在不完全切除的情况下,应考虑辅助治疗。在泪腺或结膜腺的球后定位中,建议照射整个眼眶,因为它的复发率低于部分照射。一些研究表明,局部区域复发减少,5 年 PFS 等于 60%~65%,放疗方法从 24~25 Gy。然而,高达 40% 的病例观察到对侧复发。早期毒性通常是可控的,而晚期毒性,如白内障和眼干燥症,影响 50% 的患者。36 例 Gy 剂量与更严重的并发症相关,例如缺血性视网膜病变、新生血管性青光眼和视力丧失。为了减少眼部放疗的毒性作用,可以评估 4 Gy 放疗的使用。Fasola 等人报道了一项病例系列报道,包括 27 例眼腺 NHL 患者,其总辐射剂量等于 4 Gy,获得相当于 100% 的 2 年局部对照率。

眼部 EZML 表现出 CD20 表达,因此可能受益于单独使用利妥昔单抗或与化疗方案联合治疗。在 OAML 中,考虑到眼部 EZML 与鹦鹉热衣原体感染之间的关联,抗生素治疗旨在根除确定与淋巴瘤发作相关的慢性抗原刺激的细菌感染。一项前瞻性研究纳入了 27 例接受多西环素治疗的患者,结果显示,鹦鹉热衣原体 DNA 阳性患者的总体反应率(ORR)为 64%,阴性患者为 38%;2 年期预可行性研究为 66%。韩国的一项进一步研究显示,接受抗生素治疗的患者 5 年 PFS 为 65%。这些数据向我们展示了多西环素在鹦鹉热衣原体 DNA 阳性患者中是一种有效、安全且主要的主动疗法。一些研究显示,单用利妥昔单抗有效,特别是在结膜部位。与放疗的相关性未产生显著的获益。鉴于低毒性,对于不适合更强化治疗的患者,应考虑使用利妥昔单抗单药治疗。最近发表的数据显示病灶内注射利妥昔单抗的疗效。

考虑到该病的罕见性,对化疗或免疫化疗相关的 OAML 进行的研究规模较小且具有回顾性,因此,在特定病例中应考虑这些研究。含蒽环类药物的方案和嘌呤类似物单独或联合使用均具有显著的血液学毒性,限制了它们在日常临床中的使用。

最近发表了一项针对 689 例 OAML 患者的回顾性研究:在早期阶段,IE 外照射放疗(EBRT)单药治疗显示,与化疗相比,10 年期疾病特异性生存率(DSS)更好,而在ⅢE/ⅣE 阶段,接受利妥昔单抗化疗方案治疗的患者 DSS 高于单独化疗。

治疗结束后 3 个月,患者必须进行眼科检查、磁共振检查,并在适当的情况下进行 PET/CT 检查。随后,在前 5 年必须每 6 个月进行 1 次检查,此后每年进行 1 次检查。

(三)其他 EMZL

预期缓解率很高,来自 NF10 FIL 研究的数据显示,2 年内疾病进展率(POD24)为 16%,EMZL 为 5 年 PFS。

应像其他起源部位一样接近局部疾病,包括 W&W 评估、手术和放射治疗。对于晚期疾病,免疫化学治疗被认为是一种有价值的方法。

苯丁酸氮芥在 EZML 中表现出优异的 ORR,无论是单独使用还是联合使用。IELSG19 试验涉及失败或不符合局部治疗资格的 MALT 淋巴瘤患者。比较了苯丁酸氮芥与利妥昔单抗与利妥昔单抗联合苯丁酸氮芥,联合治疗组在完全缓解率和 5 年 EFS 方面有更好的数据。

一项Ⅱ期 GELTAMO 研究评估了利妥昔单抗–苯达莫司汀联合用药,ORR 为 100%,4 年 EFS 为 88%。

含蒽环类药物的方案和嘌呤类似物单独或联合使用均具有显著的血液学毒性,限制了它们在日常临床中的使用。

治疗结束时在非胃部位的 EMZL 患者必须根据原点进行特异性评估,并对惰性淋巴瘤进行全面评估。临床、实验室和影像学评估应在前 2 年每 3 个月进行 1 次,此后每年进行 2 次,持续 10 年。建议对残余病变进行活检。

对于复发或难治性患者的治疗,尚无共识。在可能的情况下,建议将患者纳入临床试验。如果无法做到这一点,治疗应基于几个因素,包括既往治疗的类型、从既往治疗中复发的时间、疾病状态和体能状态。

最常见的 EZML 形式,占 MZL 的 70%。EZML 是一种异质性疾病,临床表现参差不齐。虽然通过识别分子和细胞遗传学机制,在对边缘区淋巴瘤的生物学理解方面取得了很大进展,但这些目前对治疗方法没有影响。然而,除了幽门螺杆菌根除局部胃淋巴瘤治疗外,选择适当的治疗方法可能很困难,并且需要开发新的研究,这可能允许靶向使用新的药物。

第五节 NK/T 细胞淋巴瘤

结外 NK/T 细胞淋巴瘤（ENKTL）是一种 EBV 相关的 NK 或细胞毒性 T 细胞淋巴瘤，发生在结外部位，主要发生在鼻腔区域。1897 年，P. McBride 首次将该实体描述为具有中面部坏死性肉芽肿的破坏性病变，称为"上气道溃疡坏死增殖性病变"。由于其独特的临床和组织学表现，ENKTL 具有各种名称，包括"致死性中线肉芽肿""进展性坏疽性鼻炎""多形性网织""网状细胞肉瘤""中线恶性网织症""血管中心性免疫增殖性病变""血管中心淋巴瘤"。该实体的性质未知，临床病程为侵袭性。大多数患者接受了手术、抗生素、抗真菌药物、类固醇，甚至化疗和放疗，但均未成功。随着免疫表型测定和原位杂交技术的应用，"致死性中线肉芽肿"被认为是一种鼻 T 细胞淋巴瘤，其在肿瘤细胞中含有 EBV DNA 和致癌蛋白。该肿瘤表达许多 T 细胞标志物，而 TCR 基因重排是种系，因此肿瘤细胞谱系是 NK 还是 T 细胞存在疑问。1994 年，Suzumiya 等人报告说，该实体的大多数肿瘤细胞起源于使用免疫组织化学和南方印迹的 NK 细胞。同年发表的修订后的欧美淋巴瘤（REAL）分类首次将该病列为恶性淋巴瘤的一个独特亚型，即"血管中心淋巴瘤"。1994 年举行的亚洲和西方国家 T 细胞淋巴瘤比较研讨会得出结论，鼻腔 T-/NK 细胞淋巴瘤，也称为血管中心淋巴瘤，是一种独特的临床病理学实体，几乎所有鼻 T-/NK 细胞淋巴瘤病例的 EBV 阳性。研讨会提出了鼻 T-/NK 细胞淋巴瘤用于中线面部病变的术语，以及用于另一个解剖部位肿瘤的鼻型 T-/NK 细胞淋巴瘤。最后，2001 年 WHO 分类将这一实体命名为结外 NK/T 细胞淋巴瘤，即鼻型，在最新的 2017 年版本中保持不变。

一、组织形态学

ENKTL 的组织学发现是相似的，无论病变是鼻腔还是鼻外。它们的特征是弥漫性和渗透性淋巴细胞增殖，伴有血管中心和血管结构生长模式，以及纤维蛋白样改变（图 1-6）。细胞形态学谱，包括细胞大小和多态性分级，非常广泛。大多数情况下，ENKTL 由具有局灶性转化细胞或混合小细胞和大细胞的中型细胞组成。细胞可有不规则的核轮廓、不明显的核仁和颗粒状染色质。细胞质苍白至透明，量适中。有丝分裂较多，常见凋亡体。在 Giemsa 染色的触摸制剂中可见嗜氮颗粒。坏死的存在和炎症细胞的混合，特别是在小细胞或混合细胞为主的病例中，使得难以区分 ENKTL 和炎症过程。ENKTL 诊断的流程图如图 1-7 所示。

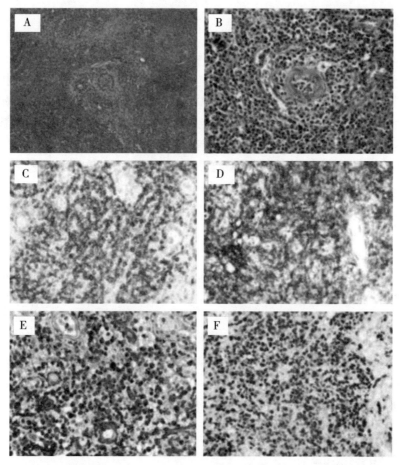

A. 坏死背景中的血管中心和血管破坏性淋巴样浸润(HE 染色,×200)。B. 肿瘤细胞中等大小,细胞核不规则(HE 染色,×400)。肿瘤细胞的 CD3(C)、CD56(D)、颗粒酶 B(E)和 EBER(F)(免疫组化和原位杂交,×400)呈阳性。

图 1-6　ENKTL 的代表性微观和免疫组织化学特征

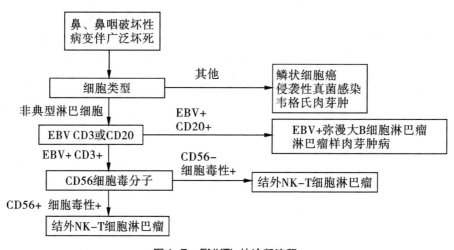

图 1-7　ENKTL 的诊断流程

二、免疫表型

ENKTL 的典型表型是 CD2+,表面 CD3-,细胞质 CD3ε+,CD4-,CD5-,CD8-,CD56+ 和细胞毒性标志物(颗粒酶 B、TIA-1 和穿孔素),但并非所有病例都显示这种表型。使用大型队列进行的研究报告的标记物的表达率为 CD2(93%)、cCD3(84%)、CD4(10%)、CD5(27%)、CD8(22%)、CD56(76%)、颗粒酶 B(83%)、TIA1(90%)和穿孔素(86%)。CD56 是 NK 细胞的标志物但非特异性标记物,大多数 ENKTL 对其呈阳性,尽管它们可能是阴性的,特别是在 T 谱系 ENKTL 中。要将 CD56 阴性的 ENKTL 诊断为 ENKTL,它必须对细胞毒性分子和 EBV 呈阳性。CD56 阴性的 ENKTL 的临床表现与 CD56 阳性病例相似。其他 NK 细胞标志物,如 CD16 或 CD57,通常为阴性。NK 细胞受体(NKR),包括免疫球蛋白超家族(KIR、杀伤性免疫球蛋白样受体)和 C 型凝集素样家族(CD94/NKG2),在 ENKTL 的一个亚群中表达。虽然它不像 TCR 基因重排来确定克隆性那样具有特异性,但几种 KIRs 的均匀表达可以提示克隆增殖。CD94 阳性表型与成熟 NK 细胞的表型一致,预后更好。B 细胞标志物(包括 CD20、CD79a、PAX5 和 Oct2)通常为阴性。一些研究报道了 EKTL 中 CD20、CD79a 和 OCT2 的异常表达,其临床意义存在争议。CD95(Fas)/CD95 配体(CD95L)经常表达,其表达与 ENKTL 中的组织损伤和坏死有关。MYC 在 50% 的 ENKTL 中表达,并且与不良的治疗反应和预后相关。MYC 基因重排与蛋白表达无关。超过 30% 的 ENKTL 为 CD30 阳性,其在鼻外型中的表达明显高于鼻腔型。磷酸酶和张力素同源物(PTEN)是 PI3K-Akt 途径的缓冲分子。68% 的 ENKTL 观察到 PTEN 表达丧失,PTEN 表达水平越高,治疗结局越好,PTEN 表达水平越高。程序性细胞死亡-1(PD-1)/PD-1 配体 1(PD-L1)阻断已经彻底改变了癌症免疫治疗,许多临床试验正在进行中,以评估其对 ENKTL 的疗效。目前尚缺乏用于预测对 PD-1/PD-L1 抑制剂反应的标准化表达临界值。PD-1 很少在 ENKTL 组织中表达(0~1.3%),而 PD-L1 在 ENKTL 组织中经常表达(56.0~79.7%)。PD-L1 表达是 ENKTL 晚期的有利预后标志物,并且与较低的国际预后指数相关。

三、起源细胞

ENKTL 是 NK 细胞或细胞毒性 T 细胞谱系的肿瘤。T 和 NK 细胞起源于相同的淋巴样祖细胞,并随着 TCR 基因的重排发育成不同的细胞谱系。由于 T 和 NK 细胞共享一些 T 和 NK 细胞标记物的表达,因此细胞谱系不能仅通过免疫表型来区分;相反,它由 TCR 基因重排或 TCR 抗原的表达决定。一项应用 Southern 印迹杂交的早期研究表明,T 细胞克隆性仅在 ENKTL 的一小部分(6.4%)中,表明大多数 ENKTL 属于 NK 细胞谱系。针对 TCR 基因重排的常规聚合酶链反应(PCR)分析在 0~26.2% 的 ENKTL 中暴露了可变 T 细胞克隆度。BIOMED-2 多重 PCR 在应用所有引物集时具有更高的灵敏度。使用 BIOMED-2 方法在 0~40% 的 ENKTL 中检测到 TCR 基因重排。TCR 抗原在 30% 的 ENKTL 中表达,一半的 TCR 基因重排 ENKTL 不显示 TCR 蛋白表达。杀伤细胞免疫球蛋白样受体(KIR)库的限制意味着单克隆 NK 细胞增殖。KIR 库受限的 ENKTL 通常缺乏 TCR 基因重排,表达其他 NKR,CD56 呈阳性,CD56 是一种表明 NK 细胞谱系的表型。综上所述,约60%的 ENKTL 是 NK 谱系,T 细胞谱系肿瘤的 TCR 蛋白表达率较低。T 和 NK 细胞谱系 ENKTL 的临床特征和治疗反应相似。

四、其他 EBV 阳性 T 型或 NK 细胞淋巴瘤

2017 年 WHO 分类中描述的 EBV 阳性成熟 T/NK 细胞恶性肿瘤包括 ENKTL、儿童期 EBV 阳性 T 细胞淋巴瘤、侵袭性 NK 细胞白血病(ANKL)和 EBV 阳性淋巴结 T/NK 细胞淋巴瘤。

侵袭性 NK 细胞白血病(ANKL)是一种罕见的 NK 细胞全身性淋巴组织增生性疾病,其特征是与 EBV、亚洲患病率和侵袭性临床病程相关。ANKL 被认为是年轻至中年人的恶性肿瘤,ANKL 由儿童期 EBV 淋巴组织增生性疾病转化而来,尤其发生在年轻时。ANKL 可以根据临床特征、受累部位和细胞特征进行诊断。患者表现为发热、白血病血象、肝脾大、弥散性血管内凝血和进行性临床病程。通常受累部位为骨髓、外周血、肝和脾。受累骨髓显示弥漫性或斑片状破坏性增殖。白血病细胞表现出广泛的形态,从正常的大颗粒淋巴细胞到高度非典型特征,具有增大的细胞核、不规则的核折叠和明显的细胞核。肿瘤细胞的免疫表型与 ENKTL 相同,但 CD16 的表达频率更高(75%),而 ENKTL 的表达频率更高(22%)。由于细胞谱系和免疫表型的相似性,通常很难区分 ANKL 和晚期 ENKTL。最近的一项研究报告了 c-MYC(6/8)和 EBER(9/12)的阳性,以及 ANKL 中的 p53 过表达。早期的研究报告了 ANKL 和 ENKTL 之间的遗传差异。

淋巴结 T-/NK 细胞淋巴瘤是原发性淋巴结 EBV 阳性细胞毒性 T 细胞,或不常见的为 NK 细胞淋巴瘤,无鼻腔受累;在 2017 年 WHO 分类中,它被描述为外周 T 细胞淋巴瘤的 EBV 阳性变异。这是一种全身性疾病,预后较差。大多数患者为成人,部分患者处于免疫功能低下状态,表现为多发性淋巴结肿大、肝脾大、B 型症状和晚期。组织学表现为可变、单态或多态,通常显示高级别形态。肿瘤细胞的 T 细胞标志物和细胞毒性颗粒呈阳性。典型的表型是 EBV 阳性,CD8 阳性,CD56 阴性,细胞毒性 αβ T 细胞。在这些情况下,0~13% 包含 γδ T 细胞。CD56 的表达很少见。

血管内淋巴瘤是罕见的非霍奇金淋巴瘤,其特征是血管内肿瘤性淋巴细胞仅在腔内生长。大多数血管内淋巴瘤病例表现为 B 细胞表型,仅有 22 例 NK/T 细胞表型病例报告。在目前的 WHO 分类中,NK/T 细胞表型的血管内淋巴瘤尚未被确认为一个独特的实体。血管内 NK/T 细胞淋巴瘤(IVNKTL)的地理分布与 ENKTL 相似,在亚洲和拉丁美洲的发病率较高。IVNKTCL 患者的年龄范围为 18~84 岁,男女比例为 1:2。IVNKTCL 的组织学发现以占据中小型血管腔的大非典型细胞聚集为特征。肿瘤细胞的 cCD3ε、CD56 和 EBV 呈阳性,并显示细胞毒性 T 细胞表型。临床上,IVNKTCL 是一种侵袭性疾病,对治疗反应有限,预后较差。一项使用全外显子组和 RNA 测序对 2 例 IVNKTCL 病例进行的分子研究显示,表观遗传调节基因频繁突变。

五、治疗

(一)L-天冬酰胺酶在 ENKTL 中的益处

目前,即使是在有限期或晚期 ENKTL 的一线治疗,也没有明确的护理标准。然而,许多淋巴瘤,例如 CHOP(环磷酰胺+多柔比星+长春新碱+泼尼松龙)等传统治疗方案不充分,因为恶性细胞中 P-糖蛋白的高表达导致化疗耐药。事实上,CHOP 的操作系统只有 30%~40%。L-天冬酰胺酶可能是治疗 ENKTL 的最重要药物,特别是在晚期疾病的情况下。一项评估 L-天冬酰胺酶使用的 Meta 分析显示,在 SMILE 类固醇(地塞米松)、甲氨蝶呤、异环磷酰胺、L-天冬酰胺酶和依托泊苷等方案中,加用该药物,客观和完全缓解率均得到改善,而 GELOX(吉西他滨、L-天冬酰胺酶和奥沙利铂)的治疗方案均高于70%。基于 L-天冬酰胺酶的方案与非 P-糖蛋白底物的细胞毒性化疗药物联合使用可提高生存率,但长期结局仍然不足。此外,放疗在有限期疾病的治疗中起着重要作用。

(二)局限期疾病

放疗(RT)是 ENKTL 有限期治疗中最重要的治疗方式,局限性 ENKTL 患者不应在没有 RT 的情况下接受化疗。对于单独接受放疗或接受序贯放、化疗的患者,推荐剂量为50~54 Gray(Gy),而同时接受放、化疗的患者,放疗剂量根据化疗方案的强度而变化。调强放疗(IMRT)和容积调制弧形治疗(VMAT)是 ENKTL 患者目前的治疗标准,但使用质子治疗等新方法可能有助于未来的研究。对于不适合化疗的患者,单独放疗可产生50%~75% 的治愈率,尤其是根据疾病特征对风险进行分层时。

目前治疗有限期疾病的范式,即通常局限于鼻腔和鼻旁腔的 Ⅰ(E)期或相邻的Ⅱ(E)期,包括放疗,同时与含铂的化疗联合或含有 L-天冬酰胺酶的化疗顺序给予或作为与放疗的"三明治"。除了如上所述加入 L-天冬酰胺酶在结局方面取得的收益外,使用足够剂量的放疗(>50 Gy)和足够大的临床靶点体积可改善局部疾病控制以及有限期疾病患者的生存率。

常用的同步放化疗(CCRT)方案包括 RT-2/3DeVIC(放疗、地塞米松、依托泊苷、异环磷酰胺和卡铂)和 RT-顺式、VIPD(放疗+顺铂+依托泊苷+异环磷酰胺+顺铂+地塞米松)。RT-2/3DeVIC 同时开始放疗和化疗。RT-Cis,VIPD 从放疗开始,联合每周一次顺铂,然后进行含非蒽环类药物的化疗。除 VID 外,其他几种化疗方案也可用于顺铂同时放疗后:VIDL(依托泊苷+异环磷酰胺+地塞米松+L-天冬酰胺酶)、GDP(吉西他滨+地塞米松+顺铂)和 MIDL(甲氨蝶呤+异环磷酰胺+地塞米松+L-天冬酰胺酶+依托泊苷)。

非经常性放、化疗可以通过以下两种方式之一进行:①先进行化疗后放疗;②在放疗前后进行有限数量的化疗周期的"三明治"。改良 SMILE 是比较常用的方案之一,但鉴于其毒性特征,其使用通常仅限于年轻、更合适的患者。其他方案如 P-GEMOX(培门冬酶+吉西他滨+奥沙利铂)和 LVP(L-天冬酰胺酶+长春新碱+泼尼松龙)通常耐受性更好,但缺乏关于疗效的方案的直接比较,并且各种单臂试验在纳入的患者群体中存在显著差异,使得交叉试验比较变得困难。

对于患有有限期疾病的老年或虚弱患者,可单独使用放疗。早期研究显示全身性复发率很高,然而,近代使用现代放疗技术的数据显示,5 年 OS 为 69.6%,PFS 为 65.1%,结果更有利。

对于有限的 ENKTL 阶段,我们目前的护理标准是利用改进的 SMILE 进行两个周期,然后在年轻,健康的患者中将 50 Gy 的 IMRT 用于疾病部位。对于无法耐受 SMILE 治疗的患者,我们采用"三明治化疗"方法,两个周期的 GELOX,然后是 50 Gy IFRT,然后是两个额外的 GELOX 周期。

NKT 细胞瘤靶区实例见附图 6。

(三)晚期和复发性疾病

对于晚期疾病[Ⅱ期(E)与Ⅳ期非连续受累]或复发的患者,在一线治疗中通常使用与有限期疾病相似的化疗方案。其中许多在治疗方案中含有 L-天冬酰胺酶作为先前的治疗方案标准。CHOP 显示 OS 仅为 30%~40%。在初步研究中,SMILE 显示总体反应率(ORR)为 80%,CR 率为 40%。AspaMetDex(L-天冬酰胺酶、甲氨蝶呤和地塞米松)已在一项Ⅱ期研究中进行了评估,ORR 和 CR 分别为 78% 和 61%。此外,GELOX(吉西他滨、奥沙利铂和 L-天冬酰胺酶)已与 2 年 OS 一起使用,预可行性检查率超过 80%。P-GEMOX 已在复发/难治性人群中进行了评估,结果显示 CR 和 ORR 分别为 52% 和 81%,3 年 OS 为 58%。与有限期疾病相反,不使用放射治疗。

(四)单克隆抗体

1. PD-1 抑制剂　免疫检查点的识别是理解癌症逃避机制和免疫逃逸现象的一次革命。程序性细胞死亡蛋白-1(PD-1)是一种免疫检查点蛋白,通过调节 T 细胞功能来操纵宿主免疫反应。存在于癌细胞或免疫系统内其他非恶性细胞上的 PD-1 配体(PD-L1)与细胞毒性 T 细胞上的 PD-1 的结合导致 T 细胞抑制使癌细胞对免疫系统不可见。已发现,与 EBV 阴性淋巴瘤相比,PD-L1 在 EBV+淋巴瘤(尤其是 NK 淋巴瘤)中过表达,并且预后较差。该表达谱促使多项临床试验使用检查点抑制剂帕博利珠单抗和纳武单抗靶向 ENKTL 中的(PD-1)-(PD-L1)轴。

一项小型试验纳入了 7 例 ENKTL 患者,这些患者在多个方案(包括 L-天冬酰胺酶和 HSCT)失败后复发,给予单药帕博利珠单抗,剂量范围为 100~200 mg,中位为 7 个总周期(范围 2~13)。ORR 为 100%,分别在 5 名和 2 名患者中观察到 CR 和 PR,从而取得了令人印象深刻的反应。Ⅱ级皮肤 GVHD 发生在一位既往有异基因 HSCT 的患者中。中位随访 6 个月后,5 例获得 CR 的患者仍处于 CR 状态,PD-L1 表达与缓解相关,5 例 CR 患者中有 3 例 PD-L1 染色较强,PR 患者中有 1 例为弱染色。在另一项针对 ENKTL 患者(n=7)的试验中,在多种方案(包括飞马酸偶氮酶)失败后复发/难治性疾病,给予帕博利珠单抗,100 mg,每 3 周一次。该试验给出的中位周期数为 4 次。4 名患者有反应(57% ORR),其中 2 名患者达到 CR。PD-L1 在 5/7 的患者中表达(50%、20%、30%、70% 和

30%）。在一项纳入14例ENKTL患者的大型研究中，每3周给予帕博利珠单抗（100 mg）。ORR为44%，分别在5名和1名患者中获得了CR和PR。高PD-L1表达者的ORR较高（67%），而PD-L1表达低的ORR（20%）较高。最后，在一项小型研究中，纳入了3名未能通过低剂量纳武单抗的SIMPLE方案的ENKTL患者，其中1名患者获得了CR，而其余3名患者在显示出初始反应后因感染而死亡。综上所述，这些研究表明（PD-1）-（PD-L1）轴抑制在ENKTL中具有希望的活性，尽管需要更大的患者数量和更长的随访时间来评估单药PD-1阻断反应的持久性。其他生物和免疫疗法与PD-1阻断的联合策略，包括布伦妥昔单抗和基于EBV的疗法，目前正在进行中，并在后面的章节中进一步讨论。

2. 达拉图单抗 CD38，也称为环ADP核糖水解酶，是在T细胞、B细胞和自然杀伤细胞表面发现的表面糖蛋白。CD38具有广泛的功能，包括调节细胞分化、调节细胞募集、细胞因子释放和调节NAD。超过50%的NK/T细胞淋巴瘤为CD38+，CD38与侵袭行为和较差预后相关。Daratumumab（Dara）是一种针对CD38的单克隆抗体，可介导抗体依赖性细胞介导的细胞毒性和抗体依赖性细胞介导的吞噬作用。新出现的证据显示，Dara由于其CD38阳性而在ENKTL中具有有希望的活性。一名接受Dara治疗的复发/难治性（R/R）ENKTL患者的病例报告显示，治疗6周后EBV滴度最初升高。然而，EBV滴度最终变得检测不到，患者能够达到缓解，并在随访21周时保持缓解。对于中枢神经系统疾病患者，Dara也被证明能够穿过血脑屏障以提供CNS反应。根据这些病例报告，完成了一项关于单药Dara的复发/难治性ENKTL的多中心2期研究。根据卢加诺标准，总体缓解率（ORR），所有有反应的患者都达到部分反应（PR），没有患者出现完全反应（CR）。在本研究中，临床获益率（CR+PR+稳定疾病）为44%。中位反应持续时间也很短，仅为55 d。本研究的所有患者均至少出现一种不良事件（AE），最常见的是发热（66%）、贫血、血小板减少症和转氨酶升高（各28%）以及中性粒细胞减少症、寒战和头痛（各25%），所有这些都与以往的Dara试验一致。到目前为止，尚未对Dara与其他ENKTL药物的联合进行研究。

3. 布伦妥昔单抗 鉴于在成熟T细胞淋巴瘤和霍奇金淋巴瘤中的表达率较高，CD30在ENKTL中也进行了评估，发现其表达率为50%~70%。中国近期一项大型单中心研究显示，ENKTL患者中CD30的表达比例较高，为47%。CD30阳性的预后价值尚不清楚，因为一项由36例患者组成的研究显示CD30阳性的结局良好，而另一项包含72例患者的研究显示CD30阳性的预后较差，第3项研究显示CD30阳性的OS没有变化。苯妥昔单抗（BV）是一种靶向CD30的抗体，与细胞毒性药物单甲基牛抑素E偶联。Ⅲ期ECHELON-2试验显示，与接受CHOP治疗的患者相比，接受BV、环磷酰胺、多柔比星和泼尼松（BV-CHP）治疗的患者外周T细胞淋巴瘤，尤其是间变性大细胞淋巴瘤，结局更好。2015年的一份病例报告描述了一例难治性CD30+ENKTL患者使用单药BV达到CR。患者每月接受4个周期的BV伴CR，但由于2级呼吸困难而不得不停止治疗，3个月后复发。第二份病例报告描述了一例ENKTL复发患者，该患者在BV和苯达莫司汀联合用药后获得CR。患者在5个月的随访中仍住在CR。一项开放标签Ⅱ期试验评估了BV对表达非霍奇金淋巴瘤的R/R高CD30的使用。ENKTL患者的ORR为29%（2/7，

1 CR 和 1 PR）。目前,尚未完成专门评估 BV 在 ENKTL 中的应用的大规模研究。目前有一项Ⅱ期临床试验评估了单药 BV 在 R/R CD30 低（<10%）成熟 T 细胞淋巴瘤中对 ENKTL 患者开放（NCT02588651）。另一项Ⅱ期试点试验目前正在招募复发和难治性 CD30+淋巴瘤患者接受 BV 联合或不联合纳武鲁单抗（NCT01703949）。此外,计划进行一项针对复发性外周 T 细胞淋巴瘤（包括 ENKTL）患者的 BV 和帕博利珠单抗的Ⅱ期试验（NCT04795869）。最后,一项研究甲氨蝶呤、L-天冬酰胺酶和地塞米松治疗 ENKTL 的 BV 的Ⅰ/Ⅱ期试验目前正在招募患者（NCT03246750）。

（五）信号通路抑制剂

1. PI3K 通路抑制剂　PI3K 是一系列细胞内信号转导激酶,可磷酸化脂质膜中存在的磷脂酰肌醇肌醇环的 3′位置。这产生了 PIP3,它与位于各种激酶（包括 Akt、PDK1 和 Btk1）中的 pleckstrin 同源结构域结合,导致它们的活化,从而导致细胞代谢,生长和细胞分裂的增加。PI3K 根据其结构、调控和脂质底物分为 3 类（Ⅰ类、Ⅱ类和Ⅲ类）。Ⅰ类激酶亚型 PI3K-δ 和 PI3K-γ 对 T 细胞功能至关重要。杜维利西是 PI3K-δ 和 PI3K-γ 的口服双重抑制剂。在一项评估杜维利西在血液系统恶性肿瘤中的Ⅰ期篮式试验中,15 名 PTCL 患者能够在治疗时进行评估。这些患者的 ORR 为 47%,中位总生存期为 36.4 周,这表明杜维利西可以像 PTCL 一样考虑用于 ENTKL 的治疗。另一项Ⅰ期临床试验纳入了 16 例接受杜维利西治疗的 R/R PTCL 患者,结果显示 ORR 为 50%（3 CR,5 PR）。

一项Ⅰ期研究目前正在招募患者,以评估使用杜维利西对淋巴恶性肿瘤患者的 CC-486（口服阿扎胞苷）（NCT05065866）。另一项研究目前正在招募患者来评估淋巴瘤患者的鲁索利替尼和杜维利西（NCT05010005）。最后,计划在未来的一项试验中评估 T 细胞淋巴瘤患者（包括 ENKTL）中的多柔比星、CC-486、罗米色蛋白酶和杜维利西（NCT04639843）。虽然 ENKTL 的结果特别有限,但重要的是要跟进这些研究以确定 PI3K 抑制在 ENKTL 中是否有作用。

2. Jak/Stat 通路抑制剂　Jak/Stat 通路是正常 T 和 NK 生物学中的中枢信号通路,负责响应细胞因子信号传导的生长和增殖。毫不奇怪,已经发现 Jak/Stat 途径在多种淋巴瘤亚型（包括 ENKTL）中失调。在对 *JAK3* 和 *STAT3* 进行测序的 84 例 ENKTL 淋巴瘤的系列研究中,7% 的病例发现了 *JAK3* 突变,而 *STAT3* 突变不太常见,只有 1 例发生突变。然而,在同一系列中,STAT3 被发现在 51.4% 的病例中过度表达,这表明该途径的上调可能是 ENKTL 中更常见的失调方法。一项研究使用 *STAT3* 突变 NK 淋巴瘤细胞筛选了 306 种化合物,发现靶向 *JAK*、mTOR、Hsp90 和 CDK1 的抑制剂具有活性。在最近一项针对 Jak1/2 抑制剂鲁索替尼在 PTCL（$n=45$）和 MF（$n=7$）患者中进行的生物标志物驱动的研究中,患者根据其对 Jak/Stat 途径的失调被分为 3 组:①激活 Jak/Stat 突变。②pStat3 过表达。③无突变或过表达。患者接受 20 mg 的 Ruxolitinib,每日两次,直到进展,临床获益率（CBR）的主要终点定义为 CR,PR 或稳定疾病。在第 1、2 和 3 组中,PTCL 患者的 CBR 量分别为 53%、45% 和 13%,这表明 Jak/Stat 失调在确定对鲁索替尼抑制反应方面的重要性。虽然没有 ENKTL 患者参加这项研究,但这确实为研究 ENKTL 患者的 Jak/

Stat 通路抑制提供了进一步的支持,因为如前所述,*STAT3* 过表达的频率相对较高。

(六)在 ENKTL 治疗中靶向 EB 病毒

EBV 是一种无处不在的疱疹病毒,可感染>90% 的成人。EBV 主要感染 B 淋巴细胞,可引起自限性急性传染性单核细胞增多症,其特征为溶质病毒复制、溶质蛋白(如 BZLF1)的表达以及有效的 T 细胞驱动的免疫应答。少数 EBV 感染的 B 细胞可能逃避急性免疫反应。随后,EBV 以潜伏形式存在于 B 淋巴细胞中,终生有效,避免了由于潜伏感染逃避免疫应答的能力而完全根除。终生 EBV 可能经历裂解再活化期,导致 T 细胞和 NK 细胞感染,并可能通过促进感染细胞的恶性转化来推动淋巴组织增生性疾病的发展。潜伏的 EBV 通过限制免疫原性病毒蛋白的表达、诱导 T 细胞衰老、Th1 细胞分化阻断和调节性 T 细胞的动员,直接导致免疫规避。

结外 NK/T 细胞淋巴瘤见于免疫功能正常的个体,与 EBV 感染密切相关。在肿瘤细胞中观察到 EBV 编码潜膜蛋白 1 和 2(LMP-1 和 LMP-2)、EBV 核抗原 1(EBNA1)和爱泼斯坦-巴尔早期区(EBER)RNA 的表达。循环 EBV DNA 的定量被用作淋巴瘤负荷的替代标志物,在诊断时观察到 EBV DNA,在缓解时变得不可检测,在难治性疾病中仍然升高。循环 EBV DNA 水平与患者预后、治疗反应和结局相关。潜伏性 EBV 感染被认为有助于 ENKTL 的发病机制。使用 RNA 干扰沉默 EBNA1 表达抑制 EBV 阳性 ENKTL 细胞系的生长,并与 P27 蛋白表达增加和随后的细胞周期停滞相关。在 ENKTL 中经常观察到的细胞周期蛋白依赖性激酶抑制剂 p21 的过表达可能与 EBV 感染有关。此外,潜伏的 EBV 蛋白 EBNA1、LMP-1、LMP-2 已被涉及多个细胞内信号通路,导致宿主淋巴细胞的永生化和转化。

ENKTL 表达的 EBV 蛋白是相对较弱的免疫原性靶点,它们具有基于细胞毒性 EBV 特异性细胞毒性 T 淋巴细胞(CTL)的 ENTKL 治疗的潜力。6 例活动性疾病 ENKTL 患者接受 LMP 特异性 CTL 治疗,其中 4 例患者接受 LMP1 和 LMP2 特异性 T 细胞治疗,2 例患者接受 LMP2 特异性 T 细胞治疗。4 例患者观察到完全缓解,并在 T 细胞给药后中位随访期持续 3.1 年。此外,5 名处于缓解期但被认为具有高风险复发的 ENKTL 患者也接受了 EBV 特异性 T 细胞(一名受试者接受了 LMP2 特异性 T 细胞,5 名受试者接受了 LMP1 和 LMP2 特异性 T 细胞)。这些受试者在输注后均处于持续缓解状态。未观察到脱靶不良反应。在随后的一项研究中,5 例接受异基因干细胞移植的 EBER+ENKTL 缓解患者接受靶向 LMP1 和 LMP2 的供体来源的 EBV 特异性 T 细胞。2 例患者在输注后 8 周前复发,输注后不到 1 年就因疾病死亡。一名患者在输注后 16 个月复发。输注后 13 个月和 3 年,2 例患者仍处于持续缓解状态。此外,1 例活动性疾病患者接受 LMP1 和 LMP2 靶向 T 细胞治疗,并在 3 个月内死于疾病。在 ENKTL 患者中未观察到毒性,尽管一名慢性活动性 EBV/噬血细胞淋巴组织细胞增多症患者发生 4 级肝坏死,一名患者在这项研究中出现移植物抗宿主病。有趣的是,T 细胞产物似乎是异质的,应答者通常接受的 LMP2 反应性 T 细胞数量高于非应答者,这表明通过富集 LMP2 特异性 T 细胞的 T 细胞产物,结果可能会进一步改善。这些结果在一项 2 期临床试验中得到进一步扩展,以开发自体 EBV

特异性 T 细胞(baltaleucel T)用于治疗和预防晚期复发 ENKTL 的复发。通过模拟患者来自外周血的 T 细胞和抗原呈递细胞,用来自 EBV 靶标 LMP1、LMP2、BamH1(BARF1)和 EBNA1 的 Pepmixs 脉冲,创建了自体多特异性 EBV 靶向 T 细胞。在入组的 47 例患者中,15 例患者接受了 4 次 EBV 特异性 T 细胞剂量的中位数,而其余患者由于制造失败,在给予细胞之前疾病进展迅速或死亡而没有接受 T 细胞产物。在 T 细胞受体中,10 例患者在产品输注时具有活性 ENKTL,并显示出 30% 的完全反应(CR)和 50% 的总反应率(ORR)。5 例患者在细胞输注时没有可测量的疾病,3 例患者显示疾病进展,2 例患者持续缓解。综上所述,这些结果表明,靶向 EBV 抗原的 T 细胞具有良好的耐受性,能够诱导复发/难治性 ENKTL 的缓解并预防复发。进一步探索和优化 T 细胞产品制造和对特定 EBV 表位的反应性仍然是一个挑战,并可能有助于进一步改善结果。

组蛋白脱乙酰酶抑制剂 nanatinostat 联合抗病毒药物缬更昔洛韦联合使用溶质循环诱导也曾被尝试靶向复发/难治性 EBV 阳性 ENKTL。抗病毒药物(如更昔洛韦)需要存在功能性病毒胸苷激酶 BGLF4(一种裂解相蛋白)才能活化。nanatinostat 诱导 BGLF4 EBV 蛋白激酶在 EBV 阳性肿瘤细胞中的表达,通过磷酸化激活更昔洛韦(GCV)。1b/2 期 VT3996-201 期研究联合 nanatinostat 与万能昔洛韦治疗至少 1 次全身治疗后组织学确诊的 EBV 阳性淋巴瘤复发/难治性。在招募的 55 名患者中,有 9 名患者患有 ENKTL;5 名患者患有 PTCL,未另行说明;6 例患者患有血管免疫母细胞 T 细胞淋巴瘤;一名患者患有皮肤 T 细胞淋巴瘤。15 例中位随访期为 5.7 个月(范围 1.9~34.1)的非霍奇金淋巴瘤 T/NK 淋巴瘤患者,ORR 为 60%,CR 为 27%,中位缓解持续时间为 10.4 个月。值得注意的是,PR 和 CR 的两名患者(ENKTL 和 PTCL-NOS)分别在 6.7 个月和 6.6 个月时被撤回,以进行自体干细胞移植巩固。这些结果表明 HDAC 抑制剂联合抗病毒药物具有有希望的活性,特别是在 T/NK EBV 相关恶性肿瘤中。

靶向 EBV 对免疫系统的影响也显示出潜力。已知 EBV 可诱发免疫应答规避,并且在 28 个测试的 ENKTL 样本中,有 15 个与高 PD-L1 表达相关。PD-L1 表达高的复发/难治性 NK/T 细胞淋巴瘤患者对帕博利珠单抗的反应更高(4/6,67%),而 PD-L1 表达低的患者(1/5,20%)。这种方法值得进一步研究,也许与直接针对 EBV 的途径相结合。

（七）ENKTL 中的干细胞移植

干细胞移植(SCT)已被评估用于 ENKTL 患者的治疗。然而,由于该病的罕见性,并且鉴于大多数患者患有有限期疾病(>60%),因此没有前瞻性的随机临床试验,因此证据主要基于小型试验和回顾性研究,主要在亚洲人群中。对于早期(ⅠE~ⅡE)疾病患者,标准放、化疗方法治疗可治愈大多数患者,因此,SCT 仅考虑用于晚期(Ⅲ~Ⅳ)或复发/难治性疾病患者。

1. 整合性自动 SCT 的作用　关于巩固性自动 SCT 在 ENKTL 中的作用的数据有限。在许多中心,巩固性自身 SCT 常规用于外周 T 细胞淋巴瘤(PTCL)伴有化学敏感性疾病的患者,因此,这种方法已在 ENKTL 患者中使用。在一项针对亚洲人群的回顾性研究中,将未接受自身 SCT 治疗的患者与 3 个已发表的接受自身 SCT 治疗的患者系列的结果进行比较。两组间所有患者均匹配 NK-IPI。在这项研究中,在进行自身 SCT 时,CR 患者在 5 年时无病生存期有所改善(87.3% *vs* 67.8%,$P=0.027$),但未在 CR 患者中观察到这一点。这项研究的一个关键局限性是,这些患者在常规使用基于 CHOP 的方案的天冬酰胺酶之前接受了治疗,现在已知这些方案较差。在一项主要由美国患者组成的小系列研究中,巩固性自体 SCT 在 1 年(83% *vs* 57%)和 3 年(83% *vs* 14%)时改善了 PFS,单因素分析的 $P=0.013$。多变量分析未证实这一获益,但该研究受少量限制。EBMT 报告了 ENKTL 自身 SCT 患者的结果,其中 2 年 PFS 和 OS 为 33 年,为 40%,但 57% 的患者在进行自动 SCT 时不在 CR 中。鉴于可用数据有限,很难明确推荐对 ENKTL 晚期患者进行巩固性自动 SCT。然而,现有数据表明,对于初始治疗后进行巩固性自身 SCT 的 CR 患者,可能会有一些益处。

2. 异体-SCT 的作用　Allo-SCT 已在 ENKTL 的巩固和打捞设置中使用。ENKTL 中移植物抗淋巴瘤(GVL)效应的证据来自大量研究,在这些研究中,即使使用难治性 ENKTL 患者也能获得长期缓解。在 ENKTL 的同种异体 SCT 接受者的一个系列中,1 年和 3 年 OS 分别为 54% 和 39%,而 PFS 在 1 年和 3 年时为 31%。在该队列中,非复发死亡率(NRM)的累积发生率为 1 年时的 39%。在该研究中,接受任何移植(自身 SCT 或同种异体 SCT)的患者在 CR 移植时具有改善的结局(67% *vs* 13% PFS,$P=0.002$)。有趣的是,该系列包括 4 名接受过既往自动 SCT 的患者。在国际血液和骨髓移植研究中心(CIBMTR)的一项大型研究中,混合种族背景(66% 高加索人,19% 亚洲种族),82 名患者接受了同种异体-SCT,其中 30% 接受了前置同种异体 SCT,60% 在复发后接受了挽救治疗;45% 的患者患有 CR,30% 的患者患有 PR,12% 的患者患有未知或难治性疾病。本系列研究中,3 年 OS 和 PFS 分别为 34% 和 28%,NRM 的 3 年累积发病率为 30%,复发死亡率为 42%。10 个月以上未见复发。前期接受同种异体-SCT 与挽救性同种异体-SCT 治疗的结局没有差异,但应谨慎解释挽救性同种异体-SCT 的有利结局,因为许多患者由于难治性疾病或快速进展而无法达到同种异体-SCT。这些结果表明,同种异体-SCT 对于复发/难治性 ENKTL 患者是一种有效的挽救疗法,即使只有 PR,也可以被认为是高度选择的适合患者的前期巩固治疗。

现有数据提供证据表明,对于诊断时晚期 Ⅲ/Ⅳ 期 ENKTL 患者和化疗后 CR 患者,尤其是不适合同种异体-SCT 的患者,可考虑进行巩固性自身 SCT。对于 CR1 中极度健康的患者,或初始治疗或复发/难治性疾病未达到 CR 的患者,应考虑 Allo-SCT,但其疗效受非复发死亡率限制。

(八)对高级和复发/难治性 ENKTL 管理的建议

我们目前针对晚期和复发/难治性 ENKTL 患者的方法是从含有 L-天冬酰胺酶的化疗开始。对于年轻,适合的患者,使用 4~6 个周期的改良 SILE,然后对 CR 患者使用自动 SCT。对于不太合适的患者,使用 4~6 个周期的 GELOX 化疗,巩固性自动 SCT 用于适合的老年患者。ENKTL 中新型试剂的时机和最佳使用尚不清楚,并且这些试剂中的大多数都不可用。对于先前接受过 SMILE 的患者,GELOX 是一个不错的选择。对于化疗难治的患者,我们使用免疫疗法,如 PD-1 抑制剂纳武单抗。在临床试验之外,诸如 Nstat 或 EBV 靶向 T 淋巴细胞之类的新型药物目前无法获得,但在我们的中心,这些是我们用于治疗这些患者的主要策略。对于任何 ENKTL 复发倍增的患者,尤其是当自身 SCT 失败时,即使患者仅处于部分缓解期,也应考虑 Allo-SCT。

第六节　慢性淋巴细胞白血病/小淋巴细胞淋巴瘤

慢性淋巴细胞白血病(CLL)/小淋巴细胞淋巴瘤(SLL)属于惰性 B 细胞淋巴瘤,CLL 和 SLL 是同一种疾病的不同表现,治疗方法相同。两者的主要区别在于 CLL 表现为外周血中存在大量、异常的淋巴细胞;而 SLL 的肿瘤负荷主要位于淋巴结。国际慢性淋巴细胞白血病工作组对 SLL 的定义为:有淋巴结肿大和(或)脾大、无因骨髓受侵导致的血细胞减少、外周血克隆性 B 细胞数$<5 \times 10^9$/L。SLL 需由淋巴结活检的组织病理学确诊,而流式细胞学通常足以诊断 CLL,诊断困难时需淋巴结活检及骨髓活检。诊断 CLL 需达到以下标准:外周血克隆性 B 细胞计数$\geq 5 \times 10^9$/L;克隆性 B 细胞表型需经流式细胞术确认;典型的免疫表型为 CD19(+)、CD5(+)、CD23(+)、CD200(+)、CD20(弱+)、CD79b(弱+)、FMC-7(-),CD10(-)、Cyclin D1(-)。若外周血克隆性 B 细胞计数未达5×10^9/L,但存在因骨髓受侵导致的血细胞减少,仍诊断 CLL。

CLL/SLL 在欧美国家占 NHL 的 7%~10%,是欧美国家最常见的成人白血病类型。亚洲及中国 CLL/SLL 的发病率较低,占 NHL 的 1%~3%。中位发病年龄 65 岁,男女比例(1.5:1)~(2:1)。

一、临床表现

病变通常累及外周血、骨髓、淋巴结和肝脾。临床表现多样,大部分患者可无症状,部分可出现乏力、自身免疫性贫血、感染、肝脾和淋巴结肿大。

二、诊断

典型的 CLL/SLL 细胞为单一性、弥漫性浸润,有假滤泡形成(增殖灶),细胞核染色质颗粒状是其特点,可见增殖中心。IHC 表型:CD5(+)、CD23(+)、CD43(+)或(-)、CD10(-)、CD19(+)、CD20(弱+)、LEF1(+)。需要鉴别 MCL 时,可以增加其他标记物,如 Cyclin D1、SOX11。增殖灶的出现易误诊为反应性增生。前期都有单克隆 B 细胞增生症。

血常规:白细胞和淋巴细胞持续增高,分类时以分化较好的 CLL 细胞为主,常>50%,可达80%~90%,其形态类似正常淋巴细胞,但细胞核形不规则、呈深切迹或核裂隙,核染色质呈不规则聚集、胞质量少、灰蓝色多无颗粒。破碎细胞(篮状细胞)多见;可见少量幼稚淋巴细胞增多,通常<2%。当外周血幼稚淋巴细胞>55%时,可诊断为 B-CLL/幼淋巴细胞白血病。晚期可见血小板减少。

骨髓细胞学:骨髓有核细胞增生明显活跃或极度活跃。淋巴细胞高度增生,以异常的成熟小淋巴细胞为主,占40%以上,甚至高达90%。细胞大小和形态基本与外周血一致,形态异常不明显,核可有深切迹或裂隙,核染色质不规则聚集,核仁无或不明显,有少量胞质,无颗粒。还可夹杂一些中到大的淋巴细胞。原始、幼稚淋巴细胞一般<5%。幼稚淋巴细胞数目增多与疾病进展相关。粒系、红系及巨核系细胞三系明显减少。当患者伴发溶血时,有核红细胞可显著增生。

三、分期

SLL 参考 Ann-Arbor 分期系统,CLL 参考 Rai 和 Binet 分期系统。

四、治疗

(一)小淋巴细胞淋巴瘤

Ⅰ期患者采用局部放疗;Ⅱ~Ⅳ期患者,如无治疗指征可以观察随诊,有治疗指征时参考 CLL 的治疗原则。

(二)慢性淋巴白血病

Rai 0~Ⅱ期的低危和中危患者,如无治疗指征则可以观察随诊;Rai 0~Ⅱ期、有治疗指征或 Rai Ⅲ~Ⅳ期伴持续血细胞减少的患者,根据 FISH 检测的 del(17p)和(或)*TP53* 突变情况、免疫球蛋白重链可变区(immunoglobulin heavy chain variable region,IGHV)突变状态、患者一般状态和合并疾病等因素,选择相应的治疗方案。应注意 CLL 的支持治疗,如肿瘤溶解综合征、感染和自身免疫性血细胞减少的处理。

(三)治疗指征

适合参加临床试验;出现明显的疾病相关症状,如严重乏力、盗汗、体重下降和非感染性发热;威胁脏器功能;持续增大的大肿块,如脾大超过左肋缘下 6 cm,淋巴结直径>10 cm;进行性贫血和进行性血小板减少;激素治疗无效的 CLL 伴发自身免疫性疾病。

(四)一线治疗方案的选择

1. 无 del(17p)/*TP53* 突变 伴有严重伴随疾病的虚弱患者(无法耐受嘌呤类似物)或年龄≥65 岁和年龄<65 岁但伴有严重伴随疾病(肌酐清除率<70 mL/mim)的患者首先推荐伊布替尼治疗,其他推荐方案包括:苯达莫司汀+CD20 单抗(不推荐用于虚弱患者),高剂量甲泼尼龙+利妥昔单抗,苯丁酸氮芥,利妥昔单抗。

年龄<65 岁,不伴有严重合并疾病的患者,推荐的方案包括:伊布替尼,苯达莫司汀+CD20 单抗,FCR(氟达拉滨,环磷酰胺,利妥昔单抗)(*IGHV* 突变的 CLL 患者优选),FR(氟达拉滨,利妥昔单抗),高剂量甲泼尼龙+利妥昔单抗,伊布替尼+利妥昔单抗。

一线治疗后的维持治疗:对高危患者(外周血微小残存肿瘤细胞≥10^2个或 IGHV 非突变型外周血微小残存肿瘤细胞≥10^4个并<10^2个)可以考虑来那度胺维持治疗。

2. 伴有 del(17p)/*TP53* 突变　首选推荐伊布替尼;其他推荐方案包括高剂量甲泼尼龙+利妥昔单抗。

(五)复发耐药患者治疗方案的选择

1. 无 del(17p)/*TP53* 突变　伴有严重伴随疾病的虚弱患者或年龄≥65 岁和年龄<65 岁但伴有严重伴随疾病(肌酐清除率<70 mL/mim)的患者首先推荐布鲁顿酪氨酸激酶抑制剂(伊布替尼、泽布替尼、奥布替尼),维奈克拉(venetoclax)+利妥昔单抗方案,其他推荐方案包括:苯达莫司汀+利妥昔单抗,剂量减低的 FCR,高剂量甲泼尼龙+利妥昔单抗,来那度胺±利妥昔单抗,维奈克拉,剂量增加的利妥昔单抗,苯达莫司汀+利妥昔单抗+伊布替尼。

年龄<65 岁,不伴有严重合并疾病的患者,首先推荐布鲁顿酪氨酸激酶抑制剂(伊布替尼、泽布替尼、奥布替尼)治疗,其他推荐方案包括:苯达莫司汀+利妥昔单抗,FCR,高剂量甲泼尼龙+利妥昔单抗,来那度胺±利妥昔单抗,维奈克拉,苯达莫司汀+利妥昔单抗+伊布替尼。

二线治疗后的维持治疗:对于二线治疗后获得 CR 或 PR 的患者,可以考虑来那度胺维持治疗。

2. 伴有 del(17p)/*TP53* 突变　二线以上治疗方案首选推荐:布鲁顿酪氨酸激酶抑制剂(伊布替尼、泽布替尼、奥布替尼),维奈克拉+利妥昔单抗,维奈克拉;其他推荐方案包括:高剂量甲泼尼龙+利妥昔单抗,来那度胺±利妥昔单抗。

五、预后

不良预后因素包括:*IGHV* 无突变,del(17p)/*TP53* 突变,del(11q),复杂核型(≥3 种染色体异常);流式细胞术检测肿瘤细胞 CD38 阳性≥30%,ZAP-70 阳性≥20%,CD49d 阳性≥30%;β_2 微球蛋白增高和分期晚等。

第七节　套细胞淋巴瘤

套细胞淋巴瘤(MCL)占 NHL 的 3%~10%,男女比例为(2:1)~(3:1),中位发病年龄 65 岁左右。自然病程可以表现为侵袭性和惰性,但大部分具有侵袭性生长特点。对治疗的反应类似惰性淋巴瘤,传统化疗不可治愈。既往多药联合化疗的生存期为 3~5 年,近年来随着 HDT/ASCT、阿糖胞苷及靶向药物的引入,生存期得到明显延长。少部分惰性 MCL,称为白血病样非淋巴结性 MCL,分子遗传学变异较少,无 del(17p)/*TP53* 突变,不表达或低表达 SOX11,其病程类似于惰性淋巴瘤,预后较好。

一、临床表现

最常累及淋巴结、骨髓、消化道、脾和咽淋巴环,诊断时70%为Ⅳ期。骨髓受侵率可达50%~100%,下消化道受侵率高,内镜下常表现为多发性息肉样病变。

二、诊断

MCL的肿瘤细胞为形态一致的小至中至大的淋巴细胞,细胞核表面略不规则,生长方式多样,包括套区性、结节性和弥漫性。由于预后差,所以鉴别诊断非常重要,需要与CLL/SLL、FL和边缘区淋巴瘤相鉴别。IHC标记物选择包括CD20、PAX5、CD3、CD10、CD23、MUM-1、Cyclin D1、SOX11和CD138。典型的免疫表型为CD19(+)、CD5(+)、CD23(-)、CD200(弱+)、CD20(+)、CD79b(+)、FMC-7(+)、CD10(-)、Cyclin D1(+)。大多数患者有CD5(+)、Cyclin D1(+)的表达,而在Cyclin D1(-)时,可以加做FISH检测CCND2和CCND3以及IHC检测SOX11综合诊断。确诊困难,需要寻找其他证据,FISH检测t(11;14)对诊断MCL的敏感性和特异性都很高。此外,2017年版WHO造血与淋巴组织肿瘤分类将MCL分为两种类型:一种为经典MCL,表现为SOX11阳性,*IGHV*无突变,临床侵袭性强,预后差,还可以出现更具侵袭性的变异型母细胞型和多型性型,常伴*TP53*突变;另一种为白血病性结外MCL,常累及外周血、骨髓及脾,表现为SOX11阴性,伴*IGHV*突变,临床呈惰性,预后较好。

骨髓细胞学:肿瘤细胞累及骨髓时,骨髓涂片中可见数量不等的异常淋巴细胞增多,肿瘤细胞胞体大小不一,胞核多为圆形或轻度不规则,多见一个大而畸形的核仁,染色质细致弥散,胞质较丰富,呈淡蓝色。

三、治疗

对MCL患者应进行全面检查,准确分期,以指导治疗方案选择。发生母细胞化或有中枢神经系统症状者应进行脑脊液和脑MRI检查,对于拟诊为Ⅰ期或Ⅱ期的患者,应进行内镜检查排除胃肠道侵犯。

(一)治疗策略

Ⅰ期或局限Ⅱ期不伴有大肿块者,推荐可采用单纯ISRT或常规剂量强度的免疫化疗±ISRT。

广泛Ⅱ期不伴有大肿块者,推荐常规剂量强度免疫化疗。某些具有惰性临床特征者,如白血病样非淋巴结性MCL伴脾大、SOX11阴性[*IGHV*突变型],无*TP53*突变或缺失以及肿瘤负荷低、Ki-67增殖指数<10%等,可以观察随诊。

Ⅱ期伴有大肿块和Ⅲ/Ⅳ期具有侵袭性临床特征的患者,若适合HDT/ASCT,推荐高剂量强度诱导化疗后序贯HDT/ASCT;不适合HDT/ASCT的患者,推荐参加临床试验或常规剂量强度的治疗。属于惰性特征的患者,如无症状或治疗指征,可以观察随诊。有症状或治疗指征者,需根据是否存在 *TP53* 突变,选择相应的治疗。

(二)一线治疗方案

高剂量强度方案:首选 R-DHA(利妥昔单抗、地塞米松、阿糖胞苷)+铂类(卡铂、顺铂或奥沙利铂),R-CHOP/R-DHAP 交替方案,NORDIC[强化剂量的 R-CHOP(maxi-CHOP)与利妥昔单抗+高剂量阿糖胞苷交替]方案,HyperCVAD,利妥昔单抗,苯达莫司汀序贯利妥昔单抗和高剂量阿糖胞苷;其他推荐方案:苯达莫司汀+利妥昔单抗。

常规剂量强度方案:推荐苯达莫司汀+利妥昔单抗,VR-CAP(硼替佐米、利妥昔单抗、环磷酰胺、阿霉素和泼尼松),R-CHOP,来那度胺+利妥昔单抗;其他推荐方案:改良的 R-HyperCVAD 方案(用于<60 岁患者),RBAC500(利妥昔单抗、苯达莫司汀、阿糖胞苷)。

巩固治疗:可以考虑 HDT/ASCT。

维持治疗:利妥昔单抗。

(三)二线治疗方案

可以选择一线方案未应用的方案或药物。推荐的首选方案包括:BTK 抑制剂(伊布替尼、泽布替尼、奥布替尼);来那度胺+利妥昔单抗;其他推荐方案包括:苯达莫司汀+利妥昔单抗,苯达莫司汀+利妥昔单抗+阿糖胞苷,硼替佐米±利妥昔单抗;R-DHAP,R-DHAX(地塞米松、阿糖胞苷、奥沙利铂),R-GemOx,BTK 抑制剂+来那度胺+利妥昔单抗,BTK 抑制剂+维奈克拉,维奈克拉±利妥昔单抗等。

二线治疗后的巩固治疗:异基因造血干细胞移植。

四、预后

IPI 源于侵袭性淋巴瘤的生存数据,也可以作为 MCL 的预后指标,但预后判断效能较差。简易套细胞淋巴瘤国际预后评分系统(International Prognostic Indexfor Mantle Cell Lymphoma,MIPI)对 MCL 的预后分层效果较好,被广泛采用。其他不良预后因素还包括 Ki-67、*TP53* 突变和母细胞转化等。其中 Ki-67>30% 是独立于 MIPI 的最重要的生物学预后指标,联合 Ki-67 的套细胞国际预后指数(combined mantle cell lymphoma international prognostic index,MIPIc)能够更好地区分预后,也被推荐采用。*TP53* 突变患者应用传统方案和 HDT/ASCT 等治疗的疗效欠佳,*TP53* 突变与 Ki-67>30% 和母细胞样细胞形态相关。

第八节 伯基特淋巴瘤

伯基特淋巴瘤属于高度侵袭性 NHL。可分为地方流行性、散发性和免疫缺陷相关性 3 个变异型。伯基特淋巴瘤占 NHL 的 3%~5%,约占儿童 NHL 的 40%。

一、临床表现

流行性伯基特淋巴瘤主要发生于非洲赤道地区和巴西东北部,高峰发病年龄在 4 ~ 7 岁,男女之比为 2∶1,多累及颌骨,EB 病毒阳性率>95%。散发性伯基特淋巴瘤散布于世界各地,主要发生在儿童和青年,男女之比为(2∶1)~(3∶1),腹部受累多见,EB 病毒阳性率<30%。免疫缺陷相关型多发生于艾滋病患者,常累及淋巴结和骨髓。伯基特淋巴瘤是细胞倍增周期最短的肿瘤,生长迅速。伯基特淋巴瘤结外受侵常见,头颈、腹部、骨髓和中枢神经系统等是其最常受累及的部位。

二、诊断

经典型伯基特淋巴瘤形态学表现为较均一的中等大小肿瘤性 B 细胞弥漫增生,核分裂象及凋亡很明显,常见星空现象。肿瘤细胞起源于生发中心,IHC 免疫表型常表现为 sIgM(+)、单一轻链(+)、CD19(+)、CD20(+)、CD22(+)、c-Myc(+)、CD10(+)、bcl6(+)、bcl2(-或弱+)、CD5(-)、CD23(-)、MUM-1(-)和 TdT(-)。增殖指数非常高,Ki-67 近 100%。即使形态学、免疫表型都是典型的伯基特淋巴瘤,也要进行 FISH MYC 检测,其中 t(8;14)约占 80%,t(2;8)和 t(8;22)占 15%;鉴别诊断包括形态学、免疫表型都是典型的伯基特淋巴瘤,但无 MYC 异常者,归入高级别 B 细胞淋巴瘤,非特指型。EBER 检测对伯基特淋巴瘤是必须的,但我国更多的是散发性患者,EBER(-)多见。

骨髓细胞学:骨髓增生明显活跃或极度活跃。典型的伯基特淋巴瘤细胞为中到大的淋巴细胞,大小不一并易见成堆分布;白血病细胞胞核较大,多为圆形或不规则形,核染色质呈粗颗粒状,有 1 个至多个大小不等的明显核仁;胞质量多少不定,强嗜碱性并含有大小不一、数量较多的脂质空泡呈穿凿样,细胞核上也可见空泡。涂片中退化细胞多见,粒系、红系细胞增生受抑制。

三、治疗

以化疗为主,但 CHOP 方案疗效不理想,高剂量强化治疗及联合利妥昔单抗可提高疗效。应进行中枢神经系统预防性治疗,并充分预防肿瘤溶解综合征的发生。伯基特淋巴瘤可选择的化疗方案包括:CODOX-M+利妥昔单抗、CODOX-M/IVAC 方案、DA-EPOCH-R 或 R-HyperCVAD/HD-MA 方案等。对于肿瘤负荷低的低危患者,3 个周期治疗达 CR 后,再进行 1 个周期的巩固治疗后即可结束治疗。诊断时已存在脑实质受侵的患者,第一周期的治疗应从包含可以透过血脑屏障药物的方案开始。选择 DA-EPOCH-R 方案时应联合鞘内注射 MTX,该方案不适合存在脑实质受侵的患者。

没有明确可推荐的二线解救方案,可考虑选择 R-ICE、R-GDP、R-IVAC、高剂量阿糖胞苷+利妥昔单抗等方案,解救治疗后达 CR 的患者可考虑 HDT/ASCT 或异基因造血干细胞移植。

四、预后

年龄>40 岁、一般情况差、分期晚、LDH 增高、骨髓和中枢神经系统受侵和人类免疫缺陷病毒阳性等预后不良。

参考文献

[1]SIEGEL R L,MILLER K D,FUCHS H E,et al. Cancer statistics,2022[J]. Ca Cancer J Clin,2022,72(1):7-33.

[2]METZGER M L,MAUZ-KÖRHOLZ C. Epidemiology,outcome,targeted agents and immunotherapy in adolescent and young adult non-Hodgkin and Hodgkin lymphoma[J]. Br J Haematol,2019,185(6):1142-1157.

[3]LYAPICHEV K A,YOU M J. Unusual presentation of classic Hodgkin lymphoma[J]. Blood,2019,133(5):502.

[4]GAUT D,SCHILLER G J. Hematopoietic stem cell transplantation in primary central nervous system lymphoma:a review of the literature[J]. Int J Hematol,2019,9(3):260-277.

[5]CAI Q,FANG Y,YOUNG K H. Primary central nervous system lymphoma:molecular pathogenesis and advances in treatment[J]. Transl Oncol,2019,12(3):523-538.

[6]CARBONE P P,KAPLAN H S,MUSSHOFF K,et al. Report of the committee on hodgkin's disease staging classification[J]. Cancer Res,1971,31(11):1860-1861.

[7]EL-GALALY T C,D'AMORE F,MYLAM K J,et al. Routine bone marrow biopsy has little or no therapeutic consequence for positron emission tomography/computed tomography-staged treatment-naive patients with Hodgkin lymphoma[J]. J Clin Oncol,2012,30(36):4508-4514.

[8]ENGERT A,FRANKLIN J,EICH H T,et al. Two cycles of doxorubicin,bleomycin,vinblastine,and dacarbazine plus extended-field radiotherapy is superior to radiotherapy alone in early favorable Hodgkin's lymphoma:final results of the GHSG HD7 trial[J]. J Clin Oncol,2007,25(23):3495-3502.

[9]FERME' C,EGHBALI H,MEERWALDT JH,et al. Chemotherapy plus involvedfield radiation in early-stage Hodgkin's disease[J]. N Engl J Med,2007, 357(19):1916-1927.

[10]MAUCH P,GOODMAN R,HELLMAN S. The significance of mediastinal involvement in early stage Hodgkin's disease[J]. Cancer,1978,42(3):1039-1045.

[11]LISTER T A,CROWTHER D,SUTCLIFFE S B,et al. Report of a committee convened to discuss the evaluation and staging of patients with Hodgkin's disease:Cotswolds meeting[J]. J Clin Oncol,1989,7(11):1630-1636.

[12]HENRY-AMAR M,FRIEDMAN S,HAYAT M,et al. Erythrocyte sedimentation rate predicts early relapse and survival in early-stage Hodgkin disease. The EORTC Lymphoma

Cooperative Group[J]. Ann Intern Med,1991,114(5):361-365.

[13]BARRINGTON S F,KLUGE R. FDG PET for therapy monitoring in Hodgkin and non-Hodgkin lymphomas[J]. Eur J Nucl Med Mol Imaging,2017,44(Suppl 1):97-110.

[14]DABAJA B S,HOPPE B S,PLASTARAS J P,et al. Proton therapy for adultswith mediastinal lymphomas:the International Lymphoma Radiation Oncology Group guidelines[J]. Blood,2018,132(16):1635-1646.

[15]GIRINSKY T,PICHENOT C,BEAUDRE A,et al. Is intensity-modulated radiotherapy better than conventional radiation treatment and three dimensional conformal radiotherapy for mediastinal masses in patients with Hodgkin's disease,and is there a role for beam orientation optimization and dose constraints assigned to virtual volumes? [J]. Int J Radiat Oncol Biol Phys,2006,64(1):218-226.

[16]HAHN E,JIANG H,NG A,et al. Late cardiac toxicity after mediastinal radiation therapy for hodgkin lymphoma:contributions of coronary artery and whole heart dose-volume variables to risk prediction[J]. Int J Radiat Oncol Biol Phys,2017,98:1116-1123.

[17]MILGROM S A,VARGHESE B,GLADISH G W,et al. Coronary artery dose-volume parameters predict risk of calcification after radiation therapy[J]. J Cardiovasc Imaging,2019,27(14):268-279.

[18]ATKINS K M,CHAUNZWA T L,LAMBA N,et al. Association of left anterior descending coronary artery radiation dose with major adverse cardiac events and mortality in patients with non-small cell lung cancer[J]. JAMA Oncol,2021,7(2):206-219.

[19]FUCHS M,GOERGEN H,KOBE C,et al. Positron emission tomography-guided treatment in early-stage favorable hodgkin lymphoma:final results of the international,randomized phase Ⅲ HD16 trial by the german hodgkin study group[J]. J Clin Oncol,2019,37(31):2835-2845.

[20]STRAUS D J,JUNG S H,PITCHER B,et al. CALGB 50604:risk-adapted treatment of nonbulky early-stage Hodgkin lymphoma based on interim PET[J]. Blood,2018,132(10):1013-1021.

[21]STRAUS D J,DLUGOSZ-DANECKA M,ALEKSEEV S,et al. Brentuximab vedotin with chemotherapy for stage Ⅲ/Ⅳ classical Hodgkin lymphoma:3-year update of the ECHELON-1 study[J]. Blood,2020,135(10):735-742.

[22]STRAUS D J,DLUGOSZ-DANECKA M,CONNORS J M,et al. Brentuximab vedotin with chemotherapy for stage III or IV classical Hodgkin lymphoma(ECHELON-1):5-year update of an international,open-label,randomised,phase 3 trial[J]. Lancet Haematol,2021,8(6):e410-e421.

[23]BORCHMANN P,GOERGEN H,KOBE C,et al. PET-guided treatment in patients with advanced-stage Hodgkin's lymphoma(HD18):final results of an open-label,international,randomised phase 3 trial by the German Hodgkin Study Group[J]. Lancet,2018,390

（10114）:2790-2802.

[24]ANDERSEN M D,KAMPER P,D'AMORE A,et al. The incidence of bleomycin induced lung toxicity is increased in Hodgkin lymphoma patients over 45 years exposed to granulo-cyte-colony stimulating growth factor(dagger) [J]. Leuk Lymphoma,2019,60(4):927-933.

[25]BINKLEY M S,RAUF M S,MILGROM S A,et al. Stage Ⅰ-Ⅱ nodular lymphocyte-pre-dominant Hodgkin lymphoma:a multi-institutional study of adult patients by ILROG[J]. Blood,2020,135(26):2365-2374.

[26]CHESON B D,FISHER R I,BARRINGTON S F,et al. Recommendations for initial evalu-ation,staging,and response assessment of Hodgkin and non-Hodgkin lymphoma:the Lu-gano classification[J]. J Clin Oncol,2014,32(27):3059-3068.

[27]SUN J,YANG Q,LU Z,et al. Distribution of lymphoid neoplasms in China:analysis of 4,638 caes according to the World Health Organization classification[J]. Am J Clin Pathol,2012,138(3):429-434.

[28]FRIEDMAN D L,CHEN L,WOLDEN S. et al. Dose-intensive response-based che-motherupy and radiation therapy for children and adolescents with newly diagnosed inter-miediate-risk hodgkin lymphoma:a report from the Children's Oncology Croup Study AHOD003J[J]. J Clin Oncol,2014,32(32):3651-3658.

[29]HODGSON D C. KIECKMANN K. TEREZAKIS S,et al. Implementation of contemporary radiation therapy planning concents for pediatric Hodgkin lymphoma:Guidelines from the International Lymphoma Radiation Oncology Group[J]. Pract Radiat Oncol,2015,5(2):85-92.

[30]LU N N,LI Y X,WU R Y,et al. Dosimetric and clinical outcomes of involved-field inten-sity-modulated radiotherapy after chemotherapy for early stage Hodgkin's lymphoma with mediastinal involvement[J]. Int J Radiat Oncol Biol Phys,2012,84(1):210-216.

[31]XU Y G,QI S N,WANG S L,et al. Dosimetric and clinical outcomes with inlensity-mod-ulated radiation therapy after chemotherapy for patiertls with early-stage diffuse large B-cell lymphoma of Waldeyer'ring. Int J Radiat Oncol Biol Phys[J]. Int J Radiat Oncol Biol Phys,2016,96(2):379-386.

[32]VAN NIMWEGEN F A. SCHAAPVELD M,CULLER D J,et al. Radiation dose-response relationship for risk of coronary heart disease in survivors of Hodgkin Lymphoma[J]. J Clin Oncol,2016,34(3):235-243.

[33]SALLES G,SCHUSTER S J,DE VOS S,et al. Efficacy and safety of idelalisib in patients with relapsed,rituximab-and alkylating agent-refractory follicular lymphoma:a subgroup analysis of a phase 2 study[J]. Haematologica,2017,102(4):e156-e159.

[34]JACOBSON C,CHAVEZ J C,SEHGAL A R,et al. Primary analysis of Zuma-5:a phase 2 study of axicabtagene ciloleucel(Axi-Cel) in patients with relapsed/refractory (R/R)

indolent Non-Hodgkin lymphoma（iNHL）［abstract］［J］. Blood,2020,136:40-41.

［35］NEELAPU S S,LOCKE F L,BARTLETT N L,et al. Axicabtagene ciloleucel CAR T-cell therapy in refractory Large B-cell lymphoma［J］. N Engl J Med,2017,377（26）:2531-2544.

［36］NEELAPU S S,GHOBADI A,JACOBSON C A,et al. 2-Year follow-up and High-Risk subset analysis of Zuma-1,the pivotal study of axicabtagene ciloleucel（Axi-Cel）in patients with refractory Large B cell lymphoma［J］. Blood,2018,132:2967.

［37］SCHUSTER S J,BISHOP M R,TAM C S,et al. Tisagenlecleucel in adult relapsed or refractory diffuse Large B-Cell lymphoma［J］. N Engl J Med,2019,380（1）:45-56.

［38］BORIE R,WISLEZ M,ANTOINE M,BERGMAn,et al. Pulmonary mucosa-associated lymphoid tissue lymphoma revisited［J］. Eur Respir J,2016,47（4）:1244-1260.

［39］IKEDA J I,KOHARA M,TSURUTA Y,et al. Immunohistochemical analysis of the novel marginal zone B-cell marker IRTA1 in malignant lymphoma［J］. Hum Pathol,2017,59:70-79.

［40］JUNG H,YOO H Y,LEE S H,et al. The mutational landscape of ocular marginal zone lymphoma identifies frequent alterations in TNFAIP3 followed by mutations in TBL1XR1 and CREBBP［J］. Oncotarget,2017,8（10）:17038-17049.

［41］THIEBLEMONT C,ZUCCA E. Clinical aspects and therapy of gastrointestinal MALT lymphoma［J］. Best Pract Res Clin Haematol,2017,30（1-2）:109-117.

［42］FERRERI A J M,CECCHETTI C,KIESEWETTER B,et al. Clarithromycin as a "repurposing drug" against MALT lymphoma［J］. Br J Haematol,2017,182（6）:913-915.

［43］HOSKIN P,POPOVA B,SCHOFIELD O,et al. 4 Gy versus 24 Gy radiotherapy for follicular and marginal zone lymphoma（FoRT）:Long-term follow-up of a multicentre,randomised,phase 3,non-inferiority trial［J］. Lancet Oncol,2021,22（3）:332-340.

［44］WANG L,YE G,LIU Z,et al. Clinical characteristics,diagnosis,treatment,and prognostic factors of pulmonary mucosa-associated lymphoid tissue-derived lymphoma［J］. Cancer Med,2019,8（18）:7660-7668.

［45］HINDSØ T G,ESMAELI B,HOLM F,et al. International multicentre retrospective cohort study of ocular adnexal marginal zone B-cell lymphoma［J］. Br J Ophthalmol,2020,104（3）:357-362.

［46］LUMINARI S,MERLI M,RATTOTTI S,et al. Early progression as a predictor of survival in marginal zone lymphomas:An analysis from the FIL-NF10 study［J］. Blood,2019,134（10）:798-801.

［47］SWERDLOW S H,CAMPO E,HARRIS N L,et al. Who classification of tumours of haematopoietic and lymphoid tissues［M］. IARC Press:Lyon,France,2017.

［48］KANATE A S,DIGILIO A,AHN K W,et al. Allogeneic haematopoietic cell transplantation for extranodal natural killer/T-cell lymphoma,nasal type:A CIBMTR analysis［J］.

Br J Haematol,2018,182(6):916-920.

[49]TERAS L R,DE SANTIS C E,CERHAN J R,et al. 2016 US lymphoid malignancy statistics by World Health Organization subtypes[J]. CA Cancer J Clin,2016,66(6):443-459.

[50]COHEN J B,HAN X,JEMAL A,et al. Deferred therapy is associated with improved over-all survival in patients with newly diagnosed mantle cell lymphoma[J]. Cancer,2016,122 (15):2356-2363.

[51]TAM C S,ANDERSON M A,POTT C,et al. Ibrutinib plus venetoclax for the treatment of mantle-cell lymphoma[J]. N Engl J Med,2018,378(13):1211-1223.

[52]RYMKIEWICZ G,GRYGALEWICZ B,CHECHLINSKA M,et al. A comprehensive flow-cytometry-based immunophenotypic characterization of Burkitt-like lymphoma with 11q aberration[J]. Mod Pathol,2018,31(5):732-743.

[53]WAGENER R,SEUFERT J,RAIMONDI F,et al. The mutational landscape of Burkitt-like lymphoma with 11q aberration is distinct from that of Burkitt lymphoma[J]. Blood, 2019,133(9):962-966.

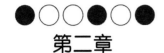

第二章

软组织肉瘤

第一节 概 论

一、定义和流行病学

软组织的定义是指人体的非上皮性、骨外组织,不包括网状内皮系统、神经胶质和各种实质性器官的支持组织、肌肉、脂肪等结缔组织,以及供应这些组织的血管。依照惯例,因来源于周围神经组织的肿瘤,也属于软组织肿瘤。从胚胎学来说,属于中胚层与外胚层。

软组织良性肿瘤病程较长,肿瘤生长缓慢,有时肿瘤数十年不生长。表浅肿瘤极易发现,而深部良性肿瘤有时难以发现。不同肿瘤有其好发部位。

恶性软组织肿瘤称为肉瘤,我国内资料统计,发病率为(1.28~2.30)/10 万人口。肉瘤的描述早于 16 世纪,但真正近代肉瘤分类是 20 世纪 40 年代,近代治疗多采用外科、放疗、化疗等综合治疗。

软组织肉瘤(soft tissue sarcoma,STS)的病因至今仍未明了,但近年来分子生物学研究已表明间叶干细胞的基因突变与肉瘤的发生有关,*p53* 基因在多种类型肉瘤中具有调节细胞分化的功能。目前认为软组织肉瘤在一个肿瘤中可以存在不同组织起源,提示肿瘤的异质性及不同分化途径。因此肉瘤被认为是起源于一群多潜能、未分化的原始细胞。软组织肉瘤广泛的形态范围,提示了起源于间叶组织肿瘤的复杂性,认识以上特点对于诊断及治疗均有很大帮助。

二、临床表现

1.发病率 软组织肿瘤在全身各系统肿瘤中,所占比例很小。据统计软组织恶性肿瘤患者,占总人口的(1.28~1.70)/10 万,占全部恶性肿瘤的 0.73%~0.81%。据统计软组织肉瘤约为骨肉瘤的 2 倍,即 20 例/(10 万人口/年),软组织肉瘤在全部恶性肿瘤中,不到 1%,良性肿瘤与恶性肿瘤的比,约为 100∶1,良性与恶性的软组织肿瘤的比,约为

4.7∶1。在良性软组织肿瘤中,以血管瘤、脂肪瘤、纤维瘤等多见。而软组织肉瘤中以恶性纤维组织细胞瘤最为多见,其次是脂肪肉瘤、横纹肌肉瘤、滑膜肉瘤等。

2. 性别、年龄　软组织肿瘤男性多于女性,而且婴儿的纤维性肿瘤多发于男性,青年的血管纤维瘤只发生于男性。脂肪瘤女性多于男性。纤维肉瘤以女性多见,而腹壁纤维瘤病,有多发于孕妇、经产妇的特点。淋巴管肌瘤只发生于女性,平滑肌肉瘤亦以女性多见。透明细胞肉瘤发生于女性者与男性者之比约为2∶1。

软组织肿瘤多发生于30～50岁,而软组织肉瘤可发生于任何年龄。婴儿型纤维肉瘤均发生于婴儿,又称先天性纤维肉瘤。脂肪瘤多发生于50～60岁人群。

3. 部位　不同亚型的软组织肿瘤,好发部位不同,以躯干及四肢最为常见,如发病于下肢和臀部。下肢好发率占15%～20%。其次好发部位为上肢,包括肩部、肩胛带、躯干等部位。但纤维瘤病有好发于指趾、掌趾部位特点,局限性结节性滑膜炎(腱鞘巨细胞瘤)多发生于指、掌、腕部,血管球瘤好发于指端,滑膜肉瘤有多发于下肢关节附近的特点(图2-1)。

横纹肌肉瘤中,好发于婴儿的胚胎型横纹肌肉瘤常位于泌尿生殖系统;成年人多发于头颈部的是腺泡型横纹肌肉瘤,而中老年好发于四肢的是多形性横纹肌肉瘤,表现出年龄、发生部位与病理分型的特殊关系。

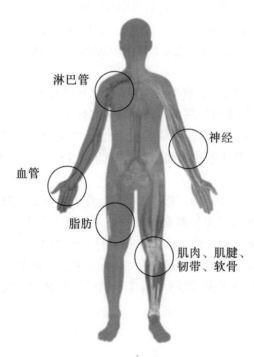

图2-1　软组织肉瘤常见分布

三、症状和体征

1. 肿块　患者常以无痛性肿块就诊,可持续数日或 1 年以上。肿块逐渐增大,特别是肢体的肿瘤。较深部位的肿瘤,常难以发现,例如位于胸腔及腹膜后的肿瘤。软组织肿瘤大小不等,恶性肿瘤生长较快,体积较大。肿瘤边界是否清晰,取决于生长部位及增长速度。生长较快,并位于深层组织的肿瘤,边界多不清楚;相反,肿瘤生长较慢,且位于体表者,边界较清楚。

2. 疼痛　软组织肿瘤多为无痛性肿块,但肉瘤因生长较快,常伴有钝痛。如果肿瘤累及邻近神经,则疼痛为首要症状。某些病例因肿瘤部位较深,往往先感到疼痛,后出现肿块。当肉瘤内出血时,可呈急性发作性疼痛。隐痛常表明肿瘤广泛坏死,或压迫躯体感觉神经。恶性神经源性肿瘤的疼痛常发生于所支配的神经区。肉瘤出现疼痛常预后欠佳。

3. 硬度　软组织肿瘤的硬度依组织来源和血供情况而定。肿瘤中纤维、平滑肌成分较多者,质地较硬;而血管、淋巴管及脂肪成分较多者,质地较软。

4. 部位　肿瘤虽可遍及全身各部位,但某些肿瘤有其好发部位。如纤维源性肿瘤,多发生于皮肤及皮下;脂肪源性肿瘤多发生于臀部、下肢及腹膜后;间皮瘤多发生于胸腔、腹腔及心包等处。平滑肌源性肿瘤多发生在腹腔及躯干部。横纹肌源性肿瘤多发生于肢体的肌层内,但胚胎型横纹肌肉瘤则常见头颅、眼眶、鼻腔及外生殖器处。滑膜肉瘤则易发生于关节附近及筋膜等处。血管瘤多见面部、上肢及躯干皮肤,淋巴管瘤多见颈部及腋窝处,血管球瘤多位于指(趾)甲下,脂肪瘤多见皮下脂肪组织,纤维瘤可位于皮下浅筋膜处,良性神经鞘瘤多发于头颈部、舌、咽部以及口腔。有些良性肿瘤为多发性,如神经纤维瘤、脂肪瘤等。

5. 活动度　软组织肿瘤的活动度与其发生部位、病理类型及病期长短有关。良性及低度恶性肿瘤,生长部位常浅表,活动度较大。生长部位较深或有周围组织浸润的肿瘤,其活动度较小。肿瘤位于肌层内,当肌肉松弛时可活动,肌肉收缩时较固定,如肿瘤累及骨膜或侵犯骨质时则固定。腹膜后肿瘤因解剖关系多为固定型。

6. 温度　软组织肉瘤的血供丰富,新陈代谢旺盛,局部温度可高于周围正常组织;良性肿瘤及低度恶性肿瘤局部温度常正常。

7. 区域淋巴结　软组织肉瘤可发生淋巴转移。滑膜肉瘤、横纹肌肉瘤常合并有区域淋巴结肿大,有时融合成团。

四、生物学特性

各类软组织肉瘤组织起源虽不同,但生物学特性大致相同。

(1)软组织肉瘤的生长呈离心状球形增大,其周围正常组织受压平行排列,形成"受压区",不久出现萎缩,使肉瘤呈现有边界的肿块(图 2-2)。

(2)高度恶性的肉瘤,在"受压区"周围形成"反应区"。表现出组织水肿,并有新血管增生,呈间叶组织肉芽肿样改变,形成"假包膜"与正常组织明显分开。有的小肉瘤结节穿过"反应区"形成"卫星结节",与母体肉瘤分开,保持一定的距离,或与母体肉瘤融合一体(图2-3)。临床上由于"假包膜"常诱使外科医师施行肿瘤摘除术,往往在手术野内仍残留肉瘤细胞,导致术后很快复发。高度恶性肉瘤中,微小肉瘤可通过跳跃式转移扩散到"反应区"以外的正常组织。

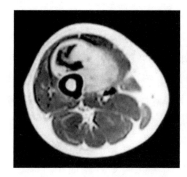 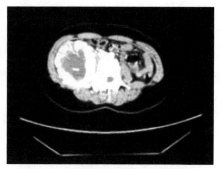

图2-2　右下肢软组织肉瘤　　　图2-3　腹膜后腺泡状软组织肉瘤

(3)筋膜为强有力的天然屏障,肉瘤难以破坏及浸润,多数肉瘤局限于原发组织内,只有到晚期才能穿透筋膜至邻近肌肉间室中,或在筋膜平面内生长,当吸取活检,手术不恰当时,均会破坏筋膜、肌肉间室的天然屏障,造成肉瘤的医源性扩散及种植。

(4)缺乏肌肉间隙及筋膜的疏松组织部位,如腹股沟、腋窝等处,由于没有天然屏障阻挡,肉瘤极易向表面及深处生长。发生于此部位的肉瘤,无论手术及放疗效果均差。

(5)肌肉肌腱附着处的骨质,一般不被肉瘤侵犯,但缺乏肌腱的肌肉纤维直接附于骨质时,极易侵犯骨质。

(6)软组织肉瘤很少直接穿过神经外膜,当肉瘤包绕一条神经或将神经推向一侧时,只要将神经外膜连同肿瘤一同剥除,仍可保留神经纤维的完整及功能。

(7)在手术区内残留的微小肉瘤,仍能继续生长,一般在术后3个月就可摸到复发结节。这些结节常沿肌肉间室外距原手术野有一段距离处出现,表明首次手术时已有残余的肉瘤细胞。

(8)软组织肉瘤多发生血行转移。淋巴转移虽不多见,但常见于胚胎型横纹肌肉瘤、恶性纤维组织细胞瘤、滑膜肉瘤等。四肢脂肪肉瘤不常发生淋巴转移。淋巴转移和血道转移同样预后不良。转移肺部者预后极差,而转移骨、脑者少见。

(9)低度恶性肉瘤常在局部复发,多次复发并非均发生远处转移。而高度恶性肉瘤具有局部复发及远处转移的特征。

(10)肿瘤大小与预后有关,小于5 cm预后佳,而大于5 cm预后较差。肉瘤的深度更为影响预后:表浅肿瘤,如隆突性皮肤纤维肉瘤、韧带样瘤预后较好;而位于深部的肿瘤预后则差。

(11)某些儿童软组织肉瘤预后较好,放、化疗亦敏感。儿童纤维肉瘤极少发生转移,局部复发也较成人少。胚胎型横纹肌肉瘤因对放、化疗敏感,多可治愈。

五、影像学检查

1. X射线摄片 不能确定肿瘤的良、恶性。

由于软组织肉瘤易发生远处转移,且80%发生于肺、纵隔,故常规胸部摄片极为必要。X射线摄片主要显示骨膜反应及骨质破坏情况,如果出现骨破坏,常提示为高度恶性肉瘤。钙化点只表示肿瘤曾有出血及坏死,无诊断特殊性,常见于滑膜肉瘤、脂肪肉瘤、恶性纤维组织细胞瘤。如肿瘤呈透亮区,则提示脂肪源性肿瘤。

2. CT 近年常用CT诊断软组织肿瘤,其特点为无损伤性及分层肿瘤显像(图2-4)。同时可探明肿瘤与邻近骨、肌肉结构,如应用血管造影剂,能清晰显示动脉、静脉、腹膜后淋巴结有无肿大,有助于制订手术及放疗计划。肿瘤来源不同,其CT组织密度亦有差别。脂肪瘤、黏液脂肪肉瘤可出现低密度区边界,而其他肉瘤可呈现高密度。肌源性肉瘤的密度与肌肉相仿。术前胸部CT可检出早期转移瘤。

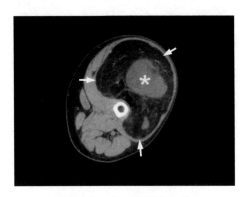

图2-4 左大腿脂肪肉瘤

3. MRI 系现代影像学诊断方法,与CT比较,MRI更能从多角度描述肿瘤与邻近组织的异同。除横断面外,可从矢状面、额状面及局部放大显像(图2-5)。MRI所获信息更丰富,对各种软组织内部结构的分辨率明显优于CT,同时不需注射造影剂即可显示血管腔。以上特点更适合软组织肿瘤的检查。T_1(纵向弛豫时间)能显示肿瘤与骨、脂肪的不同界限;T_2(横向弛豫时间)可显出肿瘤与肌肉的对比区别,对肌源性肿瘤的诊断大有帮助。但MRI不能确定肿瘤的良、恶性。

4. 超声 B型超声显示肿块为实质或不均质性,常为恶性肿瘤。临床应用超声诊断了解肿瘤大小、边界及与血管的关系。多普勒超声还可以依据血管的搏动,区分出动、静脉与肿瘤的关系,有无瘤栓等。囊性肿块多为软组织液化或囊肿,偶见结核性液化。超声检查是术后随访的重要手段,可及早发现早期瘤灶复发。

5. 动脉造影 应用动脉造影,可了解肿瘤内血管的分布情况。恶性肿瘤富于血管,分布紊乱;良性肿瘤血管较少,但良性血管瘤由于血管丰富不易与恶性肿瘤鉴别。近年来数字减影血管造影(DSA)已取代以往的血管造影,具有显影清晰、造影剂用量小的特点。随着CT、MRI的普及应用,动脉造影已不属常规诊断手段。以下两种情况下才考虑

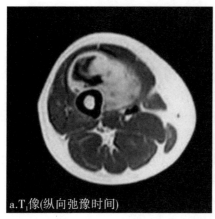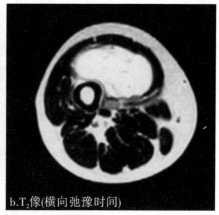

a.T₁像(纵向弛豫时间)　　b.T₂像(横向弛豫时间)

图2-5　右大腿黏液性纤维肉瘤

应用:①外科医生要切除血管或血管吻合,需明确远端肢体动脉的循环;②确定未切除肿瘤的血管分布,以选择动脉插管化疗的合适部位。

6.核医学检查　选用合适的放射性药物及先进仪器 ECT,能够诊断软组织肿瘤。其显像效果良好,静脉给药 2 h 即达较佳状态,不失为诊断软组织肉瘤的有效方法。另外放射性核素显像可以检出早期骨转移的病例,但需排除假阳性。

六、病理表现

(一)病理检查方法

软组织肉瘤活检术是软组织肉瘤术前的重要准备,包括活检的方式及规范性,能够对综合治疗做出正确评估及实施。

软组织肉瘤的大体形态和组织细胞结构是临床诊断的依据,也是临床指导制订治疗方案的先决条件。并为某些特殊治疗如截肢术提供法律依据。因此认为活检术在肉瘤诊治过程中占有重要地位。由于软组织肉瘤临床表现不尽相同,活检的方法也并不完全一致。

1.活检方法

(1)针吸活检:通过针吸活检获得细胞学诊断比较简单、快速。但有些临床医师认为针吸活检有促使肿瘤播散之虞,故不主张用针吸活检。随着细针吸取细胞学检查日益增多,只要掌握其适应证及基本原则,临床仍可采用。但对于表浅易切除的肿瘤,宜采用手术切除活检,而无须针吸细胞学检查。体积较大,位置较深的肿瘤,如盆腔、纵隔、椎旁肿瘤,甚至腹壁可触摸到的腹内肿瘤,均可在超声引导下完成针吸过程,免去外科手术探查活检。另外对已破溃的软组织肿瘤及远处转移灶或复发病例可考虑应用针吸细胞学诊断。针吸后,原则上尽早应用各种治疗措施,以防血行播散或医源性播散。

(2)钳取活检:如果软组织肉瘤已破溃,细胞学涂片又不能确诊时,可用锐利活检钳咬取肿瘤边缘组织及部分正常组织,送病理检查。取材组织不宜过小,更需避免在肿瘤中央部坏死区取材。

(3)切取活检:常在手术中采取此方法。较大的肢体肿瘤,位置较深部位,腹膜后肉瘤以及体积较大肿瘤均可切取活检,以获取病理诊断,选择下一步治疗方案。无法手术切除的肉瘤更需切取活检,待确诊后采用放疗或化疗。肿瘤切取的范围一般为 1.0 cm×1.0 cm×0.5 cm 大小。切取肿瘤时,周围正常组织应予以保护,避免肿瘤脱落种植。同时建议用锐性切取肿瘤,形成整块标本。肢体肉瘤活检时,如需施行截肢术,应在做根治术准备下,尽可能暂时阻断局部血运再进行,标本应立即送冰冻切片检查确诊。活检切口还需考虑与根治术手术切口方向一致。肢体活检忌用横切口,应采用和肢体平行的纵切口。

(4)切除活检:切除活检的概念是切除整个完整肿瘤送检,常用于小肿瘤及表浅肿瘤,可达到诊断及治疗的双重目的。活检时止血须彻底,避免术后出血。切除肿瘤时尽可能带一些正常组织一并切除。如为良性肿瘤则结束手术,如恶性肉瘤则根据不同病理类型决定是否需扩大手术切除范围。如冰冻病理切片不能明确恶性诊断时,原则应等待石蜡切片确诊,避免不必要的误诊。

2.活检注意事项

(1)要求患者全身状况尚好,血小板计数、凝血酶原时间要在正常范围内。告知患者活检的必要性及重要性。

(2)征得家属的理解及同意,必要时要完成手术前谈话签字为证。并告知活检的局限性,不成功的可能或仍无法做出正确诊断,以及活检可发生的出血、肿瘤播散、切口不易愈合等问题。

(3)医生不应将活检看成是小手术,活检者原则上也是日后给患者行根治性手术的医师。活检前要详细了解病情,并有各种影像学检查结果供参考。

(4)无论选择何种活检方法,均以不导致肿瘤播散为原则,除手术中予以保护措施外,活检后如考虑肉瘤可能,应及时应用化疗药物预防。

(5)获得理想的活检组织标本后,应及时送至病理科检查,或予以固定液固定,防止标本缺失。

(二)免疫组化

近年来应用多种标志物行软组织肿瘤的免疫组化研究,可根据其染色表现型提供组织学诊断依据,并将软组织肉瘤生长类型分为 4 组,即小圆细胞肿瘤、梭形细胞肿瘤、上皮样多边形细胞肿瘤和多形性细胞肿瘤。用 PAP 及 ABC 等方法进行组织标记,常用的抗血清诊断标记物如下。

(1)波形蛋白可用于鉴别癌及肉瘤。

(2)结蛋白用于诊断平滑肌源性肿瘤,横纹肌肉瘤,软组织腺泡状肉瘤等。

(3)肌红蛋白横纹肌肉瘤及含有横纹肌成分的肿瘤多为阳性。

(4)S-100 蛋白主要见于周围神经系统肿瘤,如神经鞘瘤、神经源性肉瘤及中枢神经系统肿瘤。

(5)α₁-抗胰蛋白酶(α₁-AT)、α₁-抗糜蛋白酶(α₁-ACT)均可作为组织细胞来源肿瘤如恶性纤维组织细胞瘤的诊断标志。

(6)第八因子相关抗原(F8)作为血管瘤及血管肉瘤的诊断标志。

(7)角蛋白可用于鉴别间皮肉瘤、上皮样肉瘤、上皮型滑膜肉瘤。

(8)CD117、CD34 用于诊断胃肠间质瘤。

(9)CD99、FL1-1 蛋白用于诊断尤因肉瘤、原始神经外胚层瘤。

(三)其他技术

师氏等观察应用流式细胞仪检测软组织肿瘤 DNA 含量发现,上海医科大学肿瘤医院 98 例软组织肉瘤中,21 例良性肿瘤均为二倍体;62 例恶性肿瘤中,异倍体多见(73%)。同时显示高级别的肉瘤多为异倍体,有助于了解软组织肉瘤的恶性程度及判别预后。

自动图像分析仪(AIAI)同样可利用软组织肿瘤组织切片进行各种参数的原位定量。图像分析显示,滑膜肉瘤、恶性纤维组织细胞瘤的细胞核面积明显大于纤维肉瘤,表明其间的恶性程度不同。

近年,不同基因在软组织肿瘤中特异性表达的研究也逐日增多,多种软组织肉瘤中存在特异性的染色体异位及其所产生的融合基因,如尤因肉瘤和原始神经外胚层瘤中的 t(11;22)和 EWS-FL1-1,黏液性脂肪肉瘤中的 t(12;16)和 TLS-CHOP,滑膜肉瘤中的 t(x;18)和 SYT-SXX,以及腺泡状横纹肌肉瘤中的 t(2;13)和 PAX3/7-FKHR 等。检测这些具有肿瘤相对特异性的染色体异位及其融合性基因不仅具有诊断价值,而且能很好地指导临床治疗;另一方面,研究融合基因的功能,对探讨其对软组织肉瘤的病因学意义,进而研究其生物治疗也具有十分重要的价值。

七、分类

2020 年发行的第 5 版 WHO 骨与软组织肿瘤分册由 Fletcher、Unni 和 Mertens 主编,28 个国家的 147 位作者共同参与完成(表2-1)。

表 2-1　软组织肿瘤组织学 WHO 分类(2020 年)

ICD-O 编码	肿瘤名称
脂肪细胞肿瘤(adipocytic tumours)	
良性	
8850/0	脂肪瘤 NOS
8856/0	肌内脂肪瘤

续表2-1

ICD-O 编码	肿瘤名称
	软骨样脂肪瘤
	脂肪瘤病
	弥漫性脂肪瘤病
	多发对称性脂肪瘤病
	盆腔脂肪瘤病
	类固醇脂肪瘤病
	艾滋病毒脂肪代谢障碍
	神经脂肪瘤病
8881/0	脂肪母细胞瘤
	局限性(脂肪母细胞瘤)
	弥漫性(脂肪母细胞瘤)
8861/0	血管脂肪瘤 NOS
	细胞性血管脂肪瘤
8890/0	肌脂肪瘤
8862/0	软骨样脂肪瘤
8857/0	梭形细胞脂肪瘤
8857/0	非典型梭形细胞/多形性脂肪瘤
8880/0	冬眠瘤
中间性(局部侵袭性)	
8850/1	非典型性脂肪瘤性肿瘤
恶性	
8851/3	脂肪肉瘤,高分化,NOS
8851/3	脂瘤样脂肪肉瘤
8851/3	炎性脂肪肉瘤
8851/3	硬化性脂肪肉瘤
8858/3	去分化脂肪肉瘤
8852/3	黏液样脂肪肉瘤
8854/3	多形性脂肪肉瘤
	上皮样脂肪肉瘤
8859/3	黏液样多形性脂肪肉瘤

续表 2-1

ICD-O 编码	肿瘤名称
成纤维细胞/肌成纤维细胞性肿瘤(fibroblastic and myofibroblastic tumours)	
良性	
8828/0	结节性筋膜炎
	血管内筋膜炎
	颅筋膜炎
8828/0	增生性筋膜炎
8828/0	增生性肌炎
	骨化性肌炎和指(趾)纤维骨性假瘤
	缺血性筋膜炎
8820/0	弹力纤维瘤
8992/0	婴儿纤维性错构瘤
	结肠纤维瘤病
	幼年性玻璃样变纤维瘤病
	包涵体纤维瘤病
8813/0	腱鞘纤维瘤
8810/0	增生性成纤维细胞瘤
8825/0	肌成纤维细胞瘤
8816/0	钙化性腱膜纤维瘤
	EWSRI-SMAD3 阳性纤维母细胞瘤(新出现)
8826/0	血管肌成纤维细胞瘤
9160/0	富细胞血管纤维瘤
9160/0	血管纤维瘤 NOS
8810/0	项型纤维瘤
8811/0	肢端纤维黏液瘤
8810/0	Gardner 纤维瘤
中间性(局部侵袭性)intermediate(locally aggressive)	
8815/0	孤立性纤维性肿瘤,良性
8813/1	掌/跖纤维瘤病
8821/1	韧带样型纤维瘤病
8821/1	腹外硬纤维瘤
8822/1	腹部纤维瘤病

续表2-1

ICD-O 编码	肿瘤名称
8851/1	脂肪纤维瘤病
8834/1	巨细胞成纤维细胞瘤
中间性(偶有转移性)	
8832/1	隆突性皮肤纤维肉瘤 NOS
8833/1	色素性隆突性皮肤纤维肉瘤
8832/3	纤维肉瘤性隆突性皮肤纤维肉瘤
	黏液性隆突性皮肤纤维肉瘤
	隆突性皮肤纤维肉瘤伴肌样分化
	斑块样隆突性皮肤纤维肉瘤
8815/1	孤立性纤维性肿瘤 NOS
	脂肪形成(脂肪瘤性)孤立性纤维性肿瘤
	富巨细胞性孤立性纤维性肿瘤
8825/1	炎性肌成纤维细胞性肿瘤
	上皮样炎性肌成纤维母细胞肉瘤
8825/3	肌纤维母细胞肉瘤
8810/1	CD34 阳性浅表成纤维细胞瘤
8811/1	黏液炎性成纤维细胞肉瘤
8814/3	婴儿纤维肉瘤
恶性	
8815/3	孤立性纤维性肿瘤,恶性
8811/3	黏液性纤维肉瘤
	上皮样黏液性纤维肉瘤
8840/3	低度恶性纤维黏液样肉瘤
8840/3	硬化性上皮样纤维肉瘤
所谓的纤维组织细胞性肿瘤(so-called fibrohistiocytic tumours)	
良性	
9252/0	腱鞘巨细胞肿瘤 NOS
9252/1	腱鞘巨细胞肿瘤,弥漫型
8831/0	深部良性纤维组织细胞
中间性	
8835/1	丛状纤维组织细胞瘤

续表 2-1

ICD-O 编码	肿瘤名称
9251/1	软组织巨细胞瘤
恶性	
9252/3	恶性腱鞘巨细胞瘤
血管性肿瘤（vascular tumours）	
良性	
9120/0	血管瘤 NOS
9132/0	肌内血管瘤
9123/0	动静脉血管瘤
9122/0	静脉型血管瘤
9125/0	上皮样血管瘤
	细胞性上皮样血管瘤
	非典型上皮样血管瘤
9170/0	淋巴管瘤 NOS
	淋巴管瘤病
9173/0	囊性淋巴管瘤
9161/0	获得性簇状血管瘤
中间性（局部侵袭性）	
9130/1	卡波西型血管内皮瘤
中间性（偶有转移性）	
9136/1	网状血管内皮瘤
9135/1	乳头状淋巴管内血管内皮瘤
9136/1	混合性血管内皮瘤
	神经内分泌性混合性血管内皮瘤
9140/3	卡波西肉瘤
	经典型惰性卡波西肉瘤
	非洲地方性卡波西肉瘤
	艾滋病相关性卡波西肉瘤
	迟发型卡波西肉瘤
9138/1	假性肌瘤（类上皮肉瘤样）血管内皮细胞瘤

续表 2-1

ICD-O 编码	肿瘤名称
恶性	
9133/3	上皮样血管内皮瘤 NOS
	上皮样血管内皮瘤伴 WWTR1-CAMTA1 融合
	上皮样血管内皮瘤伴 YAP1-TFE3 融合
9120/3	血管肉瘤
周细胞性（血管周细胞性）肿瘤［pericytic（perivascular）tumours］	
良性和中间性	
8711/0	血管球肿瘤 NOS
8712/0	血管球瘤
8713/0	血管球肌瘤
8711/1	血管球瘤病
8711/1	恶性潜能不确定性血管球肿瘤
8824/0	肌周细胞瘤
8824/1	肌纤维瘤病
8824/0	肌纤维瘤
8824/1	婴儿性肌纤维瘤病
8894/0	血管平滑肌瘤
恶性	
8711/3	恶性血管球瘤
骨骼肌肿瘤（skeletal muscle tumours）	
良性	
8900/0	横纹肌瘤 NOS
8903/0	胎儿型横纹肌瘤
8904/0	成人型横纹肌瘤
8905/0	生殖道型横纹肌瘤
恶性	
8910/3	胚胎性横纹肌肉瘤 NOS
8910/3	胚胎性横纹肌肉瘤,多形
8920/3	腺泡状横纹肌肉瘤
8901/3	多形性横纹肌肉瘤 NOS
8912/3	梭形细胞性横纹肌肉瘤

续表 2-1

ICD-O 编码	肿瘤名称
	先天性梭形细胞横纹肌肉瘤伴 VGLL2 / NCOA2 / CITED2 重排
	MYOD1-突变梭形细胞性/硬化性横纹肌肉瘤
	骨内梭状细胞横纹肌肉瘤（伴 TFCP2 / NCOA2 重排）
8921/3	外胚层间叶瘤
胃肠道间质瘤（gastrointestinal stromal tumours）	
8936/3	胃肠道间质瘤
软骨-骨性肿瘤（chondro-osseous tumours）	
良性	
9220/0	软骨瘤 NOS
	软骨母细胞瘤样软组织软骨瘤恶性
恶性	
9180/3	骨外骨肉瘤
周围神经鞘肿瘤（peripheral nerve sheath tumours）	
良性	
9560/0	神经鞘瘤 NOS
9560/0	原始神经鞘瘤
9560/0	细胞性神经鞘瘤
9560/0	丛状神经鞘瘤
	上皮样神经鞘瘤
	微囊/网状神经鞘瘤
9540/0	神经纤维瘤 NOS
	原始神经纤维瘤
	细胞性神经纤维瘤
	非典型神经纤维瘤
9550/0	丛状神经纤维瘤
9571/0	神经束膜瘤 NOS
	网状神经束膜瘤
	硬化性神经束膜瘤
9580/0	颗粒细胞瘤 NOS

续表 2-1

ICD-O 编码	肿瘤名称
9562/0	神经鞘黏液瘤
9570/0	孤立性局限性神经瘤
	丛状孤立性局限性神经瘤
9530/0	脑膜瘤 NOS
	良性蝾螈瘤/神经肌肉性胆管瘤
9563/0	混杂性神经鞘瘤
	神经束膜瘤/神经鞘瘤
	神经鞘瘤/神经纤维瘤
	神经束膜瘤/神经纤维瘤
恶性	
9540/3	恶性周围神经鞘膜瘤 NOS
9542/3	上皮样恶性周围神经鞘膜瘤
9540/3	黑色素性恶性周围神经鞘膜瘤
9580/3	恶性颗粒细胞瘤
9571/3	恶性神经鞘瘤
未确定分化的肿瘤（tumours of uncertain differentiation）	
良性	
8840/0	黏液瘤 NOS
	细胞性黏液瘤
8841/0	侵袭性血管黏液瘤
8802/1	多形性透明变性血管扩张性肿瘤
8990/0	磷酸盐尿性间叶性肿瘤 NOS
8714/0	良性血管周围上皮样肿瘤
8860/0	血管平滑肌脂肪瘤
中间性（局部侵袭性）	
8811/1	含铁血黄素沉着性纤维脂肪瘤性肿瘤
8860/1	上皮样血管平滑肌脂肪瘤
中间性（偶有转移性）	
8830/1	非典型纤维黄色瘤
8836/1	血管瘤样纤维组织细胞瘤
8842/0	骨化性纤维黏液样肿瘤

续表 2-1

ICD-O 编码	肿瘤名称
8940/0	混合瘤 NOS
8940/3	恶性混合瘤 NOS
8982/0	肌上皮瘤 NOS
恶性	
8990/3	恶性磷酸盐尿性间叶性肿瘤
	NTRK 重排的梭形细胞肿瘤(新出现)
9040/3	滑膜肉瘤 NOS
9041/3	滑膜肉瘤,梭形细胞型
9043/3	滑膜肉瘤,双相型
	滑膜肉瘤,低分化型
8804/3	上皮样肉瘤
	近端或大细胞型上皮样肉瘤
	典型样上皮样肉瘤
9581/3	腺泡状软组织肉瘤
9044/3	软组织透明细胞肉瘤
9231/3	骨外黏液样软骨肉瘤
8806/3	增生性小圆细胞肿瘤
8963/3	肾外横纹肌样瘤
8714/3	恶性血管周围上皮样肿瘤
9137/3	内膜肉瘤
8842/3	骨化性纤维黏液样肿瘤,恶性
8982/3	肌上皮癌
8805/3	未分化肉瘤
8801/3	梭形细胞肉瘤,未分化
8802/3	多形性肉瘤,未分化
8803/3	圆形细胞肉瘤,未分化

八、分级和分期

从治疗及预后的观点认为,软组织肿瘤的分级与分期同样重要。低度恶性肿瘤极少发生转移,预后较好;高度恶性肿瘤常易发生转移,预后较差。小儿软组织肉瘤不分级

（表2-2、表2-3）。

目前采用比较多的是美国国家癌症研究所（NCI）的分级系统和法国癌症中心联合会（FNCLCC）的评分及分级系统。FNCLCC评分及分级标准具体如下。

T:原发肿瘤

Tx:原发性肿瘤不能评估

T_0:无原发性肿瘤证据

T_1:肿瘤≤5 cm

T_{1a}:浅表性肿瘤

T_{1b}:深部肿瘤

T_2:肿瘤>5 cm

T_{2a}:浅表性肿瘤

T_{2b}:深部肿瘤

N:区域淋巴结

Nx:区域淋巴结不能评价

N_0区域连接无肿瘤转移

N_1:区域淋巴结有肿瘤转移

M:远处转移

Mx:远处转移不能评估

M_0:无远处转移

M_1:有远处转移

G:组织病理学分级

Gx:不能做出分级评估

G_1:分化好

G_2:中等分化

G_3:低分化

G_4:未分化

肌肉骨骼肿瘤协会分期中见表2-2,其分期中的解剖部位见表2-3。

表2-2　肌肉骨骼肿瘤协会分期

分期	分级	部位	转移
Ⅰa	G_1	T_1	M_0
Ⅰb	G_1	T_2	M_0
Ⅱa	G_2	T_1	M_0
Ⅱb	G_2	T_2	M_0
Ⅲ	G_1 或 G_2	T_1 或 T_2	M_1

表2-3　肌肉骨骼肿瘤协会分期中的解剖部位

间室内(T_1)	间室外(T_2)
关节内	向关节周围软组织扩展
浅筋膜与深筋膜之间	向深筋膜扩展
骨旁	向骨内或筋膜外扩张
筋膜内	向筋膜外扩展

肌肉间室内代表肉瘤位于肌筋膜界内(如股四头肌、腓肠肌内)。此类肿瘤适于广泛切除肿瘤及附属软组织。肌肉间室外是肿瘤起源于肌筋膜或扩散至筋膜间隙外(如腘窝、腹股沟等)。因邻近主要血管、神经、关节而不易彻底切除。根据此分期并随访397例患者,5年生存率Ⅰa为89%,Ⅰb为89%,Ⅱa为73%,Ⅱa为45%,Ⅲ期为8%。

九、诊断进展:从形态学(金标准)向分子诊断的演变

STS的诊断必须基于临床-影像-病理三结合。病理诊断上,既需要明确不同的亚型,也须进行组织学分级以更好地判断其生物学特征和预后。然而,由于STS的种类繁多,形态各异,某些亚型的诊断仅靠传统的形态学和免疫组化仍无法确定,须结合分子检测才能"明察秋毫",获得明确的诊断。不同亚型的STS具有不同的分子发生机制和分子遗传学改变,通过基因检测不仅有助于精准诊断,预后判断,对靶向药物的选择也具有指导意义。STS的分子改变较为特异,20%的STS存在特征性的染色体易位,这些染色体易位引起相应染色体上的基因发生断裂,形成新的融合基因,融合基因的检测成为诊断这些易位相关(translocation-related)肉瘤的主要依据。一项来自法国的多中心、前瞻性研究发现,高达14%的STS患者因为进行了分子检测而改变了其原有的形态学诊断。为了提高国内STS的病理诊断水平,2021年中国抗癌协会肉瘤专家委员会发布了骨与软组织肿瘤二代测序中国专家共识(表2-4),提倡规范化地进行软组织肿瘤的分子检测及分子病理诊断,作为形态学诊断的必要补充。共识推荐,对于常规病理学检查不能明确诊断的骨与软组织肿瘤患者进行NGS检测;对于常规分子学检测结果为阴性的患者使用(DNA+RNA)NGS技术或平台进行复检;对于考虑接受特异性靶向治疗的患者,通过NGS技术或平台验证靶向药物相关的基因或潜在基因;既往治疗失败且无有效替代方案的患者进行NGS检测,以寻找匹配的临床试验机会。

表2-4　骨与软组织肿瘤二代测序中国专家共识要点

序号	推荐点
共识1	推荐常规病理学检查不能明确诊断的骨与软组织肿瘤患者进行NGS检测
共识2	推荐常规分子学检测结果为阴性的骨与软组织肿瘤患者使用(DNA+RNA)NGS技术或平台

续表2-4

序号	推荐点
共识3	推荐常规分子学检测与 NGS 检测有差异的骨与软组织肿瘤患者,进行第3种检测进行验证
共识4	推荐考虑接受特异性靶向治疗的骨与软组织肿瘤患者,通过 NGS 技术或平台验证靶向药物相关的基因或潜在基因
共识5	推荐进展期骨与软组织肿瘤患者,分别采用 IHC 和 NGS 检测 PD-L1、MSI、TMB 等免疫治疗相关的分子标志物,根据结果辅助免疫治疗
共识6	推荐既往治疗失败且无有效替代方案的骨与软组织肿瘤患者通过 NGS 检测,以寻找匹配的临床试验机会
共识7	骨与软组织肿瘤的 NGS 样本采集应符合规范要求
共识8	骨与软组织肿瘤的 NGS 生物信息学分析应符合规范要求,配备完善的标准分析及质量控制流程
共识9	推荐有 CAP/CLIA/CNAS 认证或认可的实验室进行 NGS 检测的临床解读
共识10	倡导各单位组建分子肿瘤专家委员会(molecular tumor boards,MTB),依据国内外专家共识及解读流程,正确解读 NGS 检测结果,制定精准诊疗方案

随着分子检测应用的推广,也发现了更多既往未被认识到的亚型。根据 WHO 2020 软组织肿瘤的病理分型,许多软组织肿瘤在分子和基因改变、免疫组织化学标记和生物学机制等方面的新认识,发现了一些新的肿瘤亚型,有些亚型直接以基因异常来命名,如 EWSR1-SMAD3 阳性纤维母细胞肿瘤、EWSR1/FUS-TFCP2 融合梭形细胞/上皮样横纹肌肉瘤、NTRK 重排梭形细胞肿瘤等,而分类系统新提出的小圆细胞未分化肉瘤,虽然在光镜下形态近似,但其实是组织发生和生物学行为不同的一组恶性肿瘤。这类肿瘤进一步分为:尤因肉瘤、EWSR1 基因-非 ETS 家族成员融合的圆形细胞肉瘤、伴 CIC 重排的肉瘤、伴 BCOR 遗传学改变的肉瘤以及未分化/未分类圆形细胞肉瘤。虽然目前这类肿瘤的药物治疗仍参考尤因肉瘤的方案,但它们的生物学行为、化疗敏感性、预后等,均存在较大的差异,"分而治之",必将成为未来的发展方向。

STS 的分类正在从形态学分型向分子分型转化,也是 STS 实现精准治疗的基础。

十、治疗

(一)外科治疗

(1)软组织肉瘤分期主要采用 MSTS/Enneking 外科分期系统和 AJCC 分期系统。外科边界评价有国际抗癌联盟(UICC)的 R0/R1/R2 切除标准和 MSTS/Enncking 外科边界评价系统。在本专业外科,MSTS 外科边界评价系统的囊内切除、边缘切除、广泛切除、根治性切除的外科边界评价标准更为常用。①囊内切除时肿瘤的包膜会被保留,可切除部分或全部肿瘤组织。②边缘切除是指经肿瘤的真性或假性包膜外切除的手术方式,可能会残留微小的肿瘤组织(卫星灶),可用于肿瘤紧邻重要解剖结构或包块巨大、无理想切缘、具有强烈保肢要求的情况。③广泛切除是指整块切除肿瘤和肿瘤外的正常组织,是在正常组织中进行手术,手术野无肿瘤残留。④根治性切除是指以间室概念为基础的手术方法,将解剖间室结构连同软组织肿瘤全部切除,可视为局部根治性切除。根治性切除对肢体功能损伤一般较为严重,需术前综合评估。

(2)软组织肉瘤的切除为术前计划性切除,非计划切除是导致复发率增高的原因之一。

(3)软组织肉瘤的安全外科边界指的是达到边缘、广泛或根治性切除,即边缘及以上切除边界(R_0切除)。软组织肉瘤安全外科边界的界定与肿瘤性质(包括恶性程度)相关,不同软组织肉瘤其安全边界的标准并不一致。

(4)软组织肉瘤采用以外科为主的综合治疗策略。外科治疗的原则:手术应达到安全的外科边界。手术包括保肢和截肢。

(5)保肢的适应证:①保肢手术可以获得满意的外科边界;②重要血管神经束未受累;③软组织覆盖完好;④预计保留肢体功能优于义肢;⑤远隔转移根据个体情况可考虑保肢。

(6)截肢的适应证:①患者要求或者同意截肢手术;②重要神经血管束受累;③缺乏保肢后骨或软组织重建条件;④预计义肢功能优于保肢;⑤区域或远隔转移根据个体情况可考虑截肢。

(7)对于位于深筋膜浅层或者侵犯皮肤的肿瘤,应考虑切除足够的皮肤、皮下、深筋膜浅层、深层,甚至部分正常肌肉,以获取安全的外科边界。对于软组织肉瘤侵及骨的病变,需要计算好安全边界,连同受侵骨质一并切除。

(8)Ⅱ期高级别肉瘤术前化疗联合放疗可能有益于提高局部控制率。对于Ⅱ期高级别肉瘤患者,如具有肿瘤位于深筋膜深层、直径>5 cm等高危因素者,术后进行辅助化疗可能获益。

(9)对于肿瘤体积较大、紧邻重要血管、神经或骨的软组织肉瘤患者,术前行新辅助放疗可能有助于增加手术局部控制率,外科边界切缘不足时,术后放疗仍是改善局部控制的辅助方法之一。

(10)软组织肉瘤切除后需要进行功能重建。重建方法:①皮肤覆盖,可以选择植皮和皮瓣转移;②血管修复和移植,在软组织肉瘤侵犯重要血管时,为了达到安全外科边界,有时需要将血管做一期切除和重建;③骨骼重建,软组织肉瘤侵犯骨骼一并切除后,需要进行骨重建,可采用生物重建和机械重建两种方式;④动力重建,包括神经移植和肌肉、肌腱移位重建。

(11)关于可切除肿瘤和不可切除肿瘤的定义。可切除肿瘤是指通过外科手术方式可以在安全外科边界下完整切除的肿瘤。对于不可切除肿瘤的定义仍有争议,一般是指通过外科手术无法获得安全外科边界的肿瘤,或者肿瘤切除后会造成患者出现重大功能障碍,甚至严重时危及生命。常见于以下4种情况:①肿瘤巨大或累及重要脏器;②肿瘤位于重要血管神经部位;③肿瘤多发转移,难以通过外科手术来控制;④合并严重内科疾病可造成致命外科手术风险。

(12)关于非计划切除的定义。非计划切除通常指将软组织肉瘤误诊为良性肿瘤而实施的不恰当外科手术切除,导致肿瘤标本切缘阳性或者肿瘤残留。通常认为缺乏术前活检和有效的磁共振影像学诊断是导致误诊的主要原因。

(13)非计划切除手术后的处理仍存在争议。多中心研究、大宗病例及数据库结果等循证医学证据表明,需要根据不同结果的分层来进行处理。多中心研究数据显示非计划切除术后的局部复发未对远处转移生存率和总生存率产生影响,但是对于局部无复发生存及局部控制率影响显著。

(14)局部放疗对非计划切除的局部控制具有显著的效果,且与外科手术的彻底性呈现负相关,也就是外科切缘越差的患者,放疗的获益空间越大。

(15)对于非计划切除后的高级别软组织肉瘤,分为两种情况:①在切缘阴性观察期间根据不同的亚型分类采取是否化疗的策略;②切缘阳性或肿瘤残留,但 MRI 显示局部水肿范围较大,难以确定扩大切除范围时,考虑根据不同的肿瘤类型采用化疗。

(16)对于非计划切除后的软组织肉瘤,切缘阳性患者如扩切困难,或扩切后丧失重要功能严重影响生活质量,可以放疗科会诊进行局部放疗。

(二)放射治疗

1. 术前放疗　Ⅱ期($T_1N_0M_0$,$G_{2\sim3}$)或Ⅲ期($T_2N_0M_0$,$G_{2\sim3}$)或($T_{3\sim4}N_0M_0$,$G_{2\sim3}$)。随着外科、药物和放疗技术的进步,软组织肉瘤的综合治疗不断进步。放疗的目的在于提高肿瘤的局控率、延长总生存,并更好地保留肢体功能。已有随机研究证实,保留肢体的外科切除联合辅助放疗,具有与截肢手术相同的局部控制率和总生存率。结合 CSCO 指南推荐对于高级别(G_2/G_3)的软组织肉瘤患者联合术前或术后放疗。术前放疗,也称新辅助放疗,主要用于Ⅱ/Ⅲ期不可切除,或预期难以达到理想外科切缘,或可能造成肢体功能损伤的患者。新辅助放疗有助于获得更高的 R_0 切除率,从而提高局控率、延长总生存,并更好地保留肢体功能。对于可切除的Ⅲ期软组织肉瘤患者,也可以考虑进行术前放化疗。术前放疗的优点:使肿瘤范围更清晰,放射治疗体积更小、血运好、乏氧细胞少、放疗剂量低。近年研究数据体现了术前放疗与术后放疗比较在长期预后中的优势,并且可以降低关节僵硬、纤维化等远期并发症发生率。

由于术前放疗发生伤口并发症的风险相对较高,对放疗时机的选择仍存在争议。但专家组更倾向于推荐术前放疗,尤其当放射野较大时,术前放疗更为优选。放疗后距离手术的间隔时间至少为 3~6 周。对于局部复发病灶,如未接受过放疗并且可手术切除,可考虑行术前放疗。

术前放疗后的疗效评估应在术前放疗后 4~8 周进行。评估方式包括查体、CT、MRI 和(或)PET/CT,评估方式应与放疗前一致。术后应评估治疗后病理反应率,包括切缘状态、残留活细胞比例或肿瘤坏死率等。术前放疗后拟进行广泛切除前,建议再次进行分期检查,以避免漏诊在此期间可能出现的远处转移。所有患者在开始放疗前均建议进行生育功能的知情同意。

（1）放疗范围。

GTV：CT/MRI 图像显示可见肿瘤；CTV：GTV 向四周扩 1.5 cm、纵向扩 3 cm 边界，包括 MRI 图像 T_2 序列显示的水肿区，避开关节。如外扩超过肌肉起止点则缩至肌肉起止点；如外扩超过天然解剖屏障，如皮肤、肌群筋膜、骨，则缩至解剖屏障处。

（2）放疗剂量：95% PTV50 Gy/（25 F/25 d）为目前推荐的标准剂量。其他非常规分割放疗方式，如大分割放疗的疗效与不良反应是否与常规分割放疗相当，目前仍缺乏高级别的证据支持，推荐在有条件的中心可进行相关的临床研究。

（3）摆位原则：患者患侧病变部位或肢体尽量采取自然体位，以固定良好、重复性好为原则，采用真空垫、发泡胶或其他体位固定装置，减少靶区部位各方向的位移及旋转。同时，应注意保护正常组织器官或患侧肢体，从而利于放射野设置。摆位还应考虑治疗中心应在肿瘤区域皮肤表面清晰可见，不被肢体或定位装置遮挡。

（4）同步放、化疗：对于ⅢA 期（$T_2N_0M_0$，G_2/G_3）或ⅢB 期（$T_3/T_4N_0M_0$，G_2/G_3）患者，同步化疗可能增加射线对肿瘤细胞的杀伤效应，提高 pCR 率，并减少远处微转移。新辅助放、化疗联合的报道有一些单臂研究和回顾性研究，涉及的模式包括化疗与常规放疗交替（RTOG9514 研究）、化疗与大分割放疗同步等；报道的化疗药物或方案包括多柔比星、异环磷酰胺、异环磷酰胺与表柔比星联合、MAID 方案等。其他一些具有放疗增敏的药物如吉西他滨、替莫唑胺等，研究数据极少。同步放、化疗可能明显增加骨髓抑制的风险和影响术后伤口愈合，目前仅作为Ⅲ级推荐。

2. 术后放疗　术后辅助放疗与单纯手术比较，虽然无法提高总生存，但是显著改善了高级别软组织肉瘤的局部控制率。两项随机试验证实了术后放疗联合保留肢体手术在治疗高级别（以及部分低级别）软组织肉瘤中的作用。研究认为局部复发率可以控制在 15% 以下。术后放疗的优势是可以有明确完整的病理结果和切缘状态，急性手术伤口并发症低。但是由于放疗的靶区范围大，剂量高，晚期并发症发生率较高，包括纤维化、关节僵硬、水肿和骨折。这些晚期毒性大多是不可逆的。术后复发再次术后的放疗适应证，也可参考上述推荐。

（1）适应证：ⅠA 期（$T_1N_0M_0/G_1$），切缘不足；ⅠB 期（$T_{2\sim4}N_0M_0$，G_1），切缘不足；Ⅱ期；Ⅲ期；术前放疗后，切缘阳性或肉眼残存。

（2）放疗范围：GTV（如有肉眼残存），CT/MRI 图像显示的可见肿瘤；CTV，瘤床区域，在此区城四周扩 1.5 cm、纵向方向扩 4 cm 边界，包括手术瘢痕及引流口，避开关节。如外扩超过肌肉起止点则缩至肌肉起止点；如外扩超过天然解剖屏障，如皮肤、肌群筋膜、骨，则缩至解剖屏障处。

CTV 加量，瘤床区域，在区域四周和纵向扩 1.5 cm。

（3）放疗剂量：①95% PTV，50 Gy/25 F。②95% PTV 加量，（60～66）Gy/（30～33）F。

（4）摆位原则同术前。

3. 姑息放疗　全身远处转移的软组织肉瘤临床预后差，姑息放疗目的是减轻痛苦，提高生活质量。

（1）放疗范围：有两种情况。①GTV，CT/MRI 图像显示的可见肿瘤。②CTV，范围与术前放疗相同，可根据病变情况及患者一般状态调整靶区。

（2）放疗剂量：95% PTV，（50～60）Gy/（25～30）F 或 30 Gy/6 F。

（3）摆位原则同术前。

软组织肉瘤靶区勾画实例见附图 7 和附图 8。

（三）化学治疗

1. 术前化疗　又称新辅助化疗，主要用于肿瘤巨大、累及重要脏器、与周围重要血管神经关系密切、预计手术切除无法达到安全外科边界或切除后会造成重大机体功能残障甚至危及生命的高级别软组织肉瘤患者。术前化疗具有以下优点：①可以使肿瘤与神经、血管、肌肉的边界清晰，降低截肢风险，提高保肢率和肢体功能；②腹膜后肉瘤的术前化疗可以减少对正常器官的切除；③提高手术切缘阴性率，降低局部复发风险；④与术前放疗联合使用时具有增敏的效果；⑤具有杀灭微小转移灶的效果；⑥很多患者因为术后并发症不能按时行辅助化疗，术前化疗可以减少这种情况对生存的影响；⑦依据术前化疗的病理缓解率可以制订后续化疗方案。化疗敏感性是软组织肉瘤是否选择化疗的重要依据。

常见软组织肉瘤的化疗敏感性大致分为以下几种。①高度敏感：未分化小圆细胞肉瘤，胚胎型/腺泡型横纹肌肉瘤。②中高度敏感：滑膜肉瘤，黏液性/圆细胞脂肪肉瘤；子宫平滑肌肉瘤。③中度敏感：多形性脂肪肉瘤，黏液纤维肉瘤，上皮样肉瘤，多形性横纹肌肉瘤，平滑肌肉瘤，恶性外周神经鞘膜瘤，血管肉瘤，促结缔组织增生性小圆细胞肿瘤，头皮和面部的血管肉瘤。④不敏感：去分化脂肪肉瘤，透明细胞肉瘤。⑤极不敏感：腺泡状软组织肉瘤，骨外黏液性软骨肉瘤。横纹肌肉瘤可分为胚胎型横纹肌肉瘤、腺泡型横纹肌肉瘤、多形性横纹肌肉瘤，以及梭形细胞/硬化性横纹肌肉瘤 4 类，其中多形性横纹肌肉瘤的化疗方案参考非特指型软组织肉瘤。非多形性横纹肌肉瘤包括胚胎型横纹肌肉瘤、腺泡型横纹肌肉瘤、梭形细胞/硬化性横纹肌肉瘤。

目前关于成人横纹肌肉瘤的研究报道较少，一般认为成人横纹肌肉瘤的预后比儿童要差，但是意大利米兰国家癌症研究所通过对 171 例成人横纹肌肉瘤的随访发现，如果成人横纹肌肉瘤患者按照儿童横纹肌肉瘤方案化疗，能取得与儿童相似的疗效。因此本指南推荐成人非多形性横纹肌肉瘤的化疗证据主要来源于儿童横纹肌肉瘤的研究。

胚胎型横纹肌肉瘤和腺泡型横纹肌肉瘤对化疗非常敏感，对于肿块巨大或累及重要脏器和结构、无法完整切除的患者，可在行活检术明确诊断后予以术前化疗。其化疗方案需要根据病理类型、是否存在 *FOXO1* 融合基因、年龄、TNM 分期和 IRS 分组、是否中枢受累等因素进行危险度分级来选择。完成 12 周左右化疗后，经外科会诊若能达到完整切除者可以选择手术治疗。其中胚胎型横纹肌肉瘤是预后良好的病理类型，腺泡型横纹肌肉瘤中 70%～80% 存在 13 号染色体的 *FOXO1* 基因与 2 号染色体的 *PAX7* 或 1 号染色体的 *PAX3* 基因转位，形成融合基因 *PAX3-FKHR* 或 *PAX7-FKHR*，其 OS 和 EFS 差，远处转移率高，而 *FOXO1* 融合基因阴性患者的预后和胚胎型横纹肌肉瘤类似。因此推荐有条件的单位对腺泡型横纹肌肉瘤常规进行 *FOXO1* 融合基因检测,以根据危险度确定化疗方案。梭形细胞/硬化性横纹肌肉瘤是非多形性横纹肌肉瘤中的罕见类型,占 5%~10%,2013 版 WHO 软组织肉瘤分类将其列为一类单独的亚型。针对这类亚型化疗的临床研究较少,且均为回顾性研究,目前并无标准化疗方案推荐。日本国立癌症研究中心医院 1997—2014 年收治了 16 例梭形细胞/硬化性横纹肌肉瘤的患者,选用 VAC 方案化疗,56% 的患者达到客观缓解,但一半以上患者后期出现复发或病情进展,因此推荐 VAC 作为初始化疗方案,但需明确化疗敏感性及预后比胚胎型横纹肌肉瘤和腺泡型横纹肌肉瘤要差。

未分化小圆细胞肉瘤包括尤因肉瘤、伴有 EWSR1-non-ETS 融合的圆细胞肉瘤、CIC 重非肉瘤、伴有 BCOR 遗传学改变的肉瘤。

尤因肉瘤对化疗高度敏感,关于尤因肉瘤的众多研究都非常强调化疗的重要性。INT-0091 研究中对于无转移的尤因肉瘤患者,无论分期随机分为 VDC(长春新碱+多柔比星+环磷酰胺)/IE(异环磷酰胺+依托泊苷)交替方案和 VDC 方案分别术前化疗 4 个周期,再进行局部治疗(分为手术、放疗和手术联合放疗),术后进行 13 次化疗。结果显示两者 5 年 EFS 分别为 69% 和 54%($P=0.005$),5 年 OS 分别为 72% 和 61%($P=0.01$)。该研究中存在转移的患者采用 VDC/IE 与 VDC 方案化疗,EFS 没有明显差异。EICESS-92 研究也表明,高危(肿瘤体积>100 mL)伴转移的患者采用更大强度的 EVAIA(依托泊苷+长春新碱+更生霉素+异环磷酰胺+多柔比星)方案并不优于 VAIA(长春新碱+更生霉素+异环磷酰胺+多柔比星)方案,不伴转移的患者术前采用 EVAIA 方案化疗的疗效优于 VAIA 方案;非高危患者(肿瘤体积<100 mL)则推荐术前采用 VAIA 化疗 4 周期。此外,尤因肉瘤还可以使用 VAI(长春新碱+更生霉素+异环磷酰胺)、VIDE(长春新碱+异环磷酰胺+多柔比星+依托泊苷)、VACA(长春新碱+更生霉素+环磷酰胺+多柔比星)等方案化疗。将 VDC/IE 交替方案由 3 周一次改为两周一次的密集方案,可以将 5 年 EFS 由 65% 提高到 73%($P=0.048$),且毒副反应没有明显增加。尤因肉瘤在局部治疗之前推荐至少 9 周的多药联合方案,但对于化疗有效的转移性患者,可以延长局部治疗前的化疗时间。

伴有 EWSRI-non-ETS 融合的圆细胞肉瘤、CIC 重排肉瘤、伴有 BCOR 遗传学改变的肉瘤均属于未分化小圆细胞肉瘤中的罕见类型,目前缺乏针对这些类型的临床研究,化疗方案可参考尤因肉瘤。现有研究表明伴有 EWSRI-non-ETS 融合的圆细胞肉瘤和 CIC 重排肉瘤对化疗的敏感性和预后比尤因肉瘤差,但关于伴有 BCOR 遗传学改变肉瘤生物学特性的研究较少,有报道显示 BCOR 型患者的 5 年总生存率好于 CIC 重排型(100% *vs* 28.2%),对化疗的反应也比 CIC 重排型更好。

非特指型软组织肉瘤是除外以下 3 种类型以外肉瘤的统称。①化疗高度敏感的肉瘤:如尤因肉瘤、非多形性横纹肌肉瘤等。②化疗极不敏感的肉瘤:如腺泡状软组织肉瘤、骨外黏液性软骨肉瘤等。③需要特殊处理的肉瘤:如胃肠道间质瘤、侵袭性纤维瘤病等。非特指型软组织肉瘤中对化疗相对敏感、肿瘤体积较大、累及重要脏器、与周围重要血管神经关系密切、预计手术切除无法达到安全外科边界或切除后会造成重大机体功能残障甚至危及生命的高级别软组织肉瘤患者可以进行术前化疗,而一期手术可以达到安全外科边界下完整切除的患者不推荐术前化疗。非特指型软组织肉瘤的术前化疗方案可以选择 A(多柔比星)、AI(多柔比星+异环磷酰胺)、MAID(美司钠+多柔比星+异环磷酰胺+达卡巴嗪)等。为争取降期,联合化疗的方案在术前化疗中值得推荐,但术前化疗方案需要根据患者的一般情况,对治疗的耐受性和意愿综合制订。

软组织肉瘤的化疗疗效与剂量强度密切相关。推荐剂量为:多柔比星单药 75 mg/m^2,联合化疗时为 60 mg/m^2,每 3 周为 1 个周期,不建议增加多柔比星剂量或联合异环磷酰胺以外的其他药物;异环磷酰胺单药剂量 8~12 g/m^2,联合化疗时可考虑为 7.5 g/m^2,每 3 周为 1 个周期。

ISG-STS1001 研究探索了根据软组织肉瘤亚型选择不同的术前化疗方案,分别为黏液/圆脂肪肉瘤(MRCLS)选择曲贝替定,滑膜肉瘤(SS)选择大剂量异环磷酰胺,平滑肌肉瘤(LMS)选择吉西他滨联合达卡巴嗪,未分化多形性肉瘤(UPS)选择吉西他滨联合多西紫杉醇,恶性神经鞘膜瘤(MPNST)选择异环磷酰胺+依托泊苷,与经典 EI(表柔比星联合异环磷酰胺)方案对比,发现两者的 5 年 OS 率分别为 66% 和 76%(P=0.018),提示术前化疗采用 EI 方案可带来生存获益。

所有患者在开始化疗前均建议进行生育功能相关的知情同意。

• 非多形性横纹肌肉瘤:包括胚胎型横纹肌肉瘤、腺泡型横纹肌肉瘤、梭形细胞/硬化性横纹肌肉瘤,可手术切除则首先进行手术切除,不可手术切除则优先进行术前化疗(1A 类)

化疗方案:

低危:VAC(长春新碱+更生霉素+环磷酰胺);VA(长春新碱+更生霉素)。

中危:VAC(长春新碱+更生霉素+环磷酰胺);VAC(长春新碱+更生霉素+环磷酰胺)/VI(长春新碱+伊立替康)交替;VDC(长春新碱+多柔比星+环磷酰胺)/IE(异环磷酰胺+依托泊苷)交替。

高危:VAC(长春新碱+更生霉素+环磷酰胺);VI(长春新碱+伊立替康);VDC(长春新碱+多柔比星+环磷酰胺)/IE(异环磷酰胺+依托泊苷)交替。

中枢侵犯:VAI(长春新碱+更生霉素+异环磷酰胺);VACa(长春新碱+更生霉素+卡铂);VDE(长春新碱+多柔比星+依托泊苷);VDI(长春新碱+多柔比星+异环磷酰胺)交替。

• 未分化小圆细胞肉瘤(包括尤因肉瘤、伴有 EWSR1-non-ETS 融合的圆细胞肉瘤、CIC 重排肉瘤、伴有 BCOR 遗传学改变的肉瘤):术前化疗(1A 类)

化疗方案:VDC(长春新碱+多柔比星+环磷酰胺)/IE(异环磷酰胺+依托泊苷)交替;VDC(长春新碱+多柔比星+环磷酰胺);VAI(长春新碱+更生霉素+异环磷酰胺);VIDE(长春新碱+异环磷酰胺+多柔比星+依托泊苷);VAIA(长春新碱+更生霉素+异环磷酰胺+多柔比星);EVAIA(依托泊苷+长春新碱+更生霉素+异环磷酰胺+多柔比星);VACA(长春新碱+更生霉素+环磷酰胺+多柔比星)。

• 非特指型软组织肉瘤可手术的则直接手术,不可切除则可以行术前放疗。

化疗方案:A(多柔比星);AI(多柔比星+异环磷酰胺);MAID(美司钠+多柔比星+异

环磷酰胺+达卡巴嗪);EI(表柔比星+异环磷酰胺)。

2. 术后化疗　旨在消灭亚临床病灶,减少远处转移和复发的风险,提高患者的生存率。

术后化疗可改善非多形性横纹肌肉瘤的 DFS 和 OS,推荐按危险度级别选择化疗方案。

未分化小圆细胞肉瘤术后推荐辅助化疗,术前选择 VDC/E 交替方案者术后维持原方案不变,与术前化疗一起共计 49 周,当多柔比星剂量达到 375 mg/m^2 后改为放线菌素 D。若术前选择 VAIA 或 EVAIA 方案,术后亦不更改化疗方案,推荐术前、术后共计完成 14 次化疗。

非特指型软组织肉瘤的辅助化疗一直存在争议,主要是因为 EORTC62931 研究表明术后 AI(多柔比星+异环磷酰胺)方案辅助化疗未改善 OS、RFS、5 年局部复发率和 5 年远处转移率。但该研究存在设计上的缺陷,比如入组了 Ⅱ ~ Ⅲ 期肉瘤患者,肿瘤大小及部位不受限制,异环磷酰胺使用剂量偏低(仅使用 5 g/m^2,低于常用的 8 ~ 10 g/m^2 等)。

对美国国家癌症数据库进行大数据分析,筛选出 1998—2012 年 Ⅲ 期的软组织肉瘤患者 16 370 人,其中 5 377 人可以纳入生存分析,化疗组的中位 OS 为 82.7 个月,而观察组的中位 OS 为 51.3 个月($P<0.01$)。法国肉瘤组的随访数据也显示 FNCLCC 分级为 3 级的患者可从辅助化疗中获益,5 年 MFS 由 49% 提高到 58%,5 年 OS 由 45% 提高到 58%。因此,对于 Ⅲ 期化疗敏感患者推荐术后化疗,Ⅱ 期患者具备以下高危因素时也可考虑术后化疗:肿瘤位置深,肿瘤累及周围血管,包膜不完整或突破间室,FNCLCC 分级为 G$_3$,局部复发二次切除术等。

1997 年发表的一项 Meta 分析显示以多柔比星为基础的辅助化疗可以明显延长局部复发及远处转移的时间,改善总无复发生存时间,但仅有延长 OS 的趋势。2008 年的一项 Meta 分析在此基础上更新了部分临床研究,结果显示辅助化疗对比术后观察的局部复发风险比为 0.73($P=0.02$),远处转移及总复发风险比均为 0.67($P=0.000\ 1$),而且在死亡风险比方面,单药 A(多柔比星)为 0.84($P=0.09$),AI(多柔比星+异环磷酰胺)为 0.56($P=0.01$),提示联合化疗在 OS 方面更具有优势。2001 年意大利肉瘤研究组发表了一项 EI 方案用于辅助治疗的研究,纳入了 104 例 3 ~ 4 级软组织肉瘤患者(直径 ≥5 cm 或复发),随机分为试验组和观察组,试验组接受 5 个周期 EI 方案的辅助化疗,结果显示辅助化疗显著改善 DFS 和 OS,两组 mDFS 分别为 48 个月和 16 个月($P=0.03$),mOS 分别为 75 个月和 46 个月($P=0.04$)。

术后化疗建议伤口愈合后尽早开始,共完成 4 ~ 6 个周期。但是否选择联合治疗,以及治疗疗程,还需要根据患者的具体情况及其意愿,综合制订治疗方案。

• 非多形性横纹肌肉瘤:术后化疗(1A 类)

低危:VA。

中危:VAC;VAC/VI 交替;VDC/IE 交替。

高危:VAC/VI/VDC/IE 交替。

中枢侵犯:VAI/VACa/VDE/VDI 交替。

● 未分化小圆细胞肉瘤(包括尤因肉瘤、伴有 EWSR1-non-ETS 融合的圆形细胞肉瘤、CIC 重排肉瘤、伴有 BCOR 遗传学改变的肉瘤)

VDCIE 交替(无转移);VDC(伴转移);VAI;VIDE;EVAIA(无转移);VAIA(伴转移)。

● 非特指型软组织肉瘤:Ⅰ~Ⅱ期无高危因素可观察,有高危因素则可以进行术后化疗,AI、EI、A。Ⅲ期进行术后化疗,化疗方案同前。

3. 转移的或复发的不可手术切除的肿瘤姑息性化疗(1A 类)　姑息性化疗是指对于转移或复发不能完整切除肿瘤患者采取的化疗,其目的是使肿瘤缩小、稳定,以减轻症状,延长生存期,提高生活质量。但考虑到软组织肉瘤的多样性和化疗较重的不良反应,姑息化疗方案的制订需要因人而异。转移的非多形性横纹肌肉瘤患者,化疗方案应按照高危组选择 VAC/VI/VDC/IE 交替,有部分化疗效果好但仍存在病灶残留者也可积极选择手术或放疗等局部治疗。二线化疗可选方案包括:环磷酰胺+托泊替康,长春瑞滨,环磷酰胺+长春瑞滨,吉西他滨+多西紫杉醇,多柔比星+异环磷酰胺,卡铂+依托泊苷。

INT-0091 及 EICESS-92 研究显示转移或不可切除的尤因肉瘤采用多药联合化疗在客观缓解率方面更具优势,但不能改善 OS。但考虑到联合方案具有较高的客观缓解率,对疗效较好且潜在可切除的患者仍建议多药联合方案化疗。多柔比星和异环磷酰胺是非特指型软组织肉瘤的基石用药。EORTC62012 研究比较了单药 A(多柔比星)和 AI(多柔比星+异环磷酰胺)方案治疗晚期软组织肉瘤患者的疗效,显示 AI 组的 ORR 远高于单药 A(26% vs 14%,$P<0.000\ 6$),中位 PFS 也高于单药 A 组(7.4 个月 vs 4.6 个月,$P=0.003$),但两组的 OS 没有差异(14.3 个月 vs 12.8 个月,$P=0.076$)。进一步的分层分析显示除了未分化多形性肉瘤具有统计学意义上的 OS 获益外,其他肿瘤均没有明确的 OS 获益,其中原因可能与联合治疗的不良反应发生率较高有关。一项Ⅲ期随机对照临床研究,将 AI 方案中的多柔比星剂量由 50 mg/m^2 提高到 75 mg/m^2,中位的 PFS 虽然由 19 周提高到了 29 周($P=0.03$)。但中位 OS 由 56 周降到了 55 周($P=0.98$)。因此姑息性化疗的一线方案可以个体化选择 A 或者 AI 方案,而且不推荐提高化疗药物剂量。表柔比星和多柔比星脂质体的不良反应尤其是心脏毒性和血液血毒性均小于多柔比星,但疗效并未见提高,对于多柔比星接近最大累积剂量,或年龄较大、存在基础心脏疾病的患者,可以考虑使用表柔比星和多柔比星脂质体代替多柔比星,但缺乏大规模临床证据。

目前非特指型软组织肉瘤的二线治疗没有公认的化疗方案,可以参照病理类型进行选择:如平滑肌肉瘤可以选择吉西他滨联合达卡巴嗪,吉西他滨联合多西紫杉醇,或者曲贝替定;脂肪肉瘤可以选择曲贝替定或者艾立布林;滑膜肉瘤可以选择大剂量异环磷酰胺;未分化多形性肉瘤可以选择吉西他滨联合多西紫杉醇;血管肉瘤可以选择紫杉醇等等。METASARC 观察性研究在 2 225 名转移性 STS 患者中探索了真实世界的结果,发现前线的联合化疗、病理亚型为平滑肌肉瘤、转移病灶接受局部治疗和 OS 正相关,但是除了平滑肌肉瘤外,其他病理类型接受二线之后系统治疗的获益非常有限。艾立布林被 FDA 批准用于脂肪肉瘤的二线化疗,与达卡巴嗪相比,中位 OS 由 8.4 个月提高到 15.6 个月。曲贝替定被 FDA 批准用于平滑肌肉瘤和脂肪肉瘤的二线化疗,与达卡巴嗪相比,中位 PFS 由 1.5 个月提高到 4.2 个月($P<0.001$),而且分层分析显示对平滑肌肉瘤和脂肪肉

瘤均有效,在脂肪肉瘤中以黏液样/圆细胞型脂肪肉瘤疗效更佳。但曲贝替定较达卡巴嗪并没有带来 OS 上的获益。

- 非多形性横纹肌肉瘤。

一线化疗方案:VAC/VI/VCD/IE 交替;VAI/VACa/VDE/VDI 交替(中枢侵犯)。

二线化疗方案:环磷酰胺+托泊替康;长春瑞滨;环磷酰胺 + 长春瑞滨;吉西他滨+多西紫杉醇;多柔比星+异环磷酰胺;卡铂+依托泊苷。

- 未分化小圆细胞肉瘤(包括尤因肉瘤、CIC 重排肉瘤等):姑息性化疗(1A 类)。

一线化疗方案:VCD;VCD/IE 交替;VAIA。

二线化疗方案:异环磷酰胺+卡铂+依托泊苷;环磷酰胺+托泊替康;伊立替康+替莫唑胺;吉西他滨+多西紫杉醇。

- 非特指型软组织肉瘤:姑息性化疗(2A 类)。

一线化疗方案:A;AI。

二线化疗方案依据具体类型选择。

(四)靶向/免疫治疗

抗肿瘤靶向药物作为新的治疗手段,已成功应用于多种类型肿瘤的治疗。靶向药物相对于化疗,具有不良反应小和耐受性好的特点。近年来一些靶向治疗药物对特定组织学类型的晚期软组织肉瘤(STS)显示出了较有前景,已有多种靶向药物应用于晚期或不可切除 STS 的治疗。本章节所列靶向药物均用于晚期或不可切除软组织肉瘤的药物治疗,不用于术后辅助治疗。培唑帕尼、安罗替尼和瑞戈非尼可以作为不可切除或晚期软组织肉瘤的二线治疗策略选择,但培帕尼和瑞戈非尼不推荐用于脂肪肉瘤。

培唑帕尼是一种特异性靶向血管生成和肿瘤细胞增殖相关受体的小分子酪氨酸激酶抑制剂。2012 年 4 月 26 日美国 FDA 批准培唑帕尼用于化疗失败的除脂肪肉瘤以外转移性软组织肉瘤的二线治疗。一项随机对照研究Ⅲ期 PALETTE(EORTC62072)入组了 369 例经标准化疗失败且未曾接受血管生成抑制剂治疗的转移性软组织肉瘤患者,与安慰剂相比,培唑帕尼能显著延长患者的无进展生存期(mPFS:4.6 个月 vs 1.6 个月,$HR=0.35$,$P<0.0001$)。两者的总生存无显著差异(12.5 个月 vs 11 个月,$P=0.25$)。一项培唑帕尼在中国 STS 人群中的临床研究证据,该研究收集了 40 例培唑帕尼治疗的不同亚型 STS 成人患者,结果表明总反应率(ORR−CR+PR)为 37.5%(15/40),疾病稳定率(SD)为 42.5%(17/40),疾病控制率(DCR = CR+PR+SD)为 80.0%(32/40),中位无进展生存期(mPFS)为 5.3 个月。培唑帕尼在肉瘤患者中最常见不良事件为疲乏、腹泻、恶心、皮肤毛发色素脱失、体重减轻和高血压。培唑帕尼临床应用中应注意监测患者的肝功能,一旦出现肝功能损伤应及时处理。对基线存在中度肝损伤患者,可减量至 200 mg/d;严重肝损伤患者不建议使用。

盐酸安罗替尼是一种多靶点酪氨酸酶抑制剂,具有抑制血管新生及直接抑制肿瘤生长的双重靶向作用。在盐酸安罗替尼二线治疗晚期软组织肉瘤的Ⅱ期研究中显示,安罗替尼有效率为 12.6%,12 周无疾病进展生存率达 68.4%。中位无进展生存时间为 5.63 个月,中位总生存时间为 12.33 个月与安慰剂对比随机对照的ⅢB 期研究中（ALTER0203），安罗替尼可以延长患者无进展生存时间，降低疾病进展风险（6.27 个月 vs 1.47 个月，HR = 0.33）。按病理亚型进行亚组分析发现，安罗替尼能显著延长滑膜肉瘤（5.73 个月 vs 1.43 个月）、平滑肌肉瘤（5.83 个月 vs 1.43 个月）及腺泡状软组织肉瘤（18.23 个月 vs 3 个月）等多种亚型的 PFS。盐酸安罗替尼除了常规监测血压外，和其他抗血管生成药物不同的是，还需要注意定期监测甲状腺功能。

瑞戈非尼在一项和安慰剂对照的随机Ⅱ期（REGOSARC）临床试验中显示可以提高多柔比星治疗失败的非脂肪肉瘤的无进展生存（PFS）（4.0 个月 vs 1.0 个月，$P<0.000\ 1$），总生存（OS）分别为 13.4 个月和 9 个月。其中，对滑膜肉瘤和平滑肌肉瘤效果较好，对脂肪肉瘤无效。

一项拉罗替尼针对 NTRK 融合的标准治疗失败的不能手术或转移性实体瘤患者的Ⅰ/Ⅲ期临床试验，该研究纳入 4 个月至 76 岁的 55 例患者，21 例为软组织肉瘤，其中 7 个为婴儿型纤维肉瘤。对有 NTRK 融合软组织肉瘤患者的客观缓解率 ORR 为 95%，而且缓解持续时间较长，总体研究（55 例患者）1 年后 71% 的患者持续缓解，到临床试验研究截止时间，中位的缓解时间和无进展时间尚未达到。拉罗替尼不良反应较轻微，大部分是 1 级，5% 的患者有 3~4 级不良反应，没有患者因不良反应而中断治疗。拉罗替尼对具有 NTRK 融合的软组织肉瘤具有显著而持久的疗效。2018 年 11 月 FDA 加速批准了拉罗替尼的上市，用于治疗 NTRK 融合基因的实体瘤。

1. 特殊病理亚型晚期或不可切除软组织肉瘤的靶向治疗　通常情况下，靶向治疗用于不可切除或晚期软组织肉瘤的二线治疗。但在一些特殊病理亚型由于缺乏标准、有效的一线化疗方案，所以特定的靶向药物可以考虑用于特定类型不可切除或晚期软组织肉瘤的一线治疗：如 CDK4 抑制剂哌柏西利可以用于高分化/去分化脂肪肉瘤的一线治疗；安罗替尼、培唑帕尼和舒尼替尼可以用于腺泡状软组织肉瘤的一线治疗；克唑替尼和塞瑞替尼用于 ALK 融合的炎性肌纤维母细胞瘤一线治疗；依维莫司和西罗莫司用于恶性血管周上皮样细胞瘤的一线治疗；伊马替尼可以用于隆突性皮肤纤维肉瘤的一线治疗。

在基因检测方面，CDK4 抑制剂哌柏西利用于高分化/去分化脂肪肉瘤的治疗建议检测 CDK4 基因扩增；伊马替尼用于隆突性皮肤纤维肉瘤的治疗建议进行 COLIAI/PDGFB 融合基因的检测；克唑替尼和塞瑞替尼用于炎性肌纤维母细胞瘤的治疗，需要检测 ALK 融合基因，特别需要注意的是，与肺癌 EML4-ALK 的融合基因不同，炎性肌纤维母细胞瘤的 ALK 融合基因为 PM3-ALK[t(1;2)(q22;p23)]；TPM4-ALK[t(2;19)(p23;p13)]；CLTC-ALK[t(2;17)(p23;q23)]；RANBP2-ALK[t(2;2)(p23;q13)]；CARS-ALK[t(2;11)(p23;p15)]；ATIC-ALK[inv(2)(p23;q35)]，需要特殊的分子诊断检测。

在血管肉瘤治疗方面，一项贝伐珠单抗[抗血管内皮生长因子（VEGF）人源化重组抗体]的单臂Ⅱ期试验研究，对 30 例局部晚期血管肉瘤和上皮样血管内皮瘤中的患者进行疗效评估和安全性评价。其中，4 例患者（包括 2 例血管肉瘤和 2 例上皮样血管内皮瘤；17%）达到 PR，15 名患者（包括 11 例血管肉瘤和 4 例上皮样血管内皮瘤；50%）保持 SD，平均无进展生存时间为 26 周，而且这些患者对贝伐珠单抗的耐受性良好。

2009 年对复发性或转移性肉瘤的患者进行了索拉非尼的多臂多中心期研究。该研究纳入 145 名患者,其中的 37 例血管肉瘤患者中,有 5 例出现客观缓解(14%,1 例 CR 及 4 例 PR),21/37(56.8%)达到 SD。中位 PFS 时间为 3.8 个月,中位总生存时间为 14.9 个月。

脂肪肉瘤有以下几个主要分型:高分化(WDLS)和去分化(DDLS)脂肪肉瘤,黏液样/圆细胞脂肪肉瘤和多形性脂肪肉瘤。黏液样/圆细胞脂肪肉瘤对化疗较为敏感,可以考虑含多柔比星为主的化疗。对于局部晚期或转移性的 WDLS 和 DDLS 患者仍然缺乏效果较好的治疗方法。选择性细胞周期蛋白依赖性激酶 4(CDK4)的基因在 90% 的 WDLS 和 DDLS 中存在扩增,提示这部分患者有可能从 CDK4 排制剂中获益。PD0332991(哌柏西利帕博西尼)是 CDK4/CDK6 抑制剂,在 2011 年的一项有关 PD0332991 的 I 期试验中。部分患有 WDLS 或 DDLS 的患者可达到长期稳定。一项回顾性 III 期研究筛选了 48 名患者(48 名患者中有 44 名存在 CDK4 扩增;44 名患者中有 41 名患者为 RB 阳性)。在 12 周时,PFS 为 66%(90% *CI*:51%~100%),超过预估的主要终点,而中位 PFS 为 18 周,1 例患者出现部分缓解(PR)。3~4 级事件包括贫血(17%),血小板减少症(30%),中性粒细胞减少症(50%)和发热性中性粒细胞减少症(3%)。

腺泡状软组织肉瘤(ASPS)是一种罕见的,对化疗不敏感的软组织肉瘤。一项安罗替尼和安慰剂随机对照、双臂、多中心 IIb 期临床研究,在腺泡状软组织肉瘤亚组分析中,显示出安罗替尼对腺泡状软组织肉瘤效果较为显著,安罗替尼组和安慰剂组 PFS 时间分别为 18.23 个月和 3 个月,延长了 15 个月。一项回顾性研究中,30 例接受培唑帕尼的患者,其中 13 例患者接受过其他抗血管生成药物,1 例取得完全缓解(CR,3.3%),7 例取得部分缓解(PR,23.3%),17 例稳定(SD,56.6%),中位 PFS 时间为 13.6 个月,提示培唑帕尼在腺泡状软组织肉瘤也取得了一定的效果。

2010 年一项回顾性分析就舒尼替尼在 9 例 ASPS 中的疗效进行评价,其中 5 例患者出现 PR,3 例 SD,1 例 PD,中位 PFS 为 17 个月。另一项针对舒尼替尼影响 ASPS 通路的研究表明使用舒尼替尼 3 个月后,5 例患者中 2 例出现 PR,1 例为 SD。1 例患者在 12 个月后仍有效果,且舒尼替尼可能通过 PDGFR 和 RET 相关机制在 ASPS 中产生抗肿瘤活性。

炎性肌纤维母细胞瘤(IMT)特征在于具有炎症浸润的梭形细胞增殖。IMT 是低度恶性软组织肉瘤,手术切除是治疗 IMT 的主要手段,少数病例皮质甾体类和塞来昔布抗炎药物治疗有效。在炎性肌纤维母细胞瘤中有 ALK(anapalstic lymphoma kinase)易位。大约一半的 IMT 携带染色体 2p23 上的间变性淋巴瘤激酶(ALK)基因的重排,导致 ALK 表达异常。ALK 抑制剂克唑替尼(crizotinib)可以治疗 ALK 易位的 IMT。一项克唑替尼单药用于晚期、不能手术的炎性肌纤维母细胞肿瘤的多中心、前瞻性 II 期临床试验,50%(6/12)ALK 阳性和 14%(1/7)ALK 阴性的患者取得了客观缓解(ORR)。新一代 ALK 抑制剂塞瑞替尼(ceritinib)亦有治疗潜能,目前已有报道塞瑞替尼在 *ALK* 基因重排的非小细胞肺癌中的显著疗效,其效果甚至可能优于克唑替尼。

恶性孤立性纤维瘤(SFT)/血管外皮瘤是罕见的软组织肉瘤亚型,通常被认为是低度恶性肿瘤,但在 20% 的病例中仍可能表现出转移潜能。在转移性或不可切除的情况下,标准治疗如基于蒽环类的化疗方案效果较差。索拉非尼对恶性孤立性纤维瘤(SFT)有一定效果。一项来自法国的Ⅲ期临床研究中,5名进展期SFT患者中有2例患者使用索拉非尼实现了9个月的疾病控制。2012年意大利一项针对31例进展期晚期SFT的回顾性研究中探讨了舒尼替尼的效果及安全性,2/31达到PR,16/31达到SD,中位无进展生存期为6个月。同样,2009年多中心Ⅱ期研究中亦展示了舒尼替尼在孤立性纤维瘤等亚型中观察到疾病控制效果。

一项来自欧洲的多中心、单臂、Ⅱ期试验评价了培唑帕尼在一组恶性或去分化孤立性纤维84/158瘤患者中的作用及安全性。该研究纳入了2014年6月26日至2016年11月24日的36例患者(34例为恶性孤立性纤维瘤,2例患有去分化孤立性纤维瘤)。根据Choi标准,在可评价结果的35例患者中,有18例(51%)患者达到PR,9例(26%)达到SD一项回顾性分析针对贝伐珠单抗联合替莫唑胺治疗14例经组织病理学证实的血管外皮细胞瘤和恶性孤立性纤维瘤患者。结果显示,其中有11例患者(79%)达到了PR(Choi标准),中位反应时间为2.5个月;两例患者(14%)最佳疗效为SD;中位无进展生存时间为9.7个月,6个月无进展生存率为78.6%,贝伐珠单抗联用替莫唑胺可作为治疗孤立性纤维瘤的选择之一。

大于90%的隆突性皮肤纤维肉瘤有17号染色体COL1Al和22号染色体的*PDGFB*基因融合,从而导致PDGFRβ通路的过度活化,提示隆突性皮肤纤维肉瘤患者有可能从相应靶点的靶向治疗中获益。2个来自EORTC和SWOG的Ⅱ期临床试验结果显示,伊马替尼治疗晚期或转移性隆突性皮肤纤维肉瘤患者,46%的患者出现部分缓解,中位进展时间为1.7年,1年OS率为87.5%。目前,伊马替尼主要用于晚期隆突性皮肤纤维肉瘤的治疗,也可用于不可切除隆突性皮肤纤维肉瘤的新辅助治疗。

恶性血管周上皮样细胞瘤(PEComas)是被世界卫生组织认可为一种极为罕见的间充质肿瘤,最常见位于内脏(尤其是胃肠道和子宫)、腹膜后和腹壁盆腔部位。对于晚期疾病患者,mTO信号传导异常活化提供了靶向治疗的科学依据。2009年美国一项病例报道分析了西罗莫司治疗的3例转移性恶性PEComas患者的情况。在所有患者中均观察到肿瘤对西罗莫司的反应,TSC1/TSC2肿瘤抑制复合物的缺失及病理性激活的mTORCI的抑制是PEComas治疗的合理机制。2012年一项病例报告展示了一例mTOR抑制剂治疗的转移性腹膜后PEComas,依维莫司获得了显著的临床反应。2014年欧洲一项回顾性研究报告了10例接受西罗莫司或替西罗莫司治疗患者的结果。研究纳入了10例患者,其中9例接受西罗莫司,1例接受替西罗莫司。通过RECIST评估7例患者的反应:5/10达到PR(50%),1/10达到SD(10%)。

INI1(SWI/SNF复合物中重要的核心亚基)基因缺失与多种肿瘤发生发展密切相关,90%的上皮样肉瘤是*INI1*表达缺失,*INI1*缺失导致依赖于转录抑制子EZH2(组蛋白甲基转移酶)的恶性转化和肿瘤发生。他泽司他(Tazemetostat)是一种选择性的口服EZH2抑制剂,为表观遗传学药物。在62例>16岁上皮样肉瘤患者中进行前暗性Ⅱ期临床研究,剂量每天800 mg,一日2次。研究结果中位PFS为5.5个月,中位OS为19个月,单药ORR可达15%(9/62),DCR可达71%。>3级的毒性是贫血(6%)和体重下降(3%)。

2020 年 1 月,FDA 批准他泽司他上市,用于治疗不适合手术的转移性或局部晚期上皮样肉瘤。

针对软组织肉瘤的大型Ⅲ期临床研究较少,Ⅱ期、小样本或回顾性研究较多。本章节所列相关靶向治疗药物,因国内外相关临床研究显示出一定的治疗效果,可作为患者个体化治疗选择参考。

2. 特殊病理亚型晚期或不可切除软组织肉瘤的免疫治疗 基于免疫检查点抑制剂 PD-1/PD-L1 抗体的免疫治疗在多种肿瘤中表现出的有效性,其在软组织肉瘤治疗中的疗效也受到了特别的关注。

在一项多中心、单臂、开放标签的Ⅱ期研究(SARC-028)中,探索了帕博利珠单抗(pembrolizumab)对于治疗晚期软组织肉瘤或骨肉瘤患者的有效性和安全性。研究纳入了 40 例组织肉瘤、40 例骨组织肉瘤患者。在软组织肉瘤队列中分别包括了未分化多形性肉瘤(UPS)10 例、去分化脂肪肉瘤(DDLPS)10 例、平滑肌肉瘤(LMS)10 例、滑膜肉瘤(SS)10 例。UPS 组中 4 例有效(ORR 40%),DDLPS 组中 2 例 PR(ORR 20%)。2019 年 ASCO 上进一步报道了 UPS 和 DDLPS 组的队列扩展试验结果,两组患者分别共入组了 40 例和 39 例患者。在 UPS 组中,总体 ORR 为 23%,中位 PFS 为 12 周,而 DDLPS 组总体 ORR 仅为 10%,中位 PFS 为 8 周。2017 年发表的一项针对晚期软组织肉瘤免疫治疗的单中心、1 期篮式试验发现,帕博利珠单抗对腺泡状软组织肉瘤(ASPS)的疗效较好,4 例 ASPS 患者中 2 例达到 PR,2 例 SD21。NCI 发起了另一项阿特珠单抗(atezolizumab)治疗转移性 ASPS 的单臂、Ⅱ期研究,中期分析显示,19 例可评价患者中,8 例获得 PR,ORR 为 42%。这项研究的入组人群中包含了阿特珠单抗作为姑息一线治疗的转移性 ASPS 患者。在一项单中心、单臂、Ⅱ期研究中,探索了阿昔替尼联合帕博利珠单抗在既往至少一线治疗失败的进展期或转移性软组织肉瘤中的疗效。研究共入组了 33 例患者,其中包括 12 例 ASPS。所有可评价患者总体的 ORR 为 26.7%,总体的 PFS 为 4.7 个月。亚组分析显示,非 ASPS 患者组的中位 PFS 为 3.0 个月,ASPS 亚组的 ORR 为 54.5%,中位 PFS 为 12.4 个月。阿昔替尼联合帕博利珠单抗对于 ASPS 的作用更为突出。

十一、随访

软组织肉瘤原发灶手术后需要长期随访监测复发与转移,文献报道其 10 年的局部复发率甚至可达到 10%~20%。随访可以早期发现局部复发和远隔转移,有助于及时进行治疗。长期生存患者还需要注意手术的潜在并发症,以及放疗和化疗的潜在不良反应,如心脏毒性、不育、继发恶性肿瘤等。治疗结束后即应开始随访。术后半年内主要面临的是外科问题,例如伤口不愈合、感染等。术后 2 年之内软组织肉瘤局部复发的高峰时间,高危者通常在 2~3 年复发,而低危者可能较晚复发。最常见的转移部位为肺,每次注意复查胸部 CT 和区域淋巴结 B 超。很少有前瞻性研究评估常见癌症类型的随访策略,软组织肉瘤中更没有。肿瘤分级、肿瘤大小和肿瘤部位的风险评估有助于选择常规随访政策。

对于初始治疗后的随访建议基于专家的意见,频率和方式上有所不同,参考多数机构采取的实际做法如下。在术后 2～3 年中,每 3～4 个月随访 1 次手术治疗中/高级别软组织肉瘤患者,然后每半年 1 次直到 5 年,此后每年 1 次;低级别软组织肉瘤患者在前 3～5 年中每隔 4～6 个月随访,然后每年 1 次。

每次随访的内容包括全面体检、B 超/MRI 或局部增强 CT、骨扫描、胸部影像学检查(胸部 CT)、功能评分。全面体检、局部 B 超,以及胸部影像学检查是每次随访均应包括的检查项目,有助于发现局部复发或远隔转移。如怀疑有复发可能,需行局部增强 MRI 和(或)CT 检查;有累及骨的软组织肉瘤患者,全身骨扫描在术后 5 年内每 6 个月检查 1 次,术后 5 年以后每年检查 1 次。

十二、预后

影响预后的因素很多,有些尚不十分明了,已知有关的因素如下。

(1)早期发现、早期诊断及早期治疗对软组织肿瘤和其他系统肿瘤具有同等重要意义。应该提高对病程长、生长慢、症状轻的软组织肿块的警惕性。尽早予以各种检查,必要时施行病理检查,明确诊断,及时给予适当治疗。

(2)肿瘤的性质、部位、转移及分期、分级对正确的评价预后,进行适当的治疗很重要。

(3)肿瘤所在部位与预后的关系方面,据观察,位于表浅皮肤、皮下组织的肿瘤的预后比深在的肿瘤的预后好;位于四肢的肿瘤其解剖条件比其他部位好,复旦大学附属肿瘤医院报道 122 例肢体软组织肉瘤 1、3、5、10 年的总生存率分别为 77.36%、66.96%;位于骨盆、腹膜后等部位,常不易施行根治性外科手术。

(4)采用的手术方法和预后的关系,曾有统计:对纤维肉瘤施行局部切除术的 5 年生存率为 30%,而根治性切除术的 5 年生存率则为 78%。

(5)手术治疗与辅助化疗、放疗同时进行,可提高疗效。

(6)组织学表现与预后的关系:①分化良好与分化不良的低度及高度恶性肿瘤的预后不同,例如分化良好的隆突性皮肤纤维肉瘤虽然有复发但是预后良好;②不同组织分型与预后的关系,例如四肢脂肪肉瘤中,分化良好的脂肪肉瘤的 5 年生存率为 100%,黏液样型为 58%,脂肪母细胞性为 40%,多形性为 56%。

第二节 肢体、躯干浅表或头颈部软组织肉瘤

一、评估和检查

肢体软组织肉瘤的鉴别诊断需排除硬纤维瘤(侵袭性纤维瘤病)和其他恶性及良性病灶。必要的检查有病史询问和体格检查(H&P)、原发肿瘤和远处转移的影像学检查、周密计划的活检(穿刺或切开活检)、充分和高质量的影像学检查对患者接受良好的临床诊疗是非常重要的,因为转移性病变的存在可能改变原发病灶的管理和患者疾病处理的

整体方法。不同肉瘤亚型向各个部位扩散的趋势不同。因此,应根据肉瘤的亚型进行个体化影像检查。实验室检验作用有限。影像学检查应包括横断面成像以提供关于肿瘤大小的细节和肿瘤与邻近内脏和神经血管的位置关系。

影像学诊断推荐增强 MRI,增强 CT 可不做。诸如血管 CT 成像和平片等其他影像学检查可选择在某些特殊情况使用。考虑到高级别肉瘤血行转移至肺的风险,胸部成像[平扫 CT(首选)或 X 射线检查]是精准分期所必须的。腹部/盆腔 CT 应考虑用在对血管肉瘤、平滑肌肉瘤、黏液样/圆形细胞脂肪肉瘤或上皮样肉瘤以及无明确病理类型肉瘤做最终切除前的检查。全脊髓 MRI 应考虑用作黏液样/圆形细胞脂肪肉瘤的检查,因为与其他软组织肉瘤相比,其转移至脊髓的风险较高。有腺泡样软组织成分的肉瘤相对易于转移至脑,在Ⅳ期病变存在肺转移的患者中尤其明显。应考虑对有腺泡样软组织成分的肉瘤和血管肉瘤的患者行中枢神经系统 MRI 检查(如果有 MRI 检查禁忌,行 CT 检查)。

PET 扫描有助于对病灶进行分期、预后评价、分级,并确定病灶对化疗的组织病理学应答情况。^{18}F-脱氧葡萄糖最大标准化摄取值(SUVmax)与肿瘤级别和预后相关。在一项回顾性研究中,PET 测定的肿瘤 SUVmax ^{18}F-脱氧葡萄糖最大标准化摄取值是生存和疾病进展的一个独立预测因素。Schuetze 及其同事报道称治疗前的 SUVmax ^{18}F-脱氧葡萄糖最大标准化摄取值和术前化疗后 SUVmax ^{18}F-脱氧葡萄糖最大标准化摄取值的变化量可独立地鉴别出高复发风险的患者。化疗后缓解的患者的 SUVmax ^{18}F-脱氧葡萄糖最大标准化摄取值变化≥40%,则完全切除和术后放疗后复发和死亡的风险明显更低;该类患者的预期 5 年无复发生存率(RFS)为 80%,相较而言,SUVmax ^{18}F-脱氧葡萄糖最大标准化摄取值下降小于 40% 的患者的预期 5 年无复发生存率(RFS)为 40%。PET 可用于术前化疗应答情况的早期评价,在评价术前化疗的组织病理学应答情况方面,也比 RECIST 标准更加精确。

在一项涉及 50 名可切除、高级别软组织肉瘤患者的前瞻性研究中,第一化疗后 SUV 下降 35% 是一个预测组织病理学应答情况的敏感指标。

二、治疗原则

(一)手术

手术切缘阳性是四肢 STS 患者局部复发的一个强预测因素。镜下切缘阳性会与肢体肉瘤患者较高的局部复发率和较低的 DFS 无病生存期相关。在一项研究肢体和躯干软组织肉瘤患者局部复发因素的大型队列研究中,切缘阳性者的 10 年累积复发率明显更高(23.9 vs 切缘阴性者的 9.2;$P<0.001$),最近,在一项对 278 名 2000—2006 年接受治疗的肢体软组织肉瘤患者的回顾性研究中,切缘阳性患者发生局部复发的风险是切缘阴性者的 3.76 倍之多(切缘阳性者 6 年后局部复发风险为 38%,而切缘阴性者为 12%)。

由有经验的肉瘤手术小组进行仔细的术前规划可能在避免更坏的肿瘤学预后更好的情况下,实现期待的计划中的阴性、阳性切缘以保留关键解剖结构。

截肢术曾被作为实现肢体肉瘤患者局部控制的标准疗法。近些年随着重建手术术式的进步、综合治疗模式的发展，以及辅助治疗等技术的进步已经使不得不行截肢术的患者的功能损害降到最低。在 1982 年，一项包含 43 名患者随机化对照研究显示，保肢手术合并放疗是高级别肢体软组织肉瘤患者的一种有效治疗手段，局部复发率为 15%，与截肢术相比在 OS 总生存期和 DFS 无病生存期方面并无差异。在另一项包含 77 名接受保肢手术而未放疗的患者的研究中，局部复发率仅为 7%，切缘状态是局部复发的一种有意义的预测因素。当切缘距离 ≤1 cm 时，局部复发率为 13%，切缘距离 ≥1 cm 时，局部复发率为 0。在一项包括 115 名手足部软组织肉瘤患者的回顾性研究中，使用根治性截肢术作为初始治疗并未降低区域转移的可能性，也没有改善疾病生存率。

这些结果表明保肢手术联合或不联合术后放疗是肢体软组织肉瘤治疗的一个有效选择，截肢手术仅适用于进行广泛的切除或再切除后无法保留肢体功能的情况。指南建议，肢体软组织肉瘤患者的手术目标应该是在尽可能保证手术切除范围的情况下保留肢体功能。大多数肢体软组织肉瘤患者建议行保肢手术，以实现局部肿瘤控制和最低死亡率。

对于不适合行保肢手术的患者，截肢可以改善局部控制，当完全切除肿瘤可能导致肢体功能障碍时可以选择进行截肢手术，并且需要考虑患者的意愿。考虑行截肢术之前，患者应接受在软组织肉瘤治疗方面有经验的手术医师的评估。术后康复评估推荐用于所有肢体肉瘤患者。如有指征，康复治疗应持续到功能恢复至最大化、最理想为止。

（二）放射治疗

来自随机研究和回顾性分析的数据支持对部分患者使用术前或术后体外照射放疗（EBRT）。近距离放疗（单用或联合 EBRT 体外照射放疗）和调强放疗（IMRT）也作为一种手术辅助治疗手段进行了评估。

1. 术前与术后 EBRT 体外照射放疗比较各种研究已经评估了术前和术后采用 RT 治疗肢体、头颈部或躯干软组织肉瘤的获益和风险。

最近，美国国家癌症数据库（NCDB）对 27 969 例肢体软组织肉瘤患者的数据进行了分析，确定术前和术后放疗都是与 OS 总生存期增加相关的因素，然而这些数据表明术前 RT 放疗有望于实现 R_0 切除。在一项由加拿大肉瘤组进行的 III 期随机研究中，局限性原发软组织肉瘤患者与软组织肉瘤复发病灶的患者接受术前或术后放疗后，局部控制率和 PFS 率均相似。然而，术前放疗的患者急性伤口并发症的发生率更高（35% vs 术后放疗为 17%），尤其是下肢肿瘤（43% vs 5%）。术后放疗患者更容易出现晚期治疗相关的不良反应，这与放疗剂量较高（术前放疗 66 Gy vs 50 Gy）和放疗范围较大有关。保肢术后行 EBRT 的效果出现在一项前瞻性随机研究揭示了保肢术后行体外照射放疗的疗效（91 名高级别病灶患者和 51 名低级别病灶患者）中。术后放疗显著降低了高级别病变患者的 10 年局部复发率（对比仅接受手术的患者的 22% 的局部复发率，接受了手术联合放疗的患者的局部复发率为 0；$P=0.002\ 8$）在低级别病灶患者中，对应的复发率分别为 5% 和 32% 低级别病灶患者中，接受 EBRT 体外照射放疗的局部复发率降低的可能性不高，提示保肢手术后局部放疗可能对这类患者并非必要。在经历 20 年的随访后,接受 EBRT 体外照射放疗的患者结局更好,但差异不具有统计学意义。单纯手术的患者与手术联合 EBRT 体外照射放疗的患者的 10 年 OS 总生存期分别为 82% 和 77%,20 年 OS 总生存期分别为 70% 和 64%($P=0.22$)。

法国肉瘤研究组最近报道了一项有 283 名来自 Conticabase 数据库的肢体和躯干浅表可切除的非典型脂肪性肿瘤(ALT)/高级别脂肪肉瘤(WDLS)患者参与的队列研究结果在这些患者中,术后放疗显著改善了 5 年局部 RFS 无复发生存率(伴或不伴辅助放疗者分别为 98.3% vs 80.3%;$P<0.001$)。同放疗一样,肿瘤部位和切缘状态都是局部复发时间的预测因素,但 OS 总生存期未见差异。

一份来自纪念斯隆-凯特琳癌症中心(MSKCC)的报告回顾了 200 名接受保肢手术治疗的患者的长期预后情况,在中位随访期 82 个月时,病理学阴性的再切除后未行放疗的 5 年总复发率为 9%。老年和(或)Ⅲ期病变有更高的局部复发率。

因此,关于术后放疗应用的治疗决策应个体化,不应单纯根据切缘阴性再切除的结果确定。

2. 近距离放疗　在一项前瞻性随机队列研究中,164 名肢体或躯干浅表软组织肉瘤被完全切除的患者术中被随机分配接受或不接受近距离放疗。中位随访 76 个月后,术中近距离放疗组和无近距离放疗组的 5 年局部控制率分别为 82% 和 69%。

与未接受近距离放射治疗的高级别病变患者相比,接受近距离放射治疗的局部控制率更高(分别为 89% 和 66%)但是,近距离放疗对低级别病灶患者的局部控制并无影响。两组的 5 年无远处复发率分别为 83% 和 76%。在 202 名肢体原发高级别软组织肉瘤的成人患者参与的回顾性分析中,保肢手术后近距离放疗获得了更低的切口并发症发生率,更好的 5 年局部控制率和远处无复发生存率及总生存率(分别为 84%、63% 和 70%)。

3. 调强放疗　在一项涉及 41 名接受过保肢手术治疗的肢体软组织肉瘤患者的回顾性分析分析中,在部分具有高危特征的患者中,无论切缘为阴性还是阳性或过窄,术后 IMRT 调强放疗带来的 5 年局部控制率均为 94%。与传统放疗相比,诸如水肿和关节僵硬等并发症的风险也降低。在最近的一项Ⅱ期研究中,O'sullivan 及其同事报道,术前调强放疗降低了高级别病变患者的伤口并发症发生率(30.5% vs 43.0%,早期使用传统 EBRT 体外照射放疗的研究报道)。200 名在一项对高级别、原发性、非转移性肢体软组织肉瘤患者接受 IMRT 调强放疗和近距离放疗效果进行研究的非随机化对照试验中,接受 IMRT 调强放疗者的局部控制情况明显优于近距离放疗(5 年局部控制率分别为 92% 和 81%;$P=0.04$),但 IMRT 调强放疗的不良事件发生率更高。

4. 术中放疗　近期来自一项回顾性研究的报告提示术中放疗(IORT 术中放疗)为肢体软组织肉瘤的治疗提供了极好的局部控制效果。Call 等人报道了上肢软组织肉瘤患者接受 EBRT 体外照射放疗、手术和 IORT 术中放疗后长期结果。10 年局部控制率和 OS 总生存期分别为 88% 和 58% 切缘阴性(R0)和切缘阳性(R1 和 R2)的 10 年局部控制率分别为 89% 和 86%。在 3 家西班牙机构中接受手术、IORT 术中放疗和 EBRT 体外照射放疗的浅表躯干或肢体 STS 患者队列中也进行了关于术中放疗的回顾性研究。对于肢体和躯干软组织肉瘤,5 年 IORT 术中放疗野控制率分别为 86% 和 70%。但是,肢体软组织肉瘤队列的 5 年 DFS 无病生存期为 62%,躯干软组织肉瘤为 45%。不完全切除对两组放疗野控制情况产生明显影响,更高的 IORT 术中放疗剂量与肢体软组织肉瘤放疗野控制情况呈正相关。

虽然 IMRT 调强放疗和 IORT 术中放疗的应用获得了极好的临床效果,但它们的功效需要在更大规模、更长随访时间的队列研究中进行验证。此外,影像引导放疗可能会继续改善肢体软组织肉瘤患者的放疗预后情况。最近,在一项 Ⅱ 期试验(RTOG0630;$n=$ 86)中,放疗区域缩小的术前影像引导放疗的应用明显减少了远期毒性反应,且没有任何放疗野边际复发的情形。不过,还需要更多的研究验证。

当使用 EBRT 体外照射放疗结合 IMRT 调强放疗、断层放疗和(或)质子治疗等进行治疗时,能够改善治疗效果。放疗不能替代精准的切缘阴性的手术切除,而实现阴性切缘的再切除是首选疗法。

术前放疗的常用剂量时 50 Gy,每次 1.8 ~ 2.0 Gy。如果患者之前没有接受过放疗,如果不能再次切除,可以尝试用术后放疗来控制镜下残留的病灶。如果实现广泛切除,术后可能不需要放疗。对于术前放疗后进行手术治疗的患者,指南建议对于切缘阳性的患者,除了术后加强放疗外,还应考虑观察。有资料提示对阳性切缘者行推荐剂量放疗并未改善局部控制情况,考虑到无明确证据表明存在额外的获益,专家组建议应个体化提供推荐剂量放疗,并仔细考虑潜在的毒性。

对于镜下残留病灶,推荐的 EBRT 体外照射放疗推荐剂量为 16 ~ 18 Gy,对于肉眼残留病灶,为 20 ~ 26 Gy。手术数天后应通过术中置入的导管给予推荐剂量近距离放疗,根据切缘状态,对于 LDR(低剂量率)近距离放疗,剂量为 16 ~ 26 Gy;对于 HDR(分割高剂量率)近距离放疗,剂量为 14 ~ 24 Gy。另外,在术后可以立即对风险区域行 IORT 术中放疗(对于镜下残留病灶为 10.0 ~ 12.5 Gy,对于肉眼残留病灶为 15 Gy),避开未受累的器官。

对于未接受过术前放疗的患者,术后治疗选择包括 EBRT 体外照射放疗(无论切缘状态如何,总剂量为 50 Gy,每次 1.8 ~ 2.0 Gy)、IORT 术中放疗(先 10 ~ 16 Gy,后跟后续 50 Gy 的 EBRT 体外照射放疗),或近距离放疗。指南推荐 45 Gy LDR 45 Gy 低剂量率近距离放疗或等效 HDR 分割高剂量率放疗治疗

对于切缘阳性患者,在 EBRT 后,推荐行剂量为 16 ~ 20 Gy LDR 近距离放疗或者的等效剂量 HDR 分割高剂量率放疗。手术愈合后(3 ~ 8 周),在术中放疗或近距离放疗后,应施加给靶区总剂量为 50 Gy 的 EBRT 体外照射放疗。

对于接受过术后 EBRT 体外照射放疗的患者,指南推荐根据切缘状态,对原始瘤床追加 EBRT 体外照射放疗剂量(阴性切缘时为 10 ~ 16 Gy;镜下残留病变时为 16 ~ 18 Gy;肉眼阳性切缘时为 20 ~ 26 Gy)。然而,许多医疗中心不再对接受术前放疗后的宽的阴性切缘患者追加放疗,依据是在 50 Gy 的术前放疗且切缘阴性的情况下,局部控制率达到 95%。专家组也强调,放疗不能代替不甚理想的手术切除,且再次手术切除为切缘阳性

患者的首选治疗。

肢体、躯干浅表,或头颈部软组织肉瘤靶区实例见附图9。

（三）分期治疗指南

1. Ⅰ期　手术广泛切除（目的是获得阴性切缘）是ⅠA（T_1,N_0,M_0,低级别）和ⅠB（$T_{2\sim4}$,N_0,M_0,低级别）肿瘤的初始治疗方案,如果阴性切缘超过1 cm或切除筋膜面完整,则可认为手术是根治性的。如果阴性切缘≤1.0 cm且没有完整的筋膜面,就需要再次切除。包括再次手术和观察在内的治疗方案应由有经验的多学科肉瘤团队来衡量决策的优缺点。

前瞻性研究的数据支持在选择合适的患者行辅助放疗,应基于DFS无病生存期的改善,而非OS总生存期的改善。

术后放疗推荐用于最终切缘≤1.0 cm且没有完整包膜的患者（对于$T_{1a\sim1b}$肿瘤为2B类证据,对于$T_{2a\sim2b}$肿瘤为1类证据）放疗对于低级别小病灶（5 cm或更小）的患者可能是不必要的,因为这类肿瘤很少会局部复发。因此,对于最终切缘≥1.0 cm且具有完整的筋膜面的$T_{1a\sim1b}$肿瘤患者而言,观察可作为一种治疗选项。

整块切除并获得阴性切缘,对于非典型脂肪性肿瘤（ALT）/高级别脂肪肉瘤（WDLS）患者获得长期局部控制通常是足够的;大多数病例不需要放疗。在一份关于91名肢体和躯干非典型脂肪性肿瘤（ALT）/高级别脂肪肉瘤（WDLS）患者的回顾性报告中,阳性切缘与局部RFS无复发生存率降低有关,提示对于部分切缘阳性的患者,应尽可能保留功能再切除或辅助放疗。根据肿瘤部位和患者年龄,对于部分有复发性病变或存在局部复发风险的深度浸润的原发病灶的患者,放疗也可能成为一种合适的治疗选择。

2. Ⅱ～Ⅲ期　治疗选择应由在软组织肉瘤患者治疗方面具有丰富经验的多学科团队根据患者年龄、功能状态、并发症、肿瘤部位和组织学亚型等制定。

已有证据表明术前放、化疗能改善肢体和躯干高级别软组织肉瘤患者的OS、DFS总生存期、无病生存期和局部控制率,但必须考虑急性并发症的问题。一项较早的随机研究表明,术前化疗与高级别肿瘤患者的主要生存获益无关。在最近的一项国际随机对照试验中,对高危STS患者进行了组织特异性新辅助化疗的研究（$n=287$;ISG-STS1001）。

标准新辅助化疗（阿霉素/异环磷酰胺）与组织型特异性治疗LPS脂肪肉瘤（曲贝替定）、LMS平滑肌肉瘤（吉西他滨/达卡巴嗪）、滑膜肉瘤（高剂量异环磷酰胺）、MPNST恶性周围神经鞘膜瘤（依托泊苷/异环磷酰胺）和UPS未分化多形性肉瘤（吉西他滨/多西他赛）进行了比较。46个月时,标准化疗组DFS无病生存期为62%,而组织特异性方案组DFS无病生存期为38%（HR,2.00;95%置信区间,1.22～3.26;$P=0.006$）。

最近一项Ⅲ期随机研究（EORTC62961）的结果显示,局部热疗（RHT）增加了局部高危STS患者术前化疗的获益。在该研究中,341名患者被随机分配接受含依托泊苷、异环磷酰胺和阿霉素（EIA）的单纯术前化疗,或联合RHT局部热疗的化疗（EIA+RHT局部热疗）在经历中位随访时间34个月后,在149名肢体软组织肉瘤患者中,接受EIA+RHT局部热疗治疗患者的2年DFS无病生存期和局部PFS分别为70%和92%。单独使用环磷酰胺治疗的患者生存率分别为 57% 和 80%。然而,这些结果需要在大型队列研究中得到证实,并且在指南中不推荐在术前化疗中使用 RHT 局部热疗。

尽管存在证据效力不足,但可用的证据表明以蒽环类药物为基础的术后化疗(目前最常用阿霉素+异环磷酰胺或是表阿霉素+异环磷酰胺)可改善部分存在高复发风险的身体状况良好的患者的 DFS 无病生存期。有证据表明术后 EBRT 体外照射放疗能改善高级别病灶患者的局部控制情况。

体积较大的局部复发和转移风险较高的Ⅱ期或Ⅲ期高级别肢体可切除肿瘤(>10 cm)应考虑接受术前和术后治疗。但是,有证据支持单纯手术对于部分特定高级别病灶患者是合适的选择。

一项前瞻性研究的长期结果表明部分高级别 T_1 病灶的患者可通过单纯手术(R_0 切除)获得令人满意的局部控制效果和极好的长期生存。在单纯手术组中,实现 R_0 切除的患者的 5 年和 10 年累积局部复发率分别为 7.9% 和 10.6%,而 5 年和 10 年肉瘤特异性死亡率均为 3.2%。在一项涉及 242 名接受了保肢手术的局限性躯干和肢体软组织肉瘤患者的分析中,10 年局部控制率为 87%,其中对于切缘距离<1 cm 患者,该率为 93%;对于切缘距离≥1 cm 患者,该率为 100%($P=0.04$)。最近,Al-Refaie 等也报道称联合放疗未能对早期肢体软组织肉瘤患者的 OS 总生存期或肉瘤特异性生存带来任何显著的改变。

对于Ⅱ期肿瘤(T_1,N_0,M_0,$G_{2\sim3}$)病灶可切除且术后功能可接受的患者(第 1 类为术前或术后放疗),建议行术前术后放疗。单纯手术可作为较宽切缘切除的小肿瘤患者的一个选择。

对于ⅢA 期(T_2,N_0,M_0,$G_{2\sim3}$)或ⅢB 期($T_{3\sim4}$,N_0,M_0,$G_{2\sim3}$)肿瘤病灶可切除且功能可接受的患者,联合或不联合术后化疗的手术后放疗是主要治疗方法。一项涉及 2 606 名Ⅲ期肢体软组织肉瘤患者的 SEER 队列研究分析了放疗的效果。与更小规模的前瞻性研究和回顾性分析类似,放疗带来了明显的 5 年生存获益(65% *vs* 60%,$P=0.002$)。

但是,放疗的时机(例如术前还是术后)并非影响生存率重要因素。由于Ⅱ期或Ⅲ期患者术后化疗的潜在益处的数据有限且相互矛盾,因此术后化疗被列为 2B 类推荐。术前放疗(1 类)、术前化疗(2B 类)或放化疗(2B 类)也可作为这组患者的选择。

根治性淋巴结清扫术可能会给孤立性淋巴结转移患者带来长期生存获益。一项研究探究了软组织肉瘤患者淋巴结转移进展的情况,未接受根治性淋巴结清扫术的患者的中位生存期为 4.3 个月,而接受根治性淋巴结清扫术的患者为 16.3 个月。而后一组患者的 5 年生存率为 46%。指南推荐在伴有淋巴结转移的Ⅱ期肿瘤患者的初次手术中实施区域淋巴结清扫术。

肿瘤可切除但功能不良的Ⅱ期或Ⅲ期患者应按照下文关于不可切除的病变所述内容处置。

不可切除的病变、不可切除的肿瘤患者的主要治疗手段包括放疗、放化疗、化疗或区域肢体灌注治疗。初始治疗后,肿瘤变得可切除且术后功能预后可接受,则可实施手术及术后放疗(既往无放疗),可联合或不联合术后化疗。由于术后化疗潜在获益的数据有限且自相矛盾,故术后化疗被列为2B类推荐。对于初始治疗后,肿瘤可切除但功能差,或是肿瘤不可切除的患者,随后治疗取决于是否有症状。对于有症状者,治疗选项包括化疗、姑息性手术、截肢术或最佳支持治疗。

一项随机化Ⅲ期试验研究了阿霉素加异环磷酰胺强化化疗与单用阿霉素化疗的比较情况,对于不可切除的、晚期或转移性软组织肉瘤患者,未发现联合化疗使OS总生存期获益(14.3个月 vs 12.8个月;$P=0.076$)。

与单用阿霉素相比,阿霉素/异环磷酰胺的缓解率和PFS均有所改善(26% vs 14%,$P=0.000\,6$;7.4个月 vs 4个月。6个月,$P=0.003$)。然而亚群分析($n=310$)表明,在UPS患者中,阿霉素/异环磷酰胺与单药阿霉素相比,OS总生存期有改善。

根治性放疗(70~80 Gy)可考虑用于部分经历了初始治疗的不可切除的肿瘤患者。在一项单中心研究(112名患者,43%的人患肢体软组织肉瘤)中,肿瘤大小和放疗剂量影响着不可切除的软组织肉瘤患者的局部控制和生存情况。肿瘤<5 cm者的局部控制率为51%,肿瘤>10 cm者为9%。对于5年局部控制率、DFS无病生存期和OS总生存期等,接受照射剂量≥63 Gy的患者(分别为60%、36%和52%)比接受照射剂量<63 Gy的患者(分别为22%、10%和14%)有更好的结局。在接受照射剂量>63 Gy的患者中,病灶≤5 cm者的局部控制率为72%,病灶大小介于5~10 cm者为42%,病灶>10 cm者为25%。

区域肢体治疗[隔离性肢体灌注(ILP)和隔离性肢体输注(ILI)]已经作为一种针对无法不可切除的中高级别肢体软组织肉瘤的保肢疗法接受了评估。ILP需要隔离肢体灌注联合肿瘤坏死因子-α(TNF-α)化疗,该因子尚未在美国批准应用。ILI隔离肢体输注对于不可切除的肢体软组织肉瘤患者,隔离肢体输注是ILP隔离肢体灌注的一种微创替代手段,可不使用肿瘤坏死因子-α。来自临床试验的初步数据提示ILP隔离肢体灌注联合马法兰或阿霉素联合TNF-α或ILI隔离肢体输注联合阿霉素或马法兰和放线菌素D均可在无法不可切除的肢体软组织肉瘤患者治疗中获益。需要进一步的前瞻性临床试验来更好地明确ILP隔离肢体灌注或ILI隔离肢体输注在不可切除的肢体软组织肉瘤患者处理中的作用。专家组建议对于局限性病灶或淋巴结转移可以使用ILP隔离肢体灌注联合手术治疗。

指南已将区域肢体治疗纳入作为无法不可切除肿瘤患者的一种主要治疗选择。

3.Ⅳ期(同期转移性病变) 转移性Ⅳ期病变患者(任何T,N_1,M_0,任何G;或任何T,任何N,M_1,任何G),没有无病间隙期且预后不良。转移瘤切除术的潜在生存获益不明确。在一项针对48名多中心同期转移患者的回顾性研究中,与有无法不可切除的病变的患者相比,接受转移灶切除术的患者的OS总生存期无任何改善。随后,在一项纳入112名有转移性病变表现的患者的回顾性研究中,转移性病变的切除、肺部转移灶少于4个,以及淋巴结转移对比肺转移的存在情况均显示OS总生存期改善的具有统计学意义的变量;淋巴结转移和肺转移的患者5年生存率分别为59%和8%。在一项对66名肉瘤患者的回顾性分析中,肺转移切除术的中位OS总生存期为25.5个月;但是,复发性转移的预后较差。

虽然复发在初次转移病灶切除术后常见，一项前瞻性研究（$n=539$）的数据表明，部分患者中，多次肺转移切除术有潜在的生存获益。

因为尚无证据提供转移性病变患者的最佳处理方式，指南对这类患者的治疗选择不做具体说明。推荐向在肉瘤治疗方面有丰富经验的肿瘤内科医师咨询。

治疗选项应基于多种因素，包括身体状态、患者选择、因转移而发生的特异性临床问题和治疗可行性。此外，临床试验是转移性病变患者的首选治疗。

（1）局限性转移：局限性转移定义为单器官受累，肿瘤体积有限，可通过局部治疗处理。这类患者应接受针对Ⅱ期或Ⅲ期肿瘤所述的内容进行初步治疗。

其他选项包括考虑行转移灶切除术，可加联合或不加联合化疗，加联合或不加联合放疗。指南并未给予指导转移灶切除术的特异性规范，因为这一内容尚存争议，其他一些因素，包括肿瘤是否可切除、转移灶的数目和部位，以及身体状态，均影响是否应用转移灶切除术。此外，患者也可以接受立体定向体部放疗（SBRT）近期的一些综述和病例报道支持使用 SBRT 进行局部控制，对部分患者有潜在的生存获益。

（2）弥漫性转移：对于表现为弥散性病变的患者，无症状和有症状患者的后续处理存在差别。秉承"观察等待"策略是一种针对无症状患者的合理的治疗方法，尤其是患者转移瘤较小的情况（例如，小于 1 cm 的肺部结节）。有症状的患者可接受姑息性放疗、手术或化疗。姑息性放疗是应急性治疗，使用充足的照射剂量来阻断肿瘤生长或使肿瘤消退。该疗法的结局情况取决于肿瘤的生长速度和全身疾病状态。此外，指南也包括了消融术［例如，射频消融（RFA）或冰冻消融］或 SBRT，作为有症状患者的治疗选择。

（四）监测

监测对于发现可能治愈的复发灶非常重要但文献中关于有效的监测策略的参考数据非常有限。

因为患者复发的风险不可能为零，故有必要行长期随访，包括 MRI 或 CT 扫描等方法。尚无研究能证明将更敏感的 CT 扫描用于常规监测能改善临床预后。根据来自 MD Anderson 癌症中心的报告，当肺转移的风险很低时，常规行胸部 CT 检查难以增加临床获益。但是，在部分特定的患者中，由于解剖原因（例如瘢痕、肺气肿）等导致胸部摄片难以判读，需要行胸部 CT 检查。一项回顾性分析研究了 94 名中或高级别局限性肢体/躯干软组织肉瘤患者接受根治性切除术和放射治疗后的影像学资料。中位随访期 60 个月 30 名患者复发（32%）（5 例局部复发，26 例远处复发）。影像学监测在 5 例局部复发患者中发现 2 例，在 26 例远处复发（肺）中发现 22 例。作者的结论是胸部影像学监测对无症状的远处复发（如肺）最有效，尽管原发部位成像可能仅对局部复发高危患者有效有用。

超声已被用于检测早期复发灶并检测直径<0.5 cm 的微结节一项回顾性分析评估了 MRI 和超声对 21 名肢体软组织肉瘤患者术后局部复发的情况检测的作用。超声的敏感性略高于 MRI（100% vs 83%），而特异略低于 MRI（79% vs 93%）。但是，差异不具有统

计学意义,提示 MRI 和超声在检测术后局部复发方面效果相当。在随后的一份报告中,Arya 等称超声在检测软组织肉瘤患者早期局部复发方面具有较高的敏感性和特异性(分别为 92% 和 94%)。

这些结果证实了超声可有效用于检测局部复发情况。但是,如 Choi 等报道在术后早期阶段,超声可能比 MRI 更难以研判。因此,如果超声无法得出结论,应考虑使用 MRI。

指南列出了一份基于疾病分期的严谨的随访计划表单以避免过度的检查。高级别和体积较大的肿瘤具有更高的扩散风险;因此,针对这类肿瘤患者的监测建议略微频繁一些,尤其是在切除术后前 3 年内。10 年之后,复发的可能性很小,随访应个体化制定。

病史询问和体格检查 I 期肿瘤的常规随访为在前 2 ~ 3 年,每 3 ~ 6 个月进行病史询问和体格检查,后每年进行 1 次。每 6 ~ 12 个月行 CT(首选)或 X 射线的胸部影像学检查。推荐根据原发部位术后基线影像学资料,估计的局部复发风险并定期对原发部位行影像学检查。推荐行 MRI 平扫或增强检查和(或)增强 CT 检查;超声可考虑用于探查病灶较小且表浅的患者的局部复发情况,应由一位在处理肌肉和骨骼病变方面富有经验的超声医师操作。不过,如果检查部位能较为容易地通过体格检查探及,可无须影像学检查。

对于 II/III 期和同期 IV 期病变,术后应使用平扫或增强 MRI(首选)或增强 CT 再次行影像学检查以评估原发肿瘤部位并排除转移性病变。基于原发部位术后基线影像学资料,并根据所估计的局部复发风险定期对原发部位行影像学检查;同时用超声检查微小的浅表病变。病史询问和体格检查以及胸部影像学检查和其他已知有转移病变的部位的影像学检查在开始的 2 ~ 3 年内应每 3 ~ 6 个月进行 1 次,之后每 6 个月进行 1 次,持续 2 年,之后每年进行 1 次。

(五)复发性病变

复发性病变的处理涉及应基于患者的不同类型和临床情况拟定。在一项回顾性研究中,除了头颈部和躯干深部之外部位的孤立性局部复发、复发和转移性病变的是否可切除、无病间隔时间和转移灶的数目均是长期生存的重要预测因素。

对于有局部复发的患者,制定治疗策略与新原发灶患者相同。在局部复发患者中,一些病例表明姑息手术联合再次放疗与单纯局部再次切除相比,获得了更优的局部控制。但是,有报道称在既往切除并行 EBRT 体外照射放疗治疗后,单纯保守性手术使少数局部复发病变患者获得了局部控制,这可能反映了手术联合放疗或单纯手术在患者选择方面存在的差异。

因此,建议如果局部复发可切除,再次放疗的决策需要个体化制定。通常,术后近距离放疗后再次放疗,目前近距离放疗可与 IMRT 调强放疗一起使用以降低再次放疗的并发症风险。

对于转移性复发患者,指南区分了局限于单器官的局限转移、弥散性转移和孤立性区域病变伴淋巴结转移。对于局限于单器官的有限转移或弥散性转移的患者,治疗选项与 IV 期病变所述相同。对于孤立性区域病变伴淋巴结转移的患者,治疗选项包括:①区域淋巴结清扫联合或不联合放疗或化疗;②转移灶切除术联合或不联合术前或术后化疗和(或)放疗;③SBRT;④ILP/ILI。隔离肢体灌注/隔离肢体输注。

第三节 腹膜后/腹膜内软组织肉瘤

一、评估和检查

腹膜后/腹膜内软组织肉瘤的初始评估和检查与肢体肉瘤者相似。检查包括彻底详细的病史询问、体格检查和合适的影像学检查,包括胸部、腹部和盆腔增强 CT 检查,腹部/盆腔 MRI 非必要。应行胸部影像学检查,尤其是对于需要行术前或术后化疗的肉瘤患者。尽可能由多学科肉瘤专家组检视患者。对于分期而言,所有腹膜后病灶均被视为深部病灶。腹膜后/腹膜内软组织肿块的鉴别诊断包括病变(诸如其他肉瘤、间质瘤、淋巴瘤或生殖细胞肿瘤)、硬纤维瘤和良性病变。患者在接受术前化疗或放疗前必须通过活检获得组织学证据。如果怀疑为非软组织肉瘤的恶性病变,应考虑活检。

优先选择影像学检查引导(CT 或超声)穿刺活检而不是切开活检。这一策略的目标是避免对诸如腹膜内淋巴瘤或生殖细胞肿瘤等其他肿瘤行不恰当的切除术。如果在以其他一些原因所进行的剖腹手术中意外发现了腹膜后软组织肉瘤的话,应进行活检以诊断并确定分型和分期。之后再进行最佳方式的切除。

二、治疗原则

(一)手术

手术切除局限性肿瘤并获得阴性切缘依然是针对腹膜后/腹膜内软组织肉瘤患者的标准治疗,且具有潜在治愈性术后切缘状态是影响长期无瘤生存率最为重要的因素。在纳入 500 名患者的大规模、单中心系列研究中,接受了全切术且肉眼切缘阴性的患者的中位生存期达 103 个月,相较之下,未完全切除肿瘤的患者只有 18 个月。

近期两项回顾性分析报道称,在大型医疗中心采用更加激进的手术方式(诸如全间室切除和更广泛的脏器完整切除)改善了原发性腹膜后肉瘤患者的局部控制情况。虽然结果令人鼓舞,但该技术仍需要前瞻性临床研究证实。

(二)放疗

放疗用于可切除病变患者的术前或术后治疗,或不可切除病变的初始治疗。专家组不鼓励术后放疗,除非严格筛选的病例或局部复发致残者。专家组强调,如果手术能获得明确的肿瘤学边界,不能以放疗替代再次手术切除。

如果不可再次切除,术后放疗可考虑用于严格选择的患者,这些患者未接受术前放疗,以控制镜下残留病变的目的,但该方法未得到随机试验证实。

最近 NCDB 的一项病例对照、倾向评分匹配研究腹膜后软组织肉瘤中术前放疗($n=$563）和术后放疗（$n=2\ 215$），对比不放疗/单纯手术（$n=6\ 290$）。术前和术后放疗与单纯手术相比，总生存率有显著差异（术前放疗：HR,0.70;95% CI,0.59~0.82;$P<0.000\ 1$;术后放疗：HR,0.78;95% CI,0.71~0.85;$P<0.000\ 1$）；该研究并没有直接比较术前和术后的放疗方案。在向邻近风险器官施加常规剂量的情况下，一些更新的放疗技术，诸如调强放疗（IMRT）和使用质子或光子照射的 3D 适形放疗，可实现肿瘤靶区的覆盖，并得到可接受的临床效果。当使用外放疗（EBRT）时，使用调强放疗（IMRT）、断层放疗和（或）质子刀等方法的精细的治疗计划能改善治疗效果。但是，辅助放疗技术的安全性和功效尚未在多中心随机对照研究中获得评估。

1. 术前放疗　推荐术前放疗，可降低术中肿瘤种植风险，并使肿瘤更易于切除。两项前瞻性研究的长期随访结果表明，中或高级别腹膜后软组织肉瘤患者术前放疗后接受了 R_0 或 R_1 切除，并获得了很好的 5 年局部无复发生存率（60%）、无瘤生存率（46%）和总生存率（61%）。在最近的一项综合了 11 组腹膜后软组织肉瘤研究数据的系统回顾和 Meta 分析表明，与术后放疗相比，术前放疗的局部复发率更低（OR,0.03;$P=0.02$）。术前放疗的常用剂量为 50 Gy。

在一项单中心研究中，Tzeng 等人发现使用某种递增剂量的术前放疗（对于肿瘤整体和边缘给予 45 Gy,分 25 次实施；并对由术者和放疗医师共同确定的具有最高肿瘤风险的腹膜后肿瘤后切缘给予推荐剂量 57.5 Gy 的照射）是可耐受的，并能够实现对判断为局部肿瘤复发最大风险的高危临床靶区（高危 CTV）使用更高的放疗剂量。该研究纳入了 16 名经活检证实为腹膜后软组织肉瘤的患者，14 名患者（88%）接受了开放切除术。中位随访 28 个月，仅有 2 例局部复发，2 年局部控制率为 80%。NCCN 指南推荐 50 Gy 的术前放疗（每次 1.8~2.0 Gy），后接受手术，放置手术夹，并考虑对阳性切缘行术中推荐剂量放疗。这是一种仅在有经验的医疗中心才考虑的替代性疗法，通过给予整个 CTV 45~50 Gy,并实施剂量修饰同步补量放疗总剂量 57.5 Gy,分割为 25 次。由于该疗法在许多 NCCN 成员机构中使用，指南已经把这种剂量计划表收录并推荐在更高风险的腹膜后切缘中，该切缘应该由术者和放疗医师共同确定，术后不给予推荐剂量放疗。一项正在进行的Ⅲ期、随机、多中心 EORTC 试验正在评估术前放疗在既往未治疗过、非转移性腹膜后软组织肉瘤治疗中的使用效果（NCT01344018）。

2. 术后放疗　术后放疗的疗效是有争议的。已有回顾性非随机研究表明术后放疗可改善无复发生存率，但未能改善总生存率。在近期一项回顾性研究中，与单纯手术相比，积极的手术切除后适形放疗可明显降低局部复发率并改善无瘤生存率。

经过 5 年随访，无复发生存率分别为 60% 和 47%（$P=0.02$）；但是，两组间总生存率无显著差异。

在一项研究中，术前放疗和术后近距离放疗联合使用可显著改善低级别肉瘤患者的无瘤生存率和总生存率。

专家组不鼓励对腹膜后/腹膜内肉瘤进行术后外推荐剂量放疗。如果在手术切除前未给予放疗，可考虑在局部复发时进行术前外放疗。如果术后放疗确有必要，推荐在术者和放疗医师协同下,通过使用网膜或其他组织隔离物,将肠管与瘤床分离,以减少放疗相关肠道毒性的风险。

3. 术中放疗　术中放疗的使用为腹膜后软组织肉瘤患者带来了良好的效果。腹膜后软组织肉瘤患者预先在单中心接受了包括最大程度的肿瘤切除、高剂量术中放疗和术后外放疗在内的方案的治疗,所有患者的 5 年局部控制率为 62%;原发肿瘤患者的局部控制率优于肿瘤复发患者(74% *vs* 54%;$P = 0.40$)。5 年总无远处转移生存率为 82%(低级别肉瘤为 100% *vs* 高级别肉瘤为 70%;$P = 0.05$)。5 年无瘤生存率和总生存率分别为 55% 和 45%。

对于原发和复发性腹膜后软组织肉瘤患者,术中放疗联合或不联合外放疗有效改善了局部控制和生存情况。一项研究评估了腹膜后软组织肉瘤患者接受术前放疗、切除术和术中电子束放疗(IOERT)后长期预后情况,接受大体肿瘤全切术加术中电子束放疗的患者比仅接受大体肿瘤全切术的患者获得了更好的总生存率(分别为 74% 和 30%)和局部控制率(分别为 83% 和 61%)。

根据可切除性/分期治疗指南,可切除病变的治疗分为:

手术(要获得肿瘤学适宜的切缘)加或不加术中放疗(IORT)是大多数可切除病变患者的初始治疗。

但是,只有不到 70% 的原发性肿瘤患者能够实现完全或肉眼下肿瘤完全切除,原因是肿瘤与重要结构距离过近。基于无法获得阴性切缘且局部复发率高,因此,优先选择综合治疗[手术联合放疗和(或)化疗]。

如果预计要放疗,首选使用术前调强放疗来使重要组织实现最大程度的保留,因为这一做法减少了术中肿瘤种植的风险并可以使肿瘤更易于切除。

对来自国家癌症数据库的 8 653 名腹膜后软组织肉瘤已切除的患者的分析发现,相比单纯手术者,手术联合化疗具有更差的总生存期(40 个月 *vs* 52 个月,$P = 0.002$)。术前化疗可能比术后化疗更具优势。不过,术前化疗相对术后化疗的意义尚未经受随机临床试验的评价。

关于放疗和化疗联合应用的数据几乎没有。对于术后或术前化疗或放疗的决策依赖于临床判断。指南所列的方案是基于针对四肢软组织肉瘤的临床试验产生的数据的推演,这些试验纳入一部分腹膜后软组织肉瘤患者。

在Ⅲ期随机研究(EORTC62961)中,在术前化疗(EIA 方案)时加用局部热疗(RHT)会带来显著的生存获益。随访 5 年后,149 名非肢体软组织肉瘤患者中,与仅接受 EIA 治疗者相比,接受了 EIA 联合局部热疗的患者获得了更佳的无瘤生存率(34% *vs* 27%,$P = 0.040$)和局部无进展生存率(5 年后,56% *vs* 45%,$P = 0.044$)。

如同针对肢体软组织肉瘤的情形一样,这类结果需要在大型队列研究中加以验证,故指南不推荐将 RHT 联合术前化疗的方法用于治疗腹膜后或腹膜内软组织肉瘤患者。

通过活检确诊的患者可考虑术前放疗或化疗。

对于术前外放疗(50 Gy)后并行手术治疗的患者,如果术后推荐剂量放疗能在邻近正常组织的限制范围内实施的话,指南推荐对切缘阳性者使用。指南建议对残留病变给予 16~18 Gy 的推荐剂量 EBRT,对大体阳性切缘给予 20~26 Gy。或者,术后可立即给予风险区域 IORT(针对镜下残留病变为 10.0~12.5 Gy,针对大体残留病变为 15 Gy),以避开未受累的器官。

术后治疗选择取决于手术情况和术后临床或病理结果。由于存在并发症的风险,术后放疗不应常规给予切缘阴性切除(R0)或镜下切缘阳性(R1 切除)的患者。可行术后放疗的患者包括病理结果为高级别病变、肿瘤体积巨大、切缘过近或复发风险高的患者。对于 R1 切除的患者,可考虑推荐剂量放疗(10~16 Gy)。对于肉眼切缘阳性(R2 切除)的患者,可考虑行再次切除。或者,这类患者也可以按照下文针对无法切除的病变的疗法处理。术后放疗的选项包括外放疗(无论切缘状态如何,给予 50 Gy)或术中放疗(10 Gy,术后行外放疗)。

对于接受了术后 EBRT 的患者,指南推荐对原始瘤床部位根据切缘状态给予术后推荐剂量放疗(如果正常组织可以借助网膜或其他生物性或人造隔离物等组织替代物实现充分的保护,可给予阴性切缘 10 Gy;给予镜下残留病变 16~18 Gy;给予大体残留病变 20~26 Gy)。上文的推荐剂量必须结合邻近正常组织对放疗的耐受情况予以平衡考虑。

不可切除的或Ⅳ期病变的肿瘤定义为肿瘤累及重要结构或切除肿瘤会导致不可接受的并发症的肿瘤。医学上不可切除(例如,身体条件不适合或无法耐受大的腹膜后软组织肉瘤切除术)的患者也被纳入该类型。对于有不可切除的或转移性病变的患者,任何治疗之前推荐活检。

患有不可切除的或Ⅳ期病变的患者可接受化疗、放化疗或放疗,以使肿瘤降期。对于接受了根治性大剂量放疗的患者,文献报道的良好经验是应用组织占位器将肠管隔离在高剂量放疗野之外。

对于接受了根治性大剂量放疗的患者,文献报道的良好经验是应用组织占位器将肠管隔离在高剂量放疗野之外。对于非选择性患者群最有效的化疗方案是 AIM(阿霉素/异环磷酰胺/美司钠)。对于不可切除的或Ⅳ期病变,推荐通过影像学检查随访以评估疗效。选择包括胸部/腹部/盆腔 CT 或胸部平扫 CT 以及腹部/盆腔增强 MRI。初始治疗后肿瘤转化为可切除者应按照上文的针对可切除病变的叙述内容处理。如果肿瘤依然不可切除或初始治疗后疾病继续进展,根据患者有无症状制定诊疗方案。无症状患者可予观察,而有症状患者可接受姑息治疗(化疗、放疗或手术)以控制症状,或最佳支持治疗。

对于Ⅳ期病变患者,存在可切除转移性病变的话,常应考虑切除。姑息性放疗是一种权宜之计,通过充足的剂量阻止肿瘤生长或使肿瘤消退。该方法的结局取决于肿瘤生长的速度和全身病变的状况。

腹部软组织肉瘤靶区实例见附图 10。

(三)监测

患者应接受随访,每 3~6 个月进行 1 次体格检查和影像学检查(胸部/腹部/盆腔 CT 或 MRI),持续 2~3 年;后每 6 个月进行 1 次,持续 2 年;而后每年进行 1 次。胸部影像学检查首选 CT 而不是常规胸片。

（四）复发性病变

对于患有可切除、不可切除或弥散性复发病变的患者，指南推荐在活检后，按照针对原发病变所列相同的方法处置。对于复发病变，如果之前未使用过放疗，应考虑使用术前放疗和（或）化疗。为了控制症状的姑息性治疗（放疗、化疗或手术）和最佳支持治疗均为潜在的治疗选择，肿瘤医师应同有症状的患者讨论方可采用。如有可以加入的试验，首选推荐加入临床试验。

第四节 硬纤维瘤（侵袭性纤维瘤病）

硬纤维瘤也称为侵袭性纤维瘤病，是独特的间质肿瘤，通常被认为是局部恶性但非转移性肿瘤。这类肿瘤是一种边界清晰，局部浸润且分化好的纤维组织侵袭性成纤维性增生。这种肿瘤可引起功能性并发症和局部侵袭，但很少转移。硬纤维瘤的位置和临床表现各异，从年轻怀孕女性的腹壁，到腹腔肠系膜内的肿块，以及老年男性和女性肢体的巨大肿物。

由于治疗需要平衡近期手术控制范围，高复发率以及肿瘤的自然病史，对患者来说这是一个困难的决定。虽然它们没有表现出肉瘤的组织病理学特征，但由于切除后局部复发，所以通常被归类为低级别肉瘤。

据报道，7.5%~16.0%的家族性腺瘤性息肉瘤（FAP）合并有硬纤维瘤，FAP患者发生硬纤维瘤的相对风险远高于普通人群。腹部硬纤维瘤可能是FAP的一个组成部分，也可能由易感患者的手术干预（如结肠切除术）产生。在接受预防性结肠切除术治疗的患者中，相较于癌变，硬纤维瘤是导致并发症更重要的原因。

尽管 *CTNNB1* 突变状态与临床结果的相关性仍不确定，但是在散发性硬纤维瘤中，编码 β-catenin 通路的 *CTNNB1* 基因存在突变。Lazar 及其同事在85%的硬纤维瘤患者中发现了 *CTNNB1* 基因突变。分别有59%、33%和8%的病例发现了3种不同的突变，分别是41A、45F和45P。45F突变与复发的高风险相关；45F突变患者的5年RFS率为23%，而41A患者为57%，无突变患者为68%。在一项对腹部外硬纤维瘤患者的回顾性研究中，Domont 等报道了87%的患者的 *CTNNB1* 突变，无论基因型如何，β-catenin 突变患者的5年RFS率明显低于野生型肿瘤（分别为49%和75%）。Columbo 等也报道，对于原发性、完全切除，散发的病例，*45F* 突变与更高的局部复发率有关，以及 *45F* 突变在腹部外的硬纤维瘤瘤更常见。

与这些研究相反，Mullen 和同事报道，在115例接受肉眼完全手术切除的硬纤维瘤患者中，并未发现 *CTNNB1* 突变状态或某种特异性 *CTNNB1* 突变与复发风险的相关。在中位31个月的随访中，*CTNNB1* 突变患者和野生型肿瘤患者的5年RFS率分别为58%和74%。

总之，需要更多的前瞻性研究来证实 *CTNNB1* 的基因分型是否可以提供关于复发风险和辅助治疗选择的重要信息。

一、评估和检查

硬纤维瘤的检查包括病史和查体(Gardner's 综合征/FAP 评估)以及根据临床指示使用 CT 或 MRI 对原发部位进行影像学检查。所有患者均应由多学科团队进行管理。对可疑肿块应进行活检以确诊,如果计划完全切除,那活检不是必须进行。硬纤维瘤的鉴别诊断取决于位置;其鉴别诊断包括其他肉瘤、恶性肿瘤和良性病变。硬纤维瘤很难与癌区分,因为它们在临床和放射学上与癌症相似。

二、治疗原则

(一) 可切除肿瘤

手术是可切除的硬纤维瘤患者的主要治疗方法。肿瘤的位置和大小、患者的年龄和切缘状况与切除后复发相关。腹壁外硬纤维瘤的复发风险高于腹壁硬纤维瘤。在一项对 203 例接受手术治疗的硬纤维瘤患者的分析中,Gronchi 等报告腹壁硬纤维瘤患者的 DFS 率明显高于肢体硬纤维瘤患者。10 年 DFS 率分别为 88% 和 62%($P<0.01$)。在最近一份涉及 211 例硬纤维瘤患者的报告中,Peng 和同事也报告了类似的发现。腹壁或腹腔内肿瘤患者切除后的中位 RFS 均未达标,而腹外肿瘤患者的中位 RFS 为 29.4 个月($P<0.001$)。

阳性切缘对局部控制和复发风险的影响仍存在争议。一些研究报道了切缘状态作为复发的独立预后因素。其他研究未能证明切除切缘与复发风险之间有任何明显的关联。最近的数据表明,经过仔细观察的 R0 或 R1 切缘患者之间的预后没有差异。因此,如果达到 R0 切缘会导致过高的并发症,R1 切缘是可以接受的。然而,最近一项对 16 项研究的荟萃分析,包括来自 1 295 名患者的数据,发现 R1 切除复发风险高近 2 倍(风险比,1.78;95% CI,1.40~2.26)。

一些回顾性系列报道,与单独手术相比,术后放疗显著改善了局部控制和 PFS,提示局部复发高危患者可考虑术后放疗。然而,在另一系列胸壁硬纤维瘤患者中,术后放疗并没有降低复发的风险。最近的回顾性分析的结果表明,观察可能适合可切除肿瘤(小,无症状,肿瘤部位的特点是肿瘤进展不会改变手术的结果或导致功能受限)。

Fiore 等报道,在回顾性分析的 142 例硬纤维瘤患者(74 例原发肿瘤和 68 例复发),原发肿瘤患者的 5 年 PFS 率为 47%。接受了"主动观察"的治疗(无手术或放疗)和接受药物治疗(化疗或激素治疗;$P=0.07$)的患者 5 年 PFS 为 54%。复发患者的相应生存率分别为 54% 和 61%($P=0.48$)。大肿瘤(>10 cm)和位于躯干的肿瘤与有较高的复发风险。

基于这些结果,该研究小组得出结论,如果肿瘤无症状,并且不位于肿瘤进展可能导致功能受限的区域,则可以通过谨慎的"主动观察"方法进行最恰当的管理。该指南将主动观察作为选定的可切除肿瘤患者的一种治疗选择。稳定的肿瘤可以继续使用病史、查体和合适的影像学检查进行观察。如果有进展,患者可以接受手术、放疗和(或)系统治疗。

对于导致并发症、疼痛或功能限制的较大的症状性肿瘤患者,治疗选择应基于肿瘤的位置和治疗的潜在并发症。治疗选择包括手术、放疗和(或)系统治疗。如果可行,可切除肿瘤的患者应进行完整手术切除。如果达到阴性边缘会产生严重并发症,显微镜下的阳性边缘也是可以接受的。如果切除(R0 切除)后手术切缘为阴性,或有影像学的CR,后续只需要随访即可。对于镜下阳性切缘或微小残留(R1 切除),可以考虑观察或再切除。术后放疗可降低切缘阳性患者的复发风险,只有在随后的复发可能导致并发症增加时才应考虑。

肉眼手术边缘阳性(R2 切除)的患者按不可切除的疾病进行治疗。对于进展性或复发性硬纤维瘤,治疗选择包括系统治疗、切除、切除加放疗(如果既往未放疗给予 50 Gy)或单独放疗(如果以前未放疗,予以 50 ~ 56 Gy)。

(二)不可切除肿瘤

对于不可切除的硬纤维瘤,截肢是不应该考虑的治疗选择,功能保留是重要的,对于不可切除的硬纤维瘤患者需要告知截肢的替代方案。对于不可切除的肿瘤患者,考虑可能的治疗并发症,放疗可能是一种合理的治疗选择。

在一项对 23 例肠系膜外硬纤维瘤患者的回顾性分析中,7 例患者反复复发,5 年局部控制率为 69%。在另一项回顾性分析中,包括 13 例不可切除的肿瘤患者,单独使用放疗作为直接的局部治疗,3 年无复发率为 92.3%。在一项多中心前瞻性 II 期研究中,44 例躯干和四肢手术无法治愈的硬纤维瘤患者接受放疗(56 Gy,28 个部位),Keus 和同事报告了 3 年局部控制率为 81.5%,中位随访时间为 4.8 年。在前 3 年中,分别有13.6%、36.4% 和 40.9% 的患者出现 CR、PR 和 SD。对放疗的反应缓慢和持续的,甚至在 3 年后仍会持续消退。

根治性放疗(50 ~ 56 Gy,仅针对头颈部或躯干无放疗史的硬纤维瘤),系统治疗和主动观察是不可切除肿瘤患者的一些选择。只有在其他治疗方式失败时,才应考虑根治性手术。腹膜后/腹腔内硬纤维瘤一般不推荐放疗。

使用非甾体抗炎药(NSAID)、激素或生物制剂或细胞毒性药物的系统治疗在硬纤维瘤患者中显示出良好的结果。在一项前瞻性研究中,他莫昔芬联合舒林酸可使术后进展性或复发性肿瘤患者的疾病稳定。一项回顾性、非随机研究的结果显示,α 干扰素联合或不联合维甲酸可能有效延长腹部外硬纤维瘤患者病灶内切除或紧贴肿瘤缘手术后的无病间隔期。在病例报告中,托雷米芬在术后疾病稳定方面持续有效。以阿霉素为基础的化疗对复发性或不可切除的肿瘤患者有效。甲氨蝶呤和长春瑞滨或长春新碱的联合使用也与不可切除或复发性肿瘤患者的长期稳定相关。

伊马替尼和索拉非尼也在不可切除、进行性或复发性侵袭性纤维瘤病患者中进行了评估。在一项 II 期多中心研究中,伊马替尼对不可切除肿瘤患者的客观应答率为 6%,1 年 PFS 应答率为 66%。法国肉瘤研究组的 II 期研究的长期随访结果也显示,伊马替尼治疗在大部分复发性或进展性侵袭性纤维瘤病患者中实现了客观缓解和疾病稳定。在34个月的中位随访中,2年的PFS和OS率分别为55%和95%。

3个月、6个月和12个月时的非进展率分别为91%、80%和67%。在一项对26例患者(11例患者接受了索拉非尼作为一线治疗,其余15例患者接受了平均2种系统治疗)的研究中,中位随访6个月,索拉非尼诱导25%的患者实现了PR,70%的患者实现了疾病稳定。

该指南包括非甾体抗炎药(舒林酸或塞来昔布)、激素或生物药物(他莫昔芬、托雷米芬或低剂量干扰素)、化疗(甲氨蝶呤和长春新碱、阿霉素方案)和TKIs(伊马替尼和索拉非尼)作为晚期或不可切除硬纤维瘤患者系统治疗的选择。接受塞来昔布治疗的患者发生心血管事件的风险可能会增加,患有心血管疾病或心血管疾病危险因素的患者可能风险更大。开塞来昔布处方的医生在权衡个别患者的益处和风险时应该将这些信息纳入考虑。

(三)监测

每位患者应每3~6个月进行1次CT或MRI检查,持续2~3年,之后每6~12个月进行1次。对于疾病进展和复发,应按照可切除或不可切除疾病的初次治疗进行管理。

第五节　横纹肌肉瘤

横纹肌肉瘤(RMS)是起源于横纹肌细胞或向横纹肌细胞分化的间叶细胞的一种恶性肿瘤,常见于儿童及青少年,但少见于成人,占所有软组织肉瘤的2%~5%。横纹肌肉瘤具有3种组织学亚型:胚胎型(包括葡萄型和梭形细胞型)、腺泡型(包括实体瘤型)、和多形型。胚胎型和腺泡型主要发生于儿童和青少年。虽然成人的横纹肌肉瘤主要为多形型,但胚胎型和腺泡型也很常见。

多形型横纹肌肉瘤的发生率随着年龄的增长而增加,且成人横纹肌肉瘤的预后总体很差。在一项对39名在同一机构中接受治疗的成人患者所做的研究中,多形型横纹肌肉瘤的发病率随着年龄的增长而增高(16~19岁、20~49岁和50岁及以上者分别增高0、27%和60%),诊断后的中位生存期为2.25年。

肢体、躯干体壁和泌尿生殖系统器官是成人多形型横纹肌肉瘤最常见的原发部位。最近在一项涉及1 071名横纹肌肉瘤成人患者(>19岁)的SEER数据库分析中,最常见的原发部位包括肢体(26%)和躯干(23%),其次是泌尿生殖道(17%)和头颈部(9%)。多形型(19%对比儿童的1%;$P<0.000\ 1$)和少发部位(65%对比儿童的55%;$P<0.000\ 1$)的特征在成人中更常见;成人患者的5年生存率大约为27%,相比较,儿童患者为63%。

鉴于临床上病例罕有的情况,关于横纹肌肉瘤成人诊疗的有效数据极为有限(主要来自单中心回顾性研究)。在所有此类研究中,均使用的是综合治疗(手术、放疗和化疗)。在对180名诊断为横纹肌肉瘤的患者(≥18岁;143名患者为胚胎型、腺泡型或其他未明确的类型;37名患者为多形型)所做的最大规模的回顾性单中心研究中,Ferrari及其同事报道称 5 年无事件生存(EFS)和生存率分别为 28% 和 40%。经过儿科方案化疗的胚胎型和腺泡型横纹肌肉瘤患者的总缓解率为 85%。手术是多形型横纹肌肉瘤患者的主要治疗手段(74% *vs* 非多形型的 34%),而接受完全切除治疗的患者的 EFS 率为 37%,相比较,肿瘤无法切除的患者为 0。

来自 MD Anderson 癌症中心(82 名成人患者)和 Dana Farber 癌症研究院(39 名患者)的回顾性研究也报道称化疗的总生存率较高(分别为 75% 和 82%)。化疗对疾病有效的患者的生存显著优于无效的患者。在 MD Anderson 癌症中心的研究中,化疗对疾病有效的患者的 10 年无转移生存率为 72%,相比较,那些没有反应的患者生存率为 19%。

在 Dana-Farber 癌症研究院的系列研究中,转移性疾病和化疗反应不佳均为预后差的独立性预测因素;化疗实现 CR 的患者的 5 年生存率为 57%,相比较,化疗反应不佳的患者生存率仅为 7%。在这一研究中,接受了完全切除手术的患者的 5 年生存率也比未接受完全切除的患者更高(63%;而接受保守疗法和不完全切除手术的患者的数据分别为 29% 和 46%)。Hawkins 等也报道称切除后的切缘状态对成人患者的疾病特异性生存率具有预测作用(接受完全切除手术的患者为 105 个月,切缘阳性者为 9 个月)。

成人横纹肌肉瘤患者使用的化疗方案通常来自于国际合作团体实施的关于横纹肌肉瘤的儿科临床试验。长春新碱、放线菌素 D 和环磷酰胺(VAC)方案已经成为儿科非转移性横纹肌肉瘤(中危或高危)的标准化疗方案。在一项来自儿童肿瘤学组织(COG)的随机化研究(D9803)中,在中危横纹肌肉瘤儿童的标准 VAC 治疗方案中加入拓扑替康并未获得明显的生存获益。在该研究中,中位随访 4.3 年时,接受 VAC 方案和 VAC 与长春新碱、拓扑替康和环磷酰胺交替方案治疗的患者的 4 年无治疗失败生存率(FFS)分别为 73% 和 68%($P=0.30$)。在开始化疗前,放疗带给接受了初始肿瘤切除的腺泡型横纹肌肉瘤患者良好的肿瘤控制。

组间横纹肌肉瘤研究(D9602)的结果表明新近诊断的低危横纹肌肉瘤患者通过接受长春新碱和放线菌素 D 治疗获得了与接受长春新碱、放线菌素 D 和环磷酰胺治疗的患者相似的 5 年 FFS 率(分别为 89% 和 85%),提示长春新碱和放线菌素 D 方案对于新近诊断的低危横纹肌肉瘤患者可能是合理的选择。发现长春新碱、阿霉素和环磷酰胺与异环磷酰胺和依托泊苷交替方案(VAC-IE)对中危横纹肌肉瘤患者有效。最近一项 COG 在患有转移性横纹肌肉瘤的原发儿童患者中所做的研究对包括中断长春新碱/伊立替康治疗、VAC-IE 治疗间隔缩短以及长春新碱/放线菌素 D/环磷酰胺在内的强化多药治疗加放疗进行了探讨。对于有 0~1 个 Oberlin 风险因素的患者,与既往历史控制情况相比,3 年 EFS 率获得了改善,为 69%(95% *CI*,52%~82%),而高危病变的 3 年 EFS 率为 20%(95% *CI*,11%~30%)。

较新的制剂例如卡铂、伊立替康、拓扑替康和长春瑞滨也对转移性、复发或难治性横纹肌肉瘤儿童患者的治疗中显示出活性。此外,新近一项 Ⅱ 期研究为放疗联合同步伊立替康/卡铂方案用于中危或高危横纹肌肉瘤患者的有效性和耐受性提供了初步证据。针对横纹肌肉瘤成人患者的回顾性研究已经使用了各种多药化疗方案,包括环磷酰胺或异环磷酰胺、阿霉素和(或)放线菌素 D 加或不加长春新碱或其他诸如顺铂、卡铂和依托泊苷在内的药物。在 MD Anderson 癌症中心的研究中,接受包括长春新碱和环磷酰胺加放线菌素 D 或阿霉素在内的化疗方案治疗的成人患者的 10 年总生存率、无病生存率和无转移生存率分别为 47%、45% 和 59%。Esnaola 及其同事报告称接受了长春新碱、阿霉素和环磷酰胺或其他以阿霉素为基础化疗方案治疗的横纹肌肉瘤成人患者的总缓解率为 82%,CR 率为 45%。

Ogilvie 等也报道称长春新碱、阿霉素和异环磷酰胺化疗在 11 名多形型横纹肌肉瘤成人患者的治疗中获得的总缓解率为 86%;2 年 OS 率和 DFS 率分别为 55% 和 64%。此外,最近的一项综述表明,长春新碱、伊立替康和替莫唑胺联合局部治疗可能为复发性横纹肌提供一定程度的疾病控制。

强烈推荐所有患者应转至专业治疗横纹肌肉瘤患者的机构。积极鼓励进行包括儿科、内科、外科和肿瘤放疗科在内的多学科团队的评估。PET 成像可能对初始分期有用,因为在成年患者中可能出现淋巴结转移和不常见的初始转移部位。

横纹肌肉瘤的全身化疗方案可能不同于其他软组织肉瘤类型。多形型横纹肌肉瘤通常被排除在横纹肌肉瘤随机化临床试验之外。对于此类患者可能需要考虑按照软组织肉瘤指南进行治疗。在缺乏前瞻性临床试验数据的情况下,尚无针对横纹肌肉瘤成人患者处置的最佳化疗方案。

参考文献

[1] SIEGEL R L, MILLER K D, JEMAL A. Cancer statistics, 2018 [J]. CA Cancer J Clin 2018,6(8):7-30.

[2] VOSS R K, CHIANG Y J, TORRES K E, et al. Adherence to National Comprehensive Cancer Network Guidelines is associated with improved survival for patients with stage 2A and stages 2B and 3 extremity and superficial trunk soft tissue sarcoma[J]. Ann Surg Oncol,2017,2(11):3271-3278.

[3] LI F P, FRAUMENI J F, MULVIHILL J J, et al. A cancer family syndrome in twenty-four kindreds[J]. Cancer Res,1988,4(8):5358-5362.

[4] GALIATSATOS P, FOULKES W D. Familial adenomatous polyposis[J]. Am J Gastroenterol,2006,10(1):385-398.

[5] KLEINERMAN R A, TUCKER M A, ABRAMSON D H, et al. Risk of soft tissue sarcomas by individual subtype in survivors of hereditary retinoblastoma[J]. J Natl Cancer Inst, 2007,9(9):24-31.

[6] HALF E, BERCOVICH D, ROZEN P. Familial adenomatous polyposis[J]. Orphanet J Rare Dis,2009,4:22.

[7] POSTOW M A, ROBSON M E. Inherited gastrointestinal stromal tumor syndromes: mutations, clinical features, and therapeutic implications[J]. Clin Sarcoma Res,2012,2(1): 16.

［8］MALKIN D，LI F P，STRONG L C，et al. Germ line p53 mutations in a familial syndrome of breast cancer，sarcomas，and other neoplasms［J］. Science，1990，250（4985）：1233－1238.

［9］OLIVIER M，GOLDGAR D E，SODHA N，et al. Li－Fraumeni and related syndromes：correlation between tumor type，family structure，and TP53 genotype［J］. Cancer Res，2003，63（20）：6643－6650.

［10］MITCHELL G，BALLINGER M L，WONG S，et al. High frequency of germline TP53 mutations in a prospective adult－onset sarcoma cohort［J］. PLoS One，2013，8（7）：e69026.

［11］GILL A J，CHOU A，VILAIN R，et al. Immunohistochemistry for SDHB divides gastrointestinal stromal tumors（GISTs）into 2 distinct types［J］. Am J Surg Pathol，2010，34（5）：636－644.

［12］GAAL J，STRATAKIS C A，CARNEY J A，et al. SDHB immunohistochemistry：a useful tool in the diagnosis of Carney－Stratakis and Carney triad gastrointestinal stromal tumors［J］. Mod Pathol，2011，24（1）：147－51.

［13］LADANYI M，ANTONESCU C R，LEUNG D H，et al. Impact of SYT－SSX fusion type on the clinical behavior of synovial sarcoma：a multi－institutional retrospective study of 243 patients［J］. Cancer Res，2002，62（1）：135－140.

［14］ANTONESCU C R，TSCHERNYAVSKY S J，DECUSEARA R，et al. Prognostic impact of P53 status，TLS－CHOP fusion transcript structure，and histological grade in myxoid liposarcoma：a molecular and clinicopathologic study of 82 cases［J］. Clin Cancer Res，2001，7（12）：3977－3987.

［15］AMIN M B，EDGE S B，GREENE F L，et al. AJCC Cancer Staging Manual［M］. 8th ed. New York：Springer，2017.

［16］AL YAMI A，GRIFFIN A M，FERGUSON P C，et al. Positive surgical margins in soft tissue sarcoma treated with preoperative radiation：is a postoperative boost necessary？［J］. Int J Radiat Oncol Biol Phys，2010，77（4）：1191－1197.

［17］ALAMANDA V K，SONG Y，SHINOHARA E，et al. Postoperative radiation boost does not improve local recurrence rates in extremity soft tissue sarcomas［J］. J Med Imaging Radiat Oncol，2014，58（5）：633－640.

［18］LE CESNE A，OUALI M，LEAHY M G，et al. Doxorubicin－based adjuvant chemotherapy in soft tissue sarcoma：pooled analysis of two STBSGEORTC phase Ⅲ clinical trials［J］. Ann Oncol，2014，25（12）：2425－2432.

［19］TALBOT S M，KEOHAN M L，HESDORFFER M，et al. A phase Ⅱ trial of temozolomide in patients with unresectable or metastatic soft tissue sarcoma［J］. Cancer，2003，98（1）：1942－1946.

［20］TRENT J C，BEACH J，BURGESS M A，et al. A two－arm phase Ⅱ study of temozolomide in patients with advanced gastrointestinal stromal tumors and other soft tissue sarcomas［J］. Cancer，2003，98（1）：2693－2699.

[21]GARCIA DEL MURO X,LOPEZ-POUSA A,MARTIN J,et al. A phase Ⅱ trial of temozolomide as a 6-week,continuous,oral schedule in patients with advanced soft tissue sarcoma:a study by the Spanish Group for Research on Sarcomas[J]. Cancer,2005,104(8):1706-1712.

[22]GOUNDER M M,LEFKOWITZ R A,KEOHAN M L,et al. Activity of Sorafenib against desmoid tumor/deep fibromatosis[J]. Clin Cancer Res,2011,17(12):4082-4090.

[23]PARK M S,PATEL S R,LUDWIG J A,et al. Activity of temozolomide and bevacizumab in the treatment of locally advanced,recurrent,and metastatic hemangiopericytoma and malignant solitary fibrous tumor[J]. Cancer,2011,117(21):4939-4947.

[24]AGULNIK M,YARBER J L,OKUNO S H,et al. An open-label,multicenter,phase Ⅱ study of bevacizumab for the treatment of angiosarcoma and epithelioid hemangioendotheliomas[J]. Ann Oncol,2013,24(1):257-263.

[25]DICKSON M A,TAP W D,KEOHAN M L,et al. Phase Ⅱ trial of the CDK4 inhibitor PD0332991 in patients with advanced CDK4-amplified welldifferentiate or dedifferentiated liposarcoma[J]. J Clin Oncol,2013,31(16):2024-2028.

[26]DICKSON M A,TAP W D,KEOHAN M L,et al. Phase Ⅱ trial of the CDK4 inhibitor PD0332991 in patients with advanced CDK4-amplified liposarcoma [abstract][J]. ASCO Meeting Abstracts,2013,31(16):10512.

[27]BERRY V,BASSON L,BOGART E,et al. REGOSARC:regorafenib versus placebo in doxorubicin-refractory soft-tissue sarcoma-a quality-adjusted time without symptoms of progression or toxicity analysis[J]. Cancer,2017,123(12):2294-2302.

[28]SCHUETZE S M,RUBIN B P,VERNON C,et al. Use of positron emission tomography in localized extremity soft tissue sarcoma treated with neoadjuvant chemotherapy[J]. Cancer 2005,3(2):339-348.

[29]SCHUETZE S M. Utility of positron emission tomography in sarcomas[J]. Curr Opin Oncol,2006,18(1):369-373.

[30]EVILEVITCH V,WEBER W A,TAP W D,et al. Reduction of glucose metabolic activity is more accurate than change in size at predicting histopathologic response to neoadjuvant therapy in high-grade soft-tissue sarcomas[J]. Clin Cancer Res,2008,14(3):715-720.

[31]BENZ M R,CZERNIN J,ALLEN-AUERBACH M S,et al. FDG-PET/CT imaging predicts histopathologic treatment responses after the initial cycle of neoadjuvant chemotherapy in high-grade soft-tissue sarcomas[J]. Clin Cancer Res,2009,15(8):2856-2863.

[32]BALLO M T,ZAGARS G K,POLLOCK R E,et al. Retroperitoneal soft tissue sarcoma:an analysis of radiation and surgical treatment[J]. Int J Radiat Oncol Biol Phys,2007,67(2):158-163.

[33]GRONCHI A,CASALI P G,FIORE M,et al. Retroperitoneal soft tissue sarcomas:patterns

of recurrence in 167 patients treated at a single institution[J]. Cancer,2004,100(11):
2448-2455.

[34]STOECKLE E,COINDRE J M,BONVALOT S,et al. Prognostic factors in retroperitoneal
sarcoma:a multivariate analysis of a series of 165 patients of the French Cancer Center
Federation Sarcoma Group[J]. Cancer,2001,92(2):359-368.

[35]ANGELE M K,ALBERTSMEIER M,PRIX N J,et al. Effectiveness of regional hyperther-
mia with chemotherapy for high-risk retroperitoneal and abdominal soft-tissue sarcoma
after complete surgical resection:a subgroup analysis of a randomized phase-Ⅲ multi-
center study[J]. Ann Surg,2014,260(5):749-754.

[36]GLUCK I,GRIFFITH K A,BIERMANN J S,et al. Role of radiotherapy in the manage-
ment of desmoid tumors[J]. Int J Radiat Oncol Biol Phys,2011,80(3):787-792.

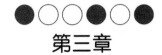

第三章

骨原发肿瘤

第一节 概 论

一、流行病学

原发于骨的恶性肿瘤很少见,占所有恶性肿瘤的比例不到 0.2%,约占所有肉瘤患者的 1/4。原发于骨的肉瘤多见于儿童/青少年,主要病理类型为尤因肉瘤、骨肉瘤和软骨肉瘤。其中尤因肉瘤对放疗敏感,放疗在其局部治疗中起重要作用。而骨肉瘤和软骨肉瘤对放疗较为抗拒,前者以化疗加手术综合治疗为主,后者以手术治疗为主。在原发于骨的非恶性肿瘤中骨巨细胞瘤对放疗较为敏感,单纯放疗可以达到很好的局部控制率。

原发性骨癌是极其罕见的肿瘤,约占所有癌症的 0.2%,原发性骨癌表现出广泛的临床异质性,并且可以通过适当的治疗治愈。在成人中,软骨肉瘤是最常见的原发性骨癌,占 40%,其次是骨肉瘤(28%)、脊索瘤(10%)、尤因肉瘤(8%),最后是未分化多形性肉瘤(UPS)/纤维肉瘤(4%)。在儿童和青少年中,骨肉瘤和尤因肉瘤比软骨肉瘤和脊索瘤更常见。骨高级别未分化多形性肉瘤、纤维肉瘤和骨巨细胞瘤(GCTB)是相对罕见的肿瘤,各占不到 5% 原发性骨肿瘤。GCTB 有良性和恶性两种形式,其中良性是最常见的亚型。各种类型的骨癌根据其组织学起源命名:软骨肉瘤起源于软骨,骨肉瘤起源于骨骼,纤维化组织起源于骨纤维肉瘤,而血管组织起源于血管内皮瘤和血管外皮细胞瘤。脊索组织引起脊索瘤。包括尤因肉瘤在内的几种原发性骨癌的组织学起源未知。软骨肉瘤通常发生于中老年人。骨肉瘤和尤因肉瘤主要发生在儿童和年轻人身上。脊索瘤在男性中更为常见,发病高峰期为 50~60 岁。

大多数骨癌的发病机制和病因尚不清楚。EWS 和 ETS 基因家族之间的基因重排与尤因肉瘤的发病机制有关。特定的种系突变也与骨肉瘤的发病机制有关。Li-Fraumeni 综合征的特征是 TP53 基因与发生骨肉瘤的高风险相关。骨肉瘤是有视网膜母细胞瘤病史的患者中最常见的第二原发性恶性肿瘤,其特征是视网膜母细胞瘤基因 RB1 发生突变骨肉瘤发病率增加也与其他基因突变和遗传易感性综合征有关。骨肉瘤也是最常见的放射性骨肉瘤。

新辅助和辅助治疗的多药化疗方案的开发显著改善了骨肉瘤和尤因肉瘤患者的预后。在目前的多模式治疗下,大约3/4的诊断为骨肉瘤的患者可治愈,90%~95%诊断为骨肉瘤的患者可以通过保肢方法而不是截肢来成功治疗。局限性尤因肉瘤患者的存活率已提高到近70%。在尤因肉瘤和骨肉瘤患者中,某些患者就诊时诊断为转移性疾病仍然可以治愈。所有类型原发性骨癌的5年生存率为66.8%。

本章节主要侧重于脊索瘤、软骨肉瘤、尤因肉瘤、骨肉瘤以及骨巨细胞瘤的建议。虽然通常是良性的,但骨巨细胞瘤具有局部侵袭性,可导致严重的骨破坏。

二、临床表现

患有恶性骨肿瘤的人可能会有以下症状或体征。有时,患有恶性骨肿瘤的人没有这些变化。或者,症状的起因可能是其他的状况而不是癌症导致的。

当骨肿瘤生长时,它会压迫健康的骨组织并破坏它,导致下列症状。

1. 疼痛 恶性骨肿瘤最早的症状是肿瘤部位疼痛和肿胀。患骨疼痛也是恶性骨肿瘤最常见的主诉。起初,疼痛不是持续的,可能在晚上更糟糕,或者当患者使用骨头时(例如行走时腿部疼痛)更糟糕。随着癌症的增长,疼痛会变得严重,并将持续存在。疼痛随着活动的增加而增加,附近软组织可能肿胀,如果恶性骨肿瘤累及腿部,人可能会跛行。

2. 肿胀或关节肿胀和僵硬 疼痛部位的肿胀可能在数周后才会发生。发生在关节附近或关节处的肿瘤可能导致关节肿胀,使关节变得更软或更僵硬,根据肿块的位置可能会摸到突起或肿块。颈部的恶性骨肿瘤会导致咽喉后部的肿块,导致吞咽困难或呼吸困难。

3. 骨折或跛行 恶性骨肿瘤可以削弱原发部位的骨头,但大多数时候骨头不会骨折。经历了恶性骨肿瘤邻近部位骨折或恶性骨肿瘤原发部位骨折的患者,通常会描述一个疼痛了几个月的肢体突然出现了剧烈疼痛。

如果腿部骨头骨折,能导致明显的跛行。跛行通常是晚期恶性骨肿瘤的症状。

4. 其他症状 脊椎骨中的癌症会压迫神经,导致麻木、刺痛甚至虚弱。癌症会导致体重减轻和疲劳。如果癌症扩散到内部器官,也可能引起其他症状。例如,如果癌症扩散到肺部,患者可能会呼吸困难。少数情况下,恶性骨肿瘤患者可能有发热、全身不适、体重减轻、贫血等症状。

这些症状中的任何一种,在更多情况下都是由于癌症以外的疾病造成的,如受伤或关节炎。但是,如果这些问题在原因不明的情况下持续了1个月或更长时间,应该尽快去肿瘤科就医。

三、分期

第八版美国癌症联合委员会（AJCC）分期分类（2018）基于对组织学分级（G）、肿瘤大小（T）以及是否存在区域淋巴结（N）和（或）远处转移（M）的评估（表 3-1、表 3-2）。

表 3-1　T、N、M、G 定义

部位	T	N	M	G
四肢骨骼、躯干、头骨和面部骨骼	T_X 原发性肿瘤无法评估 T_0 无原发肿瘤证据 T_1 肿瘤最大径≤8 cm T_2 肿瘤最大尺寸>8 cm T_3 原发骨部位的不连续肿瘤			
脊柱	T_X 原发性肿瘤无法评估 T_0 无原发肿瘤证据 T_1 肿瘤局限于一个椎骨节段或两个相邻的椎骨节段 椎节段 T_2 肿瘤局限于个相邻椎节段 T_3 肿瘤局限于4个或更多相邻椎节，或任何不相邻的椎节 T_4 伸入椎管或大血管 T_{4a} 伸入椎管 T_{4b} 大血管中有明显的血管侵犯或肿瘤血栓的证据	N_X 区域淋巴结无法评估 由于骨肉瘤很少有淋巴结受累，因此指定 N_X 可能并不合适，除非临床淋巴结受累明显，否则病例应考虑为 N_0 N_0 无区域淋巴结转移 N_1 区域淋巴结转移	M_0 无远处转移 M_1 远处转移 M_{1a} 肺 M_{1b} 骨骼或其他远距离部位	G_X 等级无法评估 G_1 分化良好 ——低品位 G_2 中分化 ——高等级 G_3 低分化 ——高等级
骨盆	T_X 原发性肿瘤无法评估 T_0 无原发肿瘤证据 T_1 肿瘤局限于一个骨盆节段，没有骨外延伸 T_{1a} 肿瘤最大径≤8 cm T_{1b} 肿瘤最大直径>8 cm T_2 肿瘤局限于一个骨盆节段，伴有骨外延伸或两个没有骨外延伸的节段 T_{2a} 肿瘤最大径≤8 cm T_{2b} 肿瘤最大直径>8 cm T_3 肿瘤跨越两个骨盆节段并有骨外延伸 T_{3a} 肿瘤最大径≤8 cm T_{3b} 肿瘤最大直径>8 cm T_4 肿瘤跨越3个骨盆节段或跨越骶髂关节 T_{4a} 肿瘤累及骶髂关节并延伸至骶神经孔内侧 T_{4b} 肿瘤包裹髂外血管或骨盆主要血管存在肉眼瘤血栓			

表 3-2　AJCC 预后分组

项目	T	N	M	G
ⅠA 期	T_1	N_0	M_0	G_1, G_X
ⅠB 期	T_2	N_0	M_0	G_1, G_X
	T_3	N_0	M_0	G_1, G_X
ⅡA 期	T_1	N_0	M_0	G_2, G_3
ⅡB 期	T_2	N_0	M_0	G_2, G_3
Ⅲ期	T_3	N_0	M_0	G_2, G_3
ⅣA 期	任何 T	N_0	M_{1a}	任何 G
ⅣB 期	任何 T	N_1	任何 M	任何 G
	任何 T	任何 N	M_{1b}	任何 G

四、骨肿瘤的影像学检查

1. X 射线检查　大多数恶性骨肿瘤都能在骨的 X 射线检查下看出来。恶性骨肿瘤部位的骨头可能会出现"参差不齐"而不是原来的形式。癌症也会像骨头上的一个洞一样出现。有时医生可以看到肿瘤周围骨的缺损,可能延伸到附近的组织(如肌肉或脂肪)。放射科医生经常能通过 X 射线判断肿瘤是否为恶性,但只有活检才能确定良、恶性。

医生也经常要求患者胸部 X 射线检查,看看恶性骨肿瘤是否已经扩散到肺部。

2. CT 扫描　CT 扫描有助于癌症分期。它们有助于判断恶性骨肿瘤是否已经扩散到肺、肝或其他器官。这些扫描也显示淋巴结和远处器官可能存在的癌症转移。

CT 扫描也可用于精确引导活检针进入可疑转移灶。此过程称为 CT 引导穿刺活检,患者留在 CT 扫描的检查台上,而放射科医生将活检针插向肿块的位置。重复 CT 扫描直到医生确信针头在肿块内,用穿刺针切取一条组织,送病理检查。

3. 磁共振成像(MRI)扫描　MRI 扫描通常是清晰显示骨肿瘤轮廓的最好检查。它们也特别有助于观察大脑和脊髓的情况。相对而言,磁共振扫描比 CT 扫描更令人不舒服。首先,它们需要更长的时间。同时,检查必须在一个管状的空间完成,会让人心烦意乱和引起幽闭恐惧症。这台机器也发出巨大的噪声,使人感到不安。有些医院会给患者提供耳机来阻隔噪声。

4. 放射性核素骨扫描　这个检查有助于显示癌症是否扩散到其他骨骼。它比常规的 X 射线能更早发现转移灶。骨扫描也能显示原发癌在骨骼中造成了多大的损伤。

在这个测试中,患者接受放射性物质:锝二膦酸盐的注射液,所使用的放射性量很低,不会产生长期影响。这种物质会被整个骨骼中患病的骨细胞吸收。病变骨的部位在骨扫描图像上被认为是稠密的灰色到黑色区域,称为"热点部位"。这些部位表明存在转移性癌症,但关节炎、感染或其他骨骼疾病也可能引起类似的模式。为了区分这些情况,医生需要使用其他影像学检查或进行骨活检。

5. 正电子发射断层成像(PET)扫描　PET 扫描使用含有放射性原子的葡萄糖,特殊的照相机能探测到这种放射性。癌细胞因其高代谢率而大量吸收放射性糖。PET 扫描对寻找整个身体的癌症很有用。它有时有助于判断肿瘤是恶性的还是良性的。PET 常和 CT 扫描相结合,以便更好地查明某些癌症。

6. 活检　活检是从肿瘤中取出组织样本,以便在显微镜下观察。这是判断肿瘤是癌症而不是其他骨骼疾病的唯一方法,也是金标准。如果存在癌症,活检可以告诉医生这是原发性恶性骨肿瘤还是其他部位的癌症扩散到骨头。几种类型的组织和细胞样本用于诊断恶性骨肿瘤。最好由诊断和治疗骨肿瘤经验丰富的外科医生来进行骨的活检操作。

根据骨 X 射线检查结果、患者的年龄和肿瘤的位置,外科医生初步判断肿瘤看起来是良性的还是恶性的,以及认为哪个类型的肿瘤最有可能,并将依此选择一种活检方法。某些类型的骨肿瘤可以从针吸活检标本中识别出来,但通常需要更大的样本(外科切除活检)来诊断其他类型的骨肿瘤。外科医生是否计划在活检时切除整个肿瘤也会影响活检类型的选择。在无须切除全部或部分包含肿瘤的胳膊或腿的情况下,错误的活检有时会使外科医生之后很难切除所有的肿瘤。部分切除肿瘤,可能导致癌症加速扩散。

(1)穿刺活检:穿刺活检有 2 种类型,即细针穿刺活检和粗针(空心针)穿刺活检。对于这两种类型,首先使用局部麻醉剂使活检部位麻木。细针穿刺(FNA)时,医生用一个非常细的针通过注射器从肿块取得少量液体和一些细胞。有时,医生可以通过摸到接近体表的疑似肿瘤或部位来指导穿刺方向。如果肿瘤因为太深而没法摸到,医生可以通过 CT 引导针进行穿刺,这就是所谓的 CT 引导穿刺活检,它通常是由放射科医生或介入科医生完成。在口芯针穿刺活检中,医生使用较粗的针头取出一小管组织(直径约为 0.16 cm,长约 1.3 cm)。许多专家认为,诊断原发性骨肿瘤时空芯针(粗针活检)活检优于细针穿刺活检。

(2)外科骨活检:在这个过程中,外科医生需要切开皮肤到达肿瘤,以便切除一小块组织。这也称为切开式活检。如果整个肿瘤被切除,而不只是切除一小块,它被称为切除活检。这些活检形式通常是患者在全身麻醉下进行的。还可以使用神经阻滞,从而大面积麻醉。如果这种类型的活检是必需的,那么做这个活检的外科医生最好也是随后将切除患者肿瘤的医生。

五、骨肿瘤的主要治疗原则

1. 多学科团队决策　原发性骨肿瘤和选定的转移性肿瘤应由多学科医师团队进行评估和治疗,该团队在这些肿瘤的管理方面具有公认的专业知识。在考虑与化疗和放疗相关的复发风险和合并症时,有必要进行长期监测和随访。建议进行终身随访,以监测和治疗长期幸存者的手术、放疗和化疗的晚期影响。应与适当的患者讨论生育问题。有关青少年和年轻成人患者的疾病和生存相关问题的信息,请根据临床情况参考相关青少年和年轻成人肿瘤学指南。最后,选择具有骨肉瘤遗传易感性家族史的患者可能会受益于遗传咨询和检测。

2.诊断检查 和其他的恶性肿瘤例如肺癌、乳腺癌等一样,患者的症状、体格检查、影像检查结果和血液检查可能提示恶性骨肿瘤。但在大多数情况下,病理医生必须通过显微镜下检查取得的患者组织或细胞样本来证实这种怀疑。

其他疾病,如骨感染,可导致类似的症状和影像学结果,可能与恶性骨肿瘤混淆。对骨肿瘤的精确诊断常常需要结合其发生部位(哪块骨受到影响,甚至累及哪部分骨)的信息、X射线检查的信息以及病理医生在显微镜下观察到的信息。

由于单个骨转移和原发性骨肿瘤的症状和体征相同,许多医生需要活检来确诊患者到底是其他部位癌症的骨转移还是原发性骨肿瘤。在此之后,根据X射线和其他影像检查,医生通常可以诊断其他癌症发生的骨转移。

3.手术 大多数肉瘤的手术切缘应该是阴性的,足够宽以尽量减少潜在的局部复发,并且足够窄以最大限度地发挥功能。广泛切除意味着组织学阴性手术切缘,有必要优化局部控制。局部控制可以通过保肢手术或截肢来实现。在选定的情况下,截肢可能是实现局部控制的最合适的选择。但是,如果在保证疗效的情况下并可以保证患者的功能性作用,则首选保肢手术。最终的病理学评估应包括评估手术切缘和肿瘤的大小/尺寸。应使用病理标测评估对术前治疗的反应。建议咨询理疗师以评估活动训练并制订适当的康复计划。

4.放疗 放疗用于可切除肿瘤患者的手术辅助治疗或不适合手术的肿瘤患者的治疗。放疗常用技术包括,例如调强放疗(IMRT);具有质子、碳离子或其他重离子的粒子束放疗;或立体定向放射手术(SRS)/立体定向放射治疗(SRT)等,放疗为有临床指征的患者提供高辐射剂量,同时最大限度地保留正常组织。不同骨肿瘤的放疗策略不尽相同,接下来的章节将会分别阐述。

第二节 软骨肉瘤

一、流行病学

软骨肉瘤约占全部原发恶性骨肿瘤的9.2%,年发病率约1/200 000,可发生在任何年龄,平均发病年龄50岁左右,男性多于女性(55%∶45%)。中轴骨的软骨肉瘤以骨盆最为好发,四肢长骨中股骨最常受累,另有10%的软骨肉瘤发生于软组织,多为黏液型软骨肉瘤。

二、分类

软骨肉瘤的特征是从不含类骨质的肿瘤组织中产生软骨基质,可能发生在任何年龄,但多见于老年人群。可根据其产生的位置进行分类,包括骨盆和股骨近端是最常见的主要原发部位。或根据病灶部位分为:①原发性或中心性病变(起源于髓腔),通常由具有正常软骨外观的骨组织转化而来;②继发性或周围性肿瘤(起源于骨膜),由先前存在的良性软骨病变发展而来,如内生软骨瘤或者骨软骨瘤的软骨部分。骨的常规软骨肉瘤约占骨的 90% 所有软骨肉瘤,其中 90% 为低至中度。据报道,Ollier 病(软骨瘤病)和 Maffucci 综合征(软组织血管瘤相关的软骨瘤病)患者发生恶性转化。外周或继发性肿瘤通常为低级别,转移不频繁。在新版指南中,软骨肉瘤被分为传统型和特殊亚型,传统型占软骨肉瘤的 85%~90%,其中 90% 为中低度恶性;特殊亚型占 10%~15%,包括透明细胞型、皮质旁型、去分化型、黏液样型和间充质型等。原发性骨骼黏液样软骨肉瘤(骨黏液样软骨肉瘤)是一种极为罕见的肿瘤,具有没有被完全描述为一种独特的临床病理学实体。它被认为是一种黏液样中度或高级软骨肉瘤的变种,通常位于髋关节周围的骨骼中。使用 SEER 数据库对间充质软骨肉瘤进行的流行病学研究发现,其中 40% 是骨骼,60% 是骨骼外。研究表明视网膜母细胞瘤通路的改变存在于绝大多数透明细胞、未分化和间充质软骨肉瘤中。

软骨肉瘤的发病可能与基因突变有关,如异柠檬酸脱氢酶(IDH1 或 IDH2)突变与 Ollier 病(内生软骨瘤病)和 Maffucci 综合征(内生软骨瘤病伴软组织血管瘤)转化为软骨肉瘤相关;其他相关的遗传异常还包括多重肿瘤抑制基因(CDKN2A)和 Ⅱ 型胶原纤维 α1 基因(COL2A1)失活突变等。

另一方面,骨骼外黏液样软骨肉瘤是一种罕见的软组织肉瘤,其特征是染色体易位 t(9;22)(q22;q11-12)或 t(9;17)(q22;q11),产生融合基因 EWS-CHN(EWSR1-NR4A3)或 RBP56-CHN(TAF2N-NR4A3)。此外,还有两个其他变异染色体易位,t(9;15)(q22;q21)和 t(3;9)(q12;q22),分别导致融合基因 TCF12-NR4A3 和 TFG-NR4A3,也已在病例报告中发现。一项回顾性研究表明,尽管骨外黏液样软骨肉瘤患者的总生存期(OS)延长,但局部和远处复发。数据还显示,随着肿瘤大小的增加,无事件生存期(EFS)显著降低。

三、临床表现

大多数软骨肉瘤的症状比较轻微,由肿瘤大小及部位决定。病变位于骨盆或中轴骨的患者通常在疾病后期肿瘤增大明显时才表现出症状,疼痛发作较隐匿。中心型软骨肉瘤在 X 射线片上表现为骨皮质破坏及骨髓内向外生长的包块,肿瘤内可见钙化。MRI 可以显示髓内病变及肿瘤向外侵袭范围。继发病变由先前存在的病变引起。序贯性的 X 射线片会显示骨软骨瘤或内生软骨瘤缓慢增大。成年后原有病变或新发病变的软骨帽厚度超过 2 cm 时应怀疑肉瘤变。

四、预后因素

软骨肉瘤整体的 5 年生存率为 70% 左右,预后与分级和亚型密切相关。文献报道,经典型 1、2、3 级软骨肉瘤的 5 年生存率分别为 90%、81% 和 29%,而肺转移率分别为 0、10% 和 66%。一个对 SEER 数据库中 2 890 例软骨肉瘤患者的分析表明,不同亚型患者的 5 年生存率存在巨大差异,去分化型软骨肉瘤的 5 年生存率为 0,而透明细胞型达到

100%,其他亚型的 5 年生存率分别为黏液型 71%、皮质旁型 93%、间叶型软骨肉瘤 48%、恶性软骨母细胞瘤 85%。统计学分析显示软骨肉瘤的重要预后因素包括病变为原发还是继发、中心型还是周围型、解剖部位、组织学级别及体积大小。SEER 的资料显示女性、低度恶性和无远处转移在单变量分析中有显著疾病相关生存优势,而多变量分析中只有分级、分期与预后有明显关系。近期针对去分化软骨肉瘤的随访显示,其 5 年总体生存率仅为 18%,发生于中轴骨、肿瘤最大径线大于 8 cm、伴有肺转移者预后更差,如通过手术达到广泛的外科边界可提高生存率。针对间叶型软骨肉瘤的荟萃分析显示,5 年、10 年、20 年生存率分别为 55.0%、43.5%、15.7%,发生于 30 岁以上、病变位于中轴骨、非手术治疗、切缘阳性等因素与预后不良相关,化疗是否能够提高生存率仍存在争议,切缘阳性患者术后接受放疗可有效降低复发风险。中长期随访结果显示,软骨肉瘤的 10 年和 30 年的无病生存率均为 72.8%。

在对 225 名低级别软骨肉瘤患者进行的一项回顾性、多机构分析中也检查了预后因素。5 年无转移生存率(MFS)为 95%,10 年为 92%。低组织学分级和无复发具有显著的 MFS 益处,但诊断时的肿瘤大小和手术切缘宽度对 MFS 没有影响。

不同亚型软骨肉瘤的预后存在差异,去分化型软骨肉瘤最容易出现转移(19.8%),其次是间充质型软骨肉瘤(10.6%),皮质旁型软骨肉瘤较少转移(2.1%)。中位生存期方面,去分化型软骨肉瘤最短(11 个月),皮质旁型软骨肉瘤最长(97 个月)。

五、诊断

典型软骨肉瘤在放射学上容易诊断,但低度恶性软骨肉瘤与良性软骨类肿瘤的鉴别诊断,在临床、放射学,甚至病理上都存在困难。包括 X 射线片、CT、MRI 和核素扫描,每种方法各有优、缺点。X 射线片简单易行,容易显示骨质破坏、钙化及骨膜反应,但细微钙化及软组织侵犯显示不佳;CT 显示骨质破坏、细微钙化及软组织包块优于 X 射线片;MRI 显示肿瘤边界、水肿、软组织侵犯最佳,但钙化显示差。CT 和 MRI 增强扫描还可提供肿瘤的血供信息。PET 或 PET/CT 是一种可选择的影像学技术,已应用于治疗前分期和监测肿瘤进展速度。

怀疑软骨肉瘤的患者要在活检前进行分期。标准步骤包括胸部影像学(胸片和胸部 CT 检测肺转移),恰当的原发部位的影像学检查(X 射线片、MRI、CT、骨扫描)。在治疗前,进行实验室检查,包括全血细胞计数(CBC)、乳酸脱氢酶(LDH)和碱性磷酸酶(ALP)。

切开活检和穿刺活检(粗针或针吸)是骨与软组织肿瘤诊断中的两种方法。切开活检是最准确的方法,可以提供较多的标本进行免疫组织化学或细胞遗传学检查。但是,切开活检需要在手术室进行全身麻醉或区域麻醉。穿刺活检可以在局部麻醉下进行。当获得标本充分时,穿刺活检可作为切开活检的另一种选择,诊断准确率为 88%~96%。随着影像学技术的发展,影像学定位下的穿刺活检越来越多地在诊断原发性和继发性骨肿瘤中得到应用。活检应该在患者将会接受进一步治疗的中心进行。活检时,应妥善固定病变骨,采取适当的措施防止病理性骨折的发生。活检的实施对于保肢手术非常重要,如果活检不当将会影响患者的预后。如果活检瘢痕在肿瘤切除时没有整块切除,切开活检和穿刺活检有导致肿瘤局部复发的可能,这与活检通道的肿瘤播散有关。穿刺活检的肿瘤播散风险低。然而,穿刺活检和切开活检的原则是一样的。在计划活检路径时,应保证活检带在计划切除的范围内,使得手术时其切除范围可与原发肿瘤一样,达到同样的广泛边缘切除。

六、治疗

(一)治疗原则

1. 低度恶性或间室内软骨肉瘤　治疗:对于可切除的病灶,建议广泛切除或囊内切除±外科辅助治疗(1B 级);对不可切除的,应考虑放疗(2B 级)。

随访与监测:最初 2 年,每 6 ~ 12 个月进行体格检查、胸片及病变 X 射线检查,之后改为每年 1 次(1A 级)。出现局部复发的,如果可切除,可继续行广泛切除。对于切缘阳性,可考虑放疗或再次手术获得外科阴性边界。对于切缘阴性的,继续观察。复发病灶不可切除者,建议放疗(2B 级)。

2. 高度恶性(2 ~ 3 级)、透明细胞、间室外软骨肉瘤　治疗:对于可切除的病灶,行广泛切除(1B 级);对于不可切除的病灶,考虑放疗(2B 级)。

随访与监测:随访内容包括体格检查,原发部位影像学检查。前 5 年每 3 ~ 6 个月行胸部 CT 检查,之后每年 1 次,至少为期 10 年(1A 级)。出现局部复发时,对于可切除的病灶继续行广泛切除,切缘阳性的建议放疗或再次手术获得阴性外科边界。对于切缘阴性的,继续观察。不可切除的病灶建议行放疗(2B 级)。对于全身转移的患者,首选进行临床试验或应用环磷酰胺及西罗莫司(2C 级),也可选择手术切除。

3. 去分化软骨肉瘤　参照骨肉瘤治疗方案,术前化疗+手术+术后化疗的新辅助治疗模式。化疗药物以阿霉素、顺铂、甲氨蝶呤和异环磷酰胺为主(2B 级)。

4. 间叶型软骨肉瘤　参照尤因肉瘤治疗,术前化疗+手术+术后化疗的新辅助治疗模式。化疗药物以阿霉素、长春新碱、环磷酰胺、足叶乙苷和异环磷酰胺为主(2B 级)。

(二)手术治疗

对于肿瘤较大或累及中轴骨的软骨肉瘤患者,切缘阴性的广泛切除是首选初始治疗(1B 级)。进行充分外科边界广泛切除的中轴骨及骨盆带软骨肉瘤患者 10 年总生存率及无事件生存率更高,分别为61%、44%;而非充分外科边界切除后的患者为17%、0。瘤内刮除术加冷冻辅助治疗可降低间室内 1 级软骨肉瘤患者复发率(1B 级)。对于某些低度恶性、较少影像学侵袭表现的非骨盆部位软骨肉瘤患者,瘤内切除可替代广泛切除且无不良后果(1B 级)。

1. 四肢　肢体 1 级中央型软骨肉瘤初次手术可以采用囊内刮除治疗,这一方法会保留更好的肢体功能,同时不会影响患者的生存率,对于出现局部复发的患者二期行扩大完整切除手术后仍可获得满意的局部控制率(2B 级)。Veth、Ahlmann、Mohler 等分别报道囊内切除加冷冻治疗,获得理想的临床效果。采用囊内刮除的另一个重要原因是1级软骨肉瘤和良性内生软骨瘤在临床表现、影像学,甚至病理组织学检测中都难于鉴别,以至于2013年WHO骨与软组织肿瘤分类标准已将1级软骨肉瘤归入交界性肿瘤范畴。文献回顾显示,肢体1级中央型软骨肉瘤初次手术采用囊内刮除治疗,局部复发率为0~7.7%,MSTS评分平均为27~30分。低级别外周型软骨肉瘤应手术完整切除,并争取切除的肿瘤表面有正常组织覆盖。高级别和透明细胞型软骨肉瘤应行足够广泛且边缘阴性的切除手术(1B级)。

2. 骨盆/骶骨　外科边界的选择和预后:对于骨盆/骶骨的软骨肉瘤病例来说,任何病理分级,首选初始治疗方案均为切缘阴性的广泛切除(1B级)。

骨盆/骶骨软骨肉瘤患者的10年生存率为51%~88%,低于四肢软骨肉瘤的10年生存率。

当低级别软骨肉瘤发生于四肢的时候,尚可选择囊内切除,而对于骨盆/骶骨的软骨肉瘤病例,无论病理分级如何,都必须选择切缘阴性的广泛切除。Andreou等在2011年发表的对照研究显示,中轴骨及骨盆软骨肉瘤患者在获得满意外科边界的广泛切除后10年总生存率及无事件生存率为61%和44%;而切缘阳性患者的10年总生存率及无事件生存率仅为17%和0。

其他骨盆/骶骨软骨肉瘤的回顾性队列研究显示,切缘阴性的广泛切除后局部控制率在25%~82%,囊内刮除后局部复发率较高,因此即使是1级软骨肉瘤也不宜采用刮除术。骨盆软骨肉瘤发生的部位同样是重要预后因子。普遍观点认为,骨盆Ⅰ区(髂骨翼)未累及骶髂关节的软骨肉瘤预后最好。髋臼周围软骨肉瘤预后不良。Sheth和Ozaki分别报道Ⅲ区软骨肉瘤预后不良。Guo等报道累及骶髂关节的Ⅳ区软骨肉瘤预后不良。有研究显示外生性软骨肉瘤预后优于内生性软骨肉瘤。

骶骨软骨肉瘤发病率较低,国内外多为个案报道,研究者一致认为对可切除病灶实施广泛切除是提高长期生存率的有效方法。依据Guo等报道的骶骨肿瘤外科分区方法指导切除范围可提高局部控制率(1C级)。

综上所述,外科边界的满意程度是骨盆/骶骨软骨肉瘤预后最重要的影响因素。

复发病例的处理:高级别骨盆软骨肉瘤复发率高,复发病例是否接受二次手术需根据个体情况决定,部分患者可能从中受益(2B级)。

骨盆软骨肉瘤复发率18%~45%,初次手术外科边界的满意程度是最重要的影响因素。局部复发与预后不良密切相关(有两项研究提示复发与生存期无显著相关性)。Pring等提示,高级别骨盆软骨肉瘤更容易复发。有研究显示二次手术可能会提高患者生存率,但病例数相对较少,统计学差异不够显著。骨盆/骶骨软骨肉瘤复发患者接受外科治疗后再次复发的概率较高。

截肢和保肢的选择:当体积巨大的骨盆软骨肉瘤累及主要血管神经,或复发、放疗等因素造成局部软组织条件不良的情况下应选择截肢(2B级)。

截肢和保肢手术获得满意外科边界的比例无统计学差异,Deloin的数据显示,截肢组和保肢组分别为63%和81%。其他很多研究都得到同样结论。仅有2个研究提示截肢可以获得更好的边界。1972 年,Marcove 报道半骨盆离断术可以获得更好预后。2005年,Donati 报道 125 例骨盆软骨肉瘤,截肢比保肢获得了更好的外科边界(80% ∶61%,$P=0.077$),并降低了局部复发率,但研究的统计学差异不显著。此外,上述两项研究的术前影像学检查仅为 X 射线片。随着影像学和导航技术的发展,目前临床判断骨盆软骨肉瘤的外科边界已经更加精确。有学者推荐对体积巨大的高级别软骨肉瘤不伴远处转移的病例实施截肢术。

综上所述,骨盆软骨肉瘤切除方式的选择需充分考虑主要血管神经受累情况、周围软组织条件以及肿瘤生物学行为等因素。

骨盆软骨肉瘤切除后的功能重建:低级别软骨肉瘤在术中条件允许的情况下应进行恢复肢体功能的骨盆重建(1B 级)。

接受保肢治疗的骨盆软骨肉瘤患者术后功能评分较高,骨盆软骨肉瘤患者接受保肢治疗后的长期随访结果,48%~92% 患者在末次随访时仍保留患肢,并依靠其行走,这提示我们在切除肿瘤后一期完成功能重建是必要的。

Ⅰ、Ⅳ区软骨肉瘤切除后应重建骨盆环连续性。Ⅲ区软骨肉瘤切除后一般无须重建,且术后功能较好。髋臼周围(Ⅱ区)软骨肉瘤切除后功能损失最大。在国内,髋臼重建方法主要采用可调式人工半骨盆假体,其术后功能和并发症发生率优于国外的马鞍式假体,国外文献报道的其他重建方式包括冰激凌假体。Guo 等报道了累及骶髂关节(Ⅳ区)恶性肿瘤的分区和切除重建策略,对外科手术有指导意义。

鉴于软骨肉瘤患者生存期较长,肿瘤治愈率高,在选择重建方式时应兼顾内固定的持久性。在条件允许的情况下,可以选择瘤骨灭活再植、自体腓骨移植或异体半骨盆移植等生物重建。

Guo 等报道了骶骨恶性肿瘤的外科分区系统,对于低位骶骨(骶 2、3 间盘以下)的恶性肿瘤来说,外科切除后无须重建。高位骶骨(骶 2、3 间盘以上)恶性肿瘤切除后需重建骶髂关节连续性。

3.脊柱　脊柱软骨肉瘤外科治疗的适应证:大多数 Tomita Ⅰ~Ⅳ型,部分Ⅴ、Ⅵ型,适合进行整块切除(en-bloc resection)术,Ⅶ型则不推荐。大多数 Enneking Ⅰ、Ⅱ期,适合进行整块切除术,Ⅲ期则不推荐(1B 级)。

外科边界的选择和预后(1B 级):对于脊柱软骨肉瘤病例,任何病理分级,首选初始治疗方案均为切缘阴性的广泛切除。脊柱软骨肉瘤的 5 年生存率在 33%~71%,低于其他部位的软骨肉瘤。

对于脊柱软骨肉瘤,手术干预是目前最佳的治疗手段。全脊椎切除可以获得满意的外科边界。其中的整块切除,相对于其他手术方法,具有更少的肿瘤污染可能,更好的局部控制率,以及更低的复发率。Huabin 等在 2014 年发表的回顾性研究中,整块切除是影响复发,远处转移和总体生存期的独立预后因素。

但是,整块切除并非适用于所有的脊柱软骨肉瘤。因为其实受到保护脊柱重要生理结构的制约,需要术前周密的计划和较高的手术技术水平。如果整块切除涉及脊柱重要结构,可能无法实施。此时,更加传统的手术干预配合术前、术中,乃至术后的辅助治疗就显得至关重要。

颈椎:对于颈椎软骨肉瘤,整块切除有时很难实施。相对于胸腰椎,颈椎与更多的重要血管神经结构毗邻,其复杂的血供和神经分布给外科医师带来不小的困难。有病例报道称可以结扎脊髓的方式获得理想的颈椎整块切除结果,但显然大部分患者无法接受随之而来的神经功能缺损。且对于前后侧都受侵犯的椎体,为追求阴性边缘而实施整块切除,也增加了污染的可能性。

对于只有前侧或后侧侵犯的颈椎软骨肉瘤,在重要解剖结构不受明显影响的前提下,首选整块切除。

对于前后侧皆有侵犯的颈椎软骨肿瘤,周密计划的经瘤分块切除配合辅助治疗能达到不亚于整块切除的效果,且风险更低,从而成为首选。

对于无条件行全脊椎切除的颈椎软骨肉瘤,有研究及病例报告称,全病灶切除配合辅助治疗或者行环椎骨切除术也能获得较长的无复发生存期及神经功能保留。

胸椎:脊柱软骨肉瘤最好发于胸椎。首选手术方案仍是整块切除。除了脊柱本身及其周围的重要结构外,需要注意的是胸腔内的重要结构。有病例报告报道,当肿瘤十分靠近主动脉时,可在周密准备下,行主动脉切除加置换术,以完成理想的整块切除术,从而获得理想的手术边界。

可根据肿瘤侵袭的具体情况,选择前路或者前后路手术。Hu 等的回顾性研究显示,选择一侧卧位的手术体位可以一次性完成前后路操作,有着足够的术野暴露,减轻了神经血管损伤,减少了术中失血,缩短了手术时间。

有报告显示,在手术过程中使用冰冻治疗,通过液氮形成的低温,从细胞层面上杀伤肿瘤细胞,可有助于肿瘤切除更加彻底。

腰椎:首选手术方案仍是整块切除。可根据肿瘤侵袭的具体情况,选择前路或者前后路手术。如果条件允许,也可选择一侧卧位的手术体位,一次性完成前后路操作,以期更好地预后。

复发病例的处理(2B 级):高级别脊柱软骨肉瘤复发率高,复发病例是否接受二次手术需根据个体情况决定,部分患者可能从中受益。

脊柱软骨肉瘤复发率,在实施了整块切除术同时获得满意边界的前提下,可低至3%~8%。而如果未能实施整块切除术,或者边界不甚满意,复发率可高达80%。所以初次手术外科边界的满意程度是最重要的影响因素。局部复发与预后不良密切相关。

有研究显示二次手术可能会提高患者生存率,但病例数相对较少,统计学差异不够显著。有报告显示,原位复发病灶处在手术处理后植入[125]碘可有效预防再次复发。

脊柱软骨肉瘤切除后的功能重建(1B 级):低级别软骨肉瘤在术中条件允许的情况下应进行恢复肢体功能的脊柱重建。

由于在手术干预时,条件允许时选择整块切除术已成为共识,则在手术后一期完成功能重建是必要的。一期软组织重建可降低潜在严重伤口并发症的发生率。而对于软组织状况不好的患者,清创及覆盖有血管的组织可控制并发症的发生,同时保持固定装置的稳定。

在国内,脊柱重建方法主要采用纳米羟基磷灰石/聚酰胺(nanozhydroxyapatite/polyamide 66,N_2HAPA66)和自锁式人工椎体假体,其术后功能较优和并发症发生率较低。国外文献报道的其他重建方式包括脊柱关节融合加结构性皮层移植。

软骨肉瘤患者生存期较长,肿瘤治愈率高,在选择重建方式时应兼顾内固定的持久性。

(三)放疗

对于高度恶性肿瘤或肿瘤难以切除的患者,放疗可作为一种不完全切除术后或缓解症状的治疗方法。在一个对于 60 例颅外高风险软骨肉瘤术后患者的回顾性分析中,术前或术后放疗作为一种辅助治疗手段对于不能整块切除的肿瘤可以减少及延长局部复发。近期一个间叶型软骨肉瘤回顾性研究表明辅助性放疗可以降低局部复发率(2B级)。

对于低度恶性颅底及颈椎软骨肉瘤患者,质子束放疗或质子+光子束放疗可减少肿瘤局部复发及延长生存期。在两个独立的研究中,光子束放疗对于颅底软骨肉瘤患者的局部控制率分别为92%及94%。Noel 等报告了26 例颅底及上颈椎软骨肉瘤术后质子+光子束放疗的3 年局部控制率为26%。在一个包含299 例颅底软骨肉瘤的研究中,质子+光子束放疗的10 年局部控制率为94%。碳离子放疗也被报道对于颅底软骨肉瘤患者有较高局部控制率(2B级)。

软骨肉瘤放疗原则:①颅底肿瘤,术后放疗或不可切除病灶放疗,>70 Gy 专业技术放疗。②颅外病灶,考虑术后放疗(60~70 Gy),尤其针对存在肿瘤细胞相近或切缘阳性的高度恶性/去分化/间叶亚型;不可切除病例考虑大剂量专业技术放疗。

软骨肉瘤靶区实例见附图 11。

(四)化疗

化疗对软骨肉瘤不是很有效,特别是经典型软骨肉瘤。Mitchell 等曾报告,顺铂、阿霉素的辅助化疗可提高去分化软骨肉瘤患者的生存率。但是,这一结果未被其他研究证实。Cesari 等报告,辅助化疗可提高间叶型软骨肉瘤患者的生存率。另一来自德国的研究小组也证实间叶型软骨肉瘤的年轻患者接受化疗的效果更好。2013 年的一篇文献显示应用蒽环类药物为主的化疗后,RECIST 评估的客观反应率分别为间叶型软骨肉瘤31%,去分化软骨肉瘤20.5%,经典软骨肉瘤11.5%,透明细胞软骨肉瘤0。由于目前尚未有前瞻性随机试验的证据,化疗的治疗作用还没有得到确认。

软骨肉瘤的化疗原则:①传统软骨肉瘤(1~3级)没有已知的标准化疗方案,环磷酰胺和西罗莫司用于高度恶性软骨肉瘤全身性复发。②间叶型软骨肉瘤:遵从尤因肉瘤治疗方案。③去分化软骨肉瘤:遵从骨肉瘤治疗方案。

软骨肉瘤的治疗方案取决于组织学分级和病灶部位。低度恶性和间室内软骨肉瘤可采取广泛切除或病灶内切除。对不能手术切除或者肿瘤复发的患者,可以进行放疗,但其治疗意义尚缺乏充分的数据支持。化疗对软骨肉瘤通常无效,特别是对传统型和去分化型。

靶向药物可用于软骨肉瘤的治疗。帕唑帕尼是一种口服多激酶抑制剂,靶向作用于VEGF受体,具有抗血管生成活性,可用于晚期肾细胞癌、卵巢癌等的治疗。在新版指南中,Chow等通过多中心研究评估了帕唑帕尼治疗42例不能切除或转移的传统型软骨肉瘤的安全性和有效性,结果发现帕唑帕尼治疗16周时控制率为43%,中位无进展生存期(progression-free survival,PFS)为7.9个月,平均总体生存期(overall survival,OS)为17.6个月,充分证明了帕唑帕尼对软骨肉瘤具有较好抗肿瘤活性。

Tap等通过多中心、开放标记和剂量递增的Ⅰ期临床试验,评估了IDH1突变晚期实体瘤患者(包括21例晚期软骨肉瘤)对IDH1选择性抑制剂艾伏尼布的治疗反应。中位PFS为5.6个月,PFS为6个月以上的患者占患者总数的39.5%,52%患者肿瘤体积及数量变化相对稳定(位于部分缓解与进展之间)。所有患者治疗后血浆2-羟基戊二酸水平下降。目前,艾伏尼布已被列入IDH1突变的传统型或去分化型软骨肉瘤患者的治疗方案。对于转移或术后复发患者,在条件允许情况下,应手术切除所有病灶。如果不能手术切除,可考虑放疗或消融治疗。对于广泛转移的患者,新版指南建议考虑放疗、外科手术、病灶消融治疗、系统化疗或参加肿瘤治疗临床试验。

组织学分级与肿瘤部位是决定软骨肉瘤治疗方式的最重要因素。对于可切除的、低级别、间室内的肢体软骨肉瘤,应选择单纯广泛切除或瘤内切除,或加用辅助治疗。低级别骨盆软骨肉瘤患者应广泛切除(1B级)。

可手术切除的高级别(Ⅱ、Ⅲ级)、透明细胞型或间室外病变应进行切缘阴性的广泛切除。广泛性切除应通过保肢或截肢达到外科边缘阴性(1B级)。

术后质子束或结合光子束放疗可能对肿瘤部位不易切除的患者(尤其是颅底及中轴骨软骨肉瘤)有效。不可切除的高级别或低级别肿瘤可考虑放射治疗。但是因为没有足够支持软骨肉瘤放疗的数据,指南对于这种治疗手段的推荐级别是2B级。指南建议对于未分化软骨肉瘤应等同于骨肉瘤、间叶型软骨肉瘤应等同于尤因肉瘤来治疗(2B级)。

局部复发时,若病变可切除,应该通过广泛切除来治疗。若广泛切除术后切缘仍为阳性,应考虑采取放疗或再手术达到切缘阴性。不能切除的复发病变采取放射治疗。高度恶性软骨肉瘤全身复发时,应采取手术切除或建议患者参加临床试验。在近期的一个针对10例不能切除的复发软骨肉瘤的回顾性分析中,联合使用西罗莫司和环磷酰胺耐受性好,达到了70%的疾病控制率(10%患者的病情有客观改善,60%患者疾病无进展)。将联合使用西罗莫司和环磷酰胺纳入本指南(2C级),适用于高度恶性软骨肉瘤全身复发患者。

第三节　骨肉瘤

一、流行病学

骨肉瘤是最常见的骨原发恶性肿瘤,年发病为(2~3)/100万,占人类恶性肿瘤的0.2%,占原发骨肿瘤的11.7%。骨肉瘤好发于青少年,大约75%的患者发病年龄在15~25岁,中位发病年龄为20岁,小于6岁或者大于60岁发病相对罕见。本病男性多于女性,比例约为1.4:1,这种差异在20岁前尤其明显。80%~90%的骨肉瘤发生在长管状骨,最常见的发病部位是股骨远端和胫骨近端,其次是肱骨近端,这3个部位大约占所有肢体骨肉瘤的85%。骨肉瘤主要发生在干骺端,发生于骺(骨)端和骨干的病例相对罕见。骨肉瘤的病史常为1~3个月,局部疼痛为早期症状,可发生在肿块出现以前,起初为间断性疼痛,渐转为持续性剧烈疼痛,尤以夜间为甚。骨端近关节处肿大,硬度不一,有压痛,局部温度高,静脉曲张,有时可触及搏动,可有病理性骨折。

骨肉瘤的自然病程特点包括:

1. 生长方式　肿瘤从中心向周围生长,最不成熟的组织一般位于肿瘤边缘,肿瘤生长挤压周围组织时形成包膜,包膜并不能限制肿瘤的生长,肿瘤会沿着阻力最小的方向生长,主要是血管周围间隙。肿瘤生长可刺激周围组织产生反应性变化,在推挤性包膜和周围正常组织之间形成反应区,反应区中有间质反应、血管反应和炎症反应3种反应,这些反应不仅局限于反应区中,肿瘤组织中也可能有这些反应。假包膜可以理解为包膜和周围的反应区,是一个解剖结构。假包膜内可能有卫星病灶。在正常组织中可出现跳跃病灶。

2. 宿主–肿瘤相互作用　肿瘤表现为高度恶性肿瘤的生长方式,局部侵袭性强,可通过特异和非特异性反应直接破坏周围包绕的组织,并有突破进入反应区的倾向。

3. 自然屏障　骨肉瘤生长过程中遇到的自然屏障主要包括皮质骨、关节软骨、肌间隔、关节囊、腱鞘、神经鞘膜和韧带等。少血运的解剖结构都有暂时的屏障作用,如关节软骨可暂时阻碍肿瘤的生长。肿瘤组织通过挤压、刺激吸收和直接破坏正常组织向周围生长,表现为比良性或低度恶性肿瘤更强的局部扩散能力。

4. 创伤和医源性的影响　外伤或不当手术导致的创伤会影响肿瘤的自然病程,不当手术主要包括不当活检和非计划手术。肿瘤本身的自然病程受影响主要表现在以下几个方面:自然屏障受破坏,肿瘤向外扩散生长;引起血肿,导致肿瘤细胞突破原有边界;直接引起肿瘤细胞或组织播散。

5. 肿瘤播散　大约90%的转移发生于肺,转移多发生于2年之内。经典型骨肉瘤极少出现淋巴转移,区域转移与远处转移具有相同的预后,出现区域+/–远处转移都定义为晚期肿瘤(AJCC分期IV期,SSS分期为III期)。

二、临床表现

骨肉瘤是儿童及年轻患者最常见的原发恶性肿瘤。中位发病年龄为 20 岁。65 岁以上的骨肉瘤患者常继发于 Paget 病。

骨肉瘤主要有髓内、表面、骨外 3 种亚型。髓内高级别骨肉瘤是经典病理类型,占全部骨肉瘤的 80%。骨肉瘤是一种梭形细胞肿瘤,肿瘤细胞可产生骨样基质或不成熟骨。最常见的病变部位为生长活跃的股骨远端、胫骨近端的干骺端。低级别髓内骨肉瘤占全部骨肉瘤的 2%,发病部位与经典骨肉瘤类似。皮质旁和骨膜骨肉瘤发生于皮质旁或皮质表面。皮质旁骨肉瘤为低度恶性,约占全部骨肉瘤的 5%。最常见的部位为股骨远端后方,肿瘤很少发生转移。24%～43% 的低级别骨旁骨肉瘤可能转变为高级别肉瘤。骨膜骨肉瘤为中度恶性肿瘤,好发于股骨及胫骨。高级别表面型骨肉瘤十分罕见,占骨表面骨肉瘤的 10%。

疼痛和肿胀是骨肉瘤早期最常见的症状。疼痛最初多为间断性,常与生长痛混淆,而导致确诊较晚。骨肉瘤可通过血行转移,最常见的转移部位为肺。

以 *TP53* 基因突变为特征的 Li-Fraumeni 综合征患者继发骨肉瘤的风险较高。对有视网膜母细胞瘤病史的患者,骨肉瘤是常见继发性恶性肿瘤,这类患者的特征是视网膜母细胞瘤基因 *RB1* 突变。骨肉瘤患病风险的增高还与其他一系列遗传倾向综合征相关。骨肉瘤是最常见的放射诱导的骨起源恶性肿瘤。

多药方案的新辅助化疗和其他辅助治疗措施使骨肉瘤患者预后得到了改善。通过目前的综合治疗,接近 2/3 的骨肉瘤患者能够治愈,保肢率达到 90%～95%。

三、诊断

骨肉瘤患者除病史和体格检查外,应完善病变部位的 MRI、CT 及胸片、胸部 CT 检查,同时还应进行 PET 和(或)骨扫描检查;如发现转移灶,则对转移灶行 MRI 或 CT 检查;另外,LDH 和 ALP 水平也是常规检查。切开活检和穿刺活检(粗针或针吸)是骨与软组织肿瘤诊断中的两种方法。切开活检是最准确的方法,因为它可以提供较多的标本来进行免疫组化或细胞遗传学检查。但是,切开活检需要在手术室进行全身麻醉或区域麻醉。穿刺活检可以在局部麻醉下进行,需要或不需要镇静。当获得标本充分时,穿刺活检可作为切开活检的另一种选择,诊断准确率为 88%～96%。随着影像学技术的发展,影像学定位下的穿刺活检越来越多地在诊断原发和继发骨肿瘤中得到应用。活检应该在患者将会接受进一步治疗的中心进行。在活检时,应妥善固定病变骨,采取适当的措施防止病理性骨折的发生。活检的实施对于保肢手术非常重要,如果活检不当将会影响患者的预后。如果活检瘢痕在肿瘤切除时没有整块切除,切开活检和穿刺活检有导致肿瘤局部复发的可能,这与活检道的肿瘤播散有关。穿刺活检的肿瘤播散风险低。然而,穿刺活检和切开活检的原则是一样的。在计划活检路径时,应保证活检带在计划切除的范围内,使得手术时其切除范围可与原发肿瘤达到同样的广泛边缘。

四、预后因素

肿瘤部位及大小、年龄、出现转移、转移灶部位、化疗效果、手术类型、外科边界是肢体及躯干骨肉瘤的主要预后因素。应用 COSS 方案治疗的 1 702 例躯干或肢体骨肉瘤患者的随访研究表明,年龄、部位、转移是影响预后的因素。在肢体骨肉瘤中,就诊时肿瘤体积大小、有无转移对预后有显著影响。在多因素分析中,除年龄外其他因素均为影响预后的因素,其中手术切除边界以及化疗反应是关键的预后因素。最近的一项有关 4 838 例骨肉瘤患者新辅助化疗荟萃分析表明,女性患者接受化疗后的肿瘤坏死率较高,总体生存率较高,儿童患者较青少年及成年患者疗效更好。在一项联合 3 个欧洲骨肉瘤协作组的随机对照研究中,术前化疗疗效较好,肿瘤累及部位位于肢体远端(膝关节、肘关节、踝关节周围)、女性患者的预后较好。此外,高 BMI 患者预后较差。

在出现转移的骨肉瘤患者中,转移灶数目以及是否可以彻底切除是影响预后的因素。对于肺部有一个或少量可切除病灶的患者,其预后与无转移的患者接近。

ALP、LDH 水平升高为影响骨肉瘤的预后因素。在一项包括 1 421 例肢体骨肉瘤患者的研究中,Bacci 等报道了有转移的患者 LDH 水平较无转移患者高(36.6% : 18.8%,$P<0.000\ 1$)。5 年无病生存率亦与 LDH 水平相关(LDH 升高者为 39.5%,LDH 正常者为 60%)。在一项包含 789 例肢体骨肉瘤患者的回顾性研究中,Bacci 等报道了 ALP 水平对于无事件生存率有显著影响。对于 ALP 水平升高 4 倍以上的患者 5 年无事件生存率为 24%,而 ALP 低于此水平的患者 5 年无事件生存率为 46%($P<0.001$)。但在多因素分析中,血清 LDH 及 ALP 水平并未表现出显著性。

五、治疗原则

对于低级别骨肉瘤(包括髓内型和表面型),可直接广泛切除(1B 级);对于骨膜骨肉瘤,可先考虑化疗,再行广泛切除(2B 级)。

对于高级别骨肉瘤(包括髓内型和表面型),均建议先行术前化疗(1A 级),化疗后通过胸片、局部 X 射线片、PET 或骨扫描等进行重新评估及再分期。对于可切除的肿瘤,应予广泛切除。当切缘阴性、化疗反应良好时,则继续化疗;而化疗反应差时,可考虑更改化疗方案。当切缘阳性、化疗反应良好时,则继续化疗,同时考虑其他局部治疗(手术、放疗等);而化疗反应差时,可考虑更改化疗方案,同时考虑其他局部治疗(手术、放疗等)。当肿瘤无法切除,则仅考虑放、化疗。治疗后对患者持续监测(1B 级)。

对于就诊时已有转移的患者,若肺部或其他内脏的转移灶可以切除,则建议切除转移灶,并辅以化疗,同时按前述原则治疗原发病灶。当转移灶无法切除时,可行放、化疗,同时重新评估原发病灶,选择合适的局部控制手段。治疗后对患者持续监测(1B 级)。

放疗以术后放疗为主,当肿瘤无法切除时,可考虑行根治性放疗。

骨肉瘤放疗靶区实例见附图 12。

六、随访

随访监测在第 1、2 年应每 3 个月 1 次，第 3 年每 4 个月 1 次，第 4、5 年每半年 1 次，此后每年 1 次。每次均应完善影像学及实验室检查（1B 级）。每次随访应重新评估患者功能。如发现复发，则应行化疗，如可能则考虑手术切除。治疗反应良好则继续监测，当再次复发或疾病进展，如有可能则考虑手术切除，或参与相关临床试验性治疗，也可考虑 ^{153}Sm-EDTMP 治疗或姑息性放疗，同时给予支持治疗。

七、治疗策略

（一）外科治疗

手术（截肢或保肢）仍是骨肉瘤治疗的主要方式。对于无转移的高级别骨肉瘤，研究表明截肢术与保肢手术在复发率以及生存率上无显著差异，而保肢手术往往能带来更好的功能。在新辅助化疗反应较好的高级别骨肉瘤患者，如果能达到广泛的外科边界，应首选保肢治疗。当保肢治疗无法达到满意的外科边界时应进行截肢治疗。

1. 四肢病变的外科治疗　四肢骨肉瘤的外科治疗方式：截肢和保肢的选择。

在 20 世纪 70 年代以前，由于局部复发率高且瘤段截除后缺乏有效的重建方法，临床上常采用截肢术，直到现在，截肢仍然是治疗骨肉瘤的重要手段之一，包括经骨截肢和关节离断术。其优点是能最大限度地切除原发病灶，手术操作简单，无须特别技术及设备，而且费用低廉，术后并发症少，术后即可尽快施行化疗以及其他辅助治疗控制和杀灭原发病灶以外的转移。截肢的适应证包括：患者要求截肢、化疗无效的 II B 期肿瘤、重要血管神经束受累、缺乏保肢后骨或软组织重建条件、预计义肢功能优于保肢。

目前，大约 90% 的患者可接受保肢治疗，保肢适应证为：II A 期肿瘤、化疗有效的 II B 期肿瘤、重要血管神经束未受累、软组织覆盖完好、预计保留肢体功能优于义肢。远隔转移不是保肢的禁忌证，因此对于 III 期肿瘤，也可以进行保肢治疗，甚至可以行姑息性保肢治疗。但是需要引起重视的是，化疗反应好仍然是保肢治疗的前提。

保肢手术包括肿瘤切除和功能重建两个步骤。对应的就是骨肿瘤学所涵盖的两部分内容，即肿瘤学和骨科学。在对骨肉瘤的治疗上也要满足肿瘤学及骨科学两方面的要求，即完整、彻底切除肿瘤（细胞学意义上的去除肿瘤）及重建因切除肿瘤所造成的股骨肌肉系统功能病损（骨及软组织的重建）。普通骨科医师常犯的错误是过分地重视肢体功能的保留及重建，而忽略了肿瘤的治疗，即以牺牲肿瘤治疗的外科边界为代价，保留维持良好功能所需的组织解剖结构。骨肉瘤的生物学行为是影响肢体及生命是否得以存留的主要因素，而骨骼肌肉系统功能的优劣则影响患者的生存质量。如果肿瘤复发，其后果不仅是增加再截肢的风险以及加重患者的痛苦和医疗费用负担，它还使得复发患者的肺转移率远高于无复发患者，而绝大部分骨肉瘤患者的生命终结都是因为出现了肺转移。

保肢手术的重建方法包括骨重建与软组织重建。骨重建即重建支撑及关节功能,软组织重建则修复动力、提供良好覆盖。按照重建的特点又可以分为生物重建和非生物重建。目前临床上可供选择的重建方法有以下6种。①人工假体,可以提供足够的稳定性和强度,允许早期负重行走。目前组配式假体功能良好,易于操作,但人工假体最主要的问题仍然是松动、感染和机械性损坏。②异体骨关节移植,既往的骨肉瘤治疗中曾经起过重要的作用,即使是现在,如果掌握好适应证,仍然是比较好的重建方法。其最大优点是可以提供关节表面、韧带和肌腱附力,但缺点是并发症的发生率高,有报道包括感染、骨折等在内的并发症发生率高达40%~50%。③人工假体-异体骨复合体(APC),一般认为可以结合人工假体和异体骨两者的特点,肢体功能恢复快,但同样也结合两种重建方式的缺点。④游离的带血管蒂腓骨或髂骨移植。⑤瘤段灭活再植术,该重建方式在历史上曾经广泛应用,在特定的历史时期发挥了很大的作用,但由于肿瘤灭活不确切、复发率高、无法进行术后化疗评估,并且死骨引起的并发症高,目前已基本弃用。⑥可延长式人工假体,适宜儿童患者,须定期实行延长手术。⑦旋转成形术,适宜于儿童患者,但年龄较大的患者容易存在心理接受方面的问题。无论是截肢还是保肢,术后都应积极进行康复训练。

肢体骨肉瘤的术前计划和术后评估:不管采取何种手术方法,外科手术切除的原则仍然是以最大限度上减少局部复发为首要目标,其次是最大限度地减少对功能的影响。术前计划对于手术的实施非常重要。广泛切除意味着手术切缘为组织学阴性,以达到最佳的局部控制效果。对部分病例而言,截肢可能是达到这一目标的最适当的选择。然而,能够合理保全功能时,应首选保肢手术。

在骨肉瘤的外科治疗中,一系列关于保肢治疗的处置方法最为人们所接受,并且在术前设计时首先被考虑。虽然在不同的专家之间,保肢治疗的方法可能存在相当大的差异,但对于外科切除,确实需要一个统一的评价标准。Enneking第一个提出这个问题,并提出了外科边界评价的概念,主要分成4类:根治性边界、广泛性边界、边缘性边界和囊内边界。

局部复发的处理:肢体骨肉瘤局部复发的预后很差。外科处理遵循的原则仍然是安全的肿瘤边界。对于复发病灶需要进行局部X射线、CT和MRI的评估,以及全身骨扫描排除多发转移病灶。Anderson骨肿瘤中心Takeuchi等报道对于局部复发病灶5年和10年生存率分别为30%和13%。多因素分析如果合并转移或者复发肿块直径大于5 cm者为独立危险因素,足够的外科边界是局部复发手术治疗的关键。

2. 骨盆病变　保肢治疗的适应证:随着化疗药物、外科手术技术和骨科重建技术的长足发展,自20世纪70年代起保肢率与患者长期生存率都有显著升高。保肢治疗因兼顾了切除肿瘤和保留肢体功能的效果而能在全世界流行。大量长期临床研究显示保肢治疗和截肢的治疗效果相似。但是保肢治疗有其适应证,如盲目地给不适合的患者实施保肢治疗会带来较差的治疗效果。保肢治疗的适应证包括:①保肢手术能够达到满意的切除边界,且半骨盆截肢术并不能提供更好的切除边界;②预计保肢治疗后的结果优于截肢治疗。禁忌证包括:①无法达到满意的切除边界;②肿瘤侵及坐骨神经及髂血管致使无法保留有功能的肢体;③术中无法切除的广泛转移瘤。

外科边界:对于任何病理类型和分级的骨肉瘤,首选初始治疗方案均为切缘阴性的广泛切除。位于骨盆的骨肉瘤常导致高复发率和低生存率,完整彻底地切除骨肉瘤是长期生存的前提,切除边缘残留的肿瘤组织和局部复发率有关,且可能导致较差的治疗结果。多数研究表明广泛切除边界可以降低术后的局部复发率,但是鲜有文献定义截骨边界究竟距离肿瘤边缘多少属于安全边界。在一些著名的教科书上建议截骨边界距离肿瘤至少3 cm 以上才能保证切除边缘无肿瘤残留。但是 Andreou 等统计 1 355 例接受保肢治疗的骨肉瘤患者治疗结果后否定了截骨范围大于 3 cm 的必要性,认为在广泛切除肿瘤的前提下,截骨量与局部复发率并没有关系。相反截骨量越少,保肢后的关节功能会相对越好。

Ⅰ区骨肉瘤切除后重建:单纯累及Ⅰ区的肿瘤如不侵及骶髂关节和髋臼区,切除后骨盆连续性仍能得到保留。使用带或不带血管蒂的自体游离腓骨重建骨缺损是目前最常用的方法。骨愈合后可达到生物重建的效果。结合内固定可以降低植骨段骨折风险,使患者早期负重活动。

Ⅱ区骨肉瘤切除后重建:髋臼周围肿瘤切除后必须进行重建,如不重建会导致骨盆不稳。较多文献显示重建后的患者 MSTS 功能评分更高。然而由于Ⅱ区的解剖结构较复杂,累及Ⅱ区(髋臼周围)的骨肉瘤切除重建术后功能损失较大,并发症发生率也较高。手术相关的并发症发生率文献报道可达 30%~90%。一些文献报道了保肢术后的生活质量,虽然Ⅱ区切除后的重建方法较多,包括关节融合、髋关节移位、异体骨重建、假关节重建、加强环重建和假体重建等,但是至今仍没有一种理想的重建方法。髋关节融合是以牺牲髋关节活动度来重建骨盆稳定性。术后常伴随发生步态异常和长期疼痛。治疗效果通常较差。Canpanna 等建议可以建立髂股骨假关节来取代关节融合,其研究中的患者治疗结果与融合相似,但假关节愈合更快,技术要求更低且并发症发生率也更低。

异体骨结合或不结合假体重建能够恢复假体长度,并且手术后获得较好的功能结果。但是全部由异体骨重建时要求与宿主骨的贴合以提高骨愈合率和减少术后骨折发生,间接地延长了手术时间并提高了手术技术要求,且术后可能发生感染、排异等并发症。Christian 等研究发现儿童和青少年接受异体骨重建后的 MSTS 评分明显高于成年人。

Hoffmann 等尝试将在切除Ⅱ区骨肉瘤后,利用铆钉和缝线将股骨头移位至髂骨残端。虽然术后肢体会有 5~12 cm 的短缩,但是患者身体、社会和情感功能恢复良好。疼痛和肢体残疾等并发症发生率较异体骨或假体重建低。

髋关节置换的假体重建是目前最常使用的重建术方法。假体远端置换髋关节,近端针对不同的肿瘤切除边缘有不同的固定设计,包括鞍状假体、定制型半骨盆假体和组配式假体。重建时可结合异体骨移植填补过大的骨缺损。虽然也发现较高的并发症发生率,但是假体重建髋关节后的功能结果较假关节和半骨盆截肢好得多。

Ⅲ区骨肉瘤切除后不用重建:Ⅲ区包括位于坐骨与耻骨的骨肉瘤在切除后不要求重建,Ham 等研究显示术后患者肢体功能较满意。利用自体带血管蒂腓骨或异体骨重建骨盆连续性,也是可供选择的治疗方案。

Ⅳ区骨肉瘤切除后使用脊柱钉棒系统重建:Ⅳ区肿瘤位于骶骨翼,在保证满意的切除边缘的前提下,常需要切除骶髂关节,所以肿瘤切除术后需要重建骨盆的连续性,避免肢体短缩畸形、疼痛和耻骨联合分离等并发症。钉棒系统是常用的方法,内固定周围的软组织瘢痕可以有助于维持钉棒内固定系统的长期稳定性。常可在内固定周围辅以骨水泥或植骨提升稳定性,降低术后内固定失败的发生率。Guo 等在治疗骨盆 Ⅰ+Ⅳ 区骨肉瘤患者时,广泛切除肿瘤后用椎弓根钉棒系统重建后达到满意的治疗效果,所有患者在术后 2 周内行走并且没有发生任何重建相关的并发症。

半骨盆截肢术:适用于瘤体过大、侵犯范围较广、不符合保肢指征的病例。半骨盆截肢作为针对涉及大腿、腹股沟及髋臼周围区域的巨大骨盆肿瘤的标准治疗手段已有数十年之久。骨盆的切除范围可以根据肿瘤范围进行调整,为了达到满意的切除的边界,扩大的半骨盆切除范围可达到骶骨神经裂孔。半骨盆截骨后可用标准的前侧或后侧肌瓣覆盖残端,如果肿瘤从后方侵犯臀部及大腿上段,股管未受侵,建议优先使用前侧股直肌肌瓣覆盖。

局部复发:局部复发的骨盆骨肉瘤应视是否转移、化疗是否敏感等因素决定是否进行手术。由于骨盆的解剖结构较特殊,达到满意的切除边界难度较大,局部复发率30%~60%,较四肢骨肉瘤高。Fuchs 等回顾性分析了单中心骨盆骨肉瘤患者的治疗效果,发现局部复发和远处转移都是降低生存率的风险因素,且对局部复发病例是否进行手术和进行何种手术对生存率没有明显影响。

射频消融技术:对于骨盆骶骨的骨肉瘤,手术切除无法达到的外科手术边界可以通过计算机导航技术精确定位射频消融范围对局部病灶进行治疗,从而缓解患者不适症状,减小手术创伤,改善患者生活质量。同样,对于不愿进行广泛切除手术的患者和合并肺转移的原发骨盆骶骨骨肉瘤也可以采取射频消融的方式进行局部治疗。

3. 骶骨病变的外科治疗　手术入路的选择:正确的骶骨肿瘤手术入路可以减少术中出血、减少术后并发症,同时帮助术者顺利地完成手术过程。目前采用的手术入路主要有单纯前方入路、单纯后方入路和前后方联合入路等。单纯前方入路较为常用途径是腹膜外途径,也可经腹腔途径。一般认为前方入路适用于 S_3 及其以上高位的肿瘤,尤其适用于肿瘤向骶前生长的情况。单纯后方入路适用于对病变局限的骶骨肿瘤进行较为彻底的切除术。对于累及 S_2 及以上的肿瘤或瘤体明显向前突入盆腔的肿瘤采用前后联合入路手术,能充分暴露骶骨的前后侧及其边缘,容易达到肿瘤广泛边界切除,并能减少出血、盆腔脏器损伤等并发症。因此,前后方联合入路是目前临床上最常采用的方式。当遇到骶骨固定的巨大肿瘤时可考虑采用会阴部联合入路。对病灶累及较高骶椎节段或全骶骨受累者,宜采用前后方联合入路。

手术方式的选择:骶骨肿瘤手术风险大,并发症多,因此选择合适的手术方式不仅可以减少术中、术后并发症的发生,而且可以提高患者术后生活质量。北京大学人民医院骨与软组织肿瘤中心郭卫主任医师根据 Ennecking 骨盆分区制订不同的手术方式:累及Ⅰ+Ⅳ区采用钉棒系统内固定、自体腓骨或髂骨植骨或者采用钉棒系统联合骨水泥重建骨盆环稳定性;累及Ⅰ+Ⅱ+Ⅳ区采用半盆离断、钉棒联合半骨盆假体重建或者自体股骨头植骨联合半骨盆假体重建;累及Ⅰ+Ⅱ+Ⅲ+Ⅳ区采用半盆离断、钉棒联合半骨盆假体重建或者自体股骨头联合半骨盆假体重建。高分化的骶骨骨肉瘤与良性骨肿瘤难以区分,若采取局部切除术可能会导致局部复发。因此,手术前明确患者肿瘤类型是十分重要的。若为高分化骶骨骨肉瘤也应采取较广的手术边缘。

　　术后稳定性重建:骶骨不仅是骨盆环的重要组成部分,而且还有支撑脊椎的功能。因此,重建缺损与切除肿瘤一样重要。Simpson等认为只要保持1/2的S_1节段的完整性即可保持骨盆环稳定。骨盆Ⅰ+Ⅳ区切除重建:在肿瘤累及骨盆Ⅰ+Ⅳ区的病例中,可应用钉棒系统重建髂骨肿瘤切除后的缺损。钉棒系统周围的软组织瘢痕可以有助于维持钉棒内固定系统的长期稳定性。对于年轻患者应进行植骨,可根据缺损的大小选择两段腓骨植于L_5和髂骨之间,或者植于骶骨和髂骨之间。腓骨要插入骶骨和髂骨的松质骨中,并且与固定棒平行。移植的腓骨逐渐与骶骨和髂骨融合。此外,也可在对侧髂骨取骨或取切下髂骨翼上的残存骨,应用钢丝或螺钉固定于骨缺损区。单纯应用带血管蒂或不带血管蒂的游离自体腓骨移植是髂骨Ⅰ区肿瘤切除后重建骨盆环连续性最常用的方法。骨愈合后可达到生物重建的效果。这种方法也存在许多缺点,包括固定不牢靠、不能早期下地、植骨端不愈合、移植的腓骨骨折等。对于骶髂骨肿瘤切除后的骨缺损,术中游离移植自体腓骨后,同时行钉棒系统内固定,术后骨盆稳定性好、不需要额外的支持就可以获得满意的步态。

　　4. 脊柱病变　切除边界的选择:发生于脊柱活动节段的原发或继发骨肉瘤,在可能的情况下均应选择边缘阴性的全脊椎肿瘤整块切除术。

　　脊柱骨肉瘤占所有骨肉瘤3%左右,常见于胸腰椎,也可见于颈椎。骨骼肌肉系统的原发恶性肿瘤需施行广泛的手术切除并获得阴性边界。由于脊柱解剖的特异性,早期手术只能做到肿瘤刮除、囊内切除及肿瘤分块切除等病灶内切除方法。但这些手术方法导致肿瘤切除不彻底,易出现肿瘤术后复发及远处转移,导致预后不良。

　　目前随着手术技术的进步,边缘阴性的全脊椎肿瘤整块切除已成为脊柱肿瘤的治疗金标准。最近几个相对大样本的病例研究显示在全脊椎切除的基础上对骨肉瘤进行广泛切除或至少边缘切除能最大限度地避免因手术操作带来的瘤细胞污染,对降低术后肿瘤局部复发率、提高患者生存率有着显著的积极作用。

　　脊柱骨肉瘤的切除过程中,全脊椎切除、整块切除和边缘阴性切除是并行的概念,对手术技术提出了更高的要求,而肿瘤的发病部位、侵及范围的大小及周围的解剖结构在一定程度上限制了手术方法的选择。发生于胸椎及腰椎部位的骨肉瘤,Tomita脊柱肿瘤外科分期中的1~3型可采用全脊椎肿瘤整块切除术并获得边缘阴性,而Tomita 4~7型的患者多需采用囊内切除;而对于颈椎骨肉瘤来说,由于椎动脉系统以及参与臂丛形成的颈神经根等因素存在而几乎难以实现肿瘤边缘阴性的整块切除,目前关于颈椎骨肉瘤的整块切除偶见个案报道,常采用矢状切除、椎体切除及全脊椎切除等方式对肿瘤实行全切除,但切除方式仍然属于病灶内分块切除,肿瘤的污染、种植难以避免,术后肿瘤复发率高。

　　复发及转移病例的治疗:脊柱骨肉瘤具有较高的复发率及转移率,复发灶及转移灶的处理依据患者的具体情况和病灶的具体位置来决定。

目前的多个系列脊柱骨肉瘤病例报道均指出脊柱骨肉瘤外科术后的复发率与初次手术的手术方式密切相关,总体复发率为27%~60%,而边缘阴性术后的肿瘤复发率为0~6%,虽然术前及术后的化疗及放疗也会影响复发率,但初次手术外科边界仍然是骨肉瘤复发的重要风险因素。在个体情况许可的情况下,即使是多次复发,也应尝试切除所有可切除的转移灶,部分患者可获得更多的治疗选择及更长的生存期。若复发性骨肉瘤为孤立肺转移灶,则治疗主要为手术切除。

脊柱骨肉瘤切除后的稳定性重建:几乎所有的脊柱骨肉瘤在切除后都应进行脊柱稳定性的重建。脊柱作为人体的中轴骨骼,在受到肿瘤破坏及外科切除后,重建稳定性是必须完成的手术步骤。脊柱的重建包括前、中柱重建及后柱的重建,后柱的重建国内外主要使用椎弓根螺钉,国内前、中柱的重建方法主要为钛网支撑,考虑到骨肉瘤的高复发性及转移性,钛网内很少使用瘤骨灭活再植、自体腓骨移植或异体骨等生物重建方式,而是填充骨水泥等化合物材料。

5. 手术并发症及预防措施

(1)术中出血:骶骨肿瘤手术失血较多,尤其是高位骶骨的次全切术或全切术有可能发生失血性休克。因此,术前应做好充分准备:备好充足血源;电刀的使用可以加速凝血;术中开放2个或2个以上静脉通路并详细记录术中出血量、尿量以及液体输入量;游离神经出血较多时快速加压输血;术中先处理出血少部位后处理出血多部位。另外,对于低位肿瘤,一般无须结扎髂内血管;对于高位肿瘤,前路手术可行双侧髂内动脉栓塞或经前路结扎双侧髂内动脉,减少出血的同时充分分离肿瘤前方组织。对巨大或高位骶骨肿瘤切除患者采用控制性低血压麻醉或者低温低压麻醉。若术前血管造影显示瘤体血供不丰富可以考虑不行血管栓塞。国内外学者认为:使用球囊扩张导管(BDC)术中暂时阻断腹主动脉可取得很好的效果。

(2)神经功能损伤:骶骨肿瘤尤其是高位肿瘤切除术后的一个问题就是大小便失禁或(和)行走困难。一般来讲,仅保留双侧 S_1 神经可保持正常步态但将无法控制括约肌并且失去正常的肠道和膀胱功能;保留双侧 S_1、S_2 神经,患者可能保持正常肠道功能(40%)以及正常膀胱功能(25%);保留双侧 S_1、S_2 神经及单侧 S_3 神经,患者可能保持正常肠道功能(67%)以及正常膀胱功能(60%);保留双侧 S_1~S_3 神经,患者可能保持正常肠道功能(100%)以及正常膀胱功能(69%);保留单侧 S_1~S_5 神经,患者可能保持正常肠道功能(87%)以及正常膀胱功能(89%);单侧 S_1~S_5 神经切除后同侧会阴部感觉麻木,但不影响性功能,术中仅保留了单侧骶神经根,而将对侧 L_5~S_5 神经根连同半边骶骨全部切除,患者保持正常的膀胱和直肠功能。因此,术中保留神经数目越多,术后患者神经功能越好。

总之,骶骨骨肉瘤的外科治疗首先要明确手术目的。对于术者而言,手术切除方式取决于肿瘤体积、肿瘤累及范围等;对于患者而言,术后神经功能的需求也是临床治疗应当着重考虑的方面。因此,术前应当告知患者各种手术方式所带来的利弊,医患双方及时沟通。

(二)化疗

在手术基础上联合辅助化疗和新辅助化疗可明显改善非转移性骨肉瘤患者的预后(1A级)。早期临床试验使用多药联合方案,包括以下药物中至少3种:多柔比星、顺铂、博来霉素、环磷酰胺或异环磷酰胺、放线菌素D和大剂量甲氨蝶呤。此后的临床试验证实,包括顺铂、多柔比星的短期、密集化疗方案(含或不含大剂量甲氨蝶呤和异环磷酰胺)可获得非常好的远期结果,与多药联合方案效果大致相同。

在欧洲骨肉瘤协作组实施的随机临床试验中,对于可手术切除的、非转移性骨肉瘤患者,多柔比星和顺铂的联合用药方案比多药联合方案耐受性更好,生存率无差别。前者的3年和5年总生存期(overallsurvival,OS)分别为65%和55%,5年无进展生存率(progerssion free survival,PFS)为44%。在INT-0133试验中,针对非转移性可切除的骨肉瘤患者,研究者对比三药联合方案(顺铂、多柔比星、甲氨蝶呤)和四药联合方案(顺铂、多柔比星、甲氨蝶呤、异环磷酰胺),6年无事件生存率(event-free survival,EFS)和OS二者无差别,分别为63%:64%,以及74%:70%。

为了减轻远期的心脏毒性和耳毒性,针对非转移性骨肉瘤患者,研究者设计了不包括多柔比星和顺铂的方案。在Ⅱ期临床试验中,对于非转移性肢体骨肉瘤患者,联合使用顺铂、异环磷酰胺、表柔比星疗效较好,且耐受性良好。中位随访64个月,5年DFS和OS分别为41.9%和48.2%。在另一个多中心随机试验中(SFOP-OS94),联合使用异环磷酰胺和依托泊苷与联用大剂量甲氨蝶呤和多柔比星的方案相比,可获得较高的组织学反应率(56%:39%)。但两组病例5年OS相似,5年EFS无显著差别。

无论何种方案的化疗,在新辅助化疗后好的组织病理学反应率(坏死率是否大于90%)是判断预后的重要因素。Rizzoli Institue进行了一项包括881例患者的非转移性肢体骨肉瘤的新辅助化疗研究,Bacci等发现5年DFS和OS与化疗的组织学坏死率相关。在反应好和反应差的患者中,5年DFS和OS分别为67.9%:51.3%($P<0.0001$),以及78.4%:63.7%($P<0.0001$)。儿童癌症组的报告也确认了上述发现:反应好者,8年术后EFS和OS分别为81%和87%;反应差者,8年EFS和OS分别为46%和52%。

有研究评估了化疗中加用米伐木肽(muramyl tripeptidephosphatidyl ethanolamine,MTP-PE)的效果。在非转移、可切除的患者中,加用MTP-PE后6年OS显著提高(由70%升至78%),EFS有改善趋势,但是在转移性疾病中,对生存的改善并不显著。

一线治疗(初始/新辅助/辅助治疗或转移):①顺铂联合阿霉素;②MAP(大剂量甲氨蝶呤、顺铂、阿霉素);③阿霉素、顺铂、异环磷酰胺,联合大剂量甲氨蝶呤;④异环磷酰胺、顺铂、表阿霉素。

二线治疗(复发/难治或转移):①多西紫杉醇和吉西他滨;②环磷酰胺、足叶乙苷;③环磷酰胺、拓扑替康;④吉西他滨;⑤异环磷酰胺、足叶乙苷;⑥异环磷酰胺、卡铂、足叶乙苷;⑦大剂量甲氨蝶呤、足叶乙苷、异环磷酰胺;⑧[153]Sm-EDTMP用于难治或复发的超二线治疗;⑨索拉菲尼。

(三)骨肉瘤系统治疗新进展

骨肉瘤是一种常见的原发骨恶性肿瘤,多发生于儿童及青少年,目前的标准治疗是以包含多柔比星、顺铂、大剂量甲氨蝶呤(MAP 方案)为基础组成的新辅助化疗—手术—辅助化疗综合治疗模式。尽管围手术期化疗极大地提高了骨肉瘤患者的 5 年生存率和保肢率,局限期患者 5 年生存率为 60%~70%,但化疗所带来的生存获益,近 40 余年来未再获得进一步的突破。10%~15% 的骨肉瘤患者在初诊时即伴有转移,最常见的转移部位是肺,转移或复发的骨肉瘤患者 5 年生存率仅为 20%,预后极差,现有的二线化疗疗效有限,治疗现状亟需改善。我们目前的治疗瓶颈在于,仅仅是将其作为一类疾病采用相似的方案进行治疗,而骨肉瘤的遗传复杂性决定了应该基于其遗传学和生物学更深入的认识和理解,通过不同的分子分型和免疫状态"分而治之",才能获得真正意义上的突破。

1. 骨肉瘤靶向治疗 骨肉瘤具有一定的遗传易感性,如 Li-Fraumeni 综合征(TP53 突变)或遗传性视网膜母细胞瘤(RB1)、伴有 DNA 解旋酶(RECQL4、WRN 和 BLM)和核糖体蛋白(Diamond-Blackfan 贫血)缺陷的患者或家族中,发生骨肉瘤的风险明显升高。在近期一项针对 1 244 例无家族史的骨肉瘤患者的研究中,除上述基因改变外,也发现了一些其他的胚系致病性突变,其中包括 CDKN2A。研究同时发现,虽然罕见,但在 DNA 损伤修复基因如 BRCA1、BRCA2、BRIP1、CHEK2、RAD51、ATM、WRN、RECQL4 上发现了高度富集的胚系变异,这些发现将有助于未来根据这些基因突变的特点,设计针对性的临床试验对其功能加以验证。

全基因组测序结果显示出骨肉瘤基因组的复杂性和不稳定性,由此导致的肿瘤发生、进展、转移以及对肿瘤微环境产生的影响。骨肉瘤特征性的表现为体细胞拷贝数变异、基因重排、染色体碎裂、kataegis(指基因组中发生多个基因突变,成簇形成热点区)等现象。骨肉瘤的基因组普遍存在拷贝数变异,最常见的体细胞突变发生在抑癌基因 TP53,其次,细胞周期调节因子 CDKN2A 和 RB1 的突变也较普遍,且常伴随着 TP53 突变,这些突变导致对正常细胞周期调控的丧失,并因此产生 DNA 损伤。骨肉瘤缺乏类似于非小细胞肺癌等实体瘤常见的驱动基因突变,而是更多地依赖于基因扩增或过表达所涉及的信号通路活化,这些通路包括 PI3K-mTOR(PIK3CA、mTOR 和 AKT1)、IGF1(IFG1R)、VEGF(VEGFA 和 KDR)、PDGF(PDGFRA)、KIT、MYC、细胞周期(CDK4、CCNE1 和 CCND2)等,信号通路改变不仅是靶向药物作用的潜在靶点,部分基因改变也与预后相关。依据基因改变对骨肉瘤进行分子分型和靶向治疗的临床试验显得尤为必要,但是骨肉瘤的发病率低,所涉及的信号通路众多,难以开展大规模的临床试验,因此利用人源性异种移植模型(patient derivedxenograft,PDX)模型在临床前筛选合适的药物治疗靶点,指导未来开展以生物标志物为基础的临床试验,才能使靶向治疗的疗效最大化,从而引领骨肉瘤进入"精准化"治疗时代。

基因组不稳定性是骨肉瘤标志性的特征。研究发现,骨肉瘤的基因组具有较高水平的同源重组缺失(HRD)或 BRCA 样表型,提示 PARP 抑制剂可能值得在骨肉瘤中开展相关的临床研究。

目前骨肉瘤的靶向治疗研究多围绕抗血管小分子 TKI,其中具有代表性的为瑞戈非尼、索拉非尼、索拉非尼联合依维莫司。在一项随机、双盲、Ⅱ期(SARC024)研究中,入组了 24 例既往标准治疗失败的骨肉瘤患者,1∶1 进入瑞戈非尼组或安慰剂对照组。主要研究终点为 PFS。研究显示,瑞戈非尼组患者中位 PFS 为 3.6 个月,安慰剂组为 1.7 个月。在另一项Ⅱ期(REGOBONE)研究中,38 例既往一线或二线治疗失败的转移性骨肉瘤患者,2∶1 入组瑞戈非尼组或安慰剂治疗组,主要研究终点为 8 周的无进展生存率(PFR)。结果显示,瑞戈非尼组患者 8 周 PFR 为 65.4%,安慰剂组为 0;26 例瑞戈非尼组患者,2 例获得 PR,占 7.7%。2012 年发表于 Annals of Oncology 的一项非随机、Ⅱ期研究显示,入组的 35 例复发或不可切除、标准治疗失败的骨肉瘤患者,在接受索拉非尼治疗后中位 PFS 为 4 个月,3 例患者获得 PR,占 8%。索拉非尼、瑞戈非尼这类抗血管生成药物对于转移性骨肉瘤虽然有一定效果,但存在 PFS 时间较短、ORR 不足等缺陷,抗血管靶向药物的耐药也一直是临床高度关注的热点问题。联合 mTOR 抑制剂被认为可以部分克服抗血管 TKI 的耐药机制。2015 年发表于 *Lancet Oncology* 上的一项Ⅱ期研究,尝试将索拉非尼与依维莫司进行联合,入组的 38 例患者 6 个月的 PFR 为 45%,不仅未达到预设的研究终点(6 个月的 PFR≥50%),且联合治疗出现了更多的不良反应,需要剂量下调或暂停治疗的患者比例高达 66%,5% 的患者永久终止了治疗。

抗血管生成药物联合化疗是否可以增加化疗的疗效,目前无论是在新辅助治疗还是复发转移的难治性患者中,都有相关的研究探索。最新发表的一项多中心、开放标签、多队列的Ⅰ/Ⅱ期研究显示,仑伐替尼联合 IE 方案(异环磷酰胺+依托泊苷)治疗,序贯仑伐替尼维持至疾病进展、毒性反应不能耐受或患者选择停药为止,35 例患者 4 个月的 PFR 为 51%,显示出较好的抗肿瘤活性,值得进一步开展随机Ⅱ期临床试验。

其他的抗血管靶向药物包括安罗替尼、阿帕替尼、培唑帕尼、卡博替尼等,均在骨肉瘤中开展了多项小样本的临床试验。抗血管靶向药物在骨肉瘤中的地位不容置疑,临床上最大的挑战依然是如何在不同的治疗时期合理地优化其使用,如在新辅助化疗期间联合抗血管生成药物治疗,是否可以进一步提高坏死率、是否可以减少肺转移的发生、是否会增加术后并发症的发生等,需要更多前瞻性、设计良好的临床试验加以验证。对于围手术期运用抗血管生成药物是否有助于降低肺转移发生率,北京积水潭医院骨肿瘤科团队进行的一项前瞻性、非随机临床研究显示,化疗联合围手术期重组人血管内皮抑制素(恩度)治疗ⅡB 期骨肉瘤,显著降低了肺转移发生率,5 年整体生存率提高了 11%,说明了抗血管生成治疗在肺转移发生过程中的保护作用。

2. 骨肉瘤的免疫治疗　肉瘤免疫治疗的历史最早可追溯到 1891 年,美国斯隆凯特琳癌症中心医生 William Coley 意外发现肉瘤患者在链球菌感染后肿瘤可能获得长期缓解,从而研发出以他名字命名的"Coley 毒素"。近年来的基础研究显示,在骨肉瘤的发生、发展、血管生成、转移、对化疗的抵抗机制中,肿瘤微环境(TME)发挥着重要的作用。骨肉瘤 TME 中包含各种不同的免疫细胞,其中富含肿瘤相关巨噬细胞。与其他肿瘤不同的是,骨肉瘤中的 M2 型巨噬细胞发挥着抑制肿瘤转移的作用。米伐木肽(mifamurtide)是一种人工合成的胞壁酰二肽(MDP)衍生物,既可通过与细胞外的 Toll 样受体4(TLR4)结合激活单核细胞和巨噬细胞抗肿瘤免疫活性,也可以通过与巨噬细胞内的 NOD2 受体结合激活固有免疫系统。2009 年,米伐木肽通过欧盟的上市批准,用于年龄<30 岁、R0 手术切除的非转移性骨肉瘤的化疗联合用药。从而清除体内残留的微小转移灶,减少转移。然而由于缺乏更多临床研究证实,该药尚未通过美国 FDA 批准。对于高危复发风险(初诊时即伴有转移或跳跃灶,或术前化疗反应差)的骨肉瘤患者,法国学者正在开展的一项多中心、随机 II 期研究(Sarcome-13/OS2016 研究),旨在探索米伐木肽联合术后辅助化疗是否可改善高危患者的预后。

对于复发、转移的骨肉瘤患者,目前的免疫治疗包括免疫检查点抑制剂也是大家极为关注的问题。从基因组层面分析,骨肉瘤基因组的高度不稳定性使新抗原产生的机会增加,可能获得较好的免疫治疗反应。但 SARC028 研究的结果却让人失望,骨肉瘤队列并未获得对免疫检查点抑制剂的良好应答,22 例骨肉瘤患者中仅 1 例获得 PR(ORR 为 5%)。究其原因,可能的解释有以下几点:①骨肉瘤中高度突变和重排的基因组并不能产生足够的、可以引发免疫反应的新抗原;②骨肉瘤中,大量体细胞基因拷贝数丢失、*HLA* 基因表达减少,使免疫细胞浸润减少;③基因组及相关信号通路的改变如 IFN-γ、MAPK/PTEN/PI3K、WNT/β-catenin、JAK/STAT、抗原递呈通路的改变均可能导致骨肉瘤对免疫检查点抑制剂抵抗;④肿瘤相关巨噬细胞的影响。对这些耐药机制的深入了解,有助于我们利用联合治疗的策略改造骨肉瘤的免疫微环境,增强免疫治疗的疗效。如 *PI3K* 或 *AKT* 突变可以上调 PD-L1 的表达,mTOR 抑制剂可以促进 CD8+记忆 T 细胞的增加。发现 35% 左右的骨肉瘤患者标本中存在 *PARP2* 基因扩增,而 *PARP2* 基因扩增往往伴随较低的淋巴细胞浸润。PARP 抑制剂除了与 DNA 损伤修复有关外,可以增加肿瘤内 CD8+T 细胞的浸润,产生 IFN-γ 和 TNF-α,上调 PD-L1 表达。因此,靶向与免疫检查点抑制剂的联合成为目前的研究热点。同样,抗血管生成药物与免疫治疗之间的协同作用已经被大家广为认识,抗血管生成药物与免疫检点抑制剂之间的联合也在骨肉瘤中开展着相关的临床试验。

除了免疫检查点抑制剂以外,我们还需要关注其他免疫治疗技术在骨肉瘤中的应用前景。骨肉瘤细胞表面富集表达多种蛋白,包括 HER2、LRRC15、GPNMB、GD2、EGFR、B7-H3 等,靶向这些细胞表面抗原的抗体类药物,包括单抗、双特异性抗体、ADC 药物,均在进行相关的临床试验。其中最为大家所期待的是过继细胞治疗。2015 年 JCO 上报道了靶向 HER2 的 CAR-T 细胞治疗在骨肉瘤中显示出令人期待的初步疗效。肿瘤浸润淋巴细胞是一群肿瘤组织内部浸润的异质性淋巴细胞,是已被肿瘤抗原激活的 T 细胞,由于含有被多克隆的抗原致敏肿瘤特异性杀伤 T 细胞,能有效克服实体瘤异质性,被认为有望达到理想的实体瘤治疗目标。目前肿瘤浸润淋巴细胞在骨肉瘤肺转移的研究也在进行中。

(四)复发、转移和难治性骨肉瘤治疗

1.无转移骨肉瘤　指南推荐对低级别骨肉瘤(包括髓内型和表面型)及骨膜骨肉瘤首选广泛切除(1B 级)。骨膜骨肉瘤患者可考虑进行术前化疗(2B 级)。尽管新辅助化疗及辅助化疗已被应用于骨膜骨肉瘤,但实际上并没有证据支持其与单纯广泛切除相比能改善预后。欧洲骨骼肌肉肿瘤学会(European Musculoskeletal Oncology Society)发表了一篇119例骨膜骨肉瘤患者的研究,大部分患者接受新辅助化疗,但并未改善预后。最近,Cesari等报道了类似发现:辅助化疗+手术和仅接受手术的患者相比较,十年整体生存率分别为86%及83%($P=0.73$)。对高级别无转移骨肉瘤患者而言,长期随访显示,无瘤生存率和整体生存率显著得益于辅助化疗。

低级别(包括髓内型和表面型)和骨膜骨肉瘤接受广泛切除后,病理检测发现高级别骨肉瘤成分,本指南推荐进行术后化疗(2B级)。

对高级别骨肉瘤更倾向于进行广泛切除手术前的化疗(1A级)。部分年龄较大的患者可能受益于即刻手术。广泛切除手术后,肿瘤对术前化疗组织学反应有效(残余存活肿瘤小于10%)的患者应当继续接受数个疗程相同方案的化疗。术后组织学反应不佳(残余存活肿瘤大于或等于10%)的患者可考虑行不同方案化疗,然而通过改变化疗方案来改善这部分患者预后的尝试并不成功。欧洲与美洲骨肉瘤研究组(EURAMOS)正进行一项随机试验,根据研究可切除肿瘤对术前化疗的组织学反应来制定治疗策略。如果术前化疗后肿瘤仍不可切除,推荐进行放疗或化疗。对部分不可切除或无法完整切除的骨肉瘤患者,光子/质子联合放疗及质子束放疗对局部病灶控制显示有效。

2. 就诊时即存在转移病灶 10%~20%患者初次诊断时即发现有转移。对于这部分患者,转移灶的数量、所有临床可及病灶是否可行完整外科切除是独立预后因素。在肺转移患者中,单侧转移、肺部结节数量较少与预后良好相关。只有1~2处转移灶的患者2年无瘤生存率显著高于3处及以上转移灶者(分别为78%、28%)。

对无转移的高级别骨肉瘤患者,化疗显著改善预后,但对于就诊时即存在转移者则差很多。对一组病例采用顺铂+柔红霉素+大剂量甲氨蝶呤+异环磷酰胺方案,57例就诊时即存在转移者2年无病生存率和整体生存率分别为21%和55%,而就诊时无转移者分别为75%和94%。

在就诊时即存在转移的接受联合治疗的骨肉瘤患者中,通过化疗和外科治疗后切除转移灶的患者的长期生存率高于无法切除转移灶者(分别为48%和5%)。积极化疗联合外科切除原发灶和转移灶可改善四肢原发骨肉瘤肺转移患者的预后。对就诊时即存在的可切除转移灶(包括肺、腹腔脏器或骨),推荐术前化疗继以广泛切除原发肿瘤;化疗和手术切除转移灶可以作为转移性病变的治疗手段。不可切除性转移灶应当行化疗和(或)放疗,继以对原发肿瘤进行再评估。

3. 复发和难治性病变 无转移骨肉瘤患者中约30%、诊断时即存在转移者中约80%会复发。单一转移灶、初次复发时间、初次复发时病变可完整切除是最重要的预后因素,而无法耐受手术、二次以上复发者预后不佳。原发无转移骨肉瘤患者中,发生肺转移的间隔时间越长,生存状况明显更佳。COSS试验通过大宗随机队列研究,报道了多次复发患者的预后与其外科切除情况相关。

一些临床试验评估了依托泊苷联合环磷酰胺或异环磷酰胺的疗效。法国儿童肿瘤学会(French Society of Pediatric Oncology)的一项Ⅱ期临床试验表明异环磷酰胺联合依托泊苷在复发性或难治性骨肉瘤患者中取得了48%的应答率。另一项Ⅱ期临床试验中,环磷酰胺联合依托泊苷在复发性高危型骨肉瘤患者中获得了19%应答率、35%疾病稳定率。4个月后无进展生存率为42%。吉西他滨单药或联合方案,如多西他赛联合吉西他滨、环磷酰胺联合拓扑替康、异环磷酰胺+卡铂+依托泊苷等,在复发或难治性骨肉瘤患者中均有效。

二氯化镭-223(^{223}RaCl$_2$)是一类亲骨性放射性治疗物,目前正处于转移或复发骨肉瘤治疗的初期评估阶段。该药物在美国已被批准用于去势难治性前列腺癌骨转移的治疗。钐-153乙烯二胺四亚甲基膦酸(^{153}Sm-EDTMP)是另一类亲骨性放射性治疗物,已于局部复发或转移性骨肉瘤及骨转移癌患者中行评估。Andersen等报道了^{153}Sm-EDTMP联合外周血造血干细胞治疗的不良反应较小,对骨肉瘤局部复发或远处转移患者的疼痛缓解有效。另一项试验表明^{153}Sm-EDTMP对高危型骨肉瘤患者有效。

针对一系列分子途径的靶向治疗手段,包括mTOR、SRC激酶家族、血管内皮生长因子受体(VEGFR)等正位于临床试验验证阶段,以期改善复发性和难治性骨肉瘤患者的预后。意大利软组织肉瘤联合组进行的一项Ⅱ期临床试验中($n=30$),在复发或无法切除的高级别骨肉瘤患者经标准多方案联合治疗失败后,索拉非尼(VEGFR抑制剂)表现出有效性。4个月无进展生存率为46%,中位无进展生存时间和中位整体生存时间分别为4个月和7个月,临床受益率(定义为6个月无进展)为29%,部分缓解率和疾病稳定率分别为8%和34%,17%的患者可耐受治疗6个月以上。

大剂量化疗/干细胞移植(HDT/SCT)在局部进展、转移及复发骨肉瘤患者中的安全性和有效性已经有一些初步结论。在意大利肉瘤协作组的研究中,对手术后化疗敏感病例,采用卡铂联合依托泊苷化疗后进行干细胞治疗。移植相关死亡率为3.1%,3年整体生存率和无瘤生存率分别为20%和12%。该方法在高危型患者中的有效性尚待前瞻性随机试验进一步证实。

复发或难治性骨肉瘤的治疗策略尚待优化。一旦复发,患者应接受二线化疗方案和(或)手术切除。根据近期Ⅱ期临床试验结果,索拉非尼可作为复发患者的全身性治疗方案。

第四节 脊索瘤

脊索瘤起源于脊索的胚胎残余,在老年人群中高发。脊索瘤最常见的原发部位是中轴骨,如骶骨(50%~60%)、颅底(25%~35%)和脊柱(15%)。脊索瘤通常分为3种组织学亚型:传统型、软骨型和去分化型。传统型脊索瘤最常见,典型特征是软骨或间叶组织缺失;软骨型具有脊索瘤组织特征和软骨成分,占所有脊索瘤的5%~15%;去分化型占所有脊索瘤的2%~8%,具有高度恶性的多形性梭形细胞。近来,一种新的亚型(低度去分化型脊索瘤)被发现,该亚型多见于儿童,比传统型或软骨型脊索瘤更具侵袭性,通常位于颅底和颈椎,预后更差。

低分化脊索瘤的分子特征是缺乏SMARCB1表达。SMARCB1是一种染色质重塑剂,它的缺失也与一些肉瘤的发病机制有关,包括但不限于上皮样肉瘤、恶性横纹肌瘤和上皮样恶性外周神经鞘瘤(MPNST)。据报道,低分化脊索瘤可能在儿科人群中更为常见,并显示出好发于颅底和颈椎。尽管需要进一步研究,但低分化脊索瘤被认为比传统或软骨样变体更具侵袭性,OS 较差。脊柱和骶骨脊索瘤表现为局部深部疼痛或神经根病,而颈部脊索瘤可导致气道阻塞或吞咽困难,可能表现为口咽肿块。与骶尾部脊索瘤相比,颅底脊索瘤和活动脊椎脊索瘤更常与神经功能缺损相关。47 名颅底脊索瘤患者的回顾表明,男性与较差的 PFS 和 OS 相关。

一、流行病学

脊索瘤的发病率为每年每 100 万人口约有 1 名脊索瘤患者。这意味着,每年中国约有 1 400 名新发脊索瘤患者,全球每年总计也只有约 7 000 名新发脊索瘤患者。对比我国肺癌等常见癌症每年新发十万或几十万病例数来讲,脊索瘤是非常罕见的肿瘤了。再加上脊索瘤累及部位都是在解剖位置复杂的关键的组织和器官,使得诊断和治疗尤为困难。

脊索瘤可见于任何年龄,对于发病年龄国内外报道不尽相同,普遍认为中老年人居多。Forsyth 等报道颅底脊索瘤患者的平均年龄为 42.6 岁;Gay 等人认为平均年龄为 45.1 岁;Al-Mefty 等报道的年龄偏小,平均为 38.4 岁;Crockard 等人报道平均年龄为 58.1 岁;国内周定标等则认为平均为 38.6 岁;Wu 等报道的平均年龄最小,为 35.3 岁。综上所述,颅底脊索瘤发病高峰为 35.0~60.0 岁。有的文献报道儿童和青少年罕见,占所有脊索瘤不到 5%。位于骶尾部的肿瘤患者多以中老年患者为主,而位于颅底蝶枕部的患者多以年轻人为主。男女发病比例约为 2∶1。

由于肿瘤生长缓慢,从出现肿瘤相关症状到确诊往往需要 1 年以上。一旦出现症状,瘤体已相当大。脊索瘤转移率不高,晚期可发生转移,5% 的肿瘤可转移到肺、骨骼、皮肤以及脑等部位。肿瘤复发率高,文献报道达 67%~85%。因而局部复发为最重要的预测患者死亡率的指标,可见肿瘤的局部控制至关重要。

脊索瘤约占原发性脊柱肿瘤的 20%,占所有骨肿瘤的 3%。

二、病理分型

1. 普通型　又称典型型,最常见,占总数 80%~85%。瘤内无软骨或其他间充质成分。多见于 40~50 岁患者,小于 20 岁者少见。无性别差异。在病理上可有几种生长方式,但片状生长为其特征,由空泡状上皮细胞和黏液基质组成。细胞角蛋白和上皮膜抗原的免疫染色阳性,电镜见核粒。这些特征有助于本病与软骨肉瘤区别,后者免疫染色阴性,电镜无核粒。

2. 软骨样脊索瘤　占脊索瘤的 5%~15%。其镜下特点除上述典型所见外,尚含有多少不等的透明软骨样区域。虽然有些作者通过电镜观察后将其归类为低度恶性的软骨肉瘤,但是大量的免疫组化研究却发现软骨样脊索瘤的上皮性标记抗原呈阳性反应。

本型发病年龄较轻,过去认为其预后普遍较普通型好,现在认为两者预后差不多。

3.间质型 又称非典型型,占脊索瘤的10%,含普通型成分和恶性间充质成分,镜下表现为肿瘤增殖活跃,黏液含量显著减少并可见到核分裂象。少数肿瘤可经血流转移和蛛网膜下腔种植性播散。本型可继发于普通型放疗后或恶变。常在诊断后6~12个月死亡。

三、诊断

(一)病史和体格检查

患者的病史和体格检查结果取决于脊索瘤的特定位置。颅底、斜坡脊索瘤通常表现头痛和(或)颅神经功能障碍,虽然位置较低的颅神经也可受累,但最常见的是第6对颅神经(外展神经,主管眼球向外方向的运动)。很少数情况下,斜坡脊索瘤出现脑脊液鼻漏。颈椎脊索瘤通常表现为颈、肩、臂的非特异性疼痛,偶尔因为肿块影响出现吞咽困难。颈椎脊索瘤也可能侵犯颅骨引起低位颅神经功能障碍以及压迫脊髓或神经分别引起脊髓病或神经根病。胸腰椎脊索瘤也存在非特异性的局部疼痛,也可能是一种病理性骨折或神经根病或脊髓病的原因。骶骨脊索瘤和胸腰椎脊索瘤有相似的局部疼痛和可能的神经根病,如果腰骶丛神经被肿瘤累及,还可能出现膀胱、肠道或自主神经系统功能障碍。

(二)MRI等影像检查

脊索瘤通常是通过影像学检查发现,影像学检查能显示内部器官或其他体内结构,包括肿瘤。受过专业培训的医生通过肿瘤在影像学检查上看起来的样子来分辨是否可能是脊索瘤。

与CT相比,MRI对周围软组织能提供更精确、更高的对比度,有助于评估复发或转移病灶。因此MRI是检测肿瘤扩展,脊髓受压,局部复发,手术切除后残留的肿瘤和手术瘢痕组织的最佳影像学方法。CT评估骨受累,特别重要的钙化,软组织与脊柱脊索瘤硬膜外扩展效果较好,CT扫描也有助于重建骶骨近端肿瘤的骨缺损。

当疑似脊索瘤时,应做足够的影像检查。MRI是诊断脊索瘤的最佳方式,观察脊索瘤是如何影响它周围的组织,如肌肉、神经、血管。无论肿瘤位于何处,都要对原发部位和整个脊柱进行MRI检查,以确定肿瘤是否已经扩散到脊柱的其他区域。

如果MRI不能确定是否是脊索瘤,那么建议加做CT。同时建议对胸部、腹部和骨盆进行CT扫描,以确保没有肿瘤扩散。影像学检查应该由有骨肿瘤诊断经验的放射科医生出具报告。

脊索瘤因为进展缓慢,初诊时转移的患者数量较低,并且PET/CT在脊索瘤诊断尚不明确,NCCN建议只有对于少数不同寻常的案例,可考虑PET/CT扫描或骨扫描(如PET扫描阴性)。良性脊索细胞肿瘤(BNCT)被认为是脊索瘤的前兆,但不需要手术治疗。在区分良性脊索细胞肿瘤和脊索瘤时,CT和MRI可能是有用的。

(三)活检穿刺

癌症的正确诊断需要临床表现、影像学表现及病理3个方面检查的结合。临床表现和影像学检查可显示脊索瘤的可能性,但这只是可能性,确诊还是要靠病理,病理诊断对治疗方案的选择起着关键作用。

病理诊断分为2个步骤:①外科医生获取少量病变组织送病理科;②病理科医生通过显微镜观察或者免疫组织化学方法获得病理诊断。活检分为闭合活检、切开活检及切除活检,其中闭合活检又分为针吸穿刺活检(FNAB)及套管针穿刺活检。穿刺活检是目前骨肿瘤专家获取术前病理诊断的主要途径。

恶性骨肿瘤及软组织肿瘤的保肢手术治疗已成为主要趋势,手术前需要有明确诊断,保肢手术对活检的取材途径、方法有更严格的要求。不正确的活检,往往因取材时造成肿瘤对局部重要结构如血管、神经束的污染,使肿瘤无法彻底切除,从而导致保肢治疗的失败,而不得不行截肢术。位于骨盆、脊柱的肿瘤也需要在术前明确诊断,根据肿瘤的性质决定手术方式。因此穿刺活检前,应对肿瘤的性质、分期及治疗有充分的了解,进行充分的术前计划,并确保取材的针道位于手术切口上,以便能在彻底手术时完整切除。穿刺活检应由经验丰富的骨肿瘤专科医师操作,且最好由主刀医生亲自进行活检操作,以提高穿刺活检准确率,减少并发症,并且有利于确诊后完整切除肿瘤。

任何通过活检或手术证实的脊索瘤的诊断,应在有脊索瘤治疗专家的中心进行。如果处理不当,这些程序会导致脊索瘤扩散。如果不能赴外地找有脊索瘤治疗经验的医生就诊,那么至少应该在接受治疗或活检之前,将影像学检查结果和其他病史资料一起,由其他人协助获得有脊索瘤治疗经验的医生的第二意见。

活检应遵循以下重要原则(基本上适合所有的骨及软组织肉瘤的病理穿刺)。

(1)活检前应像制定手术方案一样高度重视,周密计划。因为这是肿瘤治疗的开始,是至关重要的第一步,不正确的活检会给患者带来灾难性的后果。

(2)应严格遵守无菌操作原则,像常规手术一样进行皮肤准备,止血缝合。

(3)对于骶骨和活动性脊柱肿瘤,推荐采用套管针CT引导活检,必须注意确保活检针不逾越到其他体腔。具体来说,应该从背侧穿刺,避免直肠活检以防止脊索瘤扩散到直肠。套管针CT引导下穿刺活检使用CT扫描精确地将活检针引导到正确的位置。活检针被封闭在一个管内,以防止肿瘤细胞沿针道扩散,这通常被称为种植。

(4)因为脊索瘤有沿活检道种植的能力,所有活检道应仔细标记以便它们可以在随后的手术中切除。活检道应包括在未来的脊索瘤切除术中,以降低局部复发的风险。确保活检不影响以后手术方案的制定,活检污染区应能被完整切除。

(5)确保有足够的有代表性的组织标本供病理医生诊断,如病理医生不能明确诊断,应及时提供详细的临床及影像检查资料。

(6)穿刺活检或手术的组织样本应该由有骨肿瘤诊断经验的病理医生来评价。肿瘤病理医生可能需要检测肿瘤组织来查找为BRACHYURY的蛋白。几乎所有的脊索瘤有高水平的BRACHYURY,这对于诊断很有帮助。

（7）如果初始的病理诊断是在转诊的大医院之外进行的。强烈建议借出病理切片对BRACHYURY进行免疫组织化学来明确诊断，BRACHYURY是一个和脊索分化相关的转录因子。脊索瘤对低分子量细胞角蛋白有免疫反应；然而，上皮膜抗原和S100的表达是可变的。BRACHYURY已被公认为脊索瘤的诊断标志，有助于区分脊索瘤和有类似的形态学和免疫表型特征组织实体。良性脊索肿瘤也表达BRACHYURY。去分化脊索瘤失去了BRACHYURY表达、细胞角蛋白的表达和其他标记。

（8）如果医生或医院不具备诊治骨与软组织肿瘤的条件，应在活检前将患者转到具备诊断及治疗骨肿瘤的医生或医院那里接受正规的治疗。这点就需要患者和家属多留心了，从北京积水潭医院每年接受的新发骨肉瘤患者只有100多例，北京大学第三医院每年收治脊柱肿瘤患者也不过几十例，就可见其他医院接诊脊索瘤患者数量之少了。

关于颅低脊索瘤的穿刺活检：相对其他部位肿瘤，颅底肿瘤很难安全地进行活检，因此外科医生可能会选择在手术中进行活检。这意味着病理医生将准备对手术开始时切除的肿瘤组织样本进行检测，并立即做出诊断，手术团队将根据该检测信息完成接下来的手术。这也叫术中冰冻活检。

如果颅底肿瘤患者，无法获得完整切除，或即使医生认为获得完整切除的可能性很大，但是患者不愿意接受手术的风险和并发症，而愿意接受根治性质子重离子放疗的话，建议尽可能获得颅底肿瘤的病理。虽然难度略高，但经验丰富的医生是可以穿刺取得颅底组织来进行病理检测的。

（四）鉴别诊断

1. 良性脊索细胞肿瘤　这些良性脊柱肿瘤可以在MRI或CT扫描上看到，有时看起来像脊索瘤。然而，良性脊索细胞肿瘤（BNCT）局限于骨，不像脊索瘤那样会扩散到其他组织。如果疑似患上BNCT，应该经常接受MRI或CT扫描来观察变化。影像检查结果应由具有骨肿瘤专门知识的放射科（影像科）医生进行解读。

2. 软骨肉瘤　这种骨癌在CT和MRI上看起来和脊索瘤非常相似。一种特殊的磁共振、弥散MRI或D-MRI，可以帮助医生进行区分。有时，活检是唯一可能确认肿瘤是不是软骨肉瘤的方法。颅底软骨肉瘤通常对辐射的反应比颅底脊索瘤更好，并有较好的预后。

3. 骨巨细胞瘤　骨巨细胞瘤（GCTB）在影像学检查上看起来和脊索瘤略有不同，而且往往位于骶骨上部。

4. 神经鞘瘤　这些肿瘤破坏骨的方式不同于脊索瘤，在影像学看起来也有所不同，并且不会扩散到附近的肌肉或关节。

5. 脊柱和颅底的其他肿瘤　这包括其他骨肿瘤如尤因肉瘤和骨肉瘤，以及一种称为黏液乳头型室管膜瘤的神经系统肿瘤。淋巴瘤是人体免疫系统的癌症，多发性骨髓瘤是一种血癌，也可能导致这些部位的肿瘤。

6. 另一种癌症的转移（扩散）　有时身体其他部位的癌症会扩散到脊柱或颅底。

四、分期

1. 骶骨脊索瘤和椎体脊索瘤的分期　采用 Enneking 分期和 WBB 分期。四肢、躯干、头骨和面部骨骼的骨肿瘤分期采用 AJCC 分期系统(TNMG),但骶骨和椎体肿瘤不采用 AJCC 的 TNMG 分期,一般采用 Enneking 分期系统来描述这些部位良性和恶性原发性骨肿瘤的生物学行为,以及确定需要切除的手术范围[例如病灶内切除术、边缘性切除(切除软组织肉瘤时,把肉眼可见的肿瘤包括假囊悉予切除)、广泛切除或根治性切除]。

(1)Enneking 分期系统中,基于组织学分级分类,将椎体肿瘤分为 Ⅰ~Ⅲ 期(表 3-3)。

表 3-3　Enneking 分期系统

分期		级别 G	肿瘤 T	转移 M
Ⅰ	A	低级别	T_1:间室内	M_0 无转移
	B	低级别	T_2:间室外	M_0 无转移
Ⅱ	A	高级版	T_1:间室内	M_0 无转移
	B	高级版	T_2:间室外	M_0 无转移
Ⅲ		任何级别 G	任何 T	M_1 局部转移
				M_1 远处转移

Enneking 分期系统描述的是肿瘤的生物学级别(G)、肿瘤的局部范围(T)和是否存在转移(M)情况。肿瘤根据其生物学行为分为 3 个级别,G_0 表示良性肿瘤,G_1 低级别恶性肿瘤,G_2 高级别恶性肿瘤。肿瘤的局部范围 T,T_0 表示囊内,T_1 表示局限于骨皮质内,T_2 表示侵犯骨皮质外。M_0 为没有转移,M_1 为局部转移或远处转移。

- Enneking 分期系统与 TNM 系统类似,但肿瘤不会转移到淋巴结,所以没有 N 的描述。
- Ⅰ期是低级别肿瘤,Ⅱ期是高级别肿瘤,Ⅲ期是转移性肿瘤。
- 如果存在一个或多个转移灶,则肿瘤被分类为Ⅲ期。
- 四肢、躯干、头骨和面部骨骼的骨肿瘤分期采用 AJCC 分期系统(TNMG)。

根据 Enneking 分期系统,大多数脊索瘤(Ⅰ期,亚型 A 和 B)应采用整块切除(en bloc excision),旨在获得广泛的无瘤手术切缘。整块切除在癌症外科治疗中是一个非常重要的基本原则,指的是将肿瘤组织一整块切下来,而不是分多块逐步切除——这种手术很容易导致肿瘤的碎屑和碎块飞溅,导致癌症很快复发转移。出现转移性或多灶性疾病时,可采用更有限的病灶切除术来缓解神经结构的压迫。

(2)WBB(weinstein boriani biagini)的分类被用于对活动脊柱段的肿瘤进行手术分期,使用表盘状辐射区系统描述肿瘤范围。这使得从肿瘤的前、后、左、右、圆周和纵向维度来对肿瘤范围进行三维描述。WBB 分期系统的目标是协助手术规划,提供一个统一的方法来描述脊柱肿瘤,使相关领域内数据更容易比较。手术分期的目的是确定肿瘤的局部浸润范围并确定可以牺牲哪些结构(椎旁软组织如血管、神经、内脏)实现整块切除。当关键结构不能和肿瘤标本一起切除时,病灶切除术可能是必要的。

2. 颅底脊索瘤的临床分型和分期　　颅底脊索瘤主要发生于蝶枕联合处,位置较深,邻近颅底解剖结构复杂,肿瘤可向四周伸展,因此临床上按肿瘤发展方向和侵及邻近结构的不同,国内外学者对此提出了不同的临床分型。这也是共识程度的另一个体现。但整体而言,国内外大部分学者将 AL-Mefty 等的分型作为脊索瘤的临床分期,来解释患者的临床症状和指导合适的手术入路方式。

AL-Mefty 等人对脊索瘤的分型方法有些类似分期,分为 Ⅰ / Ⅱ / Ⅲ 型。

● Ⅰ 型:局限于颅底单个解剖腔隙(如蝶窦、海绵窦、下斜坡或枕骨髁),瘤体小,症状轻微甚至无症状。

● Ⅱ 型:瘤体较大,侵犯 2 个甚至多个颅底解剖腔隙,但可通过一种颅底入路将肿瘤全切。

● Ⅲ 型:广泛浸润颅底多个解剖腔隙,需联合应用 2 个甚至多个颅底入路才能全切肿瘤。

这种分型方法的优点是可以反映肿瘤的病变程度,但不能很好地体现肿瘤的部位。

脊索瘤的临床分型及分期对临床治疗与评估具有重要的指导意义。分型及分期的结合可以较准确反映病变的部位及程度,是否能手术完全切除,对术前手术入路的选择,术后辅助放疗,术后疗效及判定预后均有实际意义。上述分期的内容,有些脊索瘤患者和家属可能觉得很有用,可能有些觉得并没有什么用处。

脊索瘤因为发病率很低,得到的关注和支持很少,医学界达成的诊疗方案的共识程度远远不如常见癌症治疗方式的共识程度高。而脊索瘤的复杂性决定了手术完整切除的难度,手术导致的死亡率和伤残率很高。一台脊索瘤的手术时长平均在 10 h 左右,单次手术费用和住院费用在 10 万左右或更高,并且可能需要二期甚至多期手术(即分两次或多次手术)才能完全切除(不是整块切除),术后还很有可能需要矫形手术进行重建。如果手术失败,我们可以认为脊索瘤的手术治疗浪费了大量的医疗资源、导致了非常高的医疗费用、给患者和家庭带来了极大的经济负担和其他负担。而脊索瘤共识较低造成各个外科医生完全凭借自己的主观经验来进行手术,尤其是脊索瘤/椎体肿瘤/颅底手术经验不丰富的医院和医生。

五、治疗

对于传统、低分化或软骨样脊索瘤患者,在主要治疗方法的选择上,肿瘤的位置是最重要的变量。去分化脊索瘤通常遵循软组织肉瘤的治疗方式。我们后续会在软组织肉瘤文章中予以讲述。

脊索瘤确诊时远处转移的患者较少,主要以局部治疗为主,即单独接受手术治疗或者单独接受质子重离子放疗,或减瘤术后接受根治性质子重离子放疗,或手术后接受高剂量辅助放疗,或某些情况下需要先接受低剂量新辅助放疗,接着手术,然后接受术后高剂量辅助放疗。建议所有颅底和颈椎脊索瘤患者在术后考虑辅助放疗。对于骶骨和移动脊柱脊索瘤患者,如果在术后的病理检查中注意到显微镜下的阳性切缘(R1),即便在手术过程中或取活检中或减瘤术中肿瘤没有脱落的话,也建议这些患者在术后考虑辅助放疗。

脊索瘤因为发病率非常低,解剖部位复杂,经常累及非常关键的血管、神经等重要组织器官。最好在病理穿刺前就到专攻相关疾病、经验丰富的北上广大型三甲医院(颅底肿瘤/脊柱肿瘤常强的医院)就诊。尽可能取得正确的诊断,以及高质量的治疗。

最好在术前取活检,在颅底等部位由于解剖复杂活检也可以不做。取活检的最好方式应该由手术的外科医生来规划和完成。为减少穿刺导致的癌细胞播种的机会,活检道应包括在手术切除范围中。活检道是否需要包括在放疗靶区还是有争议(证据 V,推荐 C 级)。

外科手术的质量是所有部位脊索瘤术后预后(治疗后存活的时间)的关键(证据Ⅳ,推荐 B 级)。局部复发后患者长期生存的机会较低,复发后也很少能实现再次局部控制。

对于接受手术治疗的患者,很多情况下,术后都需要接受重建的手术,重建的金属内植物可能会对放疗造成影响,因此需要放疗医生在术前提前和外科医生达成一致。此外,即使没有金属内植物的影响,放疗医生可能也需要提前和外科医生讨论确定术后照射的范围。这也是去大型三甲就诊的另一个原因。如果不能获得理想的多学科会诊(放疗、外科等医生在治疗前提前达成各种诊疗方案的一致),那么患者和家属应该多方咨询,了解清楚多方面情况后再行决定。脊索瘤进展缓慢,花上 2 个月做这些工作也不会对病情有大的影响,但不建议一味拖延。

外科医生或其他医生说脊索瘤对放、化疗不敏感是一种非常错误和不负责任的说法,准确的说法是脊索瘤是相对抗辐射的,但没法抗拒高剂量的质子重离子放疗或高剂量的先进的光子放疗(立体定向放疗 SBRT 或立体定向放射外科 SRS),医学界已经达成共识脊索瘤不能从传统的光子放疗(常规的直线加速器等的三维适形和调强放疗)中获益(不包括 SBRT/SRS)。

因此对于不能完整切除的患者,或者即使可以完整切除但手术死亡率很高,或手术会造成严重神经损伤或伤残的患者,可以在活检穿刺明确病理后单独接受质子重离子放疗(如不接受减瘤术)。多个发表的数据显示单独接受质子重离子放疗能获得和手术治疗同样的局部控制率,但不良反应更小。但患者也应该了解放疗后可能存在晚期不良反应的风险,并和手术的风险进行权衡对比。

脊索瘤解剖的复杂性不仅对外科医生是巨大的挑战,对于放疗医生也是巨大的挑战,尤其是只有在高剂量放疗才能控制脊索瘤的情况下,如何减少对周围正常组织的损伤对放疗医生和团队的要求也非常高。建议找经验非常丰富的放疗中心和医生接受放疗。

如果手术和(或)放疗已经丧失机会,全身治疗可以用来减缓疾病的进展。全身治疗就是利用全身药物的治疗方法来杀死癌细胞。因为脊索瘤往往生长缓慢,它们一般都是抗拒常规化疗药物,因为化疗针对的是快速分裂的细胞。出于这个原因,靶向治疗和免疫疗法常常用于脊索瘤的治疗。

脊索瘤治疗后复发率较高,因此对于患者来讲,做出就医和治疗方案的选择,应该基于多方面的因素,包括但不限于:各种治疗方式的局部控制率、死亡率、伤残、手术后神经损伤等不良反应,自己对风险和治疗方式的倾向性,以及放疗后可能存在的长期不良反应。

(一)手术治疗

无论肿瘤位于何处,有足够手术切缘的整块切除是脊索瘤患者的主要治疗选择,整块切除/完整切除患者术后复发率远远低于不完整切除或病灶内切除等手术方式,持续的无病生存期也远远高于不能完全切除的患者。

提供最长生存期的治疗是整块切除肿瘤,并保持手术切缘阴性,及广泛的切除范围保证足够的手术切缘。因此对于可整块切除的脊索瘤,如果患者可以接受手术的并发症,那么足够手术切缘的广泛切除是脊索瘤患者的首选治疗,手术切除的范围对患者的预后有重大影响。手术的目的是尽可能地切除肿瘤,而不造成不可接受的伤害。因为脊索瘤的位置或切除后的重建工作,这可能是非常具有挑战性的。因为脊索瘤复发扩散的风险,保证第一次手术就获得完全切除是获得长期缓解和生存的最好机会。由于脊索瘤靠近关键结构如脊髓、脑干、神经和大动脉,有时手术完整切除肿瘤是不可能的,或者可能造成严重的患者无法接受的伤残,极大降低生活质量。

最近一项通过美国 SEER 数据库确认的 962 例脊索瘤患者的回顾性分析显示,足够手术切缘的广泛切除手术可显著改善总生存期。在无复发生存期(RFS)和总生存期 OS 方面,其他几个报告证实了在骶骨、颅底和脊柱脊索瘤患者中广泛手术边缘的预后意义。活动脊柱脊索瘤患者中,Boriani 等人报道,在超过 5 年的随访时间中,只有切缘阴性的整块切除才和持续的无病生存期(DFS)相关;18 例中 12 个患者,在整块切除后,持续无病生存期(DFS)为 8 年,而所有接受病灶内切除术的患者在治疗后不到 2 年就复发了。在骶骨和脊柱脊索瘤患者中,Ruggieri 等人报道,广泛手术切缘后复发率只有 17%,而病灶内切除术或边缘性切除的局部复发率为 81%。Tzortzidis 等人报道,对于颅底脊索瘤患者,积极的显微外科手术切除与长期、功能结局良好的无瘤生存相关;72%的患者实现了肿瘤的全切除,导致 50%的局部控制率。在一项包括 802 例颅底脊索瘤的、最近 10 年的荟萃分析中,Di Maio 等人的报道,接受不完全切除的患者,5 年复发率比完全切除的患者增加了 3.83 倍。

在一项对 33 项评估骶尾部脊索瘤治疗的非比较性研究的荟萃分析中,发现与单独的手术切除(28%)或放疗(43%)相比,手术切除后辅助放疗的总死亡率最低(16%)。此外,与仅手术(55%)或仅放疗(36%)相比,手术切除后辅助放疗(74%)后 60 个月随访的 PFS 更高。

(二)放射治疗

质子重离子放疗是不可切除的脊索瘤患者的主要治疗选择,不论肿瘤的位置在何处。如果可以完整切除,但患者不愿意接受手术后的后遗症的话,单独接受质子重离子放疗也是一个选择。

可手术切除的脊索瘤,放疗(术前、术后或术中)联合手术来改善局部控制和无病生存期(DFS)。各种各样的回顾性研究和病例系列已经证明,在治疗脊髓/骶骨/斜坡/颅底脊索瘤时,联合手术和放疗改善了局部控制和无病生存率。

一项对464例颅底脊索瘤患者的荟萃分析发现,复发率为68%,平均/中位无病生存期DFS分别为23个月和45个月。患者亚群中,复发率的降低因素包括更年轻的患者,软骨型脊索瘤患者,以及那些接受了手术和术后辅助放疗的患者。

颅底脊索瘤,以及累及脊柱和骶骨的颅外脊索瘤中,高能质子或重离子的粒子束放疗(单独或与光子放疗组合)获得的局部控制率在62%~81%。骶骨脊索瘤患者,相比接受手术治疗,接受碳离子放疗也能更好地保存患者泌尿-肛肠功能。

最近的一项高剂量光子/质子放疗的前瞻性试验中,50例接受高剂量光子/质子放疗的脊柱骨肉瘤患者($n=29$例脊索瘤,14例软骨肉瘤,7例其他组织类型),原发肿瘤部位的5年和8年局部控制率分别为94%和85%,原发和局部复发肿瘤的5年和8年局部控制率分别为81%和74%。3~4级放疗毒性的8年的风险为13%。随后一项对126例接受高剂量质子放疗的脊柱和骶骨脊索瘤患者的回顾性分析显示,5年生存率和局部控制率分别为81%和62%。

在颅底以颅外脊索瘤的治疗中,专业的放疗技术,如立体定向放射外科SRS和FSRT也与良好的局部控制率有关。

1. 可手术切除的脊索瘤 术前新辅助放疗:如果考虑到术后可能阳性切缘,根据情况需要接受术前放疗(19.8~50.4 Gy)。

术后放疗:对于R1和R2切除的患者要考虑接受术后使用专门技术的放疗(>70 Gy)。

R1切除后放疗最终目标剂量为70 Gy,R2切除放疗目标剂量为72~78 Gy。

2. 不可切除的脊索瘤 考虑使用专业技术的放疗(>70 Gy),即质子重离子放疗,或SBRT放疗。

3. 质子重离子放疗 日本是全世界重离子机构(4家重离子中心)最多的国家,质子中心也有10多家。日本也比较认可质子重离子对骨及软组织肉瘤的疗效,并且已经将质子重离子的骨及软组织肉瘤纳入了国民医保(儿童的质子治疗也纳入了日本的国民医保)。英国在拥有自己的质子中心之前,是由英国NHS出钱,将有需要的脊索瘤患者送到欧洲和美国接受质子放疗的。因此我们有必要看看日本人治疗的相关数据。

Jun-etsu Mizo 在 *Review of carbon ion radiotherapy for skull base tumors（especially chordomas)*中回顾颅底肿瘤碳离子放疗的临床可行性,特别是对常见于颅底部位的脊索瘤。

通过他的回顾,他认为碳离子治疗颅底肿瘤,尤其是脊索瘤,显示出良好的肿瘤控制和可接受的并发症。碳离子剂量相当于57.36 GyE/(16次·4周),对脊索瘤将提供90%的局部控制率。周围正常组织的限制剂量也得到很好的保证。由于碳离子的高线性能量传递(LET)特点和临床结果,建议颅底肿瘤接受碳离子放疗。

Schulz Ertner 等人在2007年报道了96例颅底脊索瘤接受碳离子放疗的初步结果。

脊索瘤碳离子放疗后 3 年和 5 年局部控制率分别为 80.6% 和 70%,3 年和 5 年总生存率分别为 91.8% 和 88.5%,毒性均可接受。在 12 个患者中显著改善了局部控制(P = 0.029),5 年局部控制率从 63% 提高到 100%。Uhl 等人更新了 GSI 155 例脊索瘤患者接受碳离子放疗的长期结果,治疗后中位随访 72 个月(范围为 12 ~ 165 个月)。放疗后 3 年、5 年和 10 年的局部控制率分别为 82%、72% 和 54%,而 3 年、5 年和 10 年的总生存率 OS 分别为 95%、85% 和 75%。碳离子治疗后不会发现较高的迟发毒性。

Mizoe 等人报道了在日本东京千叶国立放射线研究所(NIRS)33 例颅底脊索瘤接受碳离子剂量递增的 I / II 期研究结果。所有患者均采用 4 周接受 16 次放疗,总剂量分别为 48.0、52.8、57.6 和 60.8 Gy 总剂量(GyE)。5 年局部控制率为 85.1%(标准误差为 8%),10 年局部控制率为 63.8%(标准误差为 19%)。33 例患者 5 年总生存率为 87.7%(标准误差 7%),10 年总生存率为 67%(标准误差 14%)。采用多野照射,正常组织呈轻度反应,重要器官无严重并发症发生的。作为颅底肿瘤碳离子放疗剂量递增研究,于可接受的正常组织反应和良好的局部肿瘤控制,为期 4 周的 60.8 GyE/16 次分割剂量作为碳离子推荐剂量。

Hasegawa 等人报道了碳离子放疗保留视力的耐受剂量。1994—2000 年的 163 例头颈部和颅底肿瘤患者中,30 个患者的 54 个视神经被包括在照射体积之内。所有患者随访 4 年以上。中位总剂量为 56 GyE,每天 3 ~ 4 GyE(范围从 48 ~ 64 GyE;照射 16 ~ 18 次;时长 4 ~ 6 周)。54 个视神经中(ONS),35 个视神经接受 57 GyE 以下剂量照射(最大剂量),导致没有视力丧失。相反,19 个接受超过 57 GyE 照射的 11 个遭受视力下降。在这 19 例患者下,在碳离子放射治疗前,肿瘤已经累及了视神经。

Koto 等人报道了颅底肿瘤碳离子放疗后放射性脑损伤的危险因素,其中包括对颞叶、额叶和小脑损伤。从 1997 年 4 月到 2009 年 1 月,47 例颅底肿瘤患者接受了碳离子放疗,总剂量为 48.0 ~ 60.8 GyE/(16 次·4 周)。这些患者中,对 39 例通过 MRI 随访超过 24 个多月的患者进行了分析。中位随访期为 67 个月。他们报道 V50 大于 4.6 mL 的患者,发生 2 级或更高级别的 5 年脑损伤率为 34.3%,V50 小于 4.6 mL 的患者为 15.6%(P = 0.019 2)。他们的结论是,2 级或更高级别的脑损伤的发生与 V50 的照射体积(4.6 mL)有关(P = 0.004,危险比为 1.229,95% 可信区间为 1.069 ~ 1.412)。

Norihiro Aibe 等人在 *Outcomes of Patients With Primary Sacral Chordoma Treated With Definitive Proton Beam Therapy* 回顾了根治性质子治疗骶骨脊索瘤的情况。

原发骶骨脊索瘤根治性放疗超过 30 例的研究结果显示,与其他研究相比,原发骶骨脊索瘤进行 32 次总计 70.4 GyE 的根治性放疗产生了可比较的结果和可接受的毒性。他们的研究结果,连同先前报道,支持高剂量放疗对骶骨脊索瘤的临床疗效。

局部控制在放射治疗中至关重要,尽管局部控制的预后因素仍不清楚。Imai 等人描述了碳离子根治性放疗的结果,通过 16 次 67.2 GyE 或 70.4 GyE 对 188 例原发骶骨脊索瘤进行碳离子放疗。在 62 个月的中位随访期,他们报道了令人满意的 77.2% 的 5 年局部无进展生存率。虽然患者的数量似乎足以分析预后的因素,但是他们的单因素分析没有发现性别、肿瘤体积、近端侵犯水平和总剂量中的任何显著因素。

在上述研究中,总的不良反应发生率是可以接受的。1 例 3 级急性皮炎。许多患者需要在开始质子放疗时进行疼痛控制(60.6% 出现 2 级,21.2% 患者 1 级)。在最后一次随访中,45.5% 的患者疼痛等级较低,表明根治性质子放疗能有效减轻疼痛。在开始质子放疗的 11 个月内,1 例有腹部手术史的患者出现粘连性肠梗阻。虽然以前的手术可能是肠梗阻的主要原因,但不能排除肠梗阻形成与质子放疗之间的关系。两名患者出现与骶骨功能不全骨折相关的 3 级疼痛。奥斯勒等人报道,高剂量放射治疗后,骶骨脊索瘤骶骨骨折较常见。他们发现,在 20.0% 的经历了高剂量放射治疗的患者中出现了骶骨骨折。骶骨不全骨折的风险似乎是不可避免的。因此,患者在开始治疗前应该接受有关风险和益处的适当教育。

质子放疗具有提高治愈率,减少晚期胃肠道毒性的发生率和严重程度的潜力,特别是在骶骨脊索瘤的治疗。骶骨脊索瘤生长缓慢的性质往往意味着患者能够在放疗后生存很长一段时间。

(三)颅底或颈椎脊索瘤的治疗

1. 外科治疗　手术应该转诊到有大量颅底和上颈椎手术经验的外科手术中心,应采用经中路和外侧入路,由训练的多学科小组进行手术,并配备显微镜和内窥镜(证据水平 V,推荐等级 A)。

该中心还应该具备其他专业医生和设备,来提升手术疗效和安全性。这包括血管内治疗医生和术中多普勒,神经导航和神经监测仪器。特别重要的是,要进行颅神经的神经检查以防止严重合并症(证据水平 V,推荐)。

手术的目的应该是最大限度地切除肿瘤,同时保留神经功能和生活质量。这些部位很少能实现 R0 切除,肿瘤残留是不可避免的。在所有不适合 R0 切除的情况下,R1 切除应该是手术治疗的目标。当不可能剥离神经结构时,或因为没有侧支血流而不能牺牲一个相关的椎动脉时,手术的目标应该是为脑干和视觉通路解压,缩小肿瘤体积以提高后续放疗的疗效(证据水平 V,推荐)。如果早期 MRI 显示在一个容易到达的部位有肿瘤残留,那么是否直接再次进行手术是富有争议的。手术计划应该由一个多学科团队的制订,包括肿瘤放疗医生,应该考虑到手术对放疗计划的影响。特别重要的是,应提前讨论钛合金的重建植入物,因为它们可能干扰术后放疗(证据水平 V,建议 C)。术前应检查垂体功能。

完成肉眼可见的完整切除之后,推荐接受术后辅助放疗,(证据水平 V,推荐 B 级)。对于不能手术的患者,活检后首选放疗(证据水平 V,推荐 B 级)。

2. 放射治疗　放疗前,MRI 和 CT 检查是必要的,以检测骨内的溶骨性破坏,外延伸扩展(如检查诊断部分所言,MRI/CT 各有优势)。术前、术后至少有 CT 和 T_2 加权序列的 MRI。这些方法对所有其他肿瘤部位都是有效的。此外,应该进行基线检查,包括颅神经、视力、视野评估,听力测定和垂体功能检查,来评估治疗的不良反应(证据水平 V,推荐)。

颅底脊索瘤肿瘤沿手术入路种植复发在少于 5% 的案例中报告过。是否将整个手术入路包括在放疗 CTV1 仍有争议(证据水平 V,推荐 C 级)。

因为脊索瘤是相对抗辐射的,至少 74 GyE 的剂量应该给予 CTV2 和 CTV3,光子和质子治疗常规分割剂量(1.8 ~ 2.0 GyE)。中等分割 16 ~ 22 次每次 3.0 ~ 4.2 GyE 给予 CTV2 和 CTV3(66 ~ 67.6 GyE 总剂量)和接受碳离子至少 36 GyE(CTV1 可行证据 V,推荐 B 级)。

在治疗计划中,脑干、颞叶和视路等危险器官应进行轮廓勾画以避免不可接受的损伤。不良反应的风险必须与每个患者单独讨论(证据水平 V,推荐)

与传统放疗技术相比,已发表的文章系列显示粒子放疗展现了更好的局部控制和生存率。非常适形的光子照射可能提供一个可行的替代方案,但要保证肿瘤内高剂量的均匀性,并且危及器官的剂量要得到限制(证据水平 V,推荐 B 级)。这个通用原则对所有肿瘤部位都是有效的。

在某些情况下,混合射线(粒子和光子)的治疗计划可能更为有效。质子对比重离子治疗脊索瘤的 Ⅲ 期试验正在德国海德堡质子重离子中心 HIT 进行(NCT01182779)。尽管最合适的剂量体积直方图尚存在争议,GTV 剂量均匀性是局部控制的预后因素。对所有肿瘤部位的所有类型的放射治疗,每日的图像引导(IGRT)必要的,以避免过度照射邻近的关键器官(证据水平 V,推荐等级 A)。

(四)骶骨脊索瘤的治疗

1. **外科治疗**　术前穿刺套管针 CT 引导活检。活检部位应在后侧,可能沿着中线进行。

手术应该包括活检通道,目的在于实现完全的整块切除(completeen-bloc resection),因为这是长期预后的最重要决定因素(证据水平 Ⅳ,建议 A)。如果整块切除是可行的,那么病灶切除术后联合放疗不应被视为整块切除的一种替代方案(证据水平 V,推荐)。必须避免肿瘤术中破裂,因为它不可避免地导致局部播种,随后在局部复发,这是难以挽救的(证据水平 Ⅳ,推荐 E 级)。

不幸的是,只有在约 50% 的患者中实现了有广泛切缘的手术;然而,应采取一些措施增加实现广泛切缘的机会。例如,切除应包括乙状结肠系膜或直肠系膜以确保肿瘤切除时被健康组织覆盖(为了实现阴性切缘)。

当肿瘤切除导致一个大的骨与软组织缺失的时候,也应该考虑网膜成形术(证据水平 V,推荐 C 级)。同样,在最初的手术前要计划整形手术(例如直肌肌皮瓣)来减少并发症的发生。虽然实现长期的肿瘤控制是至关重要的,整块切除可能导致大量的围手术期发病率,包括肠道、膀胱和运动功能障碍,这在很大程度上可以根据骶骨切除的水平来预测。在规划手术治疗时,应始终考虑这些后遗症,并权衡与获得阴性切缘的愿望,这意味着患者和家属对此要有所了解,并坦率地告知自己的倾向性。

从第 4 骶椎(S_4)和下面椎体的肿瘤,手术应该作为患者的第一选择(证据水平 Ⅳ,推荐)。对于源自第 3 骶椎(S_3)的肿瘤,手术是标准的治疗方法,尤其是如果保存第 2 骶椎(S_2)根是可能的,因为手术可能导致一些神经恢复功能(40% 的病例中)(证据水平 Ⅳ,推荐 A 级）。源于 S_3 以上的肿瘤，手术的结果常常导致重要的神经系统后遗症，获得 R0 切除的机会比 S_3 以下脊索瘤的机会小。因此，患者应该充分了解并权衡手术对比单独放疗的风险（证据水平Ⅳ，推荐 B 级）。患者应该知道，单独接受放疗的局部控制率似乎比手术后联合放疗要略低一些。然而，神经功能完整且不愿意接受骶骨高位切除术导致的神经功能问题的患者，可能更愿意接受这种单独放疗复发率稍高的风险。然而，患者应该意识到，单独高剂量的放疗（证据水平Ⅳ，推荐 C 级）也有晚期不良反应的风险。对于源自第 1 骶椎（S_1）的肿瘤，外科手术有很大的发病率。因此，单独放疗应被视为神经功能完整的患者的一个有效的、替代手术的方案（证据水平Ⅴ，推荐 C 级）。

在所有的情况下，最终治疗计划应该是患者咨询众多不同专家后，考虑到患者的特殊情况，和所有可能的备选方案做出治疗决定。

2. 放射治疗　在肉眼可见病灶残留的情况下，要给予高剂量的放疗（大于或等于 74 GyE）与常规分割（光子和质子）。在 R1 和 R0 切除的情况下，高风险的剂量体积可限于 70 GyE（证据水平Ⅴ，推荐）的水平。在颅底和颈椎的危及器官由放疗科医生进行勾画。马尾神经、骶神经根，直肠、乙状结肠、小肠和皮肤需要勾画并在治疗计划中得到重视。不良反应的风险应与患者讨论（证据水平Ⅴ，推荐）。上述关于颅底脊索瘤的一般法则也适用于骶骨脊索瘤患者。不想接受手术的患者，可在接受活检后仅仅接受碳离子或质子束放疗（证据水平Ⅴ，推荐 A 级）。

脊索瘤放疗靶区实例见附图 13。

（五）胸腰椎脊索瘤的治疗

1. 外科治疗　推荐术前套管针 CT 引导活检取病理。方法应该是后路（始终通过椎弓根穿刺）（证据水平Ⅴ，建议 B 级）。手术应遵循与骶骨肿瘤相同的原则。胸椎椎体是最适合切除的，并发症可接受。当整块切除可行时，手术是推荐的主要治疗（证据水平Ⅳ，建议 B）。腰椎椎体切除术不可避免地伴有至少一个下肢主要功能性后遗症。如果可行的话，R0 切除仍然是主要的方法（证据水平Ⅳ，推荐 B 级级），但其他替代方案还是一样要和患者讨论（证据水平Ⅴ，推荐 B 级）。从身体后部横断术来完成椎骨切除术会不可避免地通过肿瘤；这样的情况下需要术后辅助放疗。

当肿瘤扩展到颈、胸或纵隔或腹膜后时，R0 切除非常困难，可以考虑结合放疗和手术（证据水平Ⅴ，推荐 B 级）。当疾病不可切除或如果患者不接受手术相关的神经功能障碍（证据水平Ⅴ，推荐）时，必须考虑单独根治性放疗。如果手术可能会导致不完全切除的风险，患者可接受术前或术后放疗（避免金属植入物的困难）（证据水平Ⅴ，推荐 B 级）。在一些病例中，可进行术中硬脑膜近距离放疗联合外照射放疗（证据水平Ⅴ，推荐 A 级）。

对于可手术的患者，接受根治性放疗是一个富有争议的问题，尤其对颈椎和腰椎脊索瘤，可以进行临床研究（证据水平Ⅴ，推荐 C 级）。在 R0 切除术后放疗的作用也仍有争议（证据水平Ⅴ，推荐 C 级）。如果整块切除不可行，简单的椎板切除术和椎管内肿瘤减瘤术，且在不植入金属植入物时有助于放疗（证据水平Ⅴ，推荐 C 级）。外科医生和放疗医生应该在手术前讨论固定脊柱金属植入物的潜在影响。

2. 系统治疗　脊索瘤对化疗不敏感,除了高级别去分化脊索瘤的潜在去分化部分。包括 PDGFR、表皮生长因子受体(EGFR)和哺乳动物雷帕霉素靶蛋白(mTOR)在内的几种信号转导途径与脊索瘤的发病机制有关。

在 56 名接受酪氨酸激酶抑制剂伊马替尼治疗的晚期脊索瘤患者的 Ⅱ 期试验中,70% 的患者病情稳定。根据 RECIST 标准(完全缓解+部分缓解和疾病稳定 ≥6 个月)确定的临床受益率(CBR)为 64%,意向治疗人群的中位 PFS 为 9 个月。伊马替尼联合顺铂或西罗莫司对一小部分先前伊马替尼治疗耐药的晚期脊索瘤患者也有效。伊马替尼在晚期、进行性和不能手术的脊索瘤中的回顾性研究在 74% 的患者中实现了疾病稳定,中位 PFS 为 9.9 个月。EGFR 抑制剂(如厄洛替尼和拉帕替尼)的疗效也已在对伊马替尼耐药的晚期脊索瘤患者中得到证实。在一项针对 18 名局部晚期和转移性脊索瘤患者的 Ⅱ 期研究中,拉帕替尼在根据 Choi 反应标准,33% 的患者和 39% 的患者疾病稳定,而根据 RECIST 标准,所有患者的疾病稳定。188 中位 PFS 根据 Choi 和 RECIST 标准,分别为 6 个月和 8 个月(CBR 为 22%)。

根据 27 名晚期/转移性脊索瘤患者的 Ⅱ 期试验数据,多激酶抑制剂索拉非尼被列为全身治疗选择。在该试验中,意向治疗的最佳客观反应为 1/27(3.7%;95% CI,0.1% ~ 19.0%),9 个月 PFS 为 73.0%(95% CI,46.1 ~ 88.0),并且 12 个月 OS 为 86.5%(95% CI,55.8 ~ 96.5)。

根据来自 SARC009 研究的数据,达沙替尼也被纳入系统性治疗选择,该研究包括 32 名不可切除、复发或转移性脊索瘤患者。主要终点是使用 Choi 标准在 6 个月时的 PFS,其中达到该节点的患者为 54%。对于脊索瘤患者,中位 PFS 为 6.3 个月,5 年 OS 为 18%。作者还比较了脊索瘤患者与之前的 2 期研究中报告的患者结果,与伊马替尼或拉帕替尼治疗相比,总体缓解率(ORR)、中位无进展生存期或 6 个月无进展生存率没有显著差异。

以上研究结果表明,肿瘤位置是决定常规或软骨样脊索瘤患者的主要治疗选择的最重要变量。

广泛切除伴或不伴放疗是骶骨和脊柱传统型或软骨型脊索瘤的主要治疗方案。病灶内切除伴或不伴放疗(用 MRI 评估切除程度)是治疗颅底传统型或软骨型脊索瘤的首选治疗方案。建议适当地进行最大程度的安全切除。对于较大的房外肿瘤或切除后的阳性手术切缘,可以考虑使用放疗进行辅助治疗。术后放疗与 R0 手术切缘或病灶内切除术后局部控制和无病生存率的改善有关。对于手术切缘阳性的颅底肿瘤,如有必要,可考虑再次切除。

放疗是不可切除脊索瘤患者的主要治疗选择,无论肿瘤的位置如何。

第五节　尤因肉瘤和原始神经外胚层肿瘤

Ewing 在 1921 年首先描述了这种疾病,认为来源于血管内皮细胞。近年的研究支持尤因肉瘤来源于原始神经组织。尤因肉瘤是骨最常见的未分化肿瘤,也可以发生于软组织,称为骨外尤因肉瘤。另外,近年来逐渐认识的原始神经外胚层肿瘤(peripheral primitive neuroectodermal tumor,PNET)是一种具有明显神经分化的肿瘤,也认为是源于原始神经组织。因此,将骨和软组织的尤因肉瘤和原始神经外胚层肿瘤统称为尤因肉瘤家族肿瘤(Ewing sarcoma family tumor,ESFT)。

ESFT 好发于青少年及年轻人。可见于全身任何骨骼,最常见的初始发病部位为骨盆、股骨以及胸壁。长骨病变骨干最易受累。影像学多表现为溶骨性破坏。骨膜反应呈典型"洋葱皮"样改变。

ESFT 患者与大多数骨组织肉瘤患者一样常因局部疼痛或肿胀就诊。与其他骨起源肉瘤不同的是,全身性症状如发热、体重下降及疲劳在发病时常见。实验室检查异常包括血清乳酸脱氢酶(lactate dehydrogenase,LDH)升高及白细胞增多。

一、流行病学

尤因肉瘤是儿童中仅次于骨肉瘤而居第二位的原发骨肿瘤,占儿童肿瘤的 3%~4%。在年龄小于 19 岁的美国白人儿童中的发生率是 3.4/(百万・年)。尤因肉瘤以儿童和青少年多见,10~20 岁发病者约占 60% 以上,约 30% 的患者发病年龄<10 岁,另外约 5% 发病年龄>20 岁。男性多于女性,男女比例为(1.5~2.0)∶1。该病在亚洲和非洲相对少见。

二、预后因素

预后较好的重要因素包括原发肿瘤位于肢体、肿瘤体积<100 mL、发病时 LDH 水平正常。与其他部位的 ESFT 相比,脊柱及骶骨 ESFT 预后更差。

发病时即有转移是 ESFT 最显著的不良预后因素,与其他骨起源肉瘤相同,转移最常见于肺、骨和骨髓。EICESS 研究组 975 例患者的回顾性分析中,诊断时即有转移的患者 5 年无复发生存率为 22%,而诊断时无转移的患者为 55%。在有转移灶的患者中,单纯肺转移的患者比骨转移或肺骨同时转移的患者生存时间更长。一个 30 例患者的回顾性分析表明,肿瘤转移至肺和骨以外的其他位置(如脑、肝、脾)时预后更差。无转移的患者对化疗反应不佳,是无事件生存率的一个不良预后因素。

IESS 的 303 例尤因肉瘤患者的临床病理学特征回顾资料显示,原发病变位于骨盆的患者较四肢起病患者生存率低。在一个对 53 例尤因肉瘤化疗患者预后的多因素分析中,Gupta 等发现,骨盆是否受累、何时接受局部治疗与无事件生存率相关。Lee 等将成年人、西班牙裔、有转移灶、肿瘤大、低社会经济水平认定为总生存率的不良预后因素。

三、病理和分子生物学

95% 的尤文家族肿瘤具有 t(11;22) 或 t(21;22) 的易位。基因的重组包含了 22 号染色体上 *EWS* 基因的 N 末端区和 11 号染色体或 21 号染色体上两个密切相关的基因(*FLI1*

和 *ERG*)中的一个基因的 C 末端区。*FLI1* 和 *ERG* 都是转录活化因子 Ets 的家族成员。大部分这些易位都涉及 *EWS*、*FLI1* 和 t(11;22),进而影响到细胞的生长和转化。尽管由 *EWS-FLI1* 引起肿瘤发生的机制还不清楚,但有研究表明转化生长因子-β(TGF-β)的 Ⅱ 型受体是一个作用的靶点。TGF-β 是一个抑癌基因。当 *EWS-FLI1* 被导入胚胎干细胞后,*TGF-BR2* 的水平就会下降。应用 *EWS-FLI1* 的反义寡核苷酸可以使 *TGF-β* 的敏感性重新恢复,并阻断含有融合基因的细胞系发生肿瘤。在关于 *EWS-FLI1* 的研究中证实,在重排基因中存在多种基因断裂点。融合转录的差异认为导致了尤因肉瘤临床表现的不同。最常见的重排,即 Ⅰ 型,是 EWS 的前 7 个外显子和 *FLI1* 的第 6~9 外显子的融合。这种融合基因几乎占所有病例的 2/3。Ⅱ 型重排是 *EWS* 与 *FLI1* 的外显子 5 融合,其余 25% 的病例属于这种情况。Ⅱ 型重排所产生的融合产物似乎与肿瘤更差的预后相关。

尤因肉瘤和原始神经外胚层肿瘤被认为是儿童的小圆细胞肿瘤。在光学显微镜下具有这些特征的肿瘤包括神经母细胞瘤、横纹肌肉瘤和非霍奇金淋巴瘤。但是尤因肉瘤家族肿瘤的特征是肿瘤细胞被纤维组织分隔。尤因肉瘤家族肿瘤包括典型的未分化尤因肉瘤、非典型的分化差的尤因肉瘤和分化好的原始神经外胚层肿瘤,其中原始神经外胚层肿瘤具有明显的神经外胚层分化,这种肿瘤在光学显微镜下可见 Homer-Wrght 假玫瑰花环结构和免疫组化突触素及神经元特异性烯醇化酶等为阳性。但尤因肉瘤是分化差的肿瘤,它不形成假玫瑰花环结构,神经标记为阴性。不管神经分化的程度,几乎所有尤因肉瘤家族肿瘤都在细胞膜上表达 CD99(*MIC2* 基因产物)。运用荧光原位杂交法可以迅速发现冰冻切片组织中 EWS 基因的重排,通过这种技术很容易辨别尤因肉瘤家族肿瘤和其他在形态学上类似的小圆细胞肿瘤。

四、临床表现和自然病史

1. 发病部位　股骨是尤因肉瘤最常见的原发部位,占所有病例的 20%~25%。下肢还可以发生在胫骨、腓骨或者足骨。所有发生在下肢的肿瘤占新诊断尤因肉瘤 45%。盆腔是尤因肉瘤第二常见的原发部位,占新发病例的 20%。盆腔尤因肉瘤可以发生在髂骨、坐骨、耻骨或骶骨。上肢发生的病例占新发病例的 12%~16%,其中大多数发生在肱骨。另外尤因肉瘤还可以发生在椎骨、肋骨、锁骨、下颌骨和颅骨,这些部位的病变约占新诊断病例的 13%。

2. 症状和体征　局限性骨痛是尤因肉瘤患者最常见的首发症状,可见于大约 90% 的患者。疼痛早期往往为间断性,逐渐发展为持续性。约 60% 的患者还可以出现局部的肿胀。有时尤因肉瘤患者的临床表现与骨髓炎相似,在诊断时有大约 28% 的患者出现发热。根据肿瘤所在部位的不同,患者可以出现跛行、随着呼吸而加重的胸痛等表现。3% 的患者在诊断时还可以出现截瘫,继发于椎骨的病变。

3. 转移方式　尤因肉瘤的转移大多数为血行转移。诊断时即有 20%~25% 的患者出现远处转移。最常见的转移部位是双肺和骨,软组织、内脏和中枢神经系统转移少见。淋巴结的转移并不常见。患者可首先由于转移相关的症状来就诊。多发的肺转移可以引起肺功能不全。椎体转移时可引起截瘫。

五、诊断

1. 实验室检查 实验室检查包括全血细胞计数、红细胞沉降率、肝肾功能和骨髓等。白细胞增多时提示肿瘤负荷大或者病变广泛。另外白细胞增多时肿瘤复发的危险性可能增加。治疗前血清乳酸脱氢酶（LDH）水平是判断预后的指标之一，LDH 的升高程度与肿瘤的负荷相关。在某些原始神经外胚层肿瘤患者中神经元特异性烯醇化酶（NSE）水平升高，经有效治疗后可以降低。另外，尿 3-甲氧-4-羟苦杏仁酸检查用于与神经母细胞瘤的鉴别诊断。在影像学检查没有发现骨转移的尤因肉瘤患者中仍有可能出现骨髓的侵犯，因此无论原发肿瘤的位置和大小均需要进行骨髓检查。

2. 影像学检查 包括胸部 X 射线片、原发和转移部位的 X 射线片和 CT、MRI 检查、放射性同位素扫描等。最常见的 X 射线表现为受累骨的溶骨性改变，呈虫蚀样，边界欠清，可有葱皮样或放射状骨膜反应。CT 和 MRI 尤其是 MRI 检查可以清晰地显示原发肿瘤的特征、周围软组织肿物的范围以及肿瘤与周围血管、神经和器官的关系，因此，CT 和 MRI 检查在绝大多数患者中是必需的。放射性核素扫描一方面可以更准确地显示原发肿瘤的范围，另一方面可以明确是否有骨转移。

六、分期

没有正式的专门针对尤因肉瘤的分期系统。临床应用原发骨肿瘤的分期系统，具体如下。

原发肿瘤（T）

    Tx：原发肿瘤无法评估

    T_0：无原发肿瘤

    T_1：肿瘤最大径≤8 cm

    T_2：肿瘤最大径>8 cm

    T_3：原发部位有不连续的肿瘤

区域淋巴结（N）

    Nx：区域淋巴结无法评估

    N_0：无区域淋巴结转移

    N_1：有区域淋巴结转移

远处转移（M）

    Mx：远处转移无法评价

    M_0：无远处转移

    M_1：有远处转移

    M_{1a}：肺转移

    M_{1b}：其他部位远处转移

组织学分级（G）

Gx：分级无法评估

G_1：高分化——低级

G_2：中分化——低级

G_3：低分化——高级

G_4：未分化——高级

注：尤因肉瘤为 G_4

分期

Ⅰ A 期 $T_1N_0M_0G_1$,2 低级

Ⅰ B 期 $T_2N_0M_0G_1$,2 低级

Ⅱ A 期 $T_1N_0M_0G_3$,4 高级

Ⅱ B 期 $T_2N_0M_0G_3$,4 高级

Ⅲ 期 $T_3N_0M_0$ 任何 G

ⅣA 期任何 TN_0M_{1a} 任何 G

ⅣB 期任何 TN_1 任何 M 任何 G,任何 T 任何 NM_{1b} 任何 G

和其他肉瘤一样,尤因肉瘤患者在胸部 X 射线片或 CT 扫描中发现的肺结节并非总是恶性的,所以在诊断孤立的肺结节为转移前要进行肺活检。

七、治疗

尤因肉瘤家族肿瘤治疗的原则是提高生存率和局部控制率,尽量保全功能和减少治疗的并发症。多年的实践证明采用多药联合的全身化疗和手术与放疗的局部治疗,即综合治疗是目前最佳的治疗选择。但是必须提出的是,由于多数患者为儿童和青少年,尤其是长期存活的这些患者中治疗在一定程度上都会造成功能的缺失,因此在选择治疗方式之前,必须考虑到患者的功能恢复和心理接受能力等因素。

放疗对尤因肉瘤敏感,但由于下列原因手术的应用在增多:①放疗后的局部失败率为9%～25%;②手术技术的改进使保留肢体和器官的功能成为可能;③化疗的常规应用使得手术变得更加容易;④放疗可引起第二原发恶性肿瘤等。

但是也要考虑到下列因素对放疗疗效的影响,放疗后的肿瘤局部复发率与肿瘤的原发部位密切相关,四肢病变的局部复发率是 5%～10%,而盆腔病变的局部复发率是15%～70%。相信随着肿瘤影像技术和放疗技术如适形调强技术的应用,盆腔肿瘤的复发率会有所下降。另外,肿瘤的大小直接影响肿瘤的局部控制率,事实上更大的肿瘤更多地接受了放疗而不是手术。

研究证实,术前化疗能够明显减少肿瘤的大小、血管的分布和脆性,从而易于手术切除并减少术中肿瘤破裂的概率。因此,手术等局部治疗前的新辅助多药联合化疗已成为标准的治疗方案。

(一) 外科治疗

肿瘤的局部控制通过高剂量的放疗或手术切除来达到,但是没有随机分组研究比较

在尤因肉瘤的局部治疗中,手术切除和放疗哪种手段的局部控制率更高? 多数研究显示手术的疗效优于放疗。

Du Bois 2015 年报道一项研究包含 INT-0091、INT-0154、AEWS0031 三项前瞻性研究中的非转移性、原发于骨的尤因肉瘤,并且采用相同化疗方案,新辅助化疗之后局部病变得到控制的患者,共 465 例。多因素分析显示,与单纯手术相比,放疗的局部失败风险显著增加,风险比为 2.41(95% CI,1.24~4.68),无事件生存率和总生存率无显著差别。其他很多研究也显示手术的疗效优于放疗,如 G. Bacci 报道局部只接受单纯放疗的患者不仅局部控制率差,无事件生存率和总生存率也低于手术治疗组。有的回顾性分析也显示:5 年总生存率手术组为 74%,非手术组只有 27%。但也有报道认为放疗与手术的疗效相当。Dunst 等报道,1986—1991 年,有 177 例局限期尤因肉瘤患者接受了化疗后的根治性手术、手术+放疗(45 Gy)或单纯放疗(60 Gy),为了保证治疗的质量,重新复习了治疗的计划。结果显示 3 年无复发生存率在单纯放疗组为 67%,根治性手术组为 65%,手术+放疗组为 62%,3 组的生存率非常接近。

综上所述,如果在功能保护方面手术和放疗相似时,考虑到疗效和放疗有诱发第二恶性肿瘤的可能,局部治疗手段还是推荐手术。

不同部位的外科治疗如下。

1. 四肢尤因肉瘤的外科治疗 外科边界的选择与预后:对于肢体尤因肉瘤来说,在完成术前新辅助化疗后且可以保肢时,应首选切缘阴性的广泛切除或根治性手术。

肢体尤因肉瘤患者的 5 年生存率为 50%~75%,高于脊柱及骨盆尤因肉瘤的 5 年生存率。尤因肉瘤恶性程度高,易发生远处转移,尤其是肺,其远处转移率为 60% 左右。因此肢体尤因肉瘤必须选择切缘阴性的广泛切除或根治性手术。

Sluga 等在 2001 年于 *Eur J Surg Oncol* 发表的数据显示,无转移的肢体尤因肉瘤做切缘阴性的广泛切除后与囊内切除患者的 5 年生存率分别为 60.2% 和 40.1%。其他肢体尤因肉瘤的回顾性研究显示,切缘阴性的广泛切除或根治性手术的局部复发率为 10% 左右,而囊内刮除术后局部复发率较高约为 30%。因此,切缘阴性的广泛切除或根治性手术较囊内刮除术可以减少肢体尤因肉瘤的局部复发率,并且 5 年生存率亦有所提高。

由此看来,外科边界的满意程度是肢体尤因肉瘤预后重要的影响因素之一(1B 级)。

(1)复发病例的处理:肢体尤因肉瘤局部复发率为 10%~30%,复发病例是否接受二次手术需根据个体情况决定,部分患者可能从中受益。

初次手术外科边界的满意程度是肢体尤因肉瘤局部复发最重要的影响因素。局部复发与预后不良密切相关。局部复发患者要根据患者实际情况考虑推荐给予放疗、再次手术或化疗(1B 级)。

(2)截肢和保肢的选择:当肢体尤因肉瘤体积巨大且新辅助化疗效果不佳,肿瘤累及主要血管、神经,或复发、放疗等因素造成局部软组织条件不良的情况下应选择截肢(1B 级)。

截肢和保肢手术对于尤因肉瘤患者的生存率、局部复发率无统计学差异,Schrager 的数据显示,截肢组和保肢组的生存率分别为 63.1% 和 71.8%。保肢与截肢患者的生存质量没有明显差异,但截肢患者较保肢患者社会适应性更差;保肢患者术后功能有好于截肢患者的趋势,但研究的统计学差异不显著。亦有学者认为保肢患者的功能比截肢患者好。随着影像学和计算机技术的发展,目前对肢体尤因肉瘤的诊断、外科边界已经更加精确。

肢体尤因肉瘤切除方式的选择需充分考虑新辅助化疗后肿瘤累及主要的血管、神经、周围软组织条件等因素,综合评判选择保肢或截肢术。

(3)肢体尤因肉瘤切除后的功能重建:对于接受保肢手术的尤因肉瘤患者,在切除肿瘤后应进行缺损区域的功能重建,以恢复肢体的功能。重建方法的选择应根据患者年龄、病变部位等因素综合考虑。重建主要有生物学重建、机械性重建以及复合重建(1B级)。

对于肿瘤切除后的缺损区域可以采用机械性重建的方法,比如邻近关节的缺损可以采用关节假体置换的重建方法,全部骨干的缺损则可以采用全骨假体置换的方法重建。此外,也可以采取生物学重建方法,针对不同部位可以采用肿瘤灭活再植、大段异体骨、游离腓骨移植等方法进行重建。复合型重建亦可用于缺损的重建。

2. 脊柱尤因肉瘤的外科治疗　新辅助化疗:新辅助化疗有利于提高总的生存率和手术方式的制定(1A级):原发脊柱尤因肉瘤占所有尤因肉瘤的3.5%~10.0%。平均发病年龄为13岁,通常源于单一脊椎(61%)的后半部分(65%),胸腰椎占绝大多数(91%)。脊柱尤因肉瘤单纯手术或放疗的5年生存率为5%~20%。多药联合化疗结合手术或放疗使得脊柱尤因肉瘤的5年生存率提高至41%~80%,局部控制率达到50%~80%。Oberlin等报道一组67例患者,化疗对尤因肉瘤的有效率为61%。

新辅助化疗的益处包括3个方面:①对化疗敏感的脊柱尤因肉瘤的软组织包块能够很快缩小,脊髓受压能够很快减轻,并使得部分原先不能切除的肿瘤可以切除。Vogin等报道了一组脊柱尤因肉瘤病例,实行新辅助化疗组的患者37%获得了R0切除,而未行新辅助化疗直接行椎板减压组无一例获得R0切除。②系统化疗可以消灭循环肿瘤细胞和微转移灶。③肿瘤对于化疗的敏感性有利于制订术后化疗方案。对于脊髓神经功能稳定的患者,活检确诊后即开始新辅助化疗,对于确诊时脊髓功能已经受到损害的患者,行椎管减压后开始化疗。

术前动脉栓塞有利于手术的安全进行(1B级):动脉栓塞逐渐成为原发和继发脊柱肿瘤治疗有效和安全的方法。术前栓塞可以有效减少肿瘤的血供,使瘤体缩小,减少术中出血,改善总体预后。脊柱尤因肉瘤的出血倾向虽不如肾癌、甲状腺癌等转移瘤,但仍推荐患者接受术前栓塞治疗。

就诊时有脊髓功能损害需紧急进行椎管减压手术(1B级):虽然脊柱尤因肉瘤体的初始体积不大,但肿瘤向椎管内生长导致脊髓或马尾症状时,需行紧急椎管减压手术(全椎板切除减压或前方减压)。Vogin等报道了75例脊柱尤因肉瘤,57例(79%)就诊时表现为神经受压的症状,69%行减压手术。Marco等报道13例脊柱尤因肉瘤患者中10例行椎板切除减压术。Indelicato等报道27例脊柱尤因肉瘤中6例行紧急椎板切除减压术。Sharafuddin等报道的7例脊柱尤因肉瘤中4例行椎板切除减压术,1例行前方减压术。椎管减压后超过 2/3 的患者神经功能可以恢复。

切缘阴性的整块切除是无转移脊柱尤因肉瘤局部治疗的首选方法(1B 级):与瘤内切除或单纯放疗相比,整块切除局部复发风险低,并可能提高长期生存率。Boriani 等报道了 27 例脊柱尤因肉瘤,总生存率为 40.7%,而 6 例行整块切除且切缘阴性的患者中 5 例长期无瘤生存,总生存率为 83.3%。Ulf 等报道了 7 例行整块切除的脊柱尤因肉瘤,5 例达到广泛切除,1 例边缘切除,1 例瘤内切除,随访 10~96 个月,5 例无瘤生存,1 例由于其他疾病死亡,1 例带瘤生存。李晓等报道整块切除可降低局部复发率,7 例中 1 例复发,2 例出现肺转移。分块切除 20 例,局部复发 8 例。但脊柱肿瘤整块切除技术要求高,容易出现大的并发症,死亡率可达 7.7%(0~7.7%),最常见的死亡原因为呼吸衰竭,术后并发症的发生率为 10%~30%,主要包括血管神经损伤、伤口预后不良、感染和内固定失败等,故采取整块切除应根据肿瘤的分期和患者的状况在专业的骨肿瘤中心进行。

脊柱尤因肉瘤是否采用瘤内切除尚存在争议(2B 级):瘤内切除相对于整块切除技术要求低,对脊柱稳定性影响小,多数医师可以实施,手术后局部症状可以很快部分缓解。但由于局部仍有肿瘤残留,局部复发率较整块切除高,术后需要进行辅助放疗。瘤内切除或边缘切除后辅助放疗是否比单纯根治性放疗更使患者获益尚存在争议。Vogin 等报道一组病例脊柱尤因肉瘤,56 例行手术切除,其中 R0 切除 11 例、R1 切除 8 例、R2 切除 37 例,术后 50 例行辅助放疗,与 19 例单纯行根治性放疗患者相比,前者局部控制率为 83%,后者为 74%,两者无统计学差异。Schuck 等观察了 111 例脊柱尤因肉瘤,单纯放疗组 75 例,局部控制率为 77.4%;手术结合放疗组 32 例,局部控制率为 81.3%,两组无统计学差异,47 例患者出现放疗相关的急性并发症。Indelicato 等报道了一组 27 例脊柱尤因肉瘤,其中 5 例在确诊时已有转移。单纯放疗 21 例,手术结合放疗 6 例,单纯放疗组平均放疗剂量为 55 Gy。肿瘤局部控制率在单纯放疗组为 84%,手术结合放疗组为 100%,两组无统计学差异。5 年总生存率分别为 50% 和 80%,无瘤生存率分别为 35% 和 69%,两组之间均无统计学差异。10 例患者(37%)出现严重并发症,其中 3 例与放疗相关,包括食管狭窄、顽固性恶心呕吐和膀胱肥大导致的双肾积水。Boriani 等报道 27 例脊柱尤因肉瘤,其中瘤内切除并辅以放疗的 11 例患者均死亡,而单纯放疗的 9 例中 5 例存活。但术后放疗与单纯放疗相比,由于瘤内切除后局部只有少量肿瘤残留,所需的放疗剂量低,低剂量放疗也降低了放疗相关的肉瘤变和放射性脊髓病的风险。

放疗在脊柱尤因肉瘤局部治疗中具有重要作用,瘤内切除或单纯椎板减压术后需行辅助放疗(1B 级):尤因肉瘤对放疗相对敏感,长期以来放疗在尤因肉瘤局部控制中占有重要的地位,单纯放疗所需剂量为 55~60 Gy,超过了脊髓的耐受剂量,易于引起放射性脊髓病。另外放疗可以导致脊柱畸形、软组织纤维化、挛缩和第二恶性肿瘤的发生风险。

多数学者对于肿瘤较大、侵及范围较广、无法手术的倾向于单纯放疗。放疗的范围为包括病变脊椎和其上下各一个脊椎。Marco 等报道 13 例单纯局部放疗的治疗结果:放疗剂量为 30~66 Gy,平均 48 Gy,5 年无瘤生存率为 49%,局部控制率为 77%。瘤内切除或单纯椎板减压术后由于局部有肿瘤的残留,需行术后辅助放疗,放疗的剂量一般低于 45 Gy,以降低放疗相关的脊髓病的发生,也可降低放疗相关的肉瘤发生的风险。放疗后局部复发的原因在于在放疗区域内有活的肿瘤细胞残存。Tellers 等通过尸解在化疗结合放疗的 20 例患者中 13 例发现肿瘤残留。

椎板切除减压术后或整块切除术后需进行脊柱稳定性重建(1B 级):单纯椎板减压术后易于发生远期脊柱的畸形和神经系统的并发症。Vogin 报道一组脊柱尤因肉瘤病例,在存活超过 5 年的患者中神经和脊柱畸形的并发症发生率分别为 32% 和 73%,而在儿童患者中,脊柱畸形的发生率可达 95%~100%。最常见的脊柱畸形为椎板减压术后的后凸畸形,其发生率为 40%~75%。单纯放疗可以导致椎体前方或一侧的楔形变,随后发生脊柱的侧弯或后凸畸形,其发生率为 10%~100%。脊柱尤因肉瘤行椎板减压术后的患者一般需行辅助放疗,已经行椎板减压术的患者再行放疗可导致严重的脊柱畸形。故在行单纯椎板切除减压后需行脊柱稳定手术,如椎板成形术或后外侧融合术并辅以外固定以预防脊柱畸形的发生,行全脊椎整块切除术的患者则应进行包括前柱在内的360°稳定性重建。

3. 骨盆/骶骨尤因肉瘤的外科治疗

(1)外科边缘(1B 级):建议采用国际抗癌联盟(UICC)手术切缘("R"切缘),因为多数患者需要考虑术后放疗。对于骨盆/骶骨的尤因肉瘤病例来说,在放疗或(和)化疗的基础上,为使患者获得更高的局部控制率以及更好的预后,首选外科初始治疗方案均为切缘阴性(R0 切除)的广泛切除,尽量避免囊内切除。

国际抗癌联盟手术切缘定义为:手术切缘镜下观察,R0 为无微小病灶残留,R1 为微小病灶残留,R2 为肉眼可见病灶残留。经多学科的协作治疗,骨盆/骶骨尤因肉瘤患者的 5 年生存率为 45%~75%,而四肢尤因肉瘤患者的 5 年无进展生存期、总体生存率以及局部控制率分别为 24.1%、43.5%~64.0%、55%。骨盆/骶骨尤因肉瘤患者的预后差,对于骨盆/骶骨的尤因肉瘤病例来说,无论病理分级如何,外科手术都首选切缘阴性的广泛切除。满意的外科边界可能降低局部复发的风险。Hoffmann 等报道的大样本对照研究长达 13 年的随访结果显示,接受外科手术的骨盆/骶骨尤因肉瘤患者,广泛切除使得无转移的入组治疗患者无进展生存率达到 60%,而边缘切除与囊内切除为 52%;广泛切除使得无转移的随访患者其无进展生存率达到 37%,而边缘切除与囊内切除为 0。尽量避免囊内切除,因为此种手术与单纯放疗相比并无获益。非常接近肿瘤的骨盆/骶骨尤因肉瘤 R0 边缘,也建议采用术后放疗。由于骨盆/骶骨的尤因肉瘤来源特性、解剖部位、放化疗敏感性等特征,NCCN 推荐的广泛切除的概念即为 R0 切除。局部治疗中手术切除是最佳方法;外科手术边界不足时应予以术后放疗;术后组织学反应不良时应考虑放疗(与放疗医师讨论)。

如果可能,切缘阴性的广泛切除是局部的最佳选择,局部放疗也是对局限性病变的局部控制方法,但是目前没有比较此两种方法的随机研究。合作性研究小组的尤因肉瘤局部控制方式的对比研究发现,局部控制手段(手术、放疗或手术加放疗)没有对总体生存率以及无进展生存率产生十分显著的影响。在 CESS86 临床试验中,虽然积极的手术和切除再加放疗后的局部控制率(分别为 100% 和 95%)较适形放疗(86%)更高,但因为外科手术后发生转移的风险更高,在无复发生存率或总体生存率方面没有显著提高。在

INT-0091 研究中,患者单独手术或放疗后局部控制失败的发生率是相近的(25%),但手术加放疗后的局部控制失败的发生率更低(10.5%)。5 年无事件生存率同样在组间没有显著差别(手术、放疗、手术加放疗组分别为 42%、52%、47%)。其他回顾性分析的数据表明手术(加或不加术后放疗)对于局限性病变的局部控制能力优于单纯放疗。1 058 例 CESS81、CESS86 及 EICESS92 临床试验联合分析表明手术(加或不加术后放疗)后局部控制失败率较适形放疗明显降低(分别为 7.5% 和 26.3%,$P=0.001$),而术前放疗组的局部控制率与手术组(5.3%)相当。由儿童肿瘤组开展的对于序贯性研究(INT-0091、INT-0154 和 AEWS0031)的回顾性分析表明:适形放疗与手术加放疗相比有更高的局部控制失败风险,但对远隔部位治疗失败没有影响。然而,对于手术边界不足的患者,术后应当给予局部放疗,以期提高局部控制率。当术后标本的组织学应答不良(即肿瘤细胞存活率>10%)时应与放疗科医师讨论是否予以术后放疗。

(2)复发、转移病例的处理(1B 级):建议对骨复发或转移病灶进行手术治疗或放疗。建议对单纯肺转移患者进行全肺放疗。

尤因肉瘤较易复发,单纯局部病灶患者的复发率为 30%~40%,存在原发转移以及播散的患者的复发率为 60%~80%。对于复发患者,目前发现唯一的预后因素是复发的时间:初始诊断 2 年以后复发者预后较好($P<0.000\ 1$)。而且,局部复发患者的 5 年生存率为 13%~30%,优于全身或者合并复发患者。对于复发性骨病灶,建议行手术切除和(或)放疗,部分患者可以从中获益。20%~25% 患者在诊断时已有转移(肺:10%;骨/骨髓:10%;上述两种部位或其他:5%),单纯肺转移患者预后优于骨转移患者以及同时肺转移、骨转移的患者,5 年无进展生存率分别为 29%、19% 和 8%($P<0.001$)。

对单纯骨转移患者建议行外科手术切除和(或)放疗,对肺转移患者进行全肺放疗可能会提高生存率。

(3)骨盆重建手术(1B 级):在术中条件允许的情况下应进行恢复肢体功能的骨盆重建。骨盆的功能是传导躯体的重量和参与构成髋关节。如果在肿瘤切除后,股骨-骶骨之间的骨连续性和髋关节的结构不完整,则需要进行重建。对于Ⅲ型或骶髂关节稳定性未受到影响的Ⅰ型切除,通常不需要重建。对于骶髂关节的稳定性受到影响的Ⅰ型或Ⅰ+Ⅳ型切除,需要进行重建,恢复骨盆环的连续性。骨盆恶性肿瘤切除后的功能重建是骨肿瘤医师的一大挑战,重建方法包括人工假体和骨水泥、马鞍式假体、病灶骨灭活或者辐照再植、近端股骨自体骨移植、同种异体骨移植以及带血管蒂的腓骨瓣移植等,国内王臻教授团队也提出了儿童及青少年尤因肉瘤"髋臼挽救"的概念。同种异体移植骨重建方法的优点在于能够重建复杂的骨盆骨结构,但是文献报道此种方法的并发症,如感染、异体骨吸收等发生率较高。而且可调式人工半骨盆假体的术后功能及并发症发生率均优于马鞍式假体。

(4)截肢手术的选择(1B 级):当体积巨大的骨盆软骨肉瘤累及主要血管、神经,或复发、放疗等因素造成局部软组织条件不良的情况下应选择截肢。局部控制可通过保肢或截肢来实现。对部分病例而言,截肢可能是达到这一目标的最佳选择。但是,能够合理保全功能,应选择保肢手术。保留髋臼患者 MSTS 评分高于髋臼切除的骨盆尤因肉瘤患者 MSTS 评分。截肢和保肢手术获得满意的外科边界的比例无统计学差异。

（5）切除技术与重建技术（1B 级）：建议采用数字导航技术以及数字化骨科技术（3D 打印模型与假体、3D 打印截骨导板）。

骨盆肿瘤导航手术便于骨盆区域深部骨性结构和肿瘤的观察，可以做到内植物的精确放置，减少并发症，避免因反复透视增加辐射危害。计算机导航侧重于术中影像学辅助肿瘤定位，引导切除肿瘤和骨盆截骨。计算机导航辅助肿瘤切除和个体化定制髋臼假体重建能够满足髋臼肿瘤精确切除和重建的要求，肿瘤切除彻底、髋臼重建满意、并发症发生率低、近期效果良好，是外科治疗恶性髋臼肿瘤的一种有效方法。3D 打印手术导板很好地适应了骨肿瘤手术个体化要求，可实现术前设计，不同 3D 打印技术制备的手术导板各有优势，需根据具体手术方式选择。

（6）腰骶稳定（1B 级）：建议对骶髂关系不稳的进行稳定性重建。

国内郭卫教授团队报道了新的骶骨恶性肿瘤的外科分区系统，对于低位骶骨（骶 2、3 间盘以下）的恶性肿瘤来说，外科切除后无须重建。高位骶骨（骶 2、3 间盘以上）恶性肿瘤切除后需重建骶髂关节连续性。也有其他研究支持这一结论。

（二）放疗

放疗是尤因肉瘤家族肿瘤局部治疗的重要手段之一，但尤因肉瘤单纯放疗后的长期生存率只有 9%，因此，需要全身化疗和局部治疗的综合治疗。目前认为主要的放疗适应证是：手术不能切除的肿瘤，如原发在盆腔和椎体的肿瘤；手术切除不彻底、切缘阳性或近切缘肿瘤。

1. 放疗的靶体积　20 世纪 50～60 年代的经验表明，靶区包括整个受累骨且给予原发肿瘤一个较高的局部补量后，骨髓腔的边缘和远端的复发率很低。为了降低放疗引起的并发症，Marcus 和 Hayes 等使用更小的照射野，肿瘤外放 3～5 cm 后，局部控制良好。小儿肿瘤组（POG）进一步前瞻性比较了全骨照射和受累野照射的疗效。结果这两种射野放疗后的无病生存率没有差别，因此，这种更局限的、只包括 2.0 cm 边界的射野已经成为多数学者接受的治疗方案。因此，根据现有的文献，放疗靶区的确定原则是：手术或化疗前 MRI 中所见的骨异常病变和软组织肿块作为 GTV，外放 1.5～2.0 cm 包括亚临床病灶构成 CTV。另外根据摆位的误差和患者的移动度进一步确定 PTV。但是若肿瘤在诊断时突入体腔，但化疗后肿瘤缩小使正常组织恢复到原来位置者，GTV 可不包括化疗前突入体腔的肿瘤。

术后放疗野需包括瘤床并外放足够的边界，然后对于手术切除不彻底者进一步缩野至残留肿瘤部位加量。肿瘤切除不彻底者射野包括整个手术切口是必要的。

2. 放疗的剂量　早期的研究显示，与放疗剂量小于 45 Gy 相比，放疗剂量为 50～60 Gy 时可获得较好的局部控制率。推荐的剂量是全骨髓腔放疗 40～45 Gy，然后局部补量至 55～60 Gy。但根据可获得的文献资料和 IESS（Intergroup Ewing's Sarcoma Group Study）积累的资料，当放疗的剂量大于 40 Gy 时没有发现放疗剂量和局部控制率之间存在明显的量效关系，而当放疗剂量大于 60 Gy 时也没有明显提高局部控制率，相反却使长期的治疗并发症明显增加。根据目前的研究证据,现在推荐的标准处方剂量是:肉眼可见肿瘤55.8 Gy,显微镜下残留病变50.4 Gy。原发椎体肿瘤的放疗剂量为45 Gy。常规分割1.8~2.0 Gy,每日1次。对于较小的肿瘤不推荐降低放疗剂量,当然肿瘤周围的正常组织在可能的情况下要尽量保护。

3. 放疗的技术　根据肿瘤所在部位和大小等不同采用不同的治疗技术,但总的原则是最大限度地控制肿瘤同时尽量减少与治疗相关的并发症。

对于四肢的肿瘤,如果能充分保护正常组织,常采用前后对穿野照射,当然必要时也可以采用斜野对穿或采用楔形板补偿技术。需特别提醒的是,要避免全周性照射,以减少四肢的水肿和功能障碍。对于原发在表浅部位如手足等处的肿瘤,可采用高能X射线和电子线混合照射。应采用合适的体位固定技术以保证良好的体位重复性。

对于原发在盆腔的肿瘤,要注意保护直肠、膀胱等正常组织。而对于原发于椎体的肿瘤除了要保护脊髓外,对于年龄小的患者,射野要包括整个椎体,同时尽量使整个椎体的照射剂量均匀,以减少畸形等治疗并发症的发生。射野可采用前后对穿或后斜野同时加用楔形板的技术。

近年来逐渐应用于临床的适形调强放疗技术能够更好地保护周围的正常组织和器官,也可以使靶区剂量分布更均匀,因此可望减少放疗的并发症,提高局部控制率。

尤因肉瘤放疗靶区实例见附图14。

(三)化疗

多数尤因肉瘤家族肿瘤患者最终失败于远处转移,提示多数患者存在隐匿的转移灶。这个发现预示着在尤因肉瘤的治疗中需常规包括全身化疗,正是由于全身化疗的应用使得从20世纪70年代以来尤因肉瘤的疗效有了显著的提高。

早期的研究已经证实了化疗在尤因肉瘤治疗中的重要性。多药联合的化疗方案,包括长春新碱、多柔比星、环磷酰胺和放线菌素D使得在诊断时非转移性患者的总生存率达到50%~75%。POG(Pediatric Oncology Group)和CCG(Children's Cancer Group)的研究比较了长春新碱、多柔比星、环磷酰胺和放线菌素D与这4种药物再加上异环磷酰胺和依托泊苷的疗效。结果显示5年无病生存率前者为54%,后者为69%($P = 0.000\,5$)。其他研究也证实加入异环磷酰胺后能够提高疗效。但是由于异环磷酰胺会对肾小管造成损伤。这使得它作为巩固化疗的地位受到挑战。在EICESS92的研究中,用环磷酰胺取代巩固化疗中的异环磷酰胺,结果显示两组失败的风险比为0.91($95\%\,CI,0.55~1.53$)。但是该项研究病例数较少,只有155例患者。随后开展了EW-ING99-R1研究,旨在比较在强化的诱导化疗后,在巩固化疗中是否可以用肾毒性较小的环磷酰胺取代肾毒性较大的异环磷酰胺。在2014年Le Deley报道了该研究的结果,共有856例患者入组,中位随访5.9年,3年无事件生存率两组分别为75.4%和78.2%,失败发生的风险比为1.12($95\%\,CI,0.89~1.41$),死亡的风险比为1.09($95\%\,CI,0.84~1.42$)。环磷酰胺组血小板减少症发生率较高(45%和35%),但是2~4级肾小管毒性低于异环磷酰胺组(16%和31%)。结果提示在巩固化疗中使用环磷酰胺代替异环磷酰胺有可能对疗效无显著影响,但是可以减少异环磷酰胺导致的肾小管损伤的发生率。

最近 R. B. Womer 在 2012 年报道了 COG 的高剂量强度化疗联合局部放疗及外周血干细胞营救的结果,结果提示高剂量强度化疗能进一步提高疗效。

(四)尤因肉瘤的局部控制治疗

手术切除及放疗是非转移尤因肉瘤患者最常用的局部控制方法。目前没有比较此两种方法的随机研究(1B 级)。

多中心研究显示,治疗非转移性尤因肉瘤患者时,局部控制手段的选择(手术、放疗或手术加放疗)没有对总体生存率或无事件生存率产生显著影响。在 CESS86 临床试验中,虽然根治性手术和手术加放疗后的局部控制率(分别为 100% 和 95%)较单纯适形放疗(86%)更高,但因为术后存在转移风险,总体生存率方面没有提高。在 INT-0091 研究中,患者单用手术或放疗后局部控制失败的发生率是相近的(25%),但手术加放疗后的局部控制失败发生率更低(10.5%)。5 年无事件生存率同样在组间没有显著差别(手术、放疗、手术加放疗组分别为 42%、52%、47%)。其他回顾性分析的数据表明手术(加或不加术后放疗)对于局限性病变的局部控制能力优于单纯放疗。1 058 例 CESS81、CESS86 及 EICESS92 临床试验联合分析表明手术(加或不加术后放疗)后局部控制失败率,较单纯适形放疗明显降低(分别为 7.5% 和 26.3%,$P = 0.001$),而术前放疗组的局部控制率与手术组(5.3%)相当。由儿童肿瘤组开展的回顾性分析(INT-0091、INT-0154 或 AEWS0031)表明:适形放疗与手术加放疗相比有更高的局部控制失败风险,但对远隔部位治疗失败没有影响。适形放疗可以作为对肿瘤部位难以手术广泛切除的一种有效治疗方法。一个针对 CESS81/86 与 EICESS92 研究中,治疗椎体尤因肉瘤患者的回顾性分析显示,适形放疗的局部控制率为 22.6%,与其他部位肿瘤接受适形放疗后的水平相当;5 年无事件生存率和总生存率分别为 47% 和 58%。对于接受化疗和适形放疗的非转移性尤因肉瘤患者,肿瘤大小和放疗剂量被证实可以用于预测局部控制率。

(五)原发肿瘤治疗

1. **根治性放疗** 应在 VAC/IE 化疗方案 12 周或 VIDE 化疗方案 18 周后开始。

(1)放射治疗范围和剂量:①肿瘤区(GTV)45 Gy 照射剂量,临床靶区 1(CTV1)扩大 1.0~1.5 cm,计划靶区 1(PTV1)再扩大 0.5~1.0 cm;②锥形下区(CD)覆盖病变骨范围,化疗后软组织区(GTV2)总量 55.8 Gy 照射剂量,CTV2 扩大 1.0~1.5 cm,PTV2 再扩大 0.5~1.0 cm;③化疗反应度<50% 肿瘤,考虑增加到总量 59.4 Gy 的增强剂量。

(2)术前放疗:对拟边缘切除肿瘤考虑术前放疗,对巩固性化疗患者同时进行。放射治疗范围和剂量:36~45 Gy 照射剂量对初始 GTV,扩大 2 cm。

(3)术后放疗:术后 60 d 内开始放疗,对巩固性化疗患者同时进行。

(4)照射范围和剂量:①R0 切除。组织学反应差,即使边界切除充分,仍考虑放疗(GTV2:45 Gy 照射剂量。CTV1:扩大 1.0~1.5 cm。PTV1:扩大 0.5~1.0 cm)。②R1 切除。GTV2 45 Gy 照射剂量,CTV1 扩大 1.0~1.5 cm,PTV1 再扩大 0.5~1.0 cm。③R2 切

除。GTV2 45 Gy 照射剂量,CTV1 扩大 1.0 ~ 1.5 cm,PTV1 再扩大 0.5 ~ 1.0 cm,继续对残余病灶行 CD 照射,GTV2 总量 55.8 Gy 照射剂量,CTV2 扩大 1.0 ~ 1.5 cm,PTV2 再扩大 0.5 ~ 1.0 cm。

(5)半胸照射:原发于胸壁合并胸膜受累 15 ~ 20 Gy(1.5 Gy/fx),继续对原发病灶行 CD 照射(最终剂量以切除边缘为基础)。

(6)转移病灶治疗:全肺照射后行彻底化疗/转移灶切除:①14 岁以下患者 15 Gy (1.5 Gy/fx);②14 岁以上患者行 18 Gy。目前 COG 研究以年龄在 6 岁上下进行分层(12 Gy∶ 15 Gy)。

美国和欧洲的单中心及多中心合作临床研究表明,包含异环磷酰胺和(或)环磷酰胺、依托泊苷、多柔比星和(或)放线菌素 D、长春新碱的多药联合化疗对非转移性尤因肉瘤有效。术前的新辅助化疗可缩减肿瘤体积,增加完整切除并获得镜下阴性边缘的概率。外科切除术后辅助化疗可提高大部分患者的 RFS 和 OS。

IESS-Ⅰ和 IESS-Ⅱ证明,在病灶局限的、非转移性患者中,放疗联合 VACD 方案辅助化疗(长春新碱、放线菌素 D、环磷酰胺和多柔比星)比 VAC 方案(长春新碱、环磷酰胺和多柔比星)疗效好。其 5 年 RFS 分别为 60% 和 24%(P<0.001),相应的 OS 分别为 65% 和 28%(P<0.001)。

对于初治无转移的尤因肉瘤患者,在标准方案的基础上可单独加用异环磷酰胺或同时联合依托泊苷。在儿童癌症协作组(POG-COG)的研究中(INT-0091),共 398 例非转移性 ESFT 患者随机接受共计 17 周期 VACD 或 VACD-IE(VACD-异环磷酰胺+依托泊苷)方案化疗。5 年 EFS VACD-IE 组显著高于 VACD 组(分别为 69% 及 54%,P = 0.005)。5 年 OS VACD-IE 组也显著提高(分别为 72% 及 61%,P=0.01)。无论局部治疗方式如何,与 VACD 组相比,VACD-IE 组局部复发率更低(分别为 30% 和 11%);5 年累积局部控制失败率在 VACD 组为 30%,VACD-IE 组为 11%。

VAC-IE 方案中烷化剂剂量的提高不能改善非转移性患者的预后,但缩短化疗间期可改善非转移性患者的预后。在一项针对 50 岁以内非转移性尤因肉瘤(n=568)的随机临床试验中,Womer 等报道 VAC-IE 2 周方案比 3 周方案更有效,且药物毒性没有增加;两组患者 5 年 EFS 分别为 73%、65%。

研究发现,对于初治即有转移的患者,加用异环磷酰胺/依托泊苷并不能改善其预后。在 INT0091 试验中,共 120 例转移性患者,VACD-IE 组与 VACD 组在 EFS 和 OS 均无显著区别。二者 5 年 EFS 均为 22%,5 年 OS 在 VACD-IE 组为 34%,在 VACD 组为 35%。在 68 例患者中(44 例非转移性,24 例远处转移),Kolb 等报道 4 年 EFS 和 OS 分别为 82% 和 89%,其中非转移性患者接受密集化疗[多柔比星和长春新碱和(或)大剂量环磷酰胺]并加用异环磷酰胺和依托泊苷。在远处转移患者中,相应的生存率为 12% 和 18%。Miser 等也报道了在转移性尤因肉瘤/PNET 患者中的类似情况。

EICESS-92 试验旨在探索在标准危险度尤因肉瘤患者(小的局限性肿瘤)中环磷酰胺是否与异环磷酰胺有类似的疗效,以及在高危患者(肿瘤体积大或初治即有转移)已使用异环磷酰胺的基础上再加用依托泊苷能否提高生存率。标准危险度患者被随机分配,在 VAIA(长春新碱、放线菌素 D、异环磷酰胺和多柔比星,$n=76$)后接受 VAIA 或 VACA(长春新碱、放线菌素 D、环磷酰胺和多柔比星,$n=79$)。VACA 组和 VAIA 组的 3 年 EFS 分别为 73% 和 74%,说明在此类型患者中,环磷酰胺与异环磷酰胺疗效相当。

高危组患者被随机分配至 VAIA 组以及 VAIA 加依托泊苷(EVAIA 组),3 年 EFS 在两组患者中无明显差异(EVAIA 组为 52%,VAIA 组为 47%)。但有证据表明,加用依托泊苷的非转移性患者($P=0.18$)比转移性患者获益更多($P=0.84$)。

作为对 EICESS92 试验的随访,Euro-EWING 99-R1 试验评估了 856 例标准危险度的尤因肉瘤患者使用 VIDE(长春新碱、异环磷酰胺、多柔比星、依托泊苷)后,联用长春新建和放线菌素 D 时以环磷酰胺代替异环磷酰胺(VAC vs VAI),VAC 方案相对于 VAI 方案并无统计学优势,但时间发生率稍低(3 年 EFS 降低 2.8%)。发生严重血液学毒性的患者比例在 VAC 组略高,但 VAI 组患者肾小管功能损伤更为显著。

2. 大剂量化疗后行干细胞移植　大剂量化疗后行干细胞移植(HDT/SCT)在非转移性及转移性 ESFT 患者中均有评估。HDT/SCT 在未转移性患者中可提高生存率。但是针对转移性患者的研究得出相反结论。

EURO-EWING 99 是第一个大型随机临床试验,旨在评估 6 周期 VIDE 的多药联合方案,局部治疗[手术和(或)放疗],和 HDT/SCT 在 281 例初治转移性尤因肉瘤患者中的疗效。在中位随访 3.8 年后,全部患者 3 年的 EFS 和 OS 分别为 27% 和 34%。HDT/SCT 后获得完全或部分缓解的患者,其 EFS 分别为 57% 和 25%。患者年龄、肿瘤体积、疾病进展程度都是相关危险因素。由于非移植组早期偏倚较大(82% 未进行 HDT/SCT 的患者在平均 1 年内死亡),HDT/SCT 对预后的影响没有得出最终结论。

所有尤因肉瘤患者均采取以下方案治疗:初始诱导化疗后接受局部控制治疗[手术和(或)放疗]和辅助治疗。

初始治疗包括多药化疗以及粒细胞集落刺激因子支持,至少 12 周。已有转移灶的患者根据化疗反应可以适当延长初始诱导化疗周期。VAC/IE(长春新碱、阿霉素和环磷酰胺与异环磷酰胺和依托泊苷交替)是局部尤因肉瘤的首选方案,而 VAC(长春新碱、阿霉素和环磷酰胺)是有转移灶患者的首选方案。

初始治疗后应根据病变部位 MRI 和胸部检查再分期。根据初始诊断时所用的影像学技术,PET 扫描和(或)骨扫描也可以用于再分期。初始治疗后患者维持稳定状态或肿瘤缩小应进行局部控制治疗。局部控制治疗方法包括局部切除、适形放疗,甚至截肢。局部控制方法的选择应个性化,根据肿瘤位置、大小、对化疗的反应、患者年龄、功能预期来制定。

无论手术切缘如何,建议对所有患者进行术后辅助化疗。强烈建议广泛切除后的化疗持续时间为 28~49 周,根据方案和剂量制定具体时间。对于切缘阳性或外科边缘非常邻近的患者,建议在化疗的基础上增加术后放疗。Denbo 等最近报道在小体积肿瘤(<8 cm)及切缘阴性的患者中,可以不采用术后放疗而总体生存率无降低。接受辅助放疗患者的 15 年预计总体生存率为 80%,未经辅助放疗的患者为 100%。本指南建议对广泛病灶切除及切缘阴性患者单用辅助化疗(1B 级)。

初始治疗后的进展性疾病的最好治疗方法是对原发病灶进行放疗和(或)手术,之后采取化疗或最好的支持性治疗。

(六)复发或难治性疾病

30%~40% ESFT 患者会复发[局部复发和(或)远处转移],预后很差。首次复发的间隔时间越长,患者的生存机会越大。晚期复发(首诊后≥2年)、只有肺转移、可以用积极性手术切除的局部复发和密集化疗是最有利的预后因素,而有肺部和(或)其他部位转移的早期复发(首诊后<2年)、局部及远处都有复发、首诊 LDH 升高以及首次即有复发被认为是不良预后因素。在一个近期的回顾性分析中,初次复发的部位及间隔时间对于成人局限性尤因肉瘤患者来说是重要的预后因素。局部和远处复发患者的复发后5年预计生存率分别为50%和13%。晚期复发患者的复发后5年预计生存率显著高于早期复发患者。

有临床试验评估联合异环磷酰胺与依托泊苷(加或不加卡铂)治疗复发或难治性肉瘤患者效果。在一个Ⅱ期研究中,对于儿童及年轻人的复发性肉瘤患者采用异环磷酰胺及依托泊苷联合治疗在可接受的毒性范围内有明显效果。由儿童肿瘤组开展的Ⅰ/Ⅱ期研究表明,复发性或难治性肉瘤患者的总体反应率为51%;1年及2年的总体生存率分别为49%和28%。肿瘤有完全或部分反应的患者的总体生存率明显提高。

不以异环磷酰胺为基础的化疗方案在复发性或难治性骨组织肉瘤患者中也显示有效。多西他赛与吉西他滨联合被证实有很好的耐受性,治疗后患有难治性骨组织肉瘤的儿童及年轻人的总体客观反应率为29%;中位反应持续时间为4.8个月。拓扑异构酶Ⅰ抑制剂(拓扑替康和伊立替康)与环磷酰胺与替莫唑胺联合治疗复发或难治性骨组织肉瘤时有可观的反应率。对54例复发或难治性肉瘤患者,环磷酰胺和拓扑替康在44%患者中展现了治疗反应(35%患者完全反应,9%部分反应)。在中位随访时间23个月后,26%患者位于持续性缓解期。对患有复发性或进展期尤因肉瘤患者的回顾性分析中,伊立替康和替莫唑胺治疗后的总体客观反应率为63%。所有可评估患者(20例)的肿瘤进展中位时间(TTP)为8.3个月(复发患者为16.2个月)。与诊断后两年内复发和诊断时即有转移的患者比较,两年初次缓解和原发局限性肿瘤患者的中位 TTP 更好。复发或难治性尤因肉瘤患者对长春新碱、伊立替康与替莫唑胺联合用药的反应好且耐受性好,总体反应率为68.1%。

总之,复发或难治性患者的治疗方法包括参加临床试验和化疗(加或不加放疗)。ESFT 有时会出现延迟复发,采用以前有效的治疗方案可能有作用。所有复发和转移的患者均应考虑参加研究新型治疗方法的临床试验。

八、预后因素

非转移性尤因肉瘤经合理治疗后的长期生存率可以达到80%。但其预后受到多种因素的影响。传统意义上,尤因肉瘤患者根据患者的年龄、肿瘤的大小、位置、侵犯的范围、诊断时有无远处转移以及血清乳酸脱氢酶水平来评估预后。患者的年龄大于14岁、肿瘤较大(直径大于8 cm或体积大于100 mL)、原发肿瘤位于盆腔、原发肿瘤周围软组织有受侵以及诊断时即有远处转移和血清乳酸脱氢酶的升高均是不良的预后因素。

首程化疗后肿瘤在影像和组织学方面的反应是一个明显反映预后的因素。组织反应差则预后就差,而肿瘤完全或接近完全缓解则预后要明显的好,5年的无病生存率达84%~95%。

维也纳和纽约的研究都证实在非转移性患者中,*EWS-FLI1* 的融合转录是一个明显的疗效预测因素,两个研究的结果非常相似,5年的无病生存率在转录Ⅰ型约为70%,而所有其他融合转录类型的5年的无病生存率为20%。几乎2/3的患者属于Ⅰ型融合转录。不过在这个指标用于患者的分层治疗前还需要进一步前瞻性研究,以证实它的有效性。

第六节　骨巨细胞瘤

骨巨细胞瘤是一种具有局部侵袭性的原发于骨的良性肿瘤。在2013版WHO骨肿瘤分类中将骨巨细胞瘤归入介于良性和恶性肿瘤之间的交界性肿瘤。骨巨细胞瘤好发于年轻人。其自然病程为进行性的骨质破坏,最终导致关节畸形及功能障碍。手术是主要治疗模式。骨巨细胞瘤有潜在局部复发倾向。肺转移偶有报道,即使患者出现远处转移,也很少会进展到影响生命的程度。

一、流行病学

骨巨细胞瘤是亚洲国家人群较为常见的一种具有侵袭性的交界性骨肿瘤,在中国占原发骨肿瘤的20%,在西方国家占5%~8%。好发年龄为20~45岁,一般不会发生于骨骼尚未发育成熟的患者,因此,对于小于20岁(尤其是小于18岁)的患者诊断骨巨细胞瘤应十分慎重。在西方国家该病女性患者稍多见,占51.5%~60.0%,而在中国是男性患者稍占多数。

二、组织病理学

在1818年Astley Cooper第一次描述了这种骨肿瘤,在后来的100多年中科学家们一直争论这种巨细胞的组织学起源,它到底是肿瘤、感染或是炎症。

Bloodgood在1912年首先使用骨巨细胞瘤来命名这种疾病,在1940年Jaffe将骨巨细胞瘤定义为起源于骨髓组织的单核基质细胞,而非巨细胞本身。由卵形的基质或梭形细胞组成,其间点缀着多核细胞。许多肿瘤都会含有巨细胞,如动脉瘤样骨囊肿、非骨源性纤维瘤、巨细胞修复性肉芽肿、色素沉着绒毛性滑膜炎、成软骨细胞瘤、组织细胞性纤维瘤、骨髓瘤、未分化肉瘤等。通过病理组织学检查可以将骨巨细胞瘤从其他疾病中区分开。

在1961年Schajowicz提出了一个病理组织学的依据。

1. 大体标本表现　病变为实性的境界清楚的偏心性骨质破坏区。病变组织质地柔软呈鱼肉样外观,颜色从灰色到浅红色或暗红色出血后表现。肿瘤本身被细的结缔组织或骨分割,周围包绕着薄壳样骨组织。在晚期,骨巨细胞瘤中会发现小的浅红色或褐色腔隙,提示肿瘤本身有坏死。较大肿瘤通常会超出骨皮质侵犯周围的软组织。

2. 组织学表现　肿瘤组织由增殖的圆形、卵圆形、多角形或细长梭形的单核细胞,以及均匀分布其间的数量众多、体积较大的破骨细胞样巨细胞组成。这些巨细胞通常含有 50 ~ 100 个细胞核。巨细胞表现为圆形煎蛋样,细胞核位于细胞中间,胞质嗜酸性。

单核基质细胞的核与巨细胞的核形态相似,染色质疏松,有 1 ~ 2 个小核仁,胞质界限不清,细胞间含有少量胶原,可见到核分裂象,但没有病理性核分裂。

骨巨细胞瘤还可出现以下各种继发改变,如出血、坏死及纤维组织细胞和泡沫细胞增生,有时也可见局灶性反应骨,可能与小范围的骨皮质破坏有关。且常出现在病损周围,尤其在软组织复发或肺转移灶中。部分骨巨细胞瘤可合并动脉瘤样骨囊肿。

三、临床表现

1. 好发部位　骨巨细胞瘤多为单发病变,好发于四肢长骨末端,即骨骺或干骺端,占 75% ~ 90% 。好发部位依次为膝关节附近(股骨远端、胫骨近端)、股骨近端、桡骨远端、胫骨远端。不太常见的部位为骶髂关节。也可见于扁骨,约占骨巨细胞瘤的 5% ,常见的扁骨侵犯部位为骨盆。

2. 症状和体征　局部疼痛和触觉敏感是主要症状。一些患者有可见或可触及的肿块。在邻近关节部位的骨巨细胞瘤还可伴有关节腔积液,导致关节活动范围缩小或活动相关的疼痛。约 10% 的患者有病理性骨折。偶然 X 射线检查而发现确诊的骨巨细胞瘤非常罕见。病程从数周至数月不等。

四、病理

骨巨细胞瘤是交界性肿瘤,罕见转移或导致患者死亡。但是确有少部分患者会发生远处转移,最常见的远处转移部位是肺,肺转移发生率为 1% ~ 4% 。脊柱发生的骨巨细胞瘤发生肺转移的风险要高于四肢的患者,有报道前者肺转移发生率为 13.5% 。复发患者更易出现肺转移,其风险为无复发患者的 6 倍。肺转移发生的时间一般在确诊后 3 ~ 4 年,发生肺转移后虽然总体疾病进展缓慢但是仍有 14% ~ 25% 的患者死于肿瘤。

骨巨细胞瘤有潜在转化为恶性肿瘤的风险,主要恶变为 3 种病理类型:恶性纤维组织细胞瘤、纤维肉瘤或骨肉瘤。恶变发生率为 5% 左右。

多发性骨巨细胞瘤为 2 个或更多的相互独立的有组织学证实的骨巨细胞瘤。临床少见,1950—2002 年只报道 48 例。多发性骨巨细胞瘤可以分为同时性发生和异时性发生。同时性发生的骨巨细胞瘤是指就诊时即发现多个病灶,或在初次诊断后 6 个月以内发现第二个病灶。异时性定义为第二个骨巨细胞瘤诊断的时间距离初次诊断骨巨细胞瘤间隔时间大于 6 个月。多发性骨巨细胞瘤倾向于发生于较为年轻的患者,中位年龄为

21岁。女性更多见,女性与男性之比为2:1。同时性比异时性多见。局部复发率、肺转移率和恶性转化率与单发骨巨细胞瘤相似。多发性骨巨细胞瘤为排除性诊断,每一个骨巨细胞瘤病变均需活检与其他肿瘤鉴别。

五、诊断

(一)病史和体格检查

初始检查应包括病史、体格检查、原发病灶充分的影像学检查(X射线、CT和MRI)。CT有助于确定骨皮质破坏范围,而评估肿瘤侵犯周围软组织及神经血管时首选MRI。CT和MRI增强扫描还可提供肿瘤的血供信息。骨扫描检查可用于排除多中心骨巨细胞瘤。PET或PECT是一种可选择的影像学技术,已应用于治疗前分期、监测肿瘤进展速度和评估辅助治疗疗效。胸部影像学对确定有无转移性病灶很重要。血清钙、磷水平和甲状旁腺激素水平测定可用于甲状旁腺功能亢进性棕色瘤的鉴别诊断(1B级)。

(二)活检

活检是明确诊断的最重要手段,尤其在与甲状旁腺功能亢进性棕色瘤进行鉴别时。如活检结果提示恶变,应按照骨肉瘤的治疗方案处理。切开活检和穿刺活检(粗针或针吸)是骨与软组织肿瘤诊断的两种方法。切开活检是最准确的方法,它可以提供较多的标本来进行免疫组织化学或细胞遗传学检查。但是,切开活检需要在手术室进行全身麻醉或区域麻醉。穿刺活检可以在局部麻醉下进行,需要或不需要镇静。当获得标本充分的时候,穿刺活检可作为切开活检的另一种选择,其诊断准确率为88%~96%。随着影像学技术的发展,影像学定位下的穿刺活检越来越多地在诊断原发性和继发性骨肿瘤中得到应用。活检应该在患者将会接受进一步治疗的中心进行。活检时,应妥善固定病变骨,采取适当的措施防止病理性骨折的发生。活检的实施对于保肢手术非常重要,如果活检不当将会影响患者的预后。如果活检瘢痕在肿瘤切除时没有整块切除,切开活检和穿刺活检有可能导致肿瘤局部复发,这与活检通道的肿瘤播散有关。穿刺活检的肿瘤播散风险低。然而,穿刺活检和切开活检的原则一样。在计划活检路径时,应保证活检带在计划切除的范围内,使得手术时其切除范围可与原发性肿瘤一样,达到同样的广泛边缘切除。

(三)影像学表现

1.X射线表现 X射线检查是四肢骨巨细胞瘤的首选检查手段。典型X射线表现为发生于成熟长骨骨端的偏心性、溶骨性、膨胀性病变,大多伴有皂泡样改变。溶骨性病变的边界清楚,可以延伸到关节软骨下方。皂泡样改变是骨巨细胞瘤的典型表现,但并非是特征性表现,出现率为50%~67%。骨巨细胞瘤横向破坏大于纵向,无硬化,病变与正常骨组织交接处可有骨膜增厚,但极少有骨膜反应,除非出现病理性骨折。

2.CT表现 CT影像较X射线更为全面、细致,对显示细微骨皮质破坏可提供更多的信息,评价侵犯范围优于 X 射线。典型 CT 表现:长骨干骺端或骨骺处偏心性、膨胀性、溶骨性骨质破坏,骨皮质变薄,有骨壳形成,连续性完整或呈栅栏状中断;无骨膜反应;肿瘤边缘可有轻度或中度硬化;86% 以上的肿瘤内可见短小的骨嵴,大多为小于 5 mm 的短小骨嵴,不会贯穿整个病变;约 40% 左右的患者表现为软组织肿块,突出的软组织肿块的边缘通常无骨壳包绕,密度均匀且边缘清楚。一般病变的 CT 值为 20 ~ 70 Hu。约 40% 的病例 CT 图像中有高密度的出血区或"液-液"平面的出现。此为骨巨细胞瘤合并动脉瘤样骨囊肿所致。

3. MRI 表现　MRI 表现不具有特异性,对于细小骨质改变的显示不如 X 射线和 CT,但是 MRI 具有较好的软组织分辨率和多平面成像的特点,其优势在于可以准确显示病变的侵犯范围,确定肿瘤的骨内、骨外、关节内、椎管内和周围软组织的侵犯情况,有助于肿瘤的分期,并且在治疗后的随诊中对于肿瘤复发的显示优于 X 射线和 CT。典型磁共振表现为长骨骨端偏心性达关节软骨下的异常信号区。T_1 加权成像为中等信号,T_2 加权成像表现为中、高等信号混杂。可出现"液-液"平面(和 CT 相比,在磁共振中 GCT 的"液-液"平面出现率更高)。肿瘤的边缘有一相对比较规则的 T_1 加权成像及 T_2 加权成像均为低信号的线状影,是由于骨质硬化引起的。

六、鉴别诊断

1. 骨囊肿　以 10 ~ 15 岁年龄段多见,见于骨骺闭合前,平时无症状,多因骨折后而来就诊。多发于肱骨、股骨上端(于干骺端或骨干)。常见 X 射线表现为边界清楚,稍有硬化,多无移行带的骨质破坏区,其长轴与骨干平行,有骨嵴多无"皂泡征",骨折后平片可见骨折线掉入腔内为一特征征象。CT 表现为水样密度,骨质变薄,但完整可见规则的骨质硬化,无软组织肿块。磁共振为均匀的 T_1 加权成像低信号 T_2 加权成像高信号,无软组织肿块。继发性出血时 CT 可见高密度区,T_1 加权成像高信号区及"液-液"区。

2. 动脉瘤样骨囊肿　90% 发生于 20 岁以下的青少年,多有外伤史,发病在股骨上端、椎体附近、近骨端的骨干部,一般不累及骨骺,也可表现为偏心性、膨胀性骨质破坏,但偏心性不如骨巨细胞瘤明显。X 射线表现为骨皮质变薄如蛋壳状,其中偏心性表现为骨皮质旁的膨胀骨质破坏如"吹气球"样,常有"皂泡征",无软组织肿块形成。CT 检查有助于显示骨皮质的完整性,扫描可看到囊肿内"液-液"平面,增强后为均匀、带状的边缘性及病灶间隔强化。此病"液-液"平面分布的范围更广,形态更均匀。如果溶骨性病变 GT 值小于 20 Hu 倾向于为动脉瘤样骨囊肿。

3. 软骨母细胞瘤　多发病于 20 岁以前的青少年,好发于骨骺,肿瘤内有钙化斑点,有利于鉴别。X 射线示骨质破坏区内可见明显钙化和骨化影,周围可见反应性骨质增生、硬化。

七、分期

骨巨细胞瘤为交界性肿瘤,有专门的分期系统。目前临床应用的评价系统主要包括

Enneking 分期和 Campanacci 分级。

1. Enneking 分期　Ⅰ期(占15%),生物学处于静息状态无侵袭性肿瘤;完全局限于骨内,无症状,影像检查病变无活性,组织学为良性。Ⅱ期(占70%),病变处于活跃状态,呈缓慢生长,病变局限于骨间室内,有临床症状,常伴有病理性骨折,组织学为良性;Ⅲ期(占15%),侵袭性病变,生长较快,突破骨皮质,间室外生长,形成软组织肿物,可能发生转移,组织学为良性。其对手术方法的选择及术后复发率的预测作用有限。

2. Campanacci 分级　以骨巨细胞瘤影像学表现为依据,分为3级:Ⅰ级,边界清晰,皮质完整,或皮质轻度变薄,无畸形,反应骨较薄;Ⅱ级,边界相对清晰,皮质变薄、膨胀,但完整;Ⅲ级,骨皮质破坏,软组织受累及。根据 Campanacci 分级指导手术方案的选择。

3. Hu-Chen Giant Cell Tumor Scale(简称 HC 骨巨细胞瘤评分)　根据骨巨细胞瘤的数字化三维形态学特征创建的骨肿瘤临床评分系统(表3-4),满分为12分。评分因素包括病理性骨折、骨皮质影响、肿瘤体积、肿瘤与关节面的距离、关节面破坏面积的百分比。根据每项指标的不同表现分别评为0、1、2或3分,然后各项指标得分相加。其临床应用效果还需要进一步研究。

表3-4　HC 骨巨细胞瘤评分系统

项目		评分
病理性骨折	无	0
	有,无移位	1
	有,伴移位	2
骨皮质影响度	未侵袭骨皮质	0
	骨皮质变薄、但完整	1
	突破骨皮质生长	2
肿瘤体积	<60 mL	0
	60~200 mL	1
	>200 mL	2
肿瘤与关节面距离	>3 mm	1
	<3 mm	2
关节面破坏面积百分比	<25%	1
	25%~50%	2
	>50%	3

八、治疗

骨巨细胞瘤以手术治疗为主,根据 Campanacci 分级、肿瘤侵犯范围以及是否有病理性骨折等因素,选择不同的手术方式,包括病灶内刮除术加/不加骨腔隙内填充化合物或移植骨、扩大切除加同种/异体骨移植/人工关节做功能重建。对于手术不能切除,或者拒绝手术的患者,可以选择放疗,放疗是一种非常有效的治疗骨巨细胞瘤的方法。

(一)手术

Meyerding 最早提出了骨巨细胞瘤手术治疗的原则,一直应用到现在。手术原则包括两部分:第一,完整肿瘤切除包括病灶内刮除术或肿瘤广泛切除术;第二,在切除术后骨腔内植入骨或骨替代物做功能重建。

扩大的病灶内刮除术适用于病灶较小,骨破坏范围小于半侧髁,关节软骨下骨皮质完整,初次手术,Campanacci 分级Ⅰ、Ⅱ级,Enneking 分期静止性、活跃性的病例。病灶内刮除术是一种治疗骨巨细胞瘤的传统方法。单纯病灶内刮除术后的局部复发率高达20%~50%。病灶内刮除术后加自体骨移植的局部复发率仍然很高,Larsson 报道 53 例膝关节附近的骨巨细胞瘤接受病灶内刮除术加自体骨移植,有 42% 的患者在随访 2 年内出现局部复发。

根据这些早期的研究结果人们认为骨巨细胞瘤做单纯病灶内刮除术是不够的。随后开展了扩大的病灶内刮除术,即在病灶内刮除术后,应用高速磨钻将病灶内受侵骨质磨除,然后应用脉冲冲洗和应用化学制剂(如骨水泥、苯、乙醇或氧化锌)处理瘤腔。骨水泥可作为骨的填充物和支撑物,还可利用其单体的毒性和聚合时产生的热量导致骨周围 3 mm 区域细胞发生坏死,起辅助杀灭肿瘤的作用。苯酚可以导致蛋白质凝固、DNA 损伤和细胞坏死,也起到辅助杀灭肿瘤的作用。乙醇或氧化锌也可以起到相似的作用。文献报道病灶内刮除加辅助治疗后的局部复发率较单纯病灶内刮除术明显降低,为13%~27%。

A. H. Kivioja 2008 年报道 194 例接受病灶内刮除术患者,147 例术腔使用骨水泥填充,47 例术腔使用移植骨填充,局部复发率分别为 22% 和 52%($P=0.001$)。Ghert 2002 年报 75 例病灶内刮除术加术腔填充骨水泥局部复发率为 13%。M. Balke 2008 年报道 214 例接受病灶内刮除术加骨水泥,高速磨钻或过氧化氢辅助治疗后能显著降低复发率。

W. T. Becker 2008 年报道 384 例骨巨细胞瘤患者,78 例接受扩大切除,306 例接受病灶内切除,其中 103 例没有辅助化学制剂,102 例加骨水泥,74 例病灶内刮除后苯酚处理后加骨水泥,还有 27 例病灶内刮除术后用其他毒性物质处理术区。结果显示单纯病灶内刮除术患者的局部复发率为 49%,病灶内刮除术加骨水泥组为 22%,苯酚处理后加骨水泥为 27%,苯酚或其他毒性物质处理术区的复发率为 15%。

C. L. Gaston 2011 年报道 330 例接受病灶内刮除术患者,其中 84 例辅助术腔填充骨水泥。结果显示单纯病灶内刮除术患者局部复发率为 29.7%,加骨水泥后复发率降至14.3%。

瘤段切除人工关节置换适用于病灶较大,骨破坏范围超过半侧髁,关节软骨下骨皮质不完整,关节不能保存,广泛骨皮质受侵,软组织受侵及多次反复复发患者。通常为CampanacciⅢ级,或 EnnekingⅢ期的侵袭性病变。也适用于发生腓骨近端、尺骨远端或髂骨翼的可以牺牲骨的部位,切除该部位骨组织不会对功能和外观有明显影响。

瘤段完整切除术后的局部复发率低,一般报道小于10%。关节功能基本能够保存。

Campanacci 1987 年报道 58 例做扩大切除患者没有局部复发。F. M. Klenke 2011 年报道扩大切除者复发率为 5%。X. C. Yu 2010 年报道了 19 例膝关节附近的骨巨细胞瘤行瘤段切除术加人工关节置换术的疗效,中位随访时间为 10 年,无局部复发。T. J. Pazionis 2013 年报道的一项研究,对发生于桡骨远端的骨巨细胞瘤做了系统回顾和 Meta 分析。该研究共包括来自 6 个已发表文献的 141 例患者,其中 60 例接受瘤段切除术,81 例接受病灶内刮除术。结果显示做瘤段切除患者只有 8% 出现局部复发,而病灶内刮除术患者有 31% 出现复发。瘤段切除术加人工关节置换术治疗骨巨细胞瘤能取得良好的局部控制率,但是对关节功能有一定影响,同时人工关节会有一定的远期不良反应。

T. J. Pazionis 2013 年报道的系统回顾和 Meta 分析显示桡骨远端骨巨细胞瘤做瘤段刮除术后的远期关节功能评价为"一般",而做病灶内刮除术患者为"很好"。X. C. Yu 2010 年报道的 19 例膝关节附近骨巨细胞瘤做瘤段切除术加人工关节置换的长期随访结果显示,关节功能基本保存。近期不良反应轻微,但有明显的远期不良反应,主要为假体松动(6 例)、关节活动范围缩小(21.1%)、患侧肢体长度变短(50%)。

综上所述,骨巨细胞瘤的手术方式的选择需要结合病变部位、侵犯范围、关节影响情况、是否有病理性骨折、患者对手术的接受程度等诸多因素而决定。

1. 四肢病灶的外科治疗

(1)手术方式与预后:手术是肢体骨巨细胞瘤主要治疗手段。常用的手术方式包括:①病灶内刮除术;②边缘或广泛切除术;③若原发病灶在掌、指(趾)骨,保留骨骼的手术操作难度大,复发率较高,可考虑截指(趾)治疗。

病灶内刮除术是最常用的手术方式,该术式在清除肿瘤的同时,最大限度地保全了骨关节结构和功能,但复发率较高,部分文献报道可达 12%~65%。部分研究发现肿瘤分期是导致局部复发的危险因素。Prosser 等报道了 137 例以刮除术为主要治疗方式的患者,其局部复发率为 19%。其中 Campanacci Ⅰ~Ⅱ级肿瘤的复发率仅为 7%,而伴有骨外累及的 Campanacci Ⅲ级肿瘤的复发率为 29%。郭卫等报道使用病灶内刮除术治疗 Campanacci Ⅰ~Ⅱ级,Enneking 静止期或活跃期的 96 例四肢骨巨细胞瘤,局部复发率为 11.9%~13.5%。因此,目前对于Ⅰ~Ⅱ级骨巨细胞瘤建议采取刮除术(1B 级)。

边缘或广泛切除术可明显减少骨巨细胞瘤复发,复发率为 0~12%,但常导致较差的术后功能以及更高的并发症发生率。广泛切除术主要应用于Ⅲ级或其他方式无法切除的肿瘤;也适用于腓骨近端、桡骨和尺骨远端的骨巨细胞瘤以及其他非承重骨的骨巨细胞瘤;另外对于恶性骨巨细胞瘤,广泛切除术也是比较适宜的方法。郭卫等报道使用广泛切除术治疗 Campanacci Ⅲ级,Enneking 侵袭性的 32 例四肢骨巨细胞瘤,局部复发率为 6.1%(1B 级)。掌、指(趾)骨的骨巨细胞瘤极少见,但保留骨骼的手术操作难度大,复发率高,建议切除或截指(趾)治疗。Yokouchi 等报道掌、指(趾)骨的骨巨细胞瘤截指(趾)治疗后的病例均无复发(1C 级)。

(2)肿瘤刮除后局部病灶的辅助处理:病灶内刮除术是骨巨细胞瘤最常用的手术治疗方式,在行肿瘤刮除术同时,常辅以几种物理或化学局部处理,来消灭瘤腔壁残存的瘤细胞,包括高速磨钻、苯酚、液氮、氯化锌、过氧化氢等。这些措施使病灶边缘产生近似广泛刮除的坏死区域,达到彻底刮除目的(2B级)。

单纯病灶内刮除术联合植骨术后复发率高达30%~60%。Lizz等总结不同手术方法中骨巨细胞瘤复发情况的结果表明,肿瘤刮除术同时辅以其他物理或化学局部处理来消灭残存的瘤细胞,可明显降低复发率,达到较满意的治疗效果。局部复发率为10%~25%。Blackley对59例骨巨细胞瘤患者行病灶刮除术后用高速磨钻磨除瘤壁的方法,局部复发率仅为12%。Capanna等对138例骨巨细胞瘤进行局部刮除术及苯酚处理,局部复发率为19%。Malawer等对86例骨巨细胞瘤患者进行局部刮除术及液氮处理,局部复发率为8%。Zhen等对92例四肢骨巨细胞瘤患者进行病灶内刮除术及氯化锌处理,经过长达11年的随访发现有13%病例出现局部复发。Balke等对42例四肢骨巨细胞瘤患者进行病灶内刮除辅助高速磨钻、过氧化氢灭活、骨水泥填充后局部复发率为11%,明显低于无辅助灭活的病例。

(3)术后功能重建:肢体骨巨细胞瘤病灶内刮除术后,瘤腔可使用植骨或骨水泥填充,还可以联合接骨板内固定重建肢体功能。广泛切除术后造成的骨关节缺损,应进行复杂的个体化关节功能重建(2B级)。

病灶刮除灭活后填充物选择包括自体骨、人工骨、异体骨、骨水泥。文献报道采用高速磨钻+辅助病灶内刮除+异体骨移植的复发率为12%,高速磨钻+辅助病灶内刮除+骨水泥充填复发率为14%,两者复发率较为接近。病灶内刮除联合骨水泥充填在骨巨细胞瘤的治疗方面具有一定优势,因其费用低、术后恢复期短,而且X射线片上的低密度显影使肿瘤复发病灶极易识别。骨水泥聚合过程由于其本身材料细胞毒性以及聚合时释放的热量,可使瘤壁骨质深部2~3 mm产生坏死,起到抗肿瘤作用。目前,尚无大样本、前瞻、随机、对照研究比较不同填充物在局部刮除病灶后对于四肢骨巨细胞瘤的治疗效果。单纯填充适用于病骨最大破坏横截面在50%以下或者受累关节面的破坏在25%以下的骨缺损。对于病骨最大破坏横截面达到50%~80%或者受累关节面的破坏达到25%~50%时,病理性骨折发生率较高,应联合应用内固定。

肢体骨巨细胞瘤广泛切除术常涉及关节,术后患肢功能受限,常用的功能重建方法包括关节融合术、异体半关节或大段异体骨移植术、人工关节置换术、复合体置换术。目前,人工关节置换术使用最为广泛。

(4)复发及转移病例的处理:对于局部复发的四肢骨巨细胞瘤,仍应按照首发病例相同的原则选择术式,但病灶内刮除术后填充物倾向于骨水泥。对于伴有肺转移的骨巨细胞瘤,在治疗原发病灶同时,如果转移灶可切除,则考虑手术切除,并联合一种有效的辅助治疗,之后进行随访监测。对于局部复发或转移病例,如果病灶无法切除或切除后有严重功能缺失,则可考虑Denosumab、干扰素、放疗以及继续观察等处理方式(1B级)。

对于局部复发的四肢骨巨细胞瘤,若未侵犯关节面,骨皮质仍然完整,周围无明显软组织肿块,可以考虑进行病灶刮除、联合局部辅助处理、骨水泥填充,否则应进行广泛切除及重建手术。Klenke回顾性分析46例局部复发细胞瘤病例,发现对局部复发病灶实行病灶内刮除后、骨水泥填充的再次复发率为14%,而骨材料填充的复发率为50%。在全部骨巨细胞瘤患者中,1%～3%会出现肺转移,而在局部复发病例中,肺转移比例约6%。Tubbs对13例肺转移的四肢骨巨细胞瘤患者回顾性分析,发现对转移灶行手术切除可获得长期无瘤生存。

对于局部复发或转移病例,如果病灶无法切除或切除后有严重功能缺失,考虑使用Denosumab、干扰素、放疗等辅助治疗方法。在一项Ⅱ期开放试验中($n = 37$),Denosumab在不可切除或复发的骨巨细胞瘤患者中有效率为86%(巨细胞减少90%或靶病灶25周无进展)。Kaiser等报道使用干扰素治疗骨巨细胞瘤肺转移患者,获得12个月的无疾病进展时间。Malone等回顾性分析使用局部放疗治疗13例局部复发骨巨细胞瘤患者,5年局部控制率达85%。

(5)肿瘤影像分级与手术方式的选择:影像及临床表现与骨巨细胞瘤预后关系密切,因此骨巨细胞瘤临床及影像分级是手术方式选择的重要依据(1B级)。

Jaffe将骨巨细胞瘤病理分为3级,但是单纯的病理学分级在临床上往往无法反映骨巨细胞瘤的生物学行为。因此,Enneking和Campanacci根据影像学及临床表现提出不同的骨巨细胞瘤分级。Enneking分期是在临床、X射线表现和病理学三者结合的基础上进行的临床分期。Ⅰ期,无临床症状,X射线表现有病灶,病理变化呈良性;Ⅱ期,有临床症状,X射线表现明显,病灶呈膨胀性,但骨皮质尚完整未穿破,病理变化呈良性;Ⅲ期,有临床症状,X射线表现明显,病灶呈侵袭性,伴骨皮质缺损,形成软组织肿块,病灶可伸展至软骨下,甚至侵犯关节,病理变化良性、侵袭性或恶性。Campanacci依据X射线表现将骨巨细胞瘤分为3期:Ⅰ期为静止期,骨巨细胞瘤在X射线表现为边界明显和完整的局限性骨肿瘤,对周围骨组织无明显侵犯;Ⅱ期为活跃期,肿瘤边界仍清晰,可观察到其呈膨胀性生长,周围骨皮质变薄;Ⅲ期骨巨细胞瘤边界已难以分辨,病灶呈恶性肿瘤的方式生长,可有骨皮质穿破,软组织受累,甚至发生病理性骨折。

骨巨细胞瘤临床分级越高,其局部复发可能性越大。Prosser回顾性分析137例初发骨巨细胞瘤病例发现:病灶被刮除后,Campanacci Ⅰ、Ⅱ期病例局部复发率为7%,Campanacci Ⅲ期病例局部复发率为29%。目前建议对于Enneking Ⅰ、Ⅱ期或Campanacci Ⅰ、Ⅱ期的四肢骨巨细胞瘤通常可实行病灶内刮除手术,对于Enneking Ⅲ期或Campanacci Ⅲ期的四肢骨巨细胞瘤可考虑广泛切除手术。

杨迪生等报道病骨最大破坏横截面在50%以下或者受累关节面破坏少于25%时,病灶刮除、植骨填充即可;当病骨最大破坏横截面达到50%～80%或者受累关节面破坏达25%～50%时,发生病理性骨折的风险加大,应联合应用内固定。对于病骨破坏较大、关节面破坏超过50%、桡骨和尺骨远端以及其他非承重骨的骨巨细胞瘤,广泛切除是比较适宜的方法。

2. 骨盆、骶骨病灶的外科治疗 骨巨细胞瘤是骨盆及骶骨较常见的原发性骨肿瘤之一,骶骨、骨盆GCT分别占全身GCT的4%～5%、1.5%～6.1%。由于存在侵袭性较高、局部解剖复杂、症状隐匿、术中出血多、复发率高等特点,骨盆及骶骨GCT的外科治疗仍是一个难题。难点主要集中在外科切除边界的选择、术中出血的控制、骶神经的保留及辅助治疗方法的选择等方面。

骶骨及骨盆 GCT 局部复发率高,主要的影响因素包括肿瘤分级及外科切除与重建相关的因素等,多由于其比邻盆腔大血管、周围解剖结构复杂和大量的无法控制的术中出血,这些影响手术视野、术中瘤腔及边界的处理。骨盆及骶骨 GCT 手术方式多种,对于初发骶骨 GCT 外科治疗来讲,保守的手术治疗(刮除或部分切除)在充分的术中控制出血情况下,可达到术后较低的复发率及良好的术后功能。

(1)骶骨骨巨细胞瘤外科边界的选择和预后:对于首诊骶骨骨巨细胞瘤病例,任何 Campanacci 分级,高位骶椎(S_1 和 S_2)均采取刮除术,低位骶椎(S_3 及以下)均采取广泛切除或边缘切除。

尽管 GCT 组织学为良性,但其呈膨胀性溶骨性骨质破坏,具有明显的侵袭性,局部复发率高,尤其是位于骶骨的 GCT,术后复发率高于四肢 GCT。囊内刮除能够充分保留神经根、保护盆腔脏器和维持骨盆环的稳定,但会增加肿瘤术后复发的风险,有研究显示其复发率甚至超过 50%。就骶骨 GCT 来说,由于位置深、瘤体大、术中出血多,分离瘤体时还要保护骶神经根,且多数肿瘤常侵犯高位骶椎及骶髂关节,因此广泛切除难以实施。目前高速磨钻广泛用于 GCT 的外科手术,它可以彻底处理瘤腔,同时还可以通过酒精、灼烧等方式处理残瘤。Marcove 等推荐保守的外科治疗切除方案,即高位骶椎(S_1 和 S_2)首选刮除术,病灶刮除后辅以高速磨钻磨除,达到近似病灶内边缘切除的效果;低位骶椎(S_3 及以下)首选广泛切除或边缘切除,根据情况,尽量保留 S_3 神经根;对于同时侵犯高位和低位骶骨的病例,S_3 及以下部分行广泛切除或边缘切除,而 S_2 及以上部分采用刮除术。这种手术策略得到了较多学者的认同,它的优点在于保持脊柱及骨盆的连续性,手术操作较易实现且快速,降低了潜在的出血风险和影响患者生命的威胁。同时也确保瘤壁处理彻底,降低了医源性神经根损害和手术相关疾病及并发症的发生。

(2)骶骨骨巨细胞瘤复发病例的处理:骶骨 GCT 复发病例可在充分控制术中出血和 Denosumab 的保护下行二次刮除或整块切除。对于侵及 S_2 以上椎体的 GCT,切除后应行腰骶髂重建骨盆环的稳定,而 S_2 椎体未受侵犯的病例,行单纯整块切除。骶骨 GCT 术后初次复发,可根据肿瘤侵犯情况再次行手术切除。但复发肿瘤边界范围往往更大,血供也较丰富,需在充分控制术中出血的情况下完整切除。术前评估可能导致严重并发症时,可考虑行保留神经根的切刮术,术后辅助放疗及药物治疗等。肿瘤的完整切除势必可以减少复发,但牺牲神经功能带来的相关并发症也不能忽视。对于部分病例,可反复栓塞骶骨 GCT 的供瘤血管,从而达到局部控制骶骨 GCT 的效果,尤其是肿瘤较大的患者。甚至有研究者强调选择这种治疗手段的优势,即在反复栓塞供瘤血管的基础上,选择其他的治疗措施,包括手术等。

关于骶骨切除程度以及是否重建,一直以来都是争论的焦点。以往临床研究显示,手术保留至少 $1/2$ S_1 的患者术后并不会出现腰骶髂不稳。而 Gunterberg 等研究发现,S_1 以下切除者,其骨盆环稳定性降低 30%,骶骨岬下 1 cm 以远切除者降低 50%,并认为骶骨次全切除术后早期患者站立时可完全负重。Huagte 等认为,经 S_1 神经孔下缘水平切除骶骨者能够承受术后活动而不发生骨折,而经上缘水平切除者则难以承受。而也有研究发现,经 S_1 椎体以下平面切除骶骨时,骨盆环的稳定性受到一定影响,但不是行腰骶局部重建的绝对指征,可根据患者的年龄、体重、骨质条件、经济状况等综合考虑,决定是否进行重建。而当切除平面涉及 S_1 椎体(下 $1/4 \sim 1/2$ S_1 平面)切除后,骶髂关节应力过度集中,整个骨盆稳定性大幅下降,极易发生残留骶骨骨折或脊椎的下沉,需要进行腰骶髂局部重建以增强骶髂关节的稳定性。

(3)骶骨骨巨细胞瘤再次复发病例的处理:骶骨骨巨细胞瘤再次复发病例,应根据肿瘤侵犯情况及患者需求个性化制订手术策略,部分患者可能从手术中受益。

骶骨 GCT 术后再次复发,可根据肿瘤侵犯情况决定是否再行手术切除。对于年轻患者,若肿瘤未广泛浸润,主要神经、血管、盆腔脏器等不受累,征求患者及家属意见后,可考虑再次手术。当肿瘤完整切除可能导致严重并发症时,可考虑行保留神经根的切刮术,术后辅助放疗及药物等其他治疗方案,可能更适合患者。对广泛浸润的难切性肿瘤,进一步的切刮术势必可以减瘤,但牺牲神经功能带来的相关并发症也不能忽视,常导致较差的术后功能以及更高的并发症发生率。因此,对于这部分病例,以及老年再次复发患者,可反复栓塞骶骨供瘤血管,一般在栓塞后 $3 \sim 4$ 个月后疼痛减轻,数年后肿瘤体积有不同程度的减小。Lin 等应用选择性动脉栓塞治疗骶骨 GCT,认为可单独应用或联合其他方法应用,作为手术切除的一种替代治疗方法,从而达到局部控制的效果。部分病例也可以通过单纯放疗控制,剂量通常在 $40 \sim 70$ Gy,其优势在于避免手术切除相关疾病发生,但也会引起局部皮肤损害及纤维化以及与放射相关的恶变或肉瘤变。

(4)骨盆骨巨细胞瘤外科边界的选择和预后:对于骨盆 GCT 病例,任何 Campanacci 分级,首选初始治疗方案为切缘阴性的广泛切除。由于骨盆解剖复杂以及骨巨细胞瘤具有侵袭性,目前骨盆 GCT 尚无标准的治疗策略,尤其是累及盆 Ⅱ 区的 GCT。既往的治疗方式包括放疗、囊内刮除和广泛切除等。骨盆 GCT 未行广泛切除的局部复发率约 43% ,Leggon 等报道囊内刮除的复发率约 41% ,而广泛切除可确保肿瘤邻近肌肉附着点切除干净,短期随访未见复发的病例。

考虑到 GCT 局部侵袭性生长的特点,首次外科切除对于肿瘤局部控制至关重要,因为复发病例往往达不到完整切除的要求,因此,广泛切除有助于控制局部复发。况且对于骨盆 GCT,若肿瘤侵犯髋臼内上壁,行囊内刮除后并没有一个可供植骨或是骨水泥填充的腔室。外科切除方式的选择需平衡患者的局部复发率及肿瘤切除手术相关疾病发生率。骨盆 GCT 的治疗一直是一个挑战,主要的争议在于控制局部复发的切除方式选择及切除后恢复髋关节功能的重建。尽管广泛切除后假体重建相关并发症发生率高,但局部复发率低,可征求患者同意后选择广泛切除方式。

(5)骨盆骨巨细胞瘤复发病例的处理:对于骨盆骨巨细胞瘤复发病例,应根据肿瘤侵犯情况及患者需求个性化制定治疗策略,部分患者可能从手术中受益。若复发肿瘤未广泛浸润,主要神经、血管、盆腔脏器等不受累,可实现整块切除情况下,征求患者及家属同意后,可充分控制术中出血予再次手术。当肿瘤广泛浸润周围血管及盆腔脏器时,完整切除已难以实现,手术势必导致严重的术后并发症及较差的肢体功能,结合放疗及药物等其他治疗方案,可能更适合患者。因此,对于骨盆骨巨细胞瘤复发病例,应根据肿瘤侵犯情况及患者需求个性化制定治疗策略。

（6）骨盆/骶骨骨巨细胞瘤外科手术中出血控制：充分有效地控制术中出血，减少出血的同时，可以清晰显示肿瘤切缘，降低术后复发率。减少术中出血的手段有很多，需个性化地选择。相比低压麻醉、供瘤血管栓塞及切开临时阻断髂血管，应用腹主动脉内球囊阻断技术有一定的优势。骶骨 GCT 术中出血较大，有研究显示，出血量最大者甚至超过 35 000 mL。在没有充分止血或充分备血的情况下，骶骨 GCT 行刮除术很难，因为视野不清以及肿瘤细胞随出血扩散。通过降低术中出血，达到显露充分、降低瘤细胞污染可能、彻底处理瘤壁和减少术后手术相关疾病的发生率，以保证手术的安全性和减少局部复发。控制骶骨及骨盆术中出血，临床上曾使用过低压麻醉，即整个手术过程中，在保证各生命器官足够的血液灌注的前提下控制血压。但因其对麻醉医师的综合素质及术中监护要求较高、风险极大，且控制效果欠佳而应用受限。预先前路结扎单侧或双侧髂内动脉，甚至经腹切开临时阻断腹主动脉，因手术损伤大、术后并发症多而在临床应用较少。经股动脉穿刺栓塞双侧髂内动脉及可栓塞的供瘤动脉，大大减少术中出血，提高手术安全性，但该方法往往需行多条供血动脉栓塞，才能达到良好的控制出血效果，且费用昂贵、耗时长，并可能增加下肢缺血损伤、局部缺血性疼痛等并发症的发生率，甚至有误栓发生的风险。应用腹主动脉内球囊阻断技术，通过体外控制血流，其球囊位于腹主动脉的分支肾动脉水平以下，腹主动脉分叉以上，约在第 3、4 腰椎间隙水平。在此腹主动脉供血范围内并没有对缺血较为敏感的器官，止血效果显著，术中出血显著减少，便于操作，同时理论上又可以无限制延长手术时间。因此，术中应用腹主动脉内球囊阻断技术具有一定的优势。

（7）骨盆/骶骨骨巨细胞瘤的 Denosumab 治疗：Denosumab 是治疗骨盆、骶骨骨巨细胞瘤安全、有效的手段，对于体积巨大的肿瘤来说，术前用药可以降低手术难度，减少术中出血，但我们认为术前用药以 3~4 次为宜，用药时间不宜超过 3 周。囊内刮除术后早期用药（半年）局部复发率可降低至 15% 左右。因此在处理骨盆、骶骨骨巨细胞瘤时，可以适当扩大囊内刮除的指征。长时间用药患者需注意下颌骨坏死和肉瘤变等并发症，无法手术或未达到满意外科边界的患者在停药后存在复发风险。外科手术彻底清除肿瘤仍应作为骨盆骨巨细胞瘤的基本手段。Denosumab 在恶性骨巨细胞瘤（malignancy in giantcell tumor，MGCT）中的疗效尚不确定。

3. 脊柱病灶的外科治疗

（1）手术方式的选择和预后：由于脊柱骨巨细胞瘤有着较高的复发风险，大范围的全脊椎切除术是首选的手术方式。

对于那些无法行全脊椎切除手术的患者，辅以切缘灭活处理和其他药物治疗的病灶刮除或椎体次全切除术、动脉栓塞和放射治疗是经典的治疗方式。降低肿瘤局部复发风险的主要措施是行全脊椎整块切除术（enblok 切除），即使全脊椎切除的局部复发率仍较高。全脊椎整块切除的手术难度及风险较病灶刮除或分块切除大大增加，而且有些部位如颈椎的骨巨细胞瘤往往仅能做到瘤内刮除或次全切除，其复发率可高达 40% 以上。

术前根据影像学表现按照 WBB 外科分期系统设计手术方案。当肿瘤主体位于椎体内且至少一侧椎弓根未受到侵犯时（4~8 区或 5~9 区），可采取一期后路全脊椎切除术

（Tomita 方法）或前后路联合全脊椎切除术（Boriani 方法），可大幅降低脊椎肿瘤切除后的局部复发率。当肿瘤呈偏心性生长而累及一侧椎弓根或（和）横突时（3～5 区或 8～10 区），为了获得良好手术边界，应进行病椎的矢状切除。对于单纯后方附件结构的病变（3～10 区），可行单纯后弓切除。在可能的情况下行椎体切除时尽量避免分块切除。

首次选择较为彻底的手术方式是降低脊柱骨巨细胞瘤局部复发的关键，病灶内手术以及肿瘤分期是局部复发的危险因素。研究发现全脊椎切除并长期应用双膦酸盐可显著降低脊柱骨巨细胞瘤的复发率，年龄<40 岁患者预后更好。对于行病灶刮除术的患者，局部应用乙醇、苯酚或过氧化氢处理后填充骨水泥可一定程度上降低局部复发率。

（2）复发病例的处理：局部复发的病例仍可采用前后路联合全脊椎切除术。但脊柱骨巨细胞瘤手术后复发再次手术治愈的可能性大大减小。

Teixeira 的回顾性分析指出肿瘤大小和Ⅲ级肿瘤是局部复发的高风险因素。有研究发现骨巨细胞瘤的初次手术后的短期复发率为 9%，局部复发后再次手术后的复发率为 16%。郭卫等研究发现二次手术后的复发率达 57.1%。Fidler 报告了 9 例胸腰椎的骨巨细胞瘤，均采用前、后联合入路全脊椎切除术，术后只有 1 例二次手术的患者局部复发。

（3）动脉栓塞的应用：由于脊柱骨巨细胞瘤血供较为丰富，在行全脊椎切除术前应尽量行节段动脉栓塞，以减少术中出血并能改善预后。

脊柱骨巨细胞瘤的节段动脉栓塞是一项重要的辅助治疗措施，术前动脉栓塞能最大限度地减少富血管性肿瘤切除术中的出血量。对于无法耐受全脊椎切除术或术后可能导致严重神经功能障碍的患者可应用节段动脉栓塞及病灶内刮除术。

（4）脊柱骨巨细胞瘤切除后的功能重建：在行椎体的全切或次全切除术后应当行脊柱的功能重建，常见的功能重建材料有自体骨、同种异体骨、骨水泥、钛网、前路钛板和后路椎弓根螺钉，可根据手术方式的不同选择重建材料组合使用。

由于手术方式的多样性，针对脊柱骨巨细胞瘤切除术后的重建材料选择多为病例报道，尚无对照研究，治疗中多为参照其他脊柱肿瘤切除术后的力学性能需求进行脊柱的稳定性重建。

（二）放疗

骨巨细胞瘤的治疗以手术治疗为主，放疗仅用于手术不能切除，或者拒绝手术的患者。不能手术的原因主要为肿瘤所长部位为脊柱、骨盆或颅底等解剖结构复杂的部位。而患者拒绝手术的原因可能为手术后所造成的功能障碍或美容影响无法接受；或因身体其他疾病而不能手术。放疗是一种非常有效的治疗骨巨细胞瘤的方法。骨巨细胞瘤对放疗敏感，应用现代的放疗设备和技术，通常中等剂量（45～56 Gy）的照射即可获得较好的局部控制率（80% 以上），疗效与扩大的病灶内刮除术相似。而且放疗的不良反应小。应用现代放疗设备后肉瘤转化风险很小。

1. 放疗的疗效　放疗骨巨细胞瘤有着悠久的历史。从 20 世纪 30 年代开始放疗就应用到骨巨细胞瘤的治疗当中，但是由于技术的限制，当时用的是深部 X 射线放疗设备，照射剂量相当于 13～40 Gy，且为分段照射，放疗的结果并不理想。单纯放疗后的局部复发率与单纯病灶内刮除术类似,一半以上的患者会出现复发。放疗作为病灶内刮除术的辅助治疗也没能改善局部控制率。并且使用深部 X 射线放疗设备放疗后有较高的肉瘤转化的风险。Bristol 报道一组病例 12 例中有 4 例发生肉瘤,Dahlin 报道 36 例中有 3 例发生肉瘤,R. R. Goldenberg 报道 46 例中有 3 例发生肉瘤。所以在 1972 年 R. Barnes 根据早期的应用深部 X 射线设备放疗的结果提出,放疗不作为骨巨细胞瘤的首选治疗方法。

随着放疗技术的进步,现代已经广泛应用兆伏放疗设备了,治疗方案也改为每周 5 次的连续照射,陆续有大量报道应用兆伏放疗设备治疗骨巨细胞瘤的结果。结果显示放疗有着很好的局部控制率,大多数报道的结果都在 80% 以上。并且不良反应小,肉瘤转化发生率很低。

A. R. Harwood 报道 13 例大量患者接受放疗只有 1 例复发。中国医学科学院肿瘤医院 Z. X. Chen 报道 35 例接受放疗患者,10 例为术后放疗,25 例为单纯放疗。接受大于 3 500 rad 的局部控制率为 82%,大于 4 000 rad 的局部控制率为 85%。62% 的患者在放疗结束前疼痛明显缓解。

S. Malone 报道 21 例患者接受放疗,肿瘤位于四肢 9 例、骨盆 6 例、脊柱 4 例、颅底 2 例。单纯放疗 7 例,放疗加手术 14 例。照射范围为肿瘤或瘤床外放 5 cm,剂量为 35 Gy, 15 次。随访 15.4 年,局部控制率为 90%。

W. Ruka 报道 77 例不能手术的骨巨细胞瘤患者接受放疗的治疗结果,四肢 58 例,骨盆 11 例,其他部位 5 例。中位放疗剂量为 56 Gy(26~89 Gy),放疗范围为肿瘤上下外放 3 cm,前后左右方向外放 1 cm,对四肢的病变,避免照射全周的软组织。5 年和 10 年的局部无复发生存率为 83% 和 78%,放疗后达到病变缓解的时间为 2~16 个月,中位为 4 个月。

W. Y. Shi 2013 年报道 34 例接受放疗的疗效,肿瘤位于躯干 23 例,四肢 8 例,头颈部 3 例。其中 21 例单纯放疗,13 例术后放疗。这些患者均为复发的高风险患者,要么不能做完整手术切除,要么不能做瘤内刮除术,或者多程复发。34 例中有 12 例为复发患者。中位放疗剂量为 45 Gy(35~55 Gy)。26 例为常规分割,8 例为超分割,每次剂量为 1.2 Gy, 每天 2 次。中位随访时间为 16.8 年,5 年、10 年局部控制率为 85% 和 81%。局部复发的中位时间为放疗结束后的 1.9 年。5 年、10 年无远处转移生存率为 91%。5 年、10 年无进展生存率为 78%。

S. Bhatia 2011 年报道 58 例接受放疗的结果,45 例为首程治疗,13 例为复发。发生四肢 28 例,其余部位 30 例(脊柱、骨盆、肋骨、颌面部)。放疗中位剂量为 50 Gy(20.0~ 64.8 Gy),常规分割。放疗范围为肿瘤外放小于或等于 4 cm。33 例为切缘阳性,13 例不能切除,9 例复发,2 例姑息治疗。中位肿瘤直径为 7 cm。中位随访时间为 8 年。5 年局部控制率为 85%,症状缓解率为 100%。5 年总生存率为 94%。

Y. F. Ma 2015 年报道一项系统性回顾性研究,包括 13 项发表的研究共 42 例发生于脊椎的骨巨细胞瘤单纯放疗的结果。放疗剂量为 21~80 Gy。有效率 100%,总生存率为 97.6%,1 年、2 年局部控制率为 85.4% 和 80.2%。

2. 放疗起效的时间　骨巨细胞瘤同其他对放疗敏感的恶性肿瘤不同,放疗结束时多数病变不会有明显的变化,一般报道放疗后出现病变缓解的中位时间为放疗结束后 4 个月。Z. X. Chen 报道 74% 的患者在放疗结束后 6 个月肿块仍然没有完全消退。所以临床上不能以放疗结束时未达到病变缓解而判断放疗无效或追加放疗剂量。

3. 放疗的不良反应 从上述研究结果可以看出放疗是一种有效的治疗骨巨细胞瘤的方法,而且放疗的毒性反应轻微,临床报道的放射性毒性多为 1~2 级的皮肤反应或照射部位疼痛,偶有特殊部位放疗后出现影响生活质量的放疗相关毒性反应。

S. Malone 报道治疗 21 例随访 15.4 年,无严重的放疗相关毒性反应。2 例四肢骨巨细胞瘤患者放疗加手术治疗后出现有症状的骨关节炎。一例发生于胸 10 椎体的 13 岁患者接受手术和放疗后出现轻度的驼背。W. Ruka 报道 77 例放疗患者,未发现严重放疗毒性反应。

W. Y. Shi 2013 年报道 34 例接受放疗的患者,中位随访时间为 16.8 年,未发现大于等于 3 级的放疗相关急慢性毒性反应。2 例发生 2 级放射性肺炎,2 例在放疗期间发生 2 级骶骨疼痛。

S. Bhatia 2011 年报道 58 例接受放疗的结果,中位随访时间为 8 年,无大于等于 3 级的放疗毒性。最常见放疗急性毒性为 1~2 级的皮肤反应,46 例无任何反应。晚期毒性最常见为皮肤改变,2 例发生 3 级放疗毒性反应,均为盆腔照射患者,1 例出现排卵障碍,1 例月经失调。

4. 放疗的肉瘤转化风险 骨巨细胞瘤发生肉瘤转化多见于多次复发或接受过放疗的患者。在应用现代放疗技术治疗后发生肉瘤转化的风险是比较低的,文献报道在 0~5%。S. Malone 报道治疗 21 例随访 15.4 年,未发现肉瘤转化。W. Ruka 报道 77 例放疗患者 2 例(2.6%)出现肉瘤转化。W. Y. Shi 报道 34 例放疗后 1 例(2.9%)出现肉瘤转化。其他研究也报道了相似情况。

实际上仅接受手术治疗的患者也有肉瘤转化的倾向,D. C. Dahlin 和 W. A. Mnaymneh 均报道骨巨细胞瘤术后有患者发生肉瘤转化。W. A. Mnaymneh 的结果显示 25 例接受手术治疗的患者有 2 例发生肉瘤转化。最近也有个案报道未接受放疗的骨巨细胞瘤患者发生肉瘤转化的情况。

5. 影响放疗疗效的预后因素 由于临床上骨巨细胞瘤少见,而做放疗的骨巨细胞瘤患者就更少见了,所以每一项研究的病例数均较少,各个研究所报道的预后因素也有较大差异,重复性差。文献报道提示放疗后局部复发风险高的常见预后因素包括:中线部位肿瘤、大体肿瘤未切除、复发病变,肿瘤大于 4 cm,放疗剂量等因素。

放疗小结如下。

(1)放疗适应证:不能手术切除或拒绝手术的骨巨细胞瘤患者。

(2)放疗剂量:骨巨细胞瘤对射线敏感,文献报道的放疗中位剂量为 45~56 Gy,更高的照射剂量也不会提高疗效。建议临床上根据肿瘤大小决定具体放疗剂量,如果肿瘤<4 cm 建议 45 Gy,如果>4 cm 给予 56 Gy 照射。

(3)放疗范围:由于骨巨细胞瘤少见,做放疗的患者比例低,没有文献专门研究照射范围对局部复发的影响。大多数文献报道为常规照射技术情况下的照射范围,多为肿瘤上下外放 3~4 cm,前后左右外放 1 cm。目前调强放疗已经广泛应用到临床,其靶区的确定只能参考常规放疗的照射范围:GTV 为影像学所见大体肿瘤;CTV 为 GTV 上下方向外放 3~4 cm,前后左右外放 1 cm(应根据具体解剖位置和周围正常器官做适当调整);PIV 根据不同照射部位、不同固定方式的摆位误差大小和器官运动等情况决定。

(三)其他治疗

1. 靶向药物　骨巨细胞瘤中含有破骨细胞样的巨细胞,这些巨细胞高表达 RANK 受体,而骨巨细胞瘤中的基质细胞分泌 RANKL 因子,RANKL 因子是破骨细胞生成的重要调节因子。过度分泌 RANKL 导致溶骨性改变,严重者导致病理性骨折。Denosumab 是 RANK 的全人源化单克隆抗体。2013 年美国 FDA 批准 Denosumab 用于治疗不能手术或手术造成严重伤残的成年人或骨骼发育成熟的青少年骨巨细胞瘤。批准治疗骨巨细胞瘤基于两个临床研究。一项研究包括 37 例大于 18 岁复发或不能手术的骨巨细胞瘤。30 例(86%)有效(影像学没有进展),症状改善和功能恢复 84%。另一项研究包括 282 例成年人骨巨细胞瘤,分为 3 组,第一组 170 例不能手术患者,第二组 101 例手术会造成严重伤残(如关节切除、截肢、半侧骨盆切除),第三组 11 例是前一项研究的患者继续服用药物。200 例患者完成 6 个月的治疗后进行中期分析,结果显示,中位进展时间第一组没有达到,有效率(完全缓解加部分缓解)为 41%。第二组有效率为 58%,16% 的患者手术方案发生改变。190 例有影像检查的患者的客观有效率为 25%(RECIST 1.1 标准),均为部分缓解。达到有效的中位时间为 3 个月。在 47 例客观有效的患者中中位随访 20 个月,51% 持续缓解至少 8 个月,3 例进展。

Denosumab 的毒性第一项包括 37 例骨巨细胞瘤的研究有 89% 的患者出现不良反应,主要为四肢痛和背痛,1 例下颌骨坏死。第二项研究有 84% 的患者出现不良反应,主要为关节痛、头痛、恶心、乏力;高钙血症 5%,下颌骨坏死发生率为 1%。

有学者提出新辅助治疗模式和外科降级的概念,但目前尚缺乏高质量的随机对照研究。此外,对于计划采用手术治疗的患者术前过度用药,可能导致大量骨化、纤维增生和骨性分隔,给刮除造成困难,增加复发风险。有研究认为,术前 3~4 次用药即可达到降低血供、抑制肿瘤的效果,同时不增加骨化和纤维化。有临床试验表明 FDG-PET 是评估 Denosumab 早期疗效的较敏感的工具。Denosumab 用药期间应避免口腔操作,防止发生下颌骨坏死。

2. 双膦酸盐　双膦酸盐具有抑制溶骨的作用,所以有研究应用双膦酸盐治疗骨巨细胞瘤。一项病例对照研究显示做病灶内刮除术的患者辅助应用双膦酸盐能降低复发率(4.2% 和 30%),但是无统计学差异。也有研究报道复发或转移患者行双膦酸盐治疗能达到稳定。

3. 复发的骨巨细胞瘤治疗　对于复发患者仍要争取再次手术治疗,复发后再次手术治疗的疗效肯定。一项回顾性研究报道一组局部复发的患者再次接受病灶内刮除术加腔内填充骨水泥治疗,局部控制率仍然有 87%。如果患者失去手术机会可以考虑局部放射治疗也能取得良好的局部控制率。

4. 肉瘤转化后的治疗 根据转化后的病理,依据骨和软组织肉瘤的治疗原则,一般行根治性手术切除,患者有可能需要截肢其 5 年总生存率约为 30%。

5. 肺转移后的治疗 骨巨细胞瘤发生肺转移后文献报道总体疾病进展缓慢,但是仍有 14%~25% 的患者死于肿瘤。肺转移灶可以选择手术切除转移病变,能获得较好的疗效。

S. Viswanathan 2010 年报道 24 例骨巨细胞瘤转移患者,其中 21 例为肺转移。中位随访 3.5 年(0~16 年),2 例拒绝接受治疗,8 例做转移灶切除,14 例不能手术患者中 4 例化疗、10 例对症治疗。在未能手术的 14 例中 1 例进展出现咯血。在随访中所以患者均生存。

M. Dominkus 2006 年报道 14 例肺转移患者,中位随访时间为 70 个月(8.2~185.0 个月),转移灶均接受手术治疗。随访期间无患者死亡,6 例生存时间超过 5 年,其中 4 例生存时间超过 10 年。

骨巨细胞瘤少见,为交界性肿瘤。其治疗方式以手术治疗为主,根据不同的病变情况选择不同的手术方式,手术的疗效令人满意。如果肿瘤不能手术切除或手术会造成严重伤残,则可以选择放疗,放疗的局部控制率与手术相似。不能手术患者也可选择靶向药物或双膦酸盐等其他治疗方式,但是疗效均不如手术或放疗。

(四)随访与检测

随访内容包括体格检查、手术部位的影像学检查(X 射线、CT±MRI)以及胸部影像学检查(2 年内每 3 个月复查 1 次、2 年后每半年复查 1 次)。如出现局部复发,复发灶可切除时建议选择 Denosumab 保护下的手术治疗;如二次手术可能导致严重并发症和功能损失,或中轴骨病变无法切除时,则考虑以下治疗方案:Denosumab、干扰素或聚乙二醇-干扰素、放疗以及密切观察转移灶变化。

参考文献

[1] SIEGEL R L, MILLER K D, FUCHS H E, et al. Cancer statistics, 2021 [J]. CA Cancer J Clin, 2021, 71(1):7-33.

[2] STROTMAN P K, REIF T J, KLIETHERMES S A, et al. Dedifferentiated chondrosarcoma: a survival analysis of 159 cases from the SEER database (2001-2011) [J]. J Surg Oncol, 2017, 116(2):252-257.

[3] SHETH D S, YASKO A W, JOHNSON M E, et al. Chondrosarcoma of the pelvis. Prognostic factors for 67 patients treated with definitive surgery [J]. Cancer, 1996, 78(4):745-750.

[4] PRING M E, WEBER K L, UNNI K K, et al. Chondrosarcoma of the pelvis. A review of sixty-four cases [J]. J Bone Joint Surg Am, 2001, 83(11):1630-1642.

[5] GODA J S, FERGUSON P C, O'SULLIVAN B, et al. High-risk extracranial chondrosarcoma: long-term results of surgery and radiation therapy [J]. Cancer, 2011, 117(11):2513-

2519.

[6]SCHULZ-ERTNER D,NIKOGHOSYAN A,THILMANN C,et al. Results of carbon ion radiotherapy in 152 patients[J]. Int J Radiat Oncol Biol Phys,2004,58(2):631-640.

[7]MITCHELL A D,AYOUB K,MANGHAM D C,et al. Experience in the treatment of dedifferentiated chondrosarcoma[J]. J Bone Joint Surg Br,2000,82(1):55-61.

[8]DICKEY I D,ROSE P S,FUCHS B,et al. Dedifferentiated chondrosarcoma:the role of chemotherapy with updated outcomes[J]. J Bone Joint Surg Am,2004,86(11):2412-2418.

[9]ITALIANO A,MIR O,CIOFFI A,et al. Advanced chondrosarcomas:role of chemotherapy and survival[J]. Ann Oncol,2013,24(11):2916-2922.

[10]BERNSTEIN-MOLHO R,KOLLENDER Y,ISSAKOV J,et al. Clinical activity of mTOR inhibition in combination with cyclophosphamide in the treatment of recurrent unresectable chondrosarcomas[J]. Cancer Chemother Pharmacol,2012,70(6):855-860.

[11]BJÖRNSSON J,MCLEOD R A,UNNI K K,et al. Primary chondrosarcoma of long bones and limb girdles[J]. Cancer,1998,83(10):2105-2119.

[12]MARCOVE R C. Chodrosarcoma:diagnosis and treatment[J]. Orthop Clin North Am,1977,8(4):811-820.

[13]GITELIS S,BERTONI F,PICCI P,et al. Chondrosarcoma of bone. The experience at the Istituto Ortopedico Rizzoli[J]. J Bone Joint Surg Am,1981,63(8):1248-1257.

[14]HEALEY J H,LANE J M. Chondrosarcoma[J]. Clin Orthop Relat Res,1986,(204):119-129.

[15]GUO W,LI D,TANG X,et al. Surgical treatment of pelvic chondrosarcoma involving periacetabulum[J]. J Surg Oncol,2010,101(2):160-165.

[16]尉然,郭卫,杨荣利.整块切除与分块切除治疗骶骨软骨肉瘤的预后分析[J].中国脊柱脊髓杂志,2014,24(11):979-983.

[17]SPRINGFIELD D S,GEBHARDT M C,MCGUIRE M H. Chondrosarcoma:a review[J]. Instr Course Lect,1996,45:417-424.

[18]HUGATE R J,SIM F H. Pelvic reconstruction techniques[J]. Orthop Clin North Am,2006,37(1):85-97.

[19]FISHER N E,PATTON J T,GRIMER R J,et al. Ice-cream cone reconstruction of the pelvis:a new type of pelvic replacement:early results[J]. J Bone Joint Surg Br,2011,93(5):684-688.

[20]杨毅,郭卫,杨荣利,等.肿瘤骨灭活再植重建骨盆肿瘤切除后骨缺损的临床研究[J].中华外科杂志,2014,52(10):754-759.

[21]BORIANI S,DE IURE F,BANDIERA S,et al. Chondrosarcoma of the mobile spine:report on 22 cases[J]. Spine (Phila Pa 1976),2000,25(7):804-812.

[22]GIETZEN L,POKORSKI P. Chondrosarcoma of the cervical spine[J]. JAAPA,2017,30

（12）:23-25.

[23]YOUN P,MILANO M T,CONSTINE L S,et al. Long-term causespecific mortality in survivors of adolescent and young adult bone and soft tissue sarcoma:a population-based study of 28 844 patients[J]. Cancer,2014,120(15):2334-2342.

[24]KLEIN M J,SIEGAL G P. Osteosarcoma:anatomic and histologic variants[J]. Am J Clin Pathol,2006,125(4):555-581.

[25]WHELAN J S,JINKS R C,MCTIERNAN A,et al. Survival from high-grade localised extremity osteosarcoma:combined results and prognostic factors from three European Osteosarcoma I ntergroup randomised controlled trials[J]. Ann Oncol,2012,23(6):1607-1616.

[26]DAW N C,BILLUPS C A,RODRIGUEZ-GALINDO C,et al. Metastatic osteosarcoma[J]. Cancer,2006,106(2):403-412.

[27]MARULANDA G A,HENDERSON E R,JOHNSON D A,et al. Orthopedic surgery options for the treatment of primary osteosarcoma[J]. Cancer Control,2008,15(1):13-20.

[28]CHOU A J,KLEINERMAN E S,KRAILO M D,et al. Addition of muramyl tripeptide to chemotherapy for patients with newly diagnosed metastatic osteosarcoma:a report from the Children's Oncology Group[J]. Cancer,2009,115(22):5339-5348.

[29]CESARI M,ALBERGHINI M,VANEL D,et al. Periosteal osteosarcoma:a single-institution experience[J]. Cancer,2011,117(8):1731-1735.

[30]BIELACK S S,KEMPF-BIELACK B,BRANSCHEID D,et al. Second and subsequent recurrences of osteosarcoma:presentation,treatment,and outcomes of 249 consecutive cooperative osteosarcoma study group patients[J]. J Clin Oncol,2009,27(4):557-565.

[31]LOEB D M,GARRETT-MAYER E,HOBBS R F,et al. Dose-finding study of [153]Sm-EDTMP in patients with poor-prognosis osteosarcoma[J]. Cancer,2009,115(11):2514-2522.

[32]FERRARI S,PALMERINI E,STAALS E L,et al. The treatment of nonmetastatic high grade osteosarcoma of the extremity:review of the Italian Rizzoli experience. Impact on the future[J]. Cancer Treat Res,2009,152:275-287.

[33]牛晓辉,蔡槱伯,张清,等. ⅡB 期肢体骨肉瘤 189 例综合治疗临床分析[J]. 中华外科杂志,2005,43(24):1576-1579.

[34]TAKEUCHI A,LEWIS V O,SATCHER R L,et al. What are the factors that affect survival and relapse after local recurrence of osteosarcoma? [J]. Clin Orthop Relat Res,2014,472(10):3188-3195.

[35]SYS G,UYTTENDAELE D,POFFYN B,et al. Extracorporeally irradiated autografts in pelvic reconstruction after malignant tumour resection[J]. Int Orthop,2002,26(3):174-178.

[36]GRIMER R J,CARTER S R,TILLMAN R M,et al. Osteosarcoma of the pelvis[J]. J Bone

Joint Surg Br,1999,81(5):796-802.

[37]ABE E,KOBAYASHI T,MURAI H,et al. Total spondylectomy for primary malignant,aggressive benign,and solitary metastatic bone tumors of the thoracolumbar spine[J]. J Spinal Disord,2001,14(3):237-246.

[38]SHIH A R,COTE G M,CHEBIB I,et al. Clinicopathologic characteristics of poorly differentiated chordoma[J]. Mod Pathol,2018,31(8):1237-1245.

[39]RACHINGER W,EIGENBROD S,DUTZMANN S,et al. Male sex as a risk factor for the clinical course of skull base chordomas[J]. J Neurosurg,2014,120(6):1313-1320.

[40]YAMAGUCHI T,SUZUKI S,ISHIIWA H,et al. Intraosseous benign notochordal cell tumours:overlooked precursors of classic chordomas? [J]. Histopathology,2004,44(6):597-602.

[41]RUGGIERI P,MAVROGENIS A F,USSIA G,et al. Recurrence after and complications associated with adjuvant treatments for sacral giant cell tumor[J]. Clin Orthop Relat Res,2010,468(11):2954-2961.

[42]DI MAIO S,ROSTOMILY R,SEKHAR L N. Current surgical outcomes for cranial base chordomas:cohort study of 95 patients[J]. Neurosurgery,2012,70(6):1355-1360.

[43]WAGNER T D,KOBAYASHI W,DEAN S,et al. Combination short-course preoperative irradiation,surgical resection,and reduced-field high-dose postoperative irradiation in the treatment of tumors involving the bone[J]. Int J Radiat Oncol Biol Phys,2009,73(1):259-266.

[44]AMICHETTI M,CIANCHETTI M,AMELIO D,et al. Proton therapy in chordoma of the base of the skull:a systematic review[J]. Neurosurg Rev,2009,32(4):403-416.

[45]RUTZ H P,WEBER D C,SUGAHARA S,et al. Extracranial chordoma:Outcome in patients treated with function-preserving surgery followed by spot-scanning proton beam irradiation[J]. Int J Radiat Oncol Biol Phys,2007,67(2):512-520.

[46]ZHOU J,YANG B,WANG X,et al. Comparison of the effectiveness of radiotherapy with photons and particles for chordoma after surgery:a meta-analysis[J]. World Neurosurg,2018,117:46-53.

[47]HINDI N,CASALI P G,MOROSI C,et al. Imatinib in advanced chordoma:A retrospective case series analysis[J]. Eur J Cancer,2015,51(17):2609-2614.

[48]LAUNAY S G,CHETAILLE B,MEDINA F,et al. Efficacy of epidermal growth factor receptor targeting in advanced chordoma:case report andliterature review[J]. BMC Cancer,2011,11:423-423.

[49]STACCHIOTTI S,TAMBORINI E,LO VULLO S,et al. Phase II study on lapatinib in advanced EGFR-positive chordoma[J]. Ann Oncol,2013,24(7):1931-1936.

[50]BOMPAS E,LE CESNE A,TRESCH-BRUNEEL E,et al. Sorafenib in patients with locally advanced and metastatic chordomas:a phase II trial of the French Sarcoma Group

（GSF/GETO）［J］. Ann Oncol,2015,26(10):2168-2173.

［51］BORIANI S,SARAVANJA D,YAMADA Y,et al. Challenges of local recurrence and cure in low grade malignant tumors of the spine［J］. Spine (Phila Pa 1976),2009,34(22 Suppl):48-57.

［52］CHAMBERS P W,SCHWINN C P C. A clinicopathologic study of metastasis［J］. Am J Clin Pathol,1979,72(5):765-776.

［53］MCPHERSON C M,SUKI D,MCCUTCHEON I E,et al. Metastatic disease from spinal chordoma:a 10-year experience［J］. J Neurosurg Spine,2006,5(4):277-280.

［54］OLSEN S H,THOMAS D G,LUCAS D R. Cluster analysis of immunohistochemical profiles in synovial sarcoma,malignant peripheral nerve sheath tumor,and Ewing sarcoma［J］. Mod Pathol,2006,19(5):659-668.

［55］RODRIGUEZ-GALINDO C,LIU T,KRASIN M J,et al. Analysis of prognostic factors in e-wing sarcoma family of tumors:review of St. Jude Children's Research Hospital studies［J］. Cancer,2007,110(2):375-384.

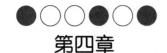

第四章

骨转移瘤

一、发病率

骨转移是晚期恶性肿瘤的常见表现。在所有癌症患者中,约 1/4 会出现骨转移,其中约 80% 的患者为乳腺癌、前列腺癌和肺癌。容易发生骨转移的常见肿瘤见表 4-1。50%~70% 的骨转移患者会出现骨骼或神经病理性疼痛、病理性骨折,高钙血症、神经根损伤或脊髓压迫等表现。大部分骨转移是多发的,单发骨转移不到 10%;80% 的骨转移发生在中轴骨,如脊柱和盆骨。

表 4-1　尸检的骨转移瘤发生率

原发肿瘤	骨转移率(晚期肿瘤)/%	骨转移中位生存时间/月
骨髓瘤	70~95	24
乳腺癌	65~75	36
前列腺癌	65~75	36
甲状腺癌	60	48
膀胱癌	40	6~9
肺癌	30~40	7
肾癌	20~25	12
黑色素瘤	14~45	6

在乳腺癌患者中,有研究显示激素受体阳性和分化好者易出现骨转移,在整个病程中约有 69% 的患者将发生骨转移,而肝、肺转移者分别为 37%。骨转移为首发转移者占首发转移的 47%,占所有转移病变的 24%。乳腺癌骨转移的 X 射线片上的可以表现为骨破坏或骨增生,两者发生比例以前者稍多。仅发生骨转移的患者的中位生存时间超过 24 个月,当合并肝转移时仅为 3 个月。

前列腺癌发生骨转移非常高、X 射线片上的表现以骨增生表现为主。在 CT 扫描上可发现伴有溶骨性改变。与乳腺癌相似,骨转移者可得到长期生存(中位53个月),而有其他部位转移者仅为30个月,一般情况差者仅为12个月。

肺癌的发病率在世界范围内除发达国家外呈上升趋势。小细胞肺癌首次诊断时伴有骨转移发生率高,而鳞癌低,在尸检结果中,所有病理类型基本相似。X射线片上的表现以溶骨性病变为主,预后差,发生转移后的中位生存期仅为几个月。

椎体骨转移是肿瘤发生骨转移的最常见部位,约40%肿瘤患者将发生椎体骨转移,5%~10%的肿瘤患者可能因椎体骨转移将出现脊髓压迫症。Van der Linden报道他们的椎体转移放射治疗的随机分组结果,在342例患者中,男性占53%,60%以上有两个以上的转移灶,平均年龄为66岁,Karnofsky评分为7分;乳腺癌占42%,前列腺癌为24%,肺癌为21%,其他为13%。在临床治疗中,我们发现肺癌导致的椎体转移发生率常见,可能为乳腺癌和前列腺癌在我国发病率较西方国家相对低,而肺癌发率相对较高有一定的关系。另外,乳腺癌和前列腺癌治疗后生存期长,使在整个病程发生骨转移的概率增加了也是一个原因。

在骨转移的区域,细胞的活性显著改变,其中包括肿瘤细胞、破骨细胞、成骨细胞,还包括巨噬细胞等炎症细胞。在骨转移灶中破骨细胞和成骨细胞同时发挥作用:破骨细胞的活性增加会导致溶骨性病变,而以成骨细胞活性增加为主的转移灶则主要表现为成骨性病变。

二、临床表现与诊断

(一)临床表现

50%~75%的骨转移病变产生症状和体征,如转移部位疼痛、神经压迫症状、高钙血症、神经根受损和脊髓压迫症等。疼痛是骨转移的主要症状,约75%的骨转移者有此症状。病理性骨折是骨转移的常见合并症,以四肢骨、骨盆、椎体等承重骨多见,特别是股骨转移时(表4-2)。还与转移瘤所在骨的位置、骨本身的质量和肿瘤对放疗是否敏感等有关。骨转移瘤骨折发生率文献报道不一,多为8%~30%。有研究显示,肿瘤是阻止病理性骨折愈合的主要因素。Gainor等报道129例肿瘤骨转移的病理性骨折的预后,能愈合者仅为36%,而那些生存期在6个月以上的患者,约50%的骨折能愈合。从病种导致骨折的愈合来看,以骨髓瘤最高(67%),肾癌和乳腺癌次之,分别为44%和37%;而在肺癌、结直肠癌、恶性黑色素瘤等基本上无骨折愈合出现,原因为骨转移以骨破坏为主,而且常常在疾病的晚期出现。尽管影响愈合是多因素的,但其生存期与愈合率呈正相关。综合影响骨愈合的因素为:①诊断时病变的早晚,在骨髓瘤、肾癌和乳腺癌,骨转移瘤多发生在疾病的较早期,有更多有效的治疗选择,愈合的机会较高;而肺癌、结直肠癌、恶性黑色素瘤,常常表现在疾病的晚期,导致骨折不能自行愈合。②内固定能增加骨折愈合的机会。③与发生骨转移后的生存期相关,大于6个月者愈合的概率增加。④术后放射治疗>3 000 cGy可能降低愈合的可能性,但可能增加肿瘤的控制。⑤全身化疗,化疗用甲氨蝶呤和多柔比星等可导致愈合能力下降50%。病理性骨折在化疗后是否能自然愈合,对生存无明显影响,但对治疗后生存质量影响明显。Mirels 等总结了 78 例随诊半年以上肢端骨骨转移者,其中 51 例发生了骨折,对病理性骨折发生可能性的预测因素的总结,0~6 分者无骨折,7 分为 5%,8 分为 33%,9 分为 57%,而 10 分以上为 100%。还强调骨折与骨转移病灶占骨直径的大小有明显的关系,当骨转移病灶小于骨直径的 2/3 时,骨折率为 5%,而大于 2/3 时,骨折发生率达 81%。

表 4-2　病理性骨折的预测评分

项目	积分		
	1	2	3
位置	上肢	下肢	股骨头
疼痛	轻	中	重
影像学	增生性	混合性	溶骨性
大小(占骨轴百分比)	0~33	34~67	68~100

(二)诊断

1. X 射线片　表现为骨破坏和骨修复共存,可发现大于 1 cm、脱钙 50% 以上的病灶。破坏性转移病灶多见于乳腺癌、肺癌、甲状腺癌和恶性黑色素瘤等,表现为骨破坏、塌陷和骨折。增生性病灶多见于前列腺癌,也可发生于乳腺癌、肺癌和腺样囊性癌等,表现为骨密度增高。

2. 同位素骨扫描　同位素 ^{99} 锝骨扫描时以多发性病灶者多见,但在乳腺癌有约 20% 为单发性转移病灶,而且部分骨扫描阳性者可以无症状。由于其阳性检出率与病灶内的破骨细胞活性有关,当病变为纯溶骨性破坏时可能出现假阴性,而肿瘤生长非常慢者的病灶也有可能不易区别;在恶性黑色素瘤者,由于快速生长而产生溶骨性病灶,易出现假阴性,而且可能出现冷区。其他非肿瘤性所致溶骨性改变也可表现为假阳性。其假阴性和假阳性为 10%~20%。

3. CT 和 MRI 扫描　CT 扫描可显示骨破坏和软组织肿块病灶,但是当骨破坏或骨质破坏和软组织征象不明显时,CT 扫描可能不能发现这些病变,导致检查的假阴性结果。而 MRI 扫描诊断骨转移已显示比 CT 扫描更优越,由于它的成像原理是氢元素磁矩的改变,当肿瘤骨髓腔内生长时,即使没有明显的骨破坏也会显示骨髓内占位性病变。因此,MRI 扫描在诊断骨转移方面比 CT 扫描早、敏感,能更好地了解肿瘤范围,特别是在三维适形放射治疗要求精确确定治疗靶区时,对治疗的帮助更大,MRI 扫描比 X 射线片和同位素骨扫描也更优。MRI 扫描对骨转移导致的脊髓压迫症的诊断敏感高,它不仅能确定肿瘤病变范围,而且了解肿瘤压迫脊髓的程度。因此,应作为首选检查方法,其次为 CT 扫描。Husband 和 Cook 等对 MRI 诊断脊髓压迫进行的前瞻性研究结果显示,280 例怀疑有脊髓压迫的患者进行 MRI 检查,在结合神经系统检查后发现 201 例有脊髓压迫表现,其中 186 例发生在硬脊膜外,11 例为膜内受压。约 25% 有两个脊髓水平受压,69% 累及两个以上椎体。在 91 例有明显脊髓压迫症状者,MRI 确诊 89 例。另外,53% 的患者在 MRI 检查后需要修改放疗计划。

4. PET 检查　全身 ^{18}FDG-PET 扫描可用于骨转移的诊断,检测代谢活性增高区域,主要检查溶骨性病变,对于成骨性转移敏感性较差,因此与常规同位素扫描诊断骨转移有一定互补性,但是价格昂贵。

5. 生化检查　Ⅰ型胶原蛋白、ALP、BGP 和血尿钙等将出现不同程度的增高。

三、骨转移治疗

尽管少数单发骨转移可以被治愈,但是对于大多数患者而言,骨转移的治疗目的是姑息性的。骨转移患者的中位生存期为 3 ~ 12 个月,但是对于某些肿瘤如乳腺癌、前列腺癌和甲状腺癌,患者的中位生存期可以长达 2 ~ 4 年。骨转移治疗的目标就是在这段时间内使患者舒适无痛苦并具有独立生活的能力,从而改善患者的生活质量,而缓解疼痛和保持骨稳定性是实现这种目标的主要途径。骨转移瘤的诊断和治疗需要影像、放疗、肿瘤内科、外科、药物镇痛及支持等多学科的共同参与。

(一)放射治疗

1. 放射治疗的目的　放射治疗可有效地治疗骨转移瘤。放射治疗的主要目的是缓解或消除症状(疼痛)、预防症状发生、提高生存质量和延长患者生命,对于部分单发的骨转移癌,如果原发肿瘤能够得到较好的控制,放射治疗也能够达到治愈的目的。骨转移瘤放疗后疼痛缓解率可高达 80% ~ 90%,完全缓解率约为 50%。这些数据主要来自于医生对疼痛缓解的评价,如果以患者自身对疼痛的评价为标准,疼痛缓解有效率和完全缓解率则分别为 60% ~ 80% 和 15% ~ 40%。放疗的有效率与以下因素有关:性别、肿瘤原发部位和病理类型、行为状态评分、骨转移类型(溶骨性或成骨性)、骨转移部位,是否为负重骨、病变范围、疼痛部位数目和放疗前疼痛分级等。放疗的疗效也与治疗的目标有关,如镇痛、预防病理性骨折或控制局部肿瘤等。

2. 放射治疗骨转移癌的机制　疼痛是骨转移最常见的症状,发生率约为 75%,而且疼痛通常也是骨转移患者就医的首发症状。骨转移癌引起的疼痛通常分为两种类型:一种表现为逐步进展的持续钝痛;另一种则表现为由运动引起的、间断或暴发性的尖锐疼痛。骨转移部位的机械损伤或微环境中多种生物化学因子直接刺激传入痛觉纤维是导致疼痛的原因,如骨内压力增加、微小骨折、牵拉骨膜、反应性肌肉痉挛、神经根受侵,骨折处压迫神经、局部释放化学介质等。另外骨转移病变处神经痛觉受体活化,病变部位血流增加使肿瘤细胞及其周围正常细胞释放细胞因子,增加炎症反应等也是导致疼痛的重要原因。

放疗缓解骨转移疼痛的机制较为复杂放疗可以杀死转移部位的肿瘤细胞,使肿瘤体积缩小,因此减轻疼痛。但是,相当比例的疼痛缓解发生在分次放疗的起始阶段或较低剂量的单次放疗,而且原发肿瘤的放射敏感性和疼痛缓解率间没有显著的相关性,提示杀灭肿瘤细胞并非放疗减轻疼痛的唯一或者主要原因。有些患者在放疗后 24 h 内疼痛即得以缓解,说明某些极敏感的细胞和分子在早期反应中发挥重要的作用,主要包括在骨转移微环境中存在大量的炎症细胞,因为在放疗后炎症细胞减少,所释放的疼痛化学介质显著降低。其他因素还包括放射线抑制破骨细胞及其前体细胞的数目和活性,另外应用环氧合酶2(COX-2)抑制剂或双膦酸盐类药物能够发挥缓解骨转移疼痛的事实也间接证明炎症细胞和破骨细胞可能是放疗止痛的重要靶细胞。

3. 肿瘤骨转移放疗适应证　放疗是骨转移骨痛的主要治疗方法,而且有利于改善和维持患者的活动能力。对于大多数肿瘤而言,放疗还可以控制肿瘤生长,缩小肿瘤体积,减轻瘤体对周围组织的压力。因此,除了少数对药物治疗非常敏感(如生殖细胞瘤、淋巴瘤)或者可通过手术切除治愈的病例外,几乎所有的骨转移患者均可考虑放疗。对于局限的、数目较少的骨转移患者,80%以上可采用局部外照射并取得良好的疗效。广泛而弥散的骨转移患者往往需要全身药物治疗,但是如果症状无显著缓解,可考虑对症状较为显著的部位进行局部放疗;广泛播散的骨转移瘤也可考虑应用半身放疗和全身放射性核素治疗。

4. 肿瘤骨转移放疗时机　在肿瘤治疗过程中如果时机得当,放射治疗可被视为骨转移瘤的最佳治疗方法。研究显示,骨转移癌诊断确立以及放疗开始的越早,疗效越好,因此对于局限性的骨转移,如果没有手术指征,放疗是一线治疗手段,应尽早开始。放射肿瘤学家应和内、外科专家密切合作,充分考虑不同治疗的相互影响,确定最佳治疗方案和治疗时机:例如骨大面积放疗引起的骨髓抑制等并发症会推迟甚至阻碍化疗的进行;同样,对于已经出现或可能出现病理性骨折的患者,在接受放疗前应该对骨折或脊髓压迫的风险及外科手术的必要性进行评估。研究显示,放疗后约有13%的长骨和6%的椎骨发生骨折,未接受手术治疗的病理性骨折在放疗后有35%的患者能够愈合。在已经接受放疗的骨转移部位进行手术会增加围术期的风险,如感染等。为了减少并发症,骨转移的放射治疗野通常较为局限,但是,对于接受手术固定的部位,由于在手术过程中可能发生肿瘤播散,因此术后放疗范围显著扩大甚至包括转移骨的全长。回顾性分析显示,骨转移癌单纯手术后15%的患者会出现假体或硬件的松动而需要行校正手术,在手术加术后放疗组该类患者比例仅为3%,而且患者的功能保全程度较高,对这类患者,手术与放疗的综合治疗非常重要。

5. 局部外照射

(1)局部外照射技术的选择主要取决于治疗部位,原则是用最少的治疗获得最大疗效,避免因治疗增加并发症。颈椎转移癌可采用侧野照射以减少上呼吸道、消化道的放疗反应。胸椎转移癌可采用高能光子线单后野照射技术,但是通常需要拍侧位平片来测量病变的深度,应计算和记录脊髓受照剂量,并保证低于脊髓的耐受剂量。腰椎病变由于位置较深,单独后野照射难以满足剂量学要求,应该从侧位平片实测肿瘤深度,采用前后对穿野照射并调节其剂量权重可以达到满意的剂量分布。对于肋骨的转移癌,根据病变的具体位置和范围,可以选用光子线切线或电子线照射。当骨转移癌向骨外生长或紧邻脊髓时,应通过CT或MRI等影像学资料确定靶区和重要的危及器官,最好是采用CT模拟定位和三维计划设计,确保肿瘤得到充分的照射剂量,同时保护脊髓等重要器官。

特别是对于预后较好的骨转移灶,如乳腺癌、前列腺癌等单一部位的骨转移癌,在原发肿瘤控制较好的前提下,采用立体定向放疗或调强放疗技术能够有效增加局部照射剂量,提高肿瘤控制的比例。

由于骨转移癌放疗后一定比例的患者可能出现再疼痛或邻近骨出现新的转移灶需要再次放疗,因此应记录和保存首次放疗的详细资料,如定位片、摆位照片、皮肤永久性标记、剂量分布图和放疗记录单等。

(2)肿瘤骨转移放疗的剂量分割方案统计显示,世界范围内骨转移放疗的剂量分割方案差异较大,但是主要包括单次大剂量照射和相对较长时间的分次照射两大类。目前,大量的前瞻性和回顾性研究证实,单次照射和分次照射在缓解骨转移疼痛疗效上作用相仿,前者更加便捷,但是因疼痛症状复发需要再次治疗的比例较后者增加。

1)分次放疗中不同剂量分割方案的比较:分次放疗是缓解和消除骨转移疼痛最常采用的方法,但是具体的剂量分割方案各不相同。几项规模较大的不同剂量分割方案的随机对照研究,结果疼痛的完全缓解率为30%~61%,总缓解率为66%~87%,分次放疗中不同剂量分割方案的疗效均无显著差异。其中Tong等报道的RTOG74-02试验是最早进行的,也是规模最大的随机分组研究,在该研究中单发骨转移患者随机进入20 Gy/5次和40.5 Gy/15次两个研究组,结果两组的疼痛完全缓解率分别为53%和61%,总缓解率分别为82%和85%,均无显著性差异;多发骨转移灶患者被分入15 Gy/5次、20 Gy/5次、25 Gy/5次和30 Gy/10次4组,疼痛完全缓解率和总缓解率也均无显著性差异,放疗后病理性骨折的发生率也相近,其结果与其他几组随机分组研究相似。这些研究说明当以缓解疼痛为治疗目的时,分次放疗采用不同剂量分割方案的疗效相同。但是,Blitzer等在对RTOG74-02试验资料的重新分析中排除再放疗患者,并把无痛和不使用镇痛药物作为疼痛完全缓解的判定标准,结果单发骨转移40.5 Gy/15次组和多发骨转移30 Gy/10次组的疼痛完全缓解率均显著高于其他低剂量组。Arcangeli等的非随机分组研究也显示,高剂量长疗程放疗的疗效优于低剂量短疗程放疗,照射剂量≥30 Gy时完全缓解率显著增加。提示在某些条件下,采用较高的照射剂量和较长的疗程有可能取得更好的疗效。美国放射肿瘤学会2013年提出的明智选择建议:对于骨转移的姑息治疗,不要常规使用超过10个分次的长程放射治疗。

2)单次放疗不同剂量的随机分组研究:在20世纪90年代,有两个随机分组研究对比分析骨转移单次照射不同剂量的疗效。结果4 Gy组的总缓解率均显著低于8 Gy组,提示采用单次照射缓解疼痛可能存在"阈"剂量,因此在近20年开展的单次照射与分次照射的随机对照研究中,单次照射剂量多为8~10 Gy。Jeremic等的研究中还包括6 Gy组,其结果与8 Gy组亦无显著性差异,但是作者建议继续开展随机分组研究来确定单次照射的最低有效剂量。Yamada等在近期开展的研究中采用图像引导的调强放疗技术对93例患者共103个脊椎转移癌进行单次大剂量放疗,剂量范围18~24 Gy,中位随访期为15个月,局部控制率为90%,放疗剂量是局部控制的显著预测因素($P=0.03$),研究中未出现局部复发的所有患者均获得持续的症状缓解,急性不良反应较轻,没有患者出现神经根或脊髓病变。Dennis等最新开展的单次外照射的系统回顾包括24组研究共3 233例患者,其中84%的患者采用单次8 Gy方案,结果发现放疗剂量与疼痛缓解率呈正相关,可评价患者的总有效率和完全缓解率在4 Gy组分别为44%~47%和15%~26%,5 Gy组分别为72%和55%,6 Gy组分别为65%和21%,8 Gy组分别为31%~93%和14%~57%,10 Gy组分别为84%和39%,其中8 Gy组疗效显著优于4 Gy组。综上所述,骨转移癌如果采用常规技术进行单次照射,目前推荐剂量为8 Gy,至少不应低于6 Gy;对脊柱等毗邻重要器官的部位采用IGRT等新技术可以显著提高照射剂量,提高肿瘤控制率,同时不良反应轻微,能够保证患者较好的生活质量。

3)骨转移单次照射与分次照射的随机对照研究:近十多年来骨转移放射治疗的随机研究多集中在单次照射和分次照射的比较。单次照射剂量为8~10 Gy,分次照射剂量为20 Gy/5次~30 Gy/10次。两组的完全缓解率分别为15%~57%和15%~58%,总缓解率分别为51%~81%和48%~78%,疗效非常接近。其中规模最大的荷兰研究组单次照射和分次照射组的剂量方案分别为8 Gy/1次和24 Gy/6次,研究采用患者自我评价指标作为疼痛缓解的判定标准,两组的完全缓解率分别为37%和33%,总缓解率分别为72%和69%,均无显著性差异;但是单次照射组的再治疗率和病理性骨折的发生率均显著高于分次照射组(分别25% vs 7%和4% vs 2%)。RTOG97-14研究在规模仅次于荷兰的随机分组研究,也采用患者自身评价标准,照射方案为8 Gy/1次和30 Gy/10次,两组的中位生存时间分别为9.1个月和9.3个月,两组的完全缓解率分别为15%和18%,总缓解率分别为65%和66%,均无显著性差异;同荷兰研究组结果相仿,单次照射组的再治疗率显著增加(18% vs 9%),但是病理性骨折发生率两组相似(5% vs 4%)。除表中所列的临床研究外,还有一组随机试验对比研究单次8 Gy和20 Gy/5次放疗对于骨转移导致的神经病理性疼痛的疗效。神经病理性骨痛是指由于骨转移压迫或刺激神经引起的沿皮肤外周神经呈浅表放射性分布的疼痛或感觉障碍。研究共包括272例患者,结果两组的神经病理性疼痛的总缓解率分别为53%和61%($P=0.18$),完全缓解率分别为26%和27%($P=0.89$),放疗至治疗失败的中位时间分别为2.4个月和3.7个月,两组的再治疗率、脊髓压迫或病理性骨折的发生率也均无显著性差异。最新报道的加拿大多中心前瞻性研究包括2013年5~12月间放疗的648例骨转移患者,其中226例(35%)合并骨折或神经压迫症状。患者在放疗前后接受问卷调查,对患者疼痛、功能状态、生活质量3个方面进行五分制评分。363例(56%)接受单次8 Gy,285例(44%)接受20 Gy/5次放疗,结果两组疼痛、功能和症状改善均无差异,疼痛部分缓解(73% vs 73%,$P=0.93$)和疼痛完全缓解的比例(19% vs 22%,$P=0.31$)也相似。

目前骨转移癌单次照射和分次照射的随机分组研究有3个荟萃分析,结果均认为两组间疼痛总缓解率和完全缓解率无显著性差异,总缓解率分别为58.0%~72.7%和59.0%~72.5%,完全缓解率分别为23%~34.0%和24%~32.3%。单次照射组的再治疗率显著高于分次照射组,分别约为20%和8%;Chow等最新的报道显示两组病理性骨折的发生率均较低(1.6% vs 3.2%),没有显著差别。两组脊髓压迫的发生率也非常低(1.4% vs 2.8%),无显著差异。在有不良反应评价的两个荟萃分析中,两组不良反应均无显著差异。这3组荟萃分析资料是目前比较骨转移癌单次照射和分次照射最可靠的临床证据。

从以上骨转移单次照射和分次照射的随机分组研究可以得出以下结论:①单次 8 Gy 放疗与分次照射(多为 30 Gy/10 次、20 Gy/5 次或 24 Gy/6 次)的止痛效果相同,放疗缓解骨转移疼痛没有明显的量效关系;②单次照射组的再治疗率是分次照射的 2~3 倍。

4)骨转移癌单次照射和分次照射的选择:骨转移癌患者如果一般情况较差、活动困难、多次往返放疗有困难、合并广泛的骨外转移或预期寿命较短,单次 8 Gy 照射是恰当的选择。如果患者一般状况较好、单纯骨转移而且预期寿命较长,推荐采用分次照射(如 30 Gy/10 次)以降低疗后的再治疗率。对于单一的骨转移灶,如果原发肿瘤控制较好。可以采用更高的照射剂量以提高肿瘤的治愈率,但应避免照射引起周围正常骨的强度降低,或采用适形调强、立体定向等先进的照射技术降低放疗对周围重要器官的影响。加拿大对 2007—2011 年期间 16 898 例骨转移放疗的统计显示,49%(25.5%~73.4%)为单次照射,单次照射的选择与原发肿瘤(如前列腺癌)、预后差、医生经验丰富、转移位置(脊柱较少采用)等密切相关。

5)骨转移癌放疗引起的暴发痛(闪耀反应):骨转移癌放疗引起的暴发痛是指在放疗早期出现的暂时性的疼痛加重现象,尤其多见于单次大剂量照射,其原因可能与放疗早期肿瘤或组织细胞肿胀、局部压力增高有关。Loblaw 等种采用单次 8 Gy 或 20 Gy/5 次照射骨转移癌,结果 34.1% 的患者出现暴发痛,中位持续时间为 3 d(2~6 d);其中单次和分次照射组的发生率分别为 43.5% 和 23.8%,单次照射组比例显著升高。Chow 等报道放疗引起的暴发痛在整个疗程中每天的发生率为 2%~16%,其中第一天发生率为 14%,单次和分次放疗组分别为 14.0% 和 15.6%。近期 Pan 等采用 SBRT 技术治疗脊柱转移,195 例患者中 44 例(23%)出现暴发痛,中位出现时间为放疗开始后 5 d(0~20 d),多因素分析显示其发生率仅与放疗次数显著相关。

临床可采用类固醇皮质激素或非甾体类消炎药来降低放疗后暴发的发生率。加拿大近期报道了应用地塞米松对比安慰剂预防骨转移放疗后暴发痛的双盲随机对照研究:接受骨转移灶 8 Gy 单次放疗的患者随机分入口服 8 mg 的地塞米松(148 例)或安慰剂(150 例)组,共给药 5 d。意向性分析中,地塞米松组 39 例(26.4%),安慰剂组 53 例(35.3%)出现疼痛暴发(率差 =8.9%,$P=0.05$)。敏感性分析中,地塞米松组 26 例(17.6%),安慰剂组 44 例(29.3%)出现疼痛暴发(率差 =11.8%,$P=0.01$)。研究结果证实地塞米松能有效降低疼痛性骨转移放疗后暴发痛的发生率。另外在放疗前应向患者说明可能发生的暴发痛,从而提高治疗的依从性。

6)放疗不良反应:骨转移癌外照射的不良反应分为急性反应和晚期反应两种。急性反应多为一过性,常表现为乏力和皮肤刺激症状。照射野位于上腹部时恶心多见,胸椎照射时放射性食管炎也较为常见。当肿瘤侵犯骨髓和照射野面积较大时,贫血、白细胞和血小板减少等骨髓抑制作用可能发生,既往接受化疗的患者放疗后尤其容易发生骨髓抑制。

因为放疗剂量相对较低和患者的生存期较短,骨转移放疗的晚期反应并不多见。骨转移病灶在放疗后会产生愈合反应并继发出现反应性充血,这会暂时削弱骨强度从而增加骨折风险,有研究显示骨折发生率与总的照射剂量有关。在骨盆照射后 3 个月内可能出现反应性的骨折,因此应仔细监测骨折的症状和体征,防止损伤进一步加剧。

6.半身放疗 对于广泛播散的骨转移癌,化疗和双膦酸盐等药物治疗是主要的治疗手段,如果患者对药物治疗不能耐受或疗效欠佳时,半身放疗则是可行的选择。作为一种非常有效的姑息治疗手段,半身照射并非专指身体的一半接受照射,而是指采用一个照射野治疗身体较大范围,可以包括多个有症状的区域。因此,半身照射又称为大野照射或选择性的系统照射,在多数情况下仅照射身体的1/3。半身放疗常用于治疗因广泛骨转移癌引起的疼痛,或用于预防新的骨转移灶出现,具有起效快(可<48 h)、缓解率高的特点。根据照射部位,半身放疗可分为上、中、下半身照射,上半身照射范围包括从颈到髂嵴的胸腹部,中半身照射范围包括从膈肌到坐骨结节的腹盆部,下半身照射范围包括从盆腔顶部到股骨的下半部。

RTOG 78-10试验是较早开展的半身照射临床研究,主要目的是确定单次照射最大耐受剂量。结果疼痛缓解率和完全缓解率分别为73%和20%,其中50%的患者在放疗后48 h内起效,80%在放疗后1周内起效,至少50%的患者在余生中疼痛持续缓解,不需要再治疗。上半身放疗的最大耐受剂量为6 Gy,中、下半身放疗的最大耐受剂量为8 Gy,继续增加放疗剂量并不改善疼痛缓解率、缓解时间和起效时间,但是不良反应显著增加。Chua等发表的一组回顾性研究包括134例单次半身照射患者,其中38%为鼻咽癌,照射剂量4.5~8.0 Gy,上、下半身照射的中位剂量分别为5 Gy和7 Gy,结果较高剂量组的有效率也较高,≥7 Gy组患者的疼痛缓解率达到70%,照射后24 h即可观察到疼痛缓解。

RTOG 82-06试验观察在骨转移癌局部放疗的基础上进行半身照射是否能够有效预防新的骨转移,该研究为随机分组试验,包括499例患者。局部放疗和半身放疗分别采用3 Gy×10次和单次8 Gy,结果12个月时联合放疗组和单纯局部放疗组的骨转移癌进展率分别为35%和46%,两组新病灶出现率分别为50%和68%,无新病灶出现的中位持续时间分别为12.6个月和6.3个月,两组的再治疗率分别为60%和76%。研究中总的不良反应发生率仅为5%~15%,联合放疗组的血液学毒性显著增加但均为一过性。此研究显示半身照射能有效治疗潜在的全身转移灶。

RTOG和国际原子能机构(IAEA)对半身分次照射均进行了相关临床研究。RTOG 88-22试验主要研究分次半身照射的最大耐受剂量,包括144例单发有症状的骨转移患者,所有患者在接受3 Gy×10次的局部照射后,再分组进入10.0 Gy、12.5 Gy、15 Gy、17.5 Gy和20 Gy等分次半身照射组,分次剂量均为2.5 Gy/次。结果分次照射最大耐受剂量为17.5 Gy,剂量限制性毒性主要为血小板和白细胞降低:5组患者12个月时半身照射野内新病灶发生率分别为19%、9%、17%、19%和13%,需要再治疗的患者比例分别为36%、30%、33%、32%和19%,均无显著性差异;和前述的RTOG 82-06单次半身放疗相比,按计划完成分次半身放疗患者的野内新病灶发生率降低了36%,但两组患者总生存率和再治疗率没有显著性差异。到目前为止,仍没有充分证据显示分次半身照射疗效优于单次半身照射。新近报道的IAEA研究包括156例广泛骨转移患者,随机分为15 Gy/(5次·5 d)、8 Gy/(2次·1 d)和12 Gy/(4次·2 d)共3组,结果显示总的疼痛缓解率为91%,完全缓解率为45%,起效时间3~8 d,其中在生存期内保持无痛患者的比例高达71%,放疗的不良反应能被很好耐受,仅有12%的患者出现短暂的重度不良反应;三组的疼痛缓解率分别为63%、32%和43%,中位生存时间分别为175 d、104 d和155 d,平均无痛生存期分别为155 d、101 d和112 d,8 Gy/(2次·1 d)组的疗效显著差于其他两组。

半身放疗的不良反应主要取决于射野内的重要正常器官,上半身照射的主要风险为放射性肺炎,是剂量限制性的不良反应,因此在放疗计划中应对肺的剂量不均一性进行校正,最大限度地降低放射性肺炎发生率。和中、下半身放疗相比,上半身放疗的总照射剂量应适当降低。采用止吐药和抗炎药物的预处理能明显降低半身放疗的急性反应,在5-HT$_3$受体阻滞剂应用于临床后,恶心、呕吐等既往最显著的不良反应被显著降低,半身放疗的耐受性显著增加。典型的半身放疗的预处理方案为治疗前1 h给予地塞米松8 ~ 16 mg和昂丹司琼8 ~ 16 mg。

7. 骨转移癌脊髓压迫的放疗　脊柱的骨转移灶可以直接压迫脊髓或导致椎体骨折压迫脊髓,引起肢体功能障碍。急性的脊髓压迫或合并脊柱不稳定或病理性骨折应采取手术治疗。对于没有手术指征的脊柱转移癌,放疗通常是首选治疗手段。骨转移癌脊髓压迫的放疗多采用常规分割方案。Rades等通过对1 852例脊髓压迫患者放疗资料的总结发现,短程放疗和内脏转移是脊髓压迫放疗局部控制的不良相关因素,对于预后较好,预期寿命较长可能出现脊髓压迫症状复发的患者,应采用长疗程和较高剂量的放疗。总的说来,脊髓压迫早期发现和治疗是保证疗效最重要的两个影响因素,如果脊髓压迫诊断较晚,预后则取决于肿瘤对放疗的反应。脊髓压迫不能行走的患者在放疗后有1/3能恢复行走能力,但是完全瘫痪的患者仅有10%能获得行走能力,慢性的脊髓压迫患者放疗后功能相对容易恢复。

8. 骨转移疼痛复发再放疗　随机对照研究和相关荟萃分析均显示,尽管骨转移癌单次照射和分次照射的疼痛缓解率相仿,但是前者放疗后因疼痛复发进行的再治疗率显著高于后者,分别约为8%和20%。在下列3种情况下可以考虑再照射:①初程放疗后疼痛未缓解或进展;②初程放疗后疼痛部分缓解,希望通过再放疗进一步减轻疼痛;③初程放疗后疼痛部分或完全缓解,但是后来疼痛复发。

目前有多组资料对再放疗进行了专门研究。Mithal等对105例患者的280个骨转移灶进行放疗,其中57个转移灶接受再放疗,8个病灶接受三程放疗,结果初程放疗、再程放疗和三程放疗的疼痛缓解率分别为84%、87%和88%,缓解率与照射剂量、治疗位置和原发肿瘤类型均无显著相关性。Van der Linden等近期发表的研究中初程放疗方案采用单次8 Gy或24 Gy/6次,两组再程放疗时分别有33%和25%的患者为单次放疗,其余患者为分次放疗。两组再程放疗的有效率分别为66%和46%($P = 0.12$),初程单次8 Gy放疗后疼痛无缓解、缓解和进展患者的再放疗有效率分别为66%、67%和70%,初程24 Gy/6次放疗后疼痛无缓解、缓解和进展患者的再放疗有效率分别为33%、50%和57%,说明初程放疗的疗效与再程放疗的疗效没有相关性,研究还显示初程放疗的疗效不能预测再治疗的可能性。再治疗后1个月有73%的患者有放疗反应,大部分患者无或仅有轻度的恶心、呕吐,两组重度恶心发生率为6%和12%,重度呕吐分别为2例和1例,重度皮肤瘙痒分别有 2 例和 0 例,严重乏力分别为 18% 和 27%。Jeremic 等的研究包括 135 例患者,其中 109 例为初程放疗后疼痛复发,26 例为初程放疗后疼痛无缓解,再治疗采用单次 4 Gy 照射方案。结果疼痛复发患者再放疗的缓解率和完全缓解率分别为 74% 和 31%,初程放疗无效患者再放疗的缓解率为 46%。进一步的分析显示初程放疗后疼痛完全缓解患者再放疗的有效率高于初程放疗后部分缓解的患者(85%∶67%,$P=0.037$),但是初程放疗方案(单次 4 Gy、6 Gy 或 8 Gy)并不影响再放疗的疗效。再放疗的不良反应程度较轻,主要为恶心、呕吐等胃肠道反应,未发现≥3 级的不良反应。因此作者认为,初程单次放疗的骨转移患者接受单次 4 Gy 的再放疗安全有效。

再放疗的可行性与骨转移的部位密切相关。四肢骨因为远离重要脏器,再放疗相对容易。脊柱是骨转移好发部位,再放疗较为常见,因为毗邻脊髓,椎体的再放疗需要综合首程放疗和再程放疗的累积有效生物剂量,仔细评估放射性脊髓炎的风险。目前还缺乏脊柱再程放疗总剂量和分割模式的共识,但是临床研究显示采用三维放疗技术特别是 SBRT 技术进行的椎体再放疗是安全有效的。

尽管临床资料支持骨转移癌的再放疗,但是再放疗的合理剂量和分割方案尚不明确。在新近发表的加拿大国家癌症研究所联合英国、荷兰和美国开展Ⅲ期随机分组非劣效研究中,850 例接受再放疗的骨转移患者被随机分入单次 8 Gy 或 20 Gy(分 5 或 8 次)两个研究组,观察指标为两组的再放疗疼痛缓解率、不良反应和患者生活质量。按照意向性入组人群分析,两组的疼痛缓解率分别为 28% 和 32%,非劣效性假设成立,单次 8 Gy 似乎是优选方案;但是按照实际治疗人群分析,两组的疼痛缓解率分别为 45% 和 51%,非劣效性假设不成立,但是后者的食欲减退和腹泻等不良反应的发生率也显著增加,说明可能更多患者能从分次放疗中获益,但是采用分次放疗方案时应充分权衡疗效、方便、不良反应之间的利与弊。

骨转移瘤放疗靶区实例见附图 15 和附图 16。

(二)放射性同位素治疗

全身同位素也是治疗骨转移癌的有效方法。甲状腺癌的骨转移用^{131}I 治疗,可优于外照射,可减少正常组织的放射受量。有作者报道浓集碘高的肿瘤,约 25% 的患者可生存 10~15 年;否则,仅为 8%,无 15 年生存。虽然治疗是可耐受的,但也有一些患者出现腮腺的放疗反应和 1%~2% 的放疗所致白血病。文献报道中,同位素治疗骨转移以乳腺癌、前列腺癌和肺癌为主,同位素多为^{89}Sr、^{186}Re-HEDP 和^{153}Sm 等,疼痛缓解率为 60%~80%,与同位素的种类没有明显的关系,起效时间为 1~2 周,疼痛缓解维持时间为 2~4 个月。Piffanelli 等报道 510 例同位素^{89}Sr、^{186}Re-HEDP 治疗结果,60% 患者疼痛缓解好,19% 疼痛无缓解。再治疗者,取得了 48% 疼痛缓解。不良反应主要为血小板轻到中度下降,首程治疗者为 25.5%,再程者为 38.9%。放射性同位素治疗,适合于患者一般情况较好,多发转移但病灶小、广泛,疼痛但不是十分严重者。同位素治疗后,新出现的病灶较外照射者要少。使用放射性同位素治疗应注意骨髓抑制等不良反应,从轻度到中度不等,个别可出现严重的并发症。

（三）全身化疗和内分泌治疗

全身化疗在治疗肿瘤原发病灶的同时亦能起到控制骨转移的发展、缓解疼痛的作用，因此不仅可以止痛，而且可以杀灭癌细胞，控制其生长。乳腺癌是威胁女性生命的第一位杀手。乳腺癌治疗后生存期长，在病程中发生骨转移的概率高。另外，出现骨转移时，因化疗效果好，当给予综合治疗时仍能取得比较满意的效果，5年生存率可达到约20%，与中晚期非小细胞肺癌的治疗疗效相当。因此，如何对待乳腺癌的骨转移就显得非常重要，要强调综合治疗。乳腺癌应根据受体 ER 和 PR 等的阳性情况来决定治疗，给予激素治疗或全身化疗，中位反应时间达 9~12 个月。骨转移是前列腺癌常见的转移部位，80% 的患者对激素有不同的敏感性。有外科去势和药物去势方法，近年以后者多用。对激素不敏感者，可进行米托蒽醌+泼尼松治疗。对化疗敏感的肿瘤，应给予正规系统的化疗和结合局部的放疗。

（四）双膦酸盐类药物治疗

静脉给药后，25%~40% 剂量被肾排泄，其余被骨吸收。抑制破骨细胞的活性，并诱导破骨细胞凋亡；增加骨基质和上皮的抗浸润能力，防止出现新的转移灶和已转移灶的进一步进展、扩大；抑制肿瘤细胞产生的基质金属蛋白酶的水解活性，从而抑制骨溶解过程；对受累骨的修复作用。在乳腺癌可取得 33%~75% 疼痛缓解率，其他肿瘤为 30%~71%。一些随机分组研究还显示，在乳腺癌和恶性黑色素瘤长期给予时，可明显减少骨转移和因骨转移导致的骨破坏，还有研究显示骨膦长期服用有预防骨转移发生的作用，特别是在乳腺癌中。在使用双膦酸盐类抗骨转移药物时，对疼痛明显的骨转移部位配合局部的放射治疗，可达到较长期的缓解。目前临床上使用的双膦酸盐类包括第一代已膦酸钠、氯屈膦酸钠，第二代帕米膦酸二钠及第三代唑来膦酸。唑来膦酸能显著降低恶性肿瘤骨转移的高钙血症，降低尿钙的吸收，并增加骨密度，减少骨相关事件（skeletal related event，SRE）的发生，肾脏毒性更小。目前还可以用于治疗绝经后妇女的骨质疏松。

（五）手术治疗

手术介入骨转移的治疗是有限的，目的是止痛、保持功能。虽然多数外科医师和患者选择内固定来治疗骨折和有高危骨折危险者，在缓解疼痛和保持功能方面是非常有效的，但这只是暂时的方法。因而，外固定有时也可以起到此目的。有明显脊髓压迫者进行手术减压，而后结合放疗或放化疗；对骨或周围组织不能耐受再次放疗者，而病变局限者可考虑手术切除外，一般不考虑进行单纯手术治疗。四肢骨单发骨转移，可行局部广泛切除，病理性骨折可行外固定或手术固定止痛。对于溶骨性脊柱转移或脊柱不稳定又不适合常规手术的患者，椎体成形术或经皮椎体后凸成形术可能较为适用，但是目前椎体成形术与外照射的合理顺序以及是否增加外照射疗效还缺乏可靠的临床研究证据。

![参考文献]

[1] CHAFFER C L, SAN JUAN B P, LIM E, et al. EMT, cell plasticityand metastasis[J]. Cancer Metastasis Rev,2016,35(4): 645-654.

[2] PUISIEUX A, BRABLETZ T, CARAMEL J. Oncogenic roles of EMT-inducingtranscription factors[J]. Nat Cell Biol,2014,16(6):488-494.

[3] WEILBAECHER K N, GUISE T A, MCCAULEY L K. Cancer to bone:a fatalattraction[J]. Nat Rev Cancer,2011,11(6):411-425.

[4] HOFBAUER L C, RACHNER T D, COLEMAN R E, et al. Endocrine aspects of bone metastases[J]. Lancet Diabetes Endocrino,2014,2(6):500-512.

[5] CROUCHER P I, MCDONALD M M, MARTIN T J. Bone metastasis:the importance of the neighbourhood[J]. Nat Rev Cancer,2016,16(6):373-386.

[6] COLEMAN R E. Clinical features of metastatic bone disease and risk of skeletal morbidity[J]. Clin Cancer Res,2020,12(20pt 2):6243s-6249s.

[7] LUO X, FU Y, LOZA A J, et al. Stromal-initiated changes in the bone promote metastatic niche development[J]. Cell Rep,2016,14(1):82-92.

[8] OTTEWELL P D, WANG N, BROWN H K, et al. Zoledronic acid has differential antitumor activity in the pre-and postmenopausal bone microenvironment in vivo[J]. Clin Cancer Res,2014,20(11):2922-2932.

[9] TSUKASAKI M, HAMADA K, OKAMOTO K, et al. LOX fails to substitute for RANKL in osteoclastogene-sis[J]. J Bone Miner Res,2017,32(3):434-439.

[10] SAN MARTIN R, PATHAK R, JAIN A, et al. Tenascin-C and integrina 9 mediate interactions of prostate cancer with the bone microenviron-ment[J]. Cancer,2017,77(21): 5977-5988.

[11] HAMIDI H, IVASKA J. Every step of the way:integrins in cancer progression and metastasis[J]. Nat Rev Cancer,2018,18(9): 533-548.

[12] CONFAVREUX C B, PIALAT J B, BELLIERE A, et al. Bone metastases from lung cancer: a paradigm for multidisciplinaryonco-rheumatology management[J]. Joint Bone Spine,2019,86(2):185-194.

[13] HORTOBAGYI G N, THERIAULT R L, PORTER L, et al. Efficacy of pamidronate in reducing skeletal complications in patients with breast cancer and lytic bone metastases. Protocol 19 Aredia Breast CancerStudy Group[J]. N Engl J Med,1996,335(24):1785-1791.

[14] KOHNO N, AOGI K, MINAMI H, et al. Zoledronic acid significantly reduces skeletal complications compared with placebo in Japanese women with bone metastases from breast cancer:a randomized, placebo-controlled trial[J]. J ClinOncol,2005,23(15): 3314-3321.

［15］BARRETT-LEE P,CASBARD A,ABRAHAM J,et al. Oral ibandronic acid versus intra-venous zoledronic acid in treatment of bone metastases from breast cancer:a randomised,openlabel,non-inferiority phase 3 trial［J］. Lancet Oncol,2014,15(1):114-122.

［16］SOUSA S,CLEZARDIN P. Bone-targeted therapies in cancer-inducedbone disease［J］. Calcif Tissue Int,2018,102(2):227-250.

［17］Early Breast Cancer Trialists Cooperative Group (EBCTCG). Adjuvant bisphosphonate treatment in early breast cancer:meta-analyses of individual patient data from randomized trials［J］. Lancet,2015,386(1):1353-1361.

［18］DUONG L T,WESOLOWSKI G A,LEUNG P,et al. Efficacy of a cathepsin K inhibitor in a preclinical model for prevention and treatment of breast cancer bone metastasis［J］. Mol Cancer Ther1,2014,3(12):2898-2909.

［19］JENSEN A B,WYNNE C,RAMIREZ G,et al. The cathepsin K inhibitor odanacatib sup-presses bone resorption in women with breast cancer and established bone metastases:re-sults of a 4-week,double-blind,randomized,controlled trial［J］. Clin Breast Cancer,2010,10(6):452-458.

［20］VIVES V,CRES G,RICHARD C,et al. Pharmacological inhibi-tion of Dock 5 prevents os-teolysis by affecting osteoclast podosomeorganization while preserving bone formation［J］. Nat Commun,2015,6:6218.

［21］COSMAN F,CRITTENDEN D B,GRAUER A. Romosozumab treatment in postmenopausal osteoporosis［J］. N Engl J Med,2017,376(16):396-397.

［22］KATOH M. Molecular genetics and targeted therapy of WNT-related human diseases［J］. Int J Mol Med,2017,40(3):587-606.

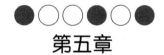

第五章

癌　痛

疼痛是一种与组织损伤或潜在的损伤相关的不愉快的主观感觉和情绪体验。1996年,美国疼痛学会开始将疼痛称为"第五个生命体征",并鼓励医生积极评估和治疗疼痛。癌症疼痛,简称癌痛,是癌症患者最常见且难以忍受的主要并发症之一,60%以上的癌症晚期患者伴有剧烈的疼痛,59%接受抗癌治疗的患者存在疼痛,33.3%的患者在完成治疗后仍有疼痛。癌痛不仅使患者本人遭受巨大痛苦,严重影响患者的整体生存质量,而且给家庭和社会造成很大影响。

癌痛的治疗为综合性治疗,包括病因治疗、药物治疗、非药物治疗等,并涉及患者及家属宣传教育等环节,其中药物治疗是癌痛治疗的主要手段。一直以来,癌痛药物治疗以20世纪80年代WHO制定的癌痛三阶梯治疗原则为基础,随着对于癌痛发病机制和疼痛评估认知的深入,癌痛药物治疗理念的内涵也在不断发生变化。

癌痛从心理、生理、精神及社会等多方面降低癌症患者的生活质量,影响治疗效果,缩短癌症患者的生存时间,因此,有效控制癌痛具有极为重要的意义。目前已广泛开展的癌痛治疗,虽有进展,但由于多种原因,疼痛控制不理想。主要原因包括:医护人员对癌痛治疗重视不够;对癌痛的评估不足;对镇痛药物及辅助用药的认识不足;镇痛药物应用以及镇痛方法不规范;药物供应和管理严格,限制了麻醉性镇痛药物使用;患者及家属缺乏有关癌痛及其治疗的正确知识等,导致癌痛镇痛极不规范,癌痛患者未能得到完全、有效、规范、科学的镇痛治疗,严重影响患者生活质量。

第一节　癌痛的病因、分类及机制

一、癌痛的病因

癌痛的原因多样,大致可分为以下3类。①肿瘤相关性疼痛:因为肿瘤直接侵犯、压迫局部组织,或者肿瘤转移累及骨、软组织等所致。②抗肿瘤治疗相关性疼痛:常见于手术、创伤性操作、放射治疗、其他物理治疗以及药物治疗等抗肿瘤治疗所致。③非肿瘤因素性疼痛:由于患者的其他合并症、并发症及社会心理因素等非肿瘤因素所致的疼痛。

二、癌痛的分类及机制

按疼痛病理生理学机制主要分为两种类型：伤害感受性疼痛和神经病理性疼痛。①伤害感受性疼痛。因有害刺激作用于躯体或脏器组织，使该结构受损而导致的疼痛。伤害感受性疼痛与实际发生的组织损伤或潜在的损伤相关，是机体对损伤所表现出的生理性痛觉神经信息传导与应答的过程。伤害感受性疼痛包括躯体痛和内脏痛。躯体痛常表现为钝痛、锐痛或者压迫性疼痛，定位准确；而内脏痛常表现为弥漫性疼痛和绞痛，定位不够准确。②神经病理性疼痛。由于外周神经或中枢神经受损，痛觉传递神经纤维或疼痛中枢产生异常神经冲动所致。神经病理性疼痛可以表现为刺痛、烧灼样痛、放电样痛、枪击样疼痛、麻木痛、麻刺痛、幻觉痛及中枢性坠胀痛，常合并自发性疼痛、触诱发痛、痛觉过敏和痛觉超敏。

按疼痛发病持续时间分为急性疼痛和慢性疼痛。癌痛大多数表现为慢性疼痛。慢性疼痛与急性疼痛的发生机制既有共性也有差异。慢性疼痛的发生，除伤害感受性疼痛的基本传导调制过程外，还可表现出不同于急性疼痛的神经病理性疼痛机制，如伤害感受器过度兴奋、受损神经异位电活动、痛觉传导中枢机制敏感性过度增强、离子通道和受体表达异常、中枢神经系统重构等。与急性疼痛相比较，慢性疼痛持续时间长，机制尚不清楚，疼痛程度与组织损伤程度可呈分离现象，可以伴有痛觉过敏和异常疼痛，常规止痛治疗往往疗效不佳。

第二节　癌痛的治疗策略

1986 年世界卫生组织（WHO）提出了癌痛的"阶梯"治疗方案，为改变癌痛治疗的观念和有效地治疗癌痛奠定了基础。按照"三阶梯"治疗方案，合理地应用现有的药物和治疗方法，可使 80% 左右癌症患者的疼痛得到缓解或控制。在临床上，仍然有相当数量的癌痛患者没有得到应有的诊疗，这里有医护人员的原因、患者和家属的原因以及医疗体制的原因。缺乏疼痛的相关知识、忽视疼痛治疗、误解疼痛治疗、恐惧阿片类药物、缺乏专业的人员、缺乏必要的专科和设备等原因，严重阻碍着癌痛的诊疗，因此，癌痛诊疗的任务仍然很艰巨。

目前癌痛治疗面临着普及规范化治疗和提高治疗效果的问题。普及规范化癌痛治疗，提高癌痛的疗效是癌痛诊疗的重要内容。这不仅要求研究阿片类药物的滴定及维持方法，研究癌痛的原因、疼痛机制、联合用药的原则及介入治疗的方法，更需要普及和推广癌痛的规范化治疗，为癌痛治疗，尤其是顽固性癌痛治疗提供综合治疗方案和安全有效的方法。自开展癌痛规范化治疗示范病房活动以来，对癌痛诊疗起到了明显的促进作用，包括对癌痛的重视程度、癌痛的筛查与评估、规范化癌痛治疗、癌痛的管理、患者的教育、药品的供给等。

癌痛治疗方法主要包括两大类，药物治疗和微创介入治疗。药物治疗是治疗癌痛的主要方法，其中阿片类药物是治疗癌痛的基石。药物治疗又分为无创给药和微创给药两种方法,无创给药方法为首选,给药途径有口服、经皮肤、经黏膜等,目前有许多治疗指南,包括 NCCN 成人癌痛临床实践指南、欧洲肿瘤内科学会癌痛管理临床实践指南、欧洲姑息治疗学会阿片类药物癌痛治疗指南和中国抗癌协会癌痛治疗指南等,临床实践也积累了相当多的经验。这些指南具有重要的临床意义,是癌痛诊疗的原则和规范。肌内注射一般只用于防治暴发痛,维持镇痛不应当使用肌内注射制剂。控制暴发痛后,应当根据暴发痛的病因进行治疗,及时调整维持剂量,不要等待再次发生暴发痛后,再次应急使用肌内注射剂来解救。根据疼痛机制和病因选择治疗方法和药物可提高治疗效果,尤其是神经病理性疼痛和内脏疼痛。

微创给药是指经皮下、静脉或鞘内给药,包括持续输注和患者自控镇痛(PCA)两种方法,这些给药方法可以维持稳定的血药浓度,持续的镇痛,同时减少了不良反应。PCA不仅用于难治性癌痛的治疗,还可用于癌痛患者的阿片类药物滴定,快速调整剂量,以及及时和个体化地治疗暴发痛。

介入治疗的发展为癌痛治疗提供了新的方法和选择,例如神经毁损,包括物理和化学方法,粒子植入、骨成形等。内脏疼痛可阻滞内脏神经如腹腔神经丛,内脏肿瘤累及体壁导致疼痛时应同时阻滞脊神经。现有的药物和治疗手段,有些顽固性癌痛仍然不能够有效地缓解或控制。对于这些患者,可应用大剂量镇静药物和麻醉药物氯胺酮、右美托咪定等,综合采用前述的各种治疗方法,多模式镇痛,力求减缓或控制疼痛。

难治性或顽固性癌痛仍然是我们面临的棘手问题。难治性或顽固性癌痛是指按照规范化癌痛治疗镇痛效果欠佳或不良反应明显不能耐受的癌痛。针对难治性癌痛的药物治疗,必须个体化选择安全有效的药物和适当的给药途径,一般来说,可更换不同的阿片类药物或改变给药途径。微创给药是常用的替代途径,改变给药途径可提高镇痛效果,减少不良反应。

癌痛治疗需要多模式镇痛,既要治疗患者躯体的"痛",同时也要治疗患者心理的"痛",当然临床上仍然以有效治疗躯体的"痛"为重点,从末梢神经、脊髓到大脑,多部位、多作用机制镇痛,无创与有创方法结合,躯体与心理治疗结合。现今药物的发展和方法学的进步,使多模式镇痛成为可能,如姑息性抗肿瘤治疗、镇痛药物与抗抑郁抗焦虑药物联合、植物性药物、阻断疼痛通路、介入治疗、心理和认知行为治疗等。

总之,癌痛治疗是要治疗患有癌痛的患者,而不仅仅是治疗患者的癌痛,癌痛的规范化治疗需要医护人员、患者和家属共同参与。癌痛诊疗强调早期筛查,全面的癌痛综合评估,正确的诊断,规范化和多模式治疗,防治各种治疗带来的不良反应和并发症,最终减轻患者的痛苦,提高患者的生活质量。

第三节　癌痛的评估

一、癌痛的评估方法

疼痛是一种主观体验,会受到生理、心理、个人经历和社会文化等多方面因素的影响,并且个体对疼痛的理解和认知也存在差异。因此,正确客观地评估疼痛,对患者疾病的诊断以及后续治疗方案的制定和实施都十分关键。疼痛可以通过自评量表、行为测试和生理测量进行评估。其中疼痛量表是最为快捷且费用最低廉的评估手段,并且经过医护人员的简单培训,患者也可以进行自评,这对患者进行自我疼痛监控非常重要。因此,自评量表评估法被认为是疼痛评估的黄金标准。

国际上有外文原版疼痛评估量表20种余。而中国临床和科研使用的主要都是外文原版的中文翻译版,常用的有14种,可以分为单维度疼痛强度评估量表(表5-1)、多维度疼痛测量量表(表5-2)、神经病理性疼痛筛查专用量表(表5-3)。单维度疼痛强度评估量表有评估快速、内容简洁、患者容易理解等特点。因此,在临床快速诊疗方面占优势。但由于疼痛本身是一种多维度综合性的主观体验,多维度疼痛测量量表虽然耗时相对较长,却可以更好、更全面地对疼痛进行描绘。因此,更适用于进行临床科研或非急性期的健康调查。还应指出,由于神经病理性疼痛患者的治疗方法与非神经病理性疼痛患者不同,临床上需要对神经病理性疼痛患者进行筛查,此时需要使用神经病理性疼痛筛查专用量表。

表 5-1 国际常用单维度疼痛强度评估量表

问卷	题目	评分区间	测试时间	推荐使用群体	优点	缺点
VAS	1 道	0~100 连续数值	<1 min	成年人	连续变量利于统计分析	患者要具有一定的抽象思维能力
F-VAS	1 道	0~100 连续数值	<1 min	3 岁以上	连续变量利于统计分析且直观形象	患者要具有一定的抽象思维能力。不同患者对面孔代表的疼痛强度理解可能不同
FPS-R	1 道	0~10 整数评分	<1 min	老年患者首选,3 岁以上均可	直观形象	需要评估者仔细观察面孔,且不同患者对面孔的疼痛强度理解可能不同。体现疼痛微小变化差异的能力不如 VAS
NRS	1 道	0~10 整数评分	<1 min	10 岁以上有一定文化程度	分类明确,有助于患者进行评估,可以用于电话评估	需要评估者有语言理解能力和抽象数字概念,由于容易在理解上产生混淆,其测量重复性差,不建议在追踪研究中使用。体现微小变化差异的能力不如 VAS
VRS	1 道	多个版本,常用为 0~5 整数评分	<1 min	10 岁以上有一定文化程度	方便、快速	需要评估者有一定的概念化语言理解能力,评估可能会受到文化和方言的影响。体现微小变化差异的能力不如 VAS。且当评估分类小于 7 种时,要用非参数检验,统计效能低于上述其他量表

注:VAS 为视觉模拟评分法(visual analogue scale);脸谱 VAS(facial VAS,F-VAS);FPS-R 为修订版 Wong-Baker 面部表情疼痛评估法(Wong-Baker faces pain scale revision);NRS 为数字评分法(numerical rating scale);VRS 为口头评分法(verbal rating scale)。

表5-2　多维度疼痛测量表

问卷	疼痛相关评分（区间）	其他（评估方式）	测试时间	推荐使用情况	优点	缺点
BPI-17	1道是否疼痛（是/否） 1道疼痛位置（描绘） 4道疼痛强度（0~10整数） 1道疼痛种类（是/否）	1道用药情况（文字说明） 1道治疗缓解（0~100%） 1道疼痛影响（0~10整数） 其他22道（选择/填写）	30~60 min	科研,非急性期的全面评估	非常全面	耗时长。需要医生指导,特别是对疼痛位置的描绘,以及其他需要文字说明的内容
BPI-9	1道是否疼痛（是/否） 1道疼痛位置（描绘） 4道疼痛强度（0~10整数）	1道用药情况（文字说明） 1道治疗缓解（0~100%） 1道疼痛影响（0~10整数）	5~10 min	临床评估	全面且简洁	需要医生指导,特别是对疼痛位置的描述和用药的记录
MPQ	10道疼痛频率（0~8整数） 1道疼痛强度（0~5整数） 1道疼痛位置（描绘）	5道情绪感受（0~8整数） 1道疼痛感受评价（0~8整数） 4道杂项（0~8整数）	5~10 min	科研工作	非常精密	耗时长,较为复杂。容易受到文化、种族等因素的影响
SF-MPQ	1道疼痛类型（0~3整数） 1道疼痛强度（VAS） 1道疼痛强度（0~5整数）	1道情绪感受（0~3整数）	2~5 min	普适	简洁	可能会受到文化、种族等因素的影响
SF-36	1道疼痛强度（0~6整数） 1道疼痛影响（0~5整数）	9道健康问题（选择题）	2~10 min	健康评估使用	针对整体健康的评估	主要是对健康的评估,只有两道题
GPS	5道疼痛强度（0~10整数） 5道疼痛影响（0~10整数）	5道情绪感受（0~10整数） 5道临床表现（0~10整数）	3~12 min	疼痛综合评估	比较全面	缺少对疼痛位置的评估,以及疼痛类型的评估

注:BPI 为简明疼痛量表（brief pain inventory），17 项长版和 9 项简版；MPQ，麦吉尔疼痛问卷（McGill pain questionnaire），原版和简版；SF-36 为健康调查量表（the medical outcomes study 36-item short-form health survey）；GPS 为整体疼痛评估量表（global pain scale）。

表 5-3　神经病理性疼痛筛查专用量表

问卷	题目（区间）	总分区间	评估标准	评估时间	优点	缺点
ID Pain	5 道神经病理性疼痛（是/否）1 道关节痛（是/否）	-1~5 整数	≥3 分	1 min 左右	简单快速，敏感度高，可作为诊疗参考工具	特异性偏低，不适合作为神经病理性疼痛的评判标准
DN4	7 道神经病理性疼痛（是/否）3 道体检（是/否）	0~10 整数	≥4 分	2 min 左右	简单快速，可以自评	每个项目没有解释，翻译名词的理解易受到文化影响
NPQ	10 道神经病理性疼痛（0~100 整数）2 道疼痛感受（0~100 整数）	-1.4~2.8 小数	≥0 分	2 min 左右	对神经病理性疼痛评估最全面，0~100 评分更容易体现微小变化	总分计算需要特殊公式，但公式可能存在文化差异
LANSS	5 道神经病理性疼痛（是/否）2 道体检（是/否）	0~24 整数	≥12 分	5 min 左右	对神经病理性疼痛名词做出了清楚易懂的解释	必须由医务人员进行评估，两道体检项目要用 23 号针头在皮肤上刺激，易起争议
S-LANSS	5 道神经病理性疼痛（是/否）2 道体检（是/否）	0~24 整数	≥12 分	2 min 左右	简洁快速，可以自评。采用手指按压和触碰代替原来的针头检查	列出的神经病理性疼痛评估项目，没有 DN4 和 NPQ 全面
PD-Q	7 道神经病理性疼痛（0~5 整数）1 道疼痛样式（-1~2 整数）1 道放射痛（是/否）	-1~38 整数	≥19 分	2 min 左右	可以对多种神经病理性疼痛进行 0~5 评分	将放射痛单独列出，且和其他神经病理性疼痛项目的评分标准不同

注：ID Pain 为 ID 疼痛量表（neuropathic pain screening tool；ID pain）；DN4 为神经病理性疼痛量表（douleur neuropathique 4 questions）；NPQ 为神经病理性疼痛问卷（neuropathic pain questionnaire）；LANSS 为利兹神经病理性疼痛症状与体征评价量表（Leeds assessment of neuropathic pain symptoms and signs scale），原版和自评版（self-administrative LANSS）；PD-Q 为疼痛识别问卷（pain-DETECT questionnaire）。

(一)疼痛评估规范化的必要性

《中华疼痛学杂志》(原《实用疼痛学杂志》)谨以倡导国内疼痛评估工作的规范化、制度化,组织国内疼痛专家就目前疼痛量表在中国使用的现状和信效度进行了专家讨论。第一,专家指出目前有些中文翻译版使用的医学术语(比如"锐痛"或"钝痛")或极为生僻词语/错字(比如"病恹样"),由于晦涩难懂,会降低量表的有效度。专家建议如必须使用这类词语,需在量表中同时提供解释。第二,每种量表都有自身的优缺点,一些量表还对测量对象的年龄、阅读能力等有要求。因此,临床和科研人在选用时需要特别注意。第三,中西方文化差异对疼痛评估的影响不容小觑。因此,中国疼痛临床一线诊疗专家需要联合疼痛临床研究学者尽快参考目前已有的外文疼痛量表,并结合中国临床经验制定出一套符合中国文化的中国本土疼痛量表。

(二)常用疼痛量表介绍

1. 单维度疼痛强度评估量表　单维度疼痛量表是对患者的疼痛强度单方面进行评估,是临床上最常用的疼痛评估量表类型。单维度疼痛量表通过数字、文字、图像等形式使患者可以将主观疼痛感受客观地表达出来。总体来讲,单维度疼痛量表都具有简单易行、评估快速等特点。经过简单解释,患者一般都能很快地理解量表的要求,并在 1 min 之内完成评估。因此,单维度疼痛量表是进行疼痛快速评估的首选。

(1)视觉模拟评分法(visual analogue scale,VAS):VAS 是最常用的一种疼痛强度的单维度测量评估工具。量表主要由一条 100 mm 的直线组成,该直线的一端表示"完全无痛",另一端表示"能够想象到的最剧烈的疼痛"或"疼痛到极点"等。患者会被要求在这条线上相应的位置做标记(用一个点或一个"×"等)以代表他们体会到的当时的疼痛强烈程度。

该直线可以是水平或者垂直的直线,据此 VAS 也可以分 VAS-H(即 horizontal VAS,水平 VAS)或 VAS-V(即 vertical VAS,垂直 VAS)。这两种格式没有本质差别,但是研究发现中文使用者在 VAS-H 评估上的误差率比 VAS-V 低,而英语使用者正好相反。上述研究说明疼痛测量评估可能存在文化差异。

总体来说,VAS 评分具有准确、简便易行、灵敏度高等特点。因此,在临床上和科研工作中使用广泛。而且 VAS 的一大优势就是其数值是连续变化的,一方面可以更好地反映出疼痛细微的变化,另一方面在统计上,连续分值可以用于参数检验,比类别评估量表(如 5 点评估法)的非参数检验有优势。因此,VAS 是临床科研的首选。

但需要注意的是,VAS 需要患者有一定的抽象思维能力。因此,建议成人患者使用。脸谱 VAS(facial VAS),是在上述线性 VAS 直线上加上若干卡通表情(高兴、中性、痛苦等),从而使评分更直观、更形象。因此,儿童或者有智力问题的老年患者可以考虑使用脸谱 VAS。

(2)修订版 Wong-Baker 面部表情疼痛评估法(Wong-Baker faces pain scale revision,FPS-R):最初的 FPS 是由 Donna Wong 和 Connie Baker 博士为儿童疼痛测量开发的。后

续经过修订,形成了 FPS-R。FPS-R 要求患者对整体疼痛程度进行从 0(无痛)~10(最严重)的评分,同时 FPS-R 提供了 6 种面部表情的卡通图片(从微笑、悲伤到痛苦的哭泣等)来形象表达分值区域所代表的疼痛程度。评估时,患者指向表示与其疼痛程度相符的刻度或卡通面孔即可。

与线性 VAS 相比,FPS-R 量表更适用于儿童、老年人、文化程度较低甚至可以用于表达困难、意识不清及有认知功能障碍的患者。目前公认 FPS-R 可以用于 3 岁以上的患者进行疼痛评估。有研究人员认为,FPS-R 是老年患者疼痛评估的首选。但是,FPS-R 的一个缺点是,被试者(患者)需要在评估前仔细观察辨识卡通表情,由于患者对每个面部表情所表现的疼痛程度感受不同,测试结果会受到文化和其他干扰因素的影响。因此,可能不利于进行治疗前后、不同患者之间、跨文化的比较研究。值得一提的是 FPS-R 和脸谱 VAS 有相似之处。但区别是,VAS 是连续评分(0~100 mm),而 FPS-R 的评分是分类变量(0~10 的整数评分)。但由于 FPS-R 的评估等级共 11 个等级,因此统计上还是可以使用参数检验(评估大于 7 个等级的可以使用参数检验)。只是 FPS-R 在体现细微差异方面不如 VAS。

(3)数字评分法(numerical rating scale,NRS):NRS 评分准确简明,曾被美国疼痛学会视为疼痛评估的金标准。NRS 有多个版本,其中最常用的是 NRS 0~10 版。患者要在 4 种大类别,共 11 种评分(0~10)中选择:即无疼痛(0)、轻度疼痛(1~3)、中度疼痛(4~6)、重度疼痛(7~10)。

NRS 的分类比较清晰客观,可以帮助患者进行更准确的评估,从而提高不同患者之间在评估上的可比性。与其他单维度评估量表相比,慢性疼痛患者更喜欢使用 NRS。此外,NRS 还可以用于口头采访(如电话采访),这是 NRS 应用的优势。统计方面,针对 NRS 0~10 版,其评分仍然可以进行参数检验。

NRS 需要患者有抽象的刻度理解能力,还有一定的文字阅读理解能力。因此,NRS 比较适用于 10 岁以上有一定文化程度的患者。此外,有研究发现 NRS 的重复性较差,因此当开展纵向追踪试验时,研究人员应该慎重选择用 NRS 进行疼痛评估。

(4)口头评分法(verbal rating scale,VRS):VRS 是加拿大 McGill 疼痛问卷的一部分,临床医生常常将其独立出来用于测查单维度的疼痛强度问题。VRS 也有多个版本(比如 4 点、6 点、10 点评分法),但常用为 5 点评分法(the 5-point VRS,VRS-5),其疼痛等级为:1 为轻微的疼痛;2 为引起不适感的疼痛;3 为比较疼痛/难受;4 为严重的疼痛;5 为剧烈的疼痛。特别注意有中文版将第 3 个等级"distressing"翻译为"具有窘迫感的疼痛",不少患者甚至研究人员表示无法准确理解其意。建议将第 3 个等级翻译为或解释为"比较疼痛/难受"6 个字。VRS 的优势是评估简单快捷。但要求评估对象有一定的语言理解能力。此外,VRS 容易受到文化程度、方言等因素影响。在统计上 VRS-5 只能进行非参数检验,因此统计效力比 VAS、FPS-R、NRS 要低。

2.多维度疼痛测量量表　多维度疼痛测量量表在测量疼痛强度的同时,还会测试疼痛对心理、情绪、睡眠等的影响。与单维度疼痛强度评估量表相比,多维度疼痛量测量表考察范围更全面,但使用起来却更为繁复。因此,多维度疼痛测量量表比较适用于全面了解疼痛给患者带来的影响。由于大部分多维度疼痛量表采用的是语言表述,在使用翻译版时,或多或少都会受到文化因素的影响,这点需要在日后的评估工作中引起注意。总之,多维度疼痛评估工具还有很大的应用和发展空间。

(1)简明疼痛量表(brief pain inventory,BPI):BPI是最常用的多维度疼痛评估工具之一。最初是由WHO癌症护理评估合作中心疼痛研究小组为评估癌性疼痛而开发的。目前BPI有长表(17项)和简表(9项)两种版本,临床上普遍使用简版。BPI主要用于评估过去24 h或过去1周内的疼痛。评估的主要内容包括疼痛的程度[0(无痛)~10(非常疼痛)]、疼痛性质(如刀割痛和闪电痛)和疼痛对日常生活功能的影响[0(无影响)~10(非常影响)]。除上述以外,BPI还要求患者对疼痛的位置进行描述,即在一张人体轮廓图上通过涂色的方法表示所有疼痛的位置,并以"×"标记出最痛的部位。研究人员需要注意的是,人体轮廓图最好选用标准的皮节图,从而便于对患者的疼痛位置进行统一标准的描述。

需要指出,由于BPI包含对疼痛性质的评估,因此,BPI可以反映神经病理性疼痛的问题,但是国际公认BPI不能用于神经病理性疼痛的诊断。

(2)麦吉尔疼痛问卷和简化McGill疼痛问卷:麦吉尔疼痛问卷也称作麦吉尔疼痛指数(McGill pain questionnaire,MPQ),Melzack和Torgerson于1971年在麦吉尔大学开发了原版MPQ疼痛问卷。原版MPQ问卷设计精密,可以对疼痛性质、特点、强度、情绪状态及心理感受等方面进行细致的记录。因此,适合用于科研和对非急性患者进行详细调查。但MPQ耗时较长(需要5~15 min),结构复杂,会受患者的文化程度、情感、性别和种族等因素影响,因而在临床上并不常用。

针对原版MPQ的缺点,Melzack对MPQ进行简化,制作了简版MPQ疼痛量表(short-form of McGill pain questionnaire,SF-MPQ),SF-MPQ保留11个疼痛强度评估和4个疼痛情感项目,而且添加一道单维度VAS(100 mm)用于评估整体疼痛的强度。完成时间缩短为2~5 min,且保留了原版MPQ的敏感度和可靠性。使用SF-MPQ时,研究人员最好全程监督,必要时需要对术语进行解释。

(3)健康调查量表(the medical outcomes study 36-item short-form health survey,SF-36):SF-36本身是针对流行病学调查设计的,是对健康整体状况进行评估,也是国际生活质量评估工程(international quality of life assessment project,IQOLA project)的一部分。而疼痛问题只是SF-36整体健康的众多指标之一。SF-36疼痛相关的测试只有两道:即疼痛的躯体感受和疼痛带来的影响。但对关节疼痛患者的研究中发现,SF-36与患者疼痛评估的相关系数为0.6~0.7,说明SF-36虽然是整体健康评估工具,也可以作为疼痛评估工具。

SF-36的优势是可以对患者的健康状况进行整体评估。但由于其针对疼痛的问题极少,因此实际工作中,往往需要与其他疼痛量表联合使用。自SF-36发表以来,该量表不断地进行更新和完善。SF-36的测量工具、评分手册和使用权限可从Quality Metric网站(www. quality metric. com)申请获得。其相关的翻译版本可通过马萨诸塞州波士顿健康评估实验室的IQOLA项目网页上获取(www. iqola. org)。

（4）整体疼痛评估量表（global pain scale，GPS）：GPS 是一个全面综合性疼痛评估工具，包含 20 个有关疼痛的评估条目，分为疼痛、情绪感受、临床表现、日常行为（即疼痛影响）4 个部分。其中疼痛部分是对疼痛的强度进行评估；情绪感受部分是对害怕、沮丧、精疲力竭、焦虑、紧张进行评估；临床表现部分包括对睡眠质量、独立工作能力、整体躯体感受等进行评估；日常行为部分对日常生活的影响，例如对购物、人际关系等进行评估。

GPS 是临床疼痛护理工作中的一个兼顾全面性和便捷性的疼痛评估工具。一方面，GPS 对于测量疼痛具有信度良好，稳定性好、可靠性高、可以进行参数检验（0～10 评分）等优点。另一方面，GPS 还能够较好地反映慢性疼痛患者近期的心理状态以及疼痛对其日常生活的影响等。因此，临床上对疼痛进行全面考察时，GPS 也非常适用。

3. 神经病理性疼痛筛查专用量表　在临床诊疗中，神经病理性疼痛与非神经病理性疼痛的病因和治疗方法均不同。因此，有一部分多维度疼痛量表专门用于筛查神经病理性疼痛。在本文中，将这些用于筛查神经病理性疼痛的多维度量表特别单列出来进行介绍，以使读者进行有针对性的阅读和检索。

（1）ID 疼痛量表（neuropathic pain screening tool；ID Pain）：ID Pain 量表是常用的神经病理性疼痛筛选评估工具，具有简明、易操作的特点，特别适合于进行快速筛选。ID Pain 包含对 6 个选项进行是否评判，其中有 5 项感觉描述项（针刺、烧灼、麻木、过电、痛觉过敏；每个项目正向计 1 分）和 1 项关节疼痛（即疼痛是否只出现于关节部位，用于排除伤害感受性疼痛；反向计 1 分）。

ID Pain 总分值为-1～5 分。临床上，当患者的 ID Pain ≥3 分时，会考虑采取神经病理性疼痛相关的治疗方案，但有研究表明当疼痛患者 ID Pain ≥3 分时，有 69% 的可能性是患有神经病理性疼痛（即 31% 的可能性不是）。ID Pain 原作者也明确指出：ID Pain 的评判标准的制定是在追求敏感性的同时牺牲了特异性，目的是充分保证有风险的患者可以得到相应的治疗。因此，需要强调的是 ID Pain 更适合作为判断神经病理性疼痛的参考工具，而非最终的评判标准。

（2）神经病理性疼痛量表（douleur neuropathique 4 questions，DN4）：DN4 量表也是对神经病理性疼痛进行筛选的工具。其有 10 个选项包括 7 个症状自评项目（烧灼、冷痛、电击样、麻、如坐针毡、麻木与瘙痒）和 3 个临床检查项目（触摸、针刺感觉减退、触诊诱发疼痛）。目前，临床上使用 DN4 简版，包含 7 个症状自评项目，而删除了临床检查项目。

DN4 简版的优点是简单易懂，而且简单培训后患者可以自评。每个评估项目在回答"是"时赋值 1 分，回答为"否"则为 0 分。DN4 总分为 0～10 分，当总评分大于或等于 4 分时即为神经病理性疼痛。根据一项法国病例调查，DN4 灵敏度和特异度达 83% 和 90%。

（3）神经病理性疼痛问卷（neuropathic pain questionnaire，NPQ）：NPQ 是于 2003 年由 Krause 和 Backonja 研制的 12 项神经病理性疼痛量表，包括 10 项症状描述项（例如麻木感、针刺痛和触发痛）和 2 项自评项目。NPQ 对神经病理性疼痛评估最为全面，而且每个项目是 0～100 整数评分。因此，有利于反映微小差异。经研究证明，NPQ 灵敏度和特异性分别为 67% 和 74%。

但是,NPQ 总分计算要使用一个较为复杂的计算公式,总分区间为 -1.4~2.8。当患者的评分大于或等于 0 时被认为是神经病理性疼痛。但是这个计算公式在不同文化群体间是否一致值得考虑。因此,不建议用于进行跨文化比较。

(4)利兹神经病理性疼痛症状与体征评价量表(Leeds assessment of neuropathic pain symptoms and signs scale,LANSS)和简版(S-LANSS):LANSS 量表也是用于对神经病理性疼痛进行筛查,原版包括症状项(5 项)和体检项(2 项)。研究显示 LANSS 的灵敏度为 70%~90%,特异度为 94%~97%。但体检项目需要医生用有刻度的 23 号针头,使针头垂直接触患者的皮肤,并在皮肤上施加不同的压力,用以判断患者是否存在触诱发痛。但这种测试饱受争议。因此,Bennett 对原版 LANSS 进行了改版,将体检项删除换成自查项目,所有的症状项目保留,从而形成了自评 LANSS(self-administrative LANSS,S-LANSS)。S-LANSS 目前在临床领域使用率很高,可以对由于经济原因或其他客观条件(有幽闭恐惧症或体内有金属支架等)不能做 MRI 检查的患者进行神经病理性疼痛的排查。

(5)疼痛识别问卷(pain-detect questionnaire,PD-Q):PD-Q 也是一个常用的神经病理性疼痛筛查问卷。其包括 7 道症状项(0~5 分)、1 道疼痛性质(-1~2 分)和 1 道放射性疼痛判断(是或否判断)。相对来讲,PD-Q 对神经病理性疼痛类型的筛查比较全面,但是最全面的还是 NPQ(10 项)。此外,PD-Q 要求患者对神经病理性疼痛进行 0~5 分评估,比大多数神经病理性疼痛问卷(ID Pain、DN4、LANSS)更能反映患者神经病理性疼痛的微小差异,但 NPQ 的分类细(0~100 分)。此外,PD-Q 将放射痛单独列出,且放射痛的评分标准和其他 7 个神经病理性疼痛症状项目不同,此点需要临床和研究人员注意。

二、全面疼痛评估

癌痛的评估需要全面评估或综合评估,全面了解患者的疼痛病因和疼痛机制,为准确诊断和有效治疗提供依据。

(一)疾病诊疗史

诊断和抗肿瘤治疗史,目前的状况和治疗情况,全面了解临床治疗史有助于癌痛的诊断和治疗。

(二)疼痛病史

主要包括疼痛部位、疼痛性质、疼痛程度。

1. 疼痛部位　一个部位或多个部位、原发部位、继发部位、牵涉或反射部位、疼痛的范围,最好在人体示意图上标明。

2. 疼痛性质和程度　刺痛、锐痛、钝痛、酸痛、胀痛、痉挛性疼痛、绞痛、搏动样疼痛、压榨性疼痛、灼痛、电击样痛、麻木样痛、撕裂样、束带样以及自发性疼痛。有无痛觉过敏和痛觉超敏。

3.疼痛特点　持续性、间歇性、暴发性、周期性。

4.疼痛加重与缓解的因素　体位、活动、发作时间、有无前兆。

5.疼痛对患者的影响　日常活动、情绪、与他人的关系、睡眠、生活享受等。

6.疼痛治疗史　药物治疗、非药物治疗。给药途径、药物剂量、给药时间、联合用药、治疗效果与相关不良反应。

7.情绪评估　疼痛引起的精神上悲痛或造成痛苦用数字或语言进行评估。0为没有疼痛和悲伤或痛苦,10为极度的痛苦和悲伤;或在横线上用语言标出疼痛和悲伤的程度,进行评估。

8.社会心理因素评估　家庭、社会的支持,精神压力。社会、文化背景,宗教信仰,对疼痛治疗的目标和期望。

9.其他　全身不适、失眠、乏力、焦虑、孤独、恐惧、愤怒、悲观、抑郁、厌倦等。

三、疼痛评估管理

对肿瘤患者应当主动筛查有无疼痛,如果没有疼痛,则下次就诊时继续筛查。如果出现疼痛,则进入疼痛诊疗流程。医师下达疼痛综合评估医嘱,护士进行疼痛综合评估,疼痛评估应在患者入院8 h内完成。疼痛评估的基本原则是相信患者的主诉、量化评估疼痛、全面评估疼痛和动态评估。每次评定都需要进行患者及患者家属的宣教,解除患者及家属的疑虑,帮助他们走出疼痛治疗的误区,取得他们的理解和支持。

疼痛评估NRS≥4或中度疼痛的住院患者,常规进行疼痛评估2次/d;≥7者,疼痛评估4次/d;连续3 d低于7分者改为2次/d。将评估结果记录,绘制疼痛曲线。

对于有暴发痛的患者,需要在治疗前、后进行疼痛评估,静脉给药15 min,皮下注射30 min,口服即释片1 h,进行疼痛评估,观察疗效和不良反应。此后动态评估,直至疼痛缓解或减轻。

病情变化,改变治疗方法以及联合用药时,例如病理性骨折、肿瘤转移、介入治疗后、联合非甾体镇痛药物、辅助镇痛药物等,均需要增加疼痛评估频次,直至疼痛缓解或减轻。疼痛评估管理和诊疗需要医护相互配合、医护患配合,疼痛评估一定要常规、量化、全面和动态。

第四节　癌痛的治疗原则

解决疼痛的基本要求是对疼痛患者进行全面评估。该评估将确定疼痛的严重程度、类型和原因,进而决定所需的镇痛效力和建立辅助镇痛治疗的需要。因此,基于全面和标准化的评估,癌痛的治疗将根据WHO镇痛量表(图5-1)合理使用镇痛剂和辅助镇痛剂,80%的患者获得良好的疼痛控制。对于剩余部分疼痛控制不好的患者将使用其他操作例如较低水平的全剂量抗放射治疗等。如果没有达到良好的镇痛效果,必须立即改变级别。对于联合镇痛治疗,应根据疼痛的病因进行处置。

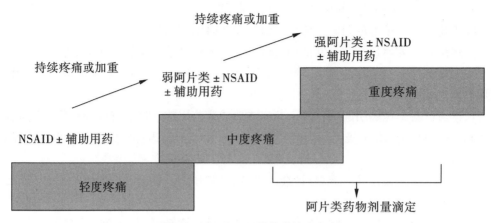

图 5-1　WHO 三阶梯药物镇痛方案

WHO 三阶梯治疗理念的提出与修订：

1984 年，WHO 用 22 种文字印发了《癌症疼痛缓解的方法》（*Cancer Pain Relief Method*）一书，提出了癌痛三阶梯治疗原则，使癌症疼痛的治疗在全球受到了空前的重视和普及，无数癌痛患者从中获益。三阶梯止痛原则固然要在实践中不断丰富和发展，具体用药还会不断变化，内容也在不断充实修改，但它坚持用最简明的语言、最简单的方法、最便宜的药物，尽可能广泛地惠及癌痛患者的理念应该被肯定和坚持。

20 世纪 70 年代医学模式的探讨：神经医学专家恩格尔在《科学》杂志撰文，首先提出了医学模式的转换问题，引起了很大反响。肿瘤学界也对"现代医学技术的发展是否真正改善了肿瘤患者的生存状态"等问题进行了深入的反思。

1982—1984 年 WHO 确立"三阶梯止痛原则"：WHO 组织多学科专家会议，首次提出"大多数癌症患者的疼痛可以通过药物治疗得到控制和缓解"，认为三阶梯止痛治疗是药物控制癌症疼痛的有效方法，并于 1984 年出版《癌症疼痛缓解的方法》（*Cancer Pain Relief Method*）。

1986 年《癌症疼痛缓解的方法》中文版：人民卫生出版社出版了孙燕教授主译的《癌症疼痛缓解的方法》中文版（1996 年又修订补充再版），这对我国推广 WHO 癌症三阶梯止痛原则发挥了重要作用。

1990 年首次全国性专题会议，关注癌症疼痛治疗，国家卫计委联合 WHO 在广州首次召开了全国性的癌症疼痛与姑息治疗研讨会。

1991 年 4 月，卫计委下发"关于我国开展癌症病人三阶梯止痛治疗"的通知。

1992 年 7 月下发文件，推广癌痛治疗：国家卫计委组织起草了"关于癌症病人三阶梯止痛治疗临床指导原则"，并在各地连续举办了数百次各种规模的学习班、研讨会进行推广。

癌症三阶梯止痛法具体方案如下。

第一阶梯：轻度疼痛给予非阿片类（非甾体抗炎药）加减辅助止痛药。注意：非甾体止痛药存在最大有效剂量（天花板效应）的问题。常用药物包括扑热息痛（对乙酰氨基酚)、阿司匹林、双氯芬酸盐、加合百服宁、布洛芬、芬必得(布洛芬缓释胶囊)、吲哚美辛(消炎痛)、意施丁(吲哚美辛控释片)等。

第二阶梯:中度疼痛给予弱阿片类加减非甾体抗炎药和辅助止痛药。弱阿片类药物也存在天花板效应。常用药物有可待因、强痛定、曲马多、奇曼丁(曲马多缓释片)、双克因(可待因控释片)等。

第三阶梯:重度疼痛给予强阿片类加减非甾体抗炎药和辅助止痛药。强阿片类药物无天花板效应,但可产生耐受,需适当增加剂量以克服耐受现象。以往认为用吗啡止痛会成瘾,所以不愿给患者用吗啡,证明这个观点是错误的——使用吗啡的癌痛患者极少产生成瘾性。此阶梯常用药物有吗啡片、美菲康(吗啡缓释片)、美施康定(吗啡控释片,可直肠给药)等。但是,杜冷丁这一以往常用的止痛药,由于其代谢产物毒性大等因素,未被推荐用于控制慢性疼痛。

对疼痛的处理采取主动预防用药。止痛剂应有规律按时给予,而不是必要时才给,下一次用药应在前一次药物药效消失之前给予,得以持续镇痛。通过正确治疗,除少数病例外都能得到良好的控制。

第五节　癌痛的治疗药物

镇痛药物被定义为能够减少对疼痛的感知,而不改变神经传导或导致意识丧失的药物。癌痛的最佳治疗通常通过联合用药和非药物治疗来实现。药物治疗可包括非阿片类镇痛药(如对乙酰氨基酚或 NSAID)、阿片类镇痛药和辅助镇痛药(抗抑郁药、抗惊厥药、外用药物和皮质类固醇)。

一、非阿片类镇痛药:WHO 三阶镇痛法的第一阶

非阿片类镇痛药是一种非麻醉性药物,用于治疗轻度或中度疼痛。非阿片类镇痛药包括对乙酰氨基酚、布洛芬、酮洛芬、双氯芬酸和阿司匹林以及一些称为辅助性镇痛药的药物,如抗抑郁药,尽管其主要目的不同,但仍用于止痛。许多非阿片类镇痛药也可作为退热药。除辅助镇痛药外,非阿片类镇痛药通常无需处方即可获得。

1. 对乙酰氨基酚　对乙酰氨基酚具有镇痛和解热作用,但无抗炎作用。最近人们注意到对乙酰氨基酚的疗效相对有限,以及其不良反应显著,特别是肝毒性和可能的肾损害。各种处方阿片类制剂(如与氢可酮或可待因联合使用)以及多种非处方产品中都含有对乙酰氨基酚,这加剧了人们的担忧。出于对肝毒性的担忧,NCCN 专家小组成员建议,对乙酰氨基酚应谨慎使用,或根本不与阿片类-对乙酰氨基酚复方制剂联合使用,以防止对乙酰氨基酚过量给药。

FDA 建议患者每日对乙酰氨基酚摄入量限制在 4 g 以内,并在处方产品中规定每片、胶囊或其他剂量单位的对乙酰氨基酚限量为 325 mg,以降低对乙酰氨基酚过量导致的重度肝损伤风险(可导致肝衰竭和死亡的不良事件)。FDA 发布黑框警告,将与对乙酰氨基酚相关的重度肝损伤风险传达给医疗保健专业人员。此外,要求公司在所有含对乙酰氨

基酚处方产品的标签上增加关于过敏反应风险(包括过敏反应)的新警告。出于对肝毒性的担忧,NCCN 专家小组建议提供者考虑限制对乙酰氨基酚的长期给药至每天 3 g 或更少。

2. 其他非甾体抗炎药 非甾体抗炎药的作用机制是共同的,主要有抑制前列腺素合成、神经元膜的超极化、抑制溶酶体酶、抑制前列腺素形成过程中产生的氧化物质水平。

在选择用于治疗癌症患者的非甾体抗炎药时,将考虑以下前提:①使用尽可能低的剂量来达到所需的镇痛效果。②不要超过推荐剂量的两倍。③考虑每种药物的毒性特征。④考虑作为患者治疗一部分的其他药物。⑤维持治疗至少 48 h,然后因无效而丢弃。⑥尽可能缩短治疗时间。⑦如果第一次没有成功,请至少尝试第二次非甾体抗炎药。⑦通常,不要同时使用两种非甾体抗炎药。

NSAID 不良反应的类型和频率众所周知,主要有胃炎、凝血障碍、功能性肾功能衰竭、肝毒性和粒细胞减少症。使用它们中的任何一种也可能产生过敏反应。

与非阿片类镇痛剂相关的最常见毒性是:①扑热息痛。在推荐剂量下毒性较低,但在高剂量下会引发肝毒性。②NSAID。具有较高不良反应发生率,突出的是胃肠道毒性和肾毒性。通常,它们还会导致体液潴留,血压升高,在某些患者资料中必须考虑到这一点。

胃肠道毒性风险最高的患者为 60 岁以上、有消化性溃疡病史的吸烟者、接受抗凝剂或口服皮质类固醇等其他药物的患者、长期高剂量使用非甾体抗炎药的患者、肾脏、心脏和肝脏疾病患者。另一方面,对肾毒性最敏感的患者是 60 岁以上出现肾脏改变并接受其他肾毒性药物治疗的患者。

如果出现任何不良反应,建议评估非甾体抗炎药的变化或使用其他镇痛剂的可能性,以及专门治疗可能引发不良反应的疾病(补水、使用胃黏膜保护剂等)。

有消化性溃疡病或胃肠道出血史、高龄(>60 岁)、男性、合并使用皮质类固醇或抗凝治疗的患者,应在 NSAID 给药之前考虑预防上消化道出血和穿孔。在未经治疗的幽门螺杆菌感染和长期使用 NSAID 的患者中,胃肠道出血的风险增加。预防 NSAID 导致的消化性溃疡,可考虑加用米索前列醇或质子泵抑制剂。建议使用耐受性良好的质子泵抑制剂,以减少 NSAID 引起的胃肠道不良反应。

60 岁以上或处于电解质紊乱、肾功能不全、同时给予其他肾毒性药物和经肾脏排泄化疗的患者应慎用 NSAID,以防止肾毒性。NSAID 的使用应与其他肿瘤治疗相配合。虽然缺乏高质量的证据支持 NSAID 在癌痛镇痛中的作用,但当阿片类镇痛治疗的镇静、认知功能或其他 CNS 效应变得严重时,在阿片类药物基础上加用 NSAID 具有降低阿片类药物剂量的潜在益处。

对于心脏毒性高风险的患者中,如有心血管疾病史或有心血管疾病或并发症风险,如果出现充血性心脏衰竭或高血压发生或恶化,则应中止使用 NSAID。FDA 已经发出警告,使用 NSAID 可能会增加心脏病发作或中风的风险。即使短期使用 NSAID 也存在该风险,并且随剂量增加而增加。NSAID 与处方抗凝剂(如华法林或肝素)联合使用可能显著增加出血并发症的风险。局部使用 NSAID 如双氯芬酸凝胶或贴剂可能对该人群有用。

有足够的科学证据证实非阿片类镇痛药在癌症患者轻、中度疼痛中短期治疗中的疗效。这些药物具有镇痛上限,即最大剂量并不能确保更大的镇痛作用,但它们确实会增加毒性风险。

与 NSAID 相关的最常见不良反应是胃肠道,因此建议进行预防。这些不良反应随着剂量和治疗时间的增加而增加。

第一步中选择的镇痛剂将是具有最高镇痛效力和最小不良反应的镇痛剂。在用药前,必须根据风险/收益分析为每位患者进行单独选择。

常用第一阶镇痛药物见表5-4。

表5-4　WHO 药物治疗指南中最常用的第一阶镇痛药物分类

分类	药物
水杨酸盐类	阿司匹林、水杨酸钠
对氨基苯酚	对乙酰氨基酚
吡唑啉酮类	安乃近,吲哚乙酸:吲哚美辛
乙酸的衍生物	苯乙酸:双氯芬酸,吡咯乙酸:酮咯酸,右旋酮洛芬氨丁三醇
丙酸衍生物	布洛芬、萘普生

二、阿片类镇痛药物

弱阿片类镇痛药物用于 WHO 三阶镇痛法的第二阶;强阿片类镇痛药物:一般用于 WHO 三阶镇痛法的第三阶。

弱阿片类药物曲马多和可待因是控制对第一步止痛药反应不佳的轻度至中度疼痛的首选药物(表5-5)。虽然它们是可以与其他轻微镇痛药联合使用的药物,例如非甾体抗炎药和扑热息痛,但不建议将两种弱阿片类药物相互结合使用。

这些药物的作用机制,可待因作为 μ 受体的纯激动剂,而曲马多与 μ 受体结合,同时对去甲肾上腺素和5-羟色胺的再摄取发挥抑制作用。

根据这两种药物的风险/收益比,曲马多比可待因使用更广泛,因为它具有更高的镇痛效力,同时胃肠道毒性(便秘)的发生率更低。

构成世界卫生组织第二级镇痛剂的这组轻度阿片剂中的其他药物是二氢可待因和右丙氧芬,由于它们的毒性特征,它们目前已过时。

表5-5　WHO 药物治疗指南中弱阿片类(第二阶)镇痛药物分类

药物名称	用量	用法	最大剂量	不良反应
可待因	30~60 mg/ 4~6 h	口服	不大于 1.5 mg/kg	①胃肠道毒性:便秘++++。②它可能导致依赖和容忍。③120 mg = 10 mg 吗啡的镇痛反应。④颅内病变患者慎用。⑤在中度 IR 中,减少25%的剂量;在严重的 IR 中,将其降低到50%。在 IH 的情况下,根据肝功能调整剂量。⑥老年人:个体化剂量。
曲马多	50~100 mg/ 6~8 h 100~200 mg/ 12 h (retard) 50~100 mg/ 6~8 h 100 mg/6~8 h	口服 肠外 直肠	400 mg/d	①对癌症和慢性疼痛患者有效。②药物依赖少。③与吗啡的镇痛比为1:4。④氟西汀、帕罗西汀和舍曲林可能会降低新陈代谢。⑤不推荐在严重的 IR 或 IH 中给药。在中度 IR 或 IH 中,延长给药间隔(每12 h 一次和最大 200 mg/d)。⑥老年人:调整剂量或间隔(通过减少50%的剂量开始治疗)。⑦谨慎的做法是避免将其用于具有癫痫发作倾向的患者。⑧与卡马西平双剂量曲马多同时使用。⑨它与扑热息痛(37.5 mg/325 mg)结合使用。

在开始治疗时,应尝试确定潜在的疼痛机制并诊断疼痛综合征。最佳镇痛药的选择将取决于患者的疼痛强度、任何当前镇痛治疗和伴随疾病。应使用个体化方法确定阿片类药物起始剂量、频率和滴定,以在疼痛缓解和药物不良反应之间达到平衡。

根据 WHO 肿瘤疼痛治疗量表,强效阿片类药物治疗适用于中度或重度疼痛。常用的强效阿片剂有吗啡、美沙酮、芬太尼、羟考酮、丁丙诺啡和氢吗啡酮。

激动剂(吗啡、氢吗啡酮、芬太尼和羟考酮)是首选,因为它们比长半衰期阿片类药物(美沙酮和左啡诺)更容易滴定。一项随机试验比较了低剂量吗啡与"弱阿片类药物"的疗效(即可待因、可待因加对乙酰氨基酚、曲马多)治疗中度癌痛的疗效。在入组试验的240 例癌症患者中,与弱阿片类药物相比,低剂量吗啡具有显著更高的缓解率和更早的起效时间。两个治疗组的阿片类药物相关不良反应相当,低剂量吗啡组的整体健康状况/症状负担被评定为显著更好。

肾功能波动患者应慎用吗啡、氢吗啡酮、氢可酮、羟吗啡酮和可待因,因为肾脏清除的代谢物可能蓄积,进而可能导致神经毒性。

1.吗啡　吗啡是一种 μ-阿片受体激动剂和弱 κ 受体激动剂。吗啡有多种剂型和给药途径,包括口服、胃肠外和直肠给药。对于既往未接受过阿片类药物治疗的患者,吗啡通常被认为是标准的首选起始药物。口服给药是首选途径。建议阿片类药物初治患者初始口服5~15 mg 短效硫酸吗啡或等效药物。出现重度疼痛需要紧急缓解的患者,应接受肠外阿片类药物治疗,通常由静脉注射途径或皮下注射(SC)途径。胃肠外给药时,等效剂量为口服剂量的1/3。建议阿片类药物初治患者静脉注射初始剂量为2~5 mg 硫酸吗啡或等效的静脉注射吗啡。吗啡的一种活性代谢产物吗啡-6-葡糖苷酸有助于镇痛，但可能随着其在肾功能不全患者中的蓄积而加重不良反应。

2. 美沙酮　美沙酮是一种 μ-阿片受体激动剂和 N-甲基-D-天冬氨酸(NMDA)受体拮抗剂，市售有多种规格的口服片剂或静脉注射溶液。美沙酮药代动力学的个体差异(长的半衰期从 8~120 h 以上)使其在癌症患者中的使用变得复杂。由于其半衰期长、效价高和药代动力学的个体间差异，如果有需要，美沙酮应由有经验的疼痛或姑息治疗专家进行初治或咨询。

有专家发现，临终关怀和姑息医学白皮书中概述的关于美沙酮起始剂量的建议最容易实施。关于选择哪种启动美沙酮治疗的方法，现在证据不一。一些证据表明，3 d 转换方法的不良事件与快速转换(停止和停止)或自由采食方法相比更低。3 d 转换方法是在 3 d 内将每日剂量降低 1/3 来逐渐停止原先的阿片类药物，同时，以计算剂量的 1/3 开始美沙酮治疗，并在 3 d 内增加 1/3，直至计算量。

由于可能需要向上滴定起始剂量，因此为患者在滴定期间提供足够的、短效的、突破性止痛药是很重要的。NCCN 指南建议监测药物蓄积和不良反应，特别是在前 4~7 d，并提醒在数天至 2 周内可能不会达到稳态。

随机对照试验的数据表明，适当滴定的美沙酮虽然比吗啡更难管理，但具有相似的疗效和耐受性，且具有治疗癌痛的作用。研究显示，癌症患者可成功完成门诊启动和转为美沙酮治疗，且无严重不良反应。回顾性研究还报告，低剂量美沙酮作为联合镇痛药，可改善接受不同的、定期服用阿片类镇痛药的癌痛患者的疼痛控制。

3. 芬太尼　芬太尼是一种高脂溶性 μ-阿片受体激动剂，可通过肠外、脊柱、经皮、经黏膜、口腔和鼻内途径给药。芬太尼透皮贴剂不适用于阿片类药物的快速滴定，只有在阿片类药物耐受的患者使用其他阿片类药物，疼痛得不到充分控制后，才应推荐使用。通常是不能吞咽的患者、对吗啡耐受性差的患者和依从性差的患者的首选治疗方法。来自 Cochrane 数据库综述的结果支持芬太尼透皮贴剂缓解中度至重度癌痛的有效性，并表明与口服吗啡方案相比，阿片类药物相关便秘减少。另一项随机对照试验的 Meta 分析报告了相似的结果，显示芬太尼透皮贴剂和口服吗啡对癌痛管理的有效性相似，但芬太尼透皮贴剂的便秘、恶心、呕吐、嗜睡和尿潴留发生率较低。通过患者自控镇痛，从静脉注射芬太尼连续输注基础速率转换为芬太尼透皮贴剂可以有效完成，转换率为 1∶1。对于阿片类药物耐受的患者，如果出现短暂的疼痛发作，而不是由于全天候阿片类药物剂量不足，则可考虑使用透黏膜芬太尼。有数据显示，经黏膜速释(IR)芬太尼可有效治疗癌症患者的暴发疼痛。

4. 氢可酮　氢可酮是一种 μ-阿片和 δ-阿片受体激动剂，可能与口服吗啡大致等效；然而，其等效性数据未得到证实。根据临床经验，建议其作为轻度、初始使用的阿片类药物，但有效剂量可能有所不同。氢可酮可用在与对乙酰氨基酚或布洛芬混合的 IR 制剂中。氢可酮 ER 制剂(未添加非阿片类镇痛药)是可用的。

5. 可待因　可待因是一种弱 μ 和 δ 阿片受体激动剂，几乎没有直接镇痛作用，它是一种前体药物，经肝脏代谢为可待因-6-葡糖苷酸、去甲可待因、吗啡、吗啡-3-葡糖苷酸、吗啡-6-葡糖苷酸和去甲吗啡。这一过程主要是通过细胞色素 P450 酶 CYP2D6 的作用。值得注意的是,CYP2D6 在不同种族之间和个体之间表现出多态性。相当一部分慢代谢型个体将从可待因给药中获得降低的或没有镇痛作用。相反,快速代谢者在可待因给药后可能因更快速地吗啡生成而出现毒性。

6.氢吗啡酮 氢吗啡酮主要是 μ-阿片受体激动剂和弱 δ-阿片受体激动剂,性质与吗啡相似,有口服片剂、液体、栓剂和胃肠外制剂。有一些证据提示,氢吗啡酮的代谢产物可能导致阿片类神经毒性,包括肌阵挛、痛觉过敏和癫痫发作。这种代谢物可能比吗啡代谢产物更具有神经毒性。在一项对 879 例癌症患者进行的前瞻性、开放试验中,氢吗啡酮有效地减轻了其他镇痛药控制不佳的疼痛。此外,随机对照试验已经证明,每日 1 次氢吗啡酮 ER 与每日 2 次羟考酮控释和每日 4 次氢吗啡酮 IR 相比以及与每日 4 次羟考酮 IR 相比,在用于缓解中度至重度癌痛方面具有临床非劣效性。Cochrane 的一篇综述发现了氢吗啡酮对疼痛管理的作用与羟考酮或吗啡相似的证据。

7.羟考酮和羟吗啡酮 羟考酮是一种阿片类药物,对 μ、δ 和 κ-阿片受体具有激动剂活性,可用于 IR 和 ER 制剂。羟考酮也与对乙酰氨基酚联合使用。因此,必须监测对乙酰氨基酚剂量以达到安全限度,以避免潜在的肝毒性。最近的 Cochrane 综述和其他 Meta 分析发现,总体证据表明羟考酮提供的镇痛和不良反应与吗啡相似,结论是这些药物在癌痛的一线治疗环境中可以互换。羟考酮/纳洛酮制剂的研究表明,在癌痛患者中长期使用时,可有效镇痛,并能减少阿片类药物诱导的便秘。

羟吗啡酮是一种阿片受体激动剂,主要作用于 μ-阿片受体,它有 IR 剂型。

8.左啡诺 左啡诺是一种 μ、δ 和 κ-阿片受体激动剂。与美沙酮一样,左啡诺也是 NMDA 受体,但半衰期较短,代谢更可预测。与美沙酮相似,左啡诺与吗啡的剂量不同。在 20 例接受姑息治疗或临终关怀的患者中,吗啡剂量小于 100 mg 时,吗啡与左啡诺的转化系数为 12∶1,吗啡剂量在 100 ~ 299 mg 时为 15∶1,吗啡剂量在 300 ~ 599 mg 时为 20∶1,吗啡剂量大于 600 mg 时为 25∶1。对于某些人群(如老年人),左啡诺可能提供与美沙酮相似的益处,但处方复杂性和不良反应减少。一项研究还证明了左啡诺治疗神经病理性疼痛的潜在疗效。

三、其他镇痛药和混合机制药物

1.曲马多和他喷他多 曲马多和他喷他多是一种非典型阿片类药物,对阿片受体和神经递质再摄取(如去甲肾上腺素、5-羟色胺)具有双重作用机制。由于存在 5-羟色胺综合征风险,曲马多和他喷他多应慎用或避免用于使用其他 5-羟色胺能或单胺氧化酶抑制剂(MAOI)样药物(例如 TCA、SSRI、SNRI 和 MAOI)的患者。

曲马多是一种弱 μ-阿片受体激动剂,具有一定的去甲肾上腺素和 5-羟色胺再摄取抑制作用,适用于治疗中度至中重度疼痛。曲马多有 IR 剂型和 ER 制剂。NCCN 专家小组建议,对于肝功能和肾功能正常的成人,IR 制剂的每日最大剂量为 400 mg(100 mg,每日 4 次),ER 制剂的每日最大剂量为 300 mg/d。对于老年人(≥75 岁)以及有肝和(或)肾功能障碍的人,建议使用较低剂量,以降低癫痫发作的风险。曲马多的效力低于其他阿片类药物,被认为是吗啡的1/10左右。一项在癌症患者中进行的非随机、观察性研究发现,大剂量曲马多(即≥300 mg/d)和小剂量吗啡(即≤60 mg/d)的镇痛疗效相当,但在接受低剂量吗啡治疗的患者中观察到其便秘、神经心理症状和瘙痒的发生率更高。然而,在一项对癌症患者的双盲研究中,曲马多产生了更多的不良反应,包括呕吐、头晕和虚弱,超过氢可酮和可待因。对曲马多(加或不加对乙酰氨基酚)的 Cochrane 综述得出结论,仅有有限的证据支持使用曲马多治疗癌痛,在这种情况下,曲马多可能不如吗啡有效。

他喷他多是一种阿片类药物,可与 μ-阿片受体结合并抑制去甲肾上腺素再摄取。它有 ER 和 IR 两种类型,用于治疗中度至重度疼痛以及神经性疼痛。由于缺乏关于更高剂量的已发表数据,典型剂量从 50~100 mg 口服,每4 h 一次(根据需要)开始,最大日剂量为 500 mg/d(如果使用 ER)或 600 mg/d(如果仅使用 IR)。中度肝损害患者推荐较低剂量,重度肝脏或肾脏疾病患者应避免使用他喷他多。在 Ⅱ~Ⅲ 期比较研究中,已证实他喷他多与安慰剂和羟考酮相比治疗非癌性疼痛的疗效和安全性。关于他喷他多治疗非癌性疼痛的数据也表明,它的胃肠道不良反应发生率可能低于羟考酮。有限的数据表明,他喷他多治疗癌痛方面可能有很好的前景,但还需要进一步的临床试验。

2. 丁丙诺啡 丁丙诺啡是一种部分 μ-阿片受体激动剂,已获批用于阿片类药物初治或阿片类药物耐受患者的慢性疼痛。虽然丁丙诺啡治疗癌痛的随机对照试验的数据有限,但一些病例系列、前瞻性非对照研究和一些随机试验支持其用于癌症相关疼痛。因此,在需要开始 LA 阿片类药物治疗的阿片类药物初治患者中,可使用剂量为 5 μg/h 的透皮丁丙诺啡。在某些情况下,与透皮丁丙诺啡相比,考虑到可用剂量范围更广、最大剂量更高和引起皮肤反应的可能性更低,经黏膜丁丙诺啡可能更合适。

基于其药代动力学,丁丙诺啡可能特别适用于治疗肾损害患者的癌痛。对于丁丙诺啡研究表明,作为一种部分 μ-阿片受体激动剂,它显示出止痛效果的上限,如果对目前正在使用高剂量阿片类药物的个体给药,可能会促发戒断症状。虽然透皮丁丙诺啡可能在延长 QT 间期的癌症治疗中比美沙酮有一些优势,但是由于担心 QT 间期延长,FDA 指南建议将剂量限制在最大 20 μg/h。

3. 氯胺酮 氯胺酮是一种非竞争性 N-甲基 D-天冬氨酸受体拮抗剂,可阻断谷氨酸。低剂量(亚麻醉剂)可产生镇痛作用,并可能限制中枢敏化、痛觉过敏和阿片类药物耐受性。关于使用氯胺酮作为阿片类药物辅助治疗癌痛的数据有限。一项双盲、随机、安慰剂对照试验表明,氯胺酮与安慰剂治疗癌痛患者的结局之间无显著差异。然而,随后对氯胺酮治疗癌症相关疼痛的证据进行的系统综述得出结论:尽管数据有限,但确实表明氯胺酮具有适度的镇痛潜力。也有一些数据表明氯胺酮可能改善抑郁障碍个体的情绪。

4. 利多卡因 用于难治性癌痛患者的静脉给药。静脉注射利多卡因对于癌痛的治疗有限,但有病例报告和较小规模的研究支持其用于阿片类药物难治性癌痛或术后疼痛。一项在 50 例阿片类药物难治性癌痛患者中进行的 Ⅱ 期、随机、双盲交叉研究发现,静脉注射利多卡因的疼痛缓解优于安慰剂($P<0.001$)。此外,与安慰剂相比,静脉注射

利多卡因使更多患者能够在给药后降低其镇痛需求($P = 0.001\ 2$)。其不良反应(耳鸣、口周麻木、镇静、头晕和头痛)具有自限性,不需要干预(除外 1 例停止利多卡因输注的患者)。随机对照试验汇总数据的 Meta 分析表明,与安慰剂相比,60 例患者输注利多卡因可显著减轻癌痛。静脉注射利多卡因可在 20 ~ 30 min 内推注 1 ~ 3 mg/kg。如果该推注耐受性良好,可有效减轻疼痛,连续输注的利多卡因可以 0.5 ~ 2 mg/(kg·h)(最大 100 mg/h)开始,使用控制患者疼痛的最低剂量。一些报告表明静脉注射利多卡因可能对癌症相关神经性疼痛特别有效。

5. 辅助镇痛药　辅助镇痛药是指那些可以联合阿片类药物给药以增强阿片类药物镇痛效果,并依靠其来减少阿片类药物剂量以减少阿片类药物的不良反应的药物。这些药物对使用阿片类药物后仅能部分缓解疼痛的患者很有帮助。临床上,辅助镇痛药由多种药物分类,包括抗惊厥药(如加巴喷丁、普瑞巴林)、抗抑郁药[如 5-羟色胺选择性重摄取抑制剂(SSRI)、5-羟色胺去甲肾上腺素再摄取抑制剂(SNRI)、三环类抗抑郁药(TCA)]、皮质类固醇和局部麻醉剂/外用药物(如外用利多卡因贴剂)。辅助镇痛药通常用于帮助控制骨痛、神经性疼痛和内脏疼痛,如果需要或有适应证,还可用于减少阿片类药物的需求。它们在治疗神经性疼痛方面尤为重要(见特定癌症疼痛综合征的管理策略、神经性疼痛)。

医生在使用抗抑郁药时应注意药物相互作用,特别要注意 5-羟色胺能药物(例如 SSRI),因为有出现 5-羟色胺综合征的风险。已知有多个抗抑郁药是肝脏药物代谢酶抑制剂,能抑制细胞色素 P450 酶,尤其是 CYP2D6。他莫昔芬是一种雌激素受体阻滞剂,常用于激素受体阳性的乳腺癌。他莫昔芬在肝脏多次代谢产生活性代谢产物,抑制 CYP2D6 可减少他莫昔芬活性代谢产物的生成,可能会限制他莫昔芬的疗效。虽然一些临床研究表明,与单独接受他莫昔芬治疗的乳腺癌患者相比,接受 SSRI 抗抑郁药和他莫昔芬治疗的患者相比,乳腺癌复发风险增加,然而其他研究并未显示该效应。如果接受他莫昔芬治疗的乳腺癌患者需要合并使用 SSRI,那么使用轻度 CYP2D6 抑制剂(即舍曲林、西酞普兰、文拉法辛、艾司西酞普兰)可能优于中效至强效抑制剂(即帕罗西汀、氟西汀、氟伏沙明、安非他酮、度洛西汀)。

虽然它们主要在非癌性神经病变综合征中进行了研究,但是有数据支持它们与阿片类药物联合治疗癌痛。据报道,加巴喷丁可减少同时接受放疗和化疗的患者所出现的黏膜炎疼痛。在一项前瞻性、随机、开放性研究中,普瑞巴林比芬太尼透皮贴剂能更有效地缓解神经性癌痛。长期以来,皮质类固醇一直被用于缓解神经性的疼痛综合征,由于其抗炎作用以及缓解恶性肠梗阻的作用,也一直被用来治疗骨痛。2015 年 Cochrane 的一篇综述整理了皮质类固醇用于癌痛治疗的现有数据。

6. 大麻素和医用大麻/大麻　迄今为止,FDA 已经批准了 3 种大麻类化合物:屈大麻酚、萘哌隆和大麻二醇(CBD)。屈大麻酚和萘哌隆[均为四氢大麻酚(THC)或 THC 类似物]已被批准用于治疗与癌症治疗相关的难治性恶心和呕吐;屈大麻酚也已被批准用于治疗与 AIDS 相关的厌食和体重减轻。CBD 已被批准用于治疗与罕见形式的重度癫痫相关的癫痫发作。虽然医用大麻已在美国许多州合法化,但尚未被 FDA 批准针对任何适应证。

无论如何,医用大麻在癌症患者中很常见,最近的一些研究报道,在美国有多达24%~40%的癌症患者使用大麻。

支持使用大麻素作为辅助镇痛药治疗癌痛的数据极为有限,仅有的少数数据得出的结论有些相互矛盾。虽然两项随机、安慰剂对照试验表明,在长期阿片类药物给药但镇痛并不充分的患者中,与安慰剂相比,尽管萘比肟醇(大麻浸提液包含THC和CBD,在美国未批准使用)能使癌症相关疼痛显著减轻,但是THC提取物单独给药与安慰剂相比并未显示显著获益,另一项随机研究报告,与安慰剂相比,萘比肟醇在治疗化疗引起的神经性疼痛无显著获益。在这些研究中,最常报告的与萘比肟醇相关的不良事件为嗜睡、疲乏、头晕、意识模糊、恶心、口干和低血压,但观察到这些事件具有剂量依赖性并且通常是可控的。随机对照试验(RCT)的系统评价和Meta分析也报告了好坏参半的结果,其中一些报告称大麻类药物对癌痛无获益。另一项报告称,一些大麻类药物能够根据给药途径的不同来减少某些类型的癌痛(尤其是神经性疼痛)。

在美国一个大麻合法化的州进行的一项观察性研究报告称,虽然2014—2016年间,食用大麻产品仅占销售额的0.32%,但在此期间,它们占急诊科就诊的10.7%。促使急诊科就诊的不良反应也因暴露途径不同而不同,大麻素剧吐综合征更常见于吸入性大麻,而急性精神症状、中毒和心血管症状更常见于食用大麻。与食用途径相关的延迟起效可能导致使用者重复给药,可能导致延迟的较高血浆浓度。

表5-6 常用阿片类药物分类

阿片受体激动剂	肠外剂量	口服剂量	镇痛持续时间
吗啡	10 mg	30 mg	3~4 h
氢吗啡酮	1.5 mg	7.5 mg	2~3 h
芬太尼	0.1 mg	—	—
羟考酮	—	15~20 mg	3~5 h
可待因	—	200 mg	3~4 h
曲马多	100 mg	300 mg	—

第六节 阿片类镇痛药相关不良反应及处理方法

使用阿片类镇痛药会产生许多不良反应。便秘、恶心和呕吐、瘙痒、谵妄、呼吸抑制、运动和认知障碍以及镇静是相当常见的,尤其是在使用多种药物时。长期阿片类药物治疗可能抑制下丘脑-垂体轴,引起性腺功能减退。每种不良反应都需要仔细评估和治疗策略。阿片类药物引起的不良反应的管理是阿片类药物疼痛管理不可或缺的一部分。

一、恶心、呕吐

据报道,在接受这些药物治疗的患者中,有 10%～40% 的患者出现了阿片类药物引起的恶心和呕吐。在治疗开始时通常不需要采取预防措施。阿片类药物恶心通常是短暂的,尽管必要时患者需要接受适当的治疗。

初始治疗将取决于患者的特征(伴随疾病和止吐药的不良反应)。可用的治疗选择包括抗精神病药(氟哌啶醇、左美丙嗪)、甲氧氯普胺、5-羟色胺能拮抗剂(5-HT$_3$ 受体拮抗剂)、抗组胺药和皮质类固醇,单独或联合使用(表5-7)。没有显示出任何一种临床益处。

抗精神病药(尤其是氟哌啶醇)被认为是缓解阿片类药物引起的恶心的一线治疗药物。另一种选择是甲氧氯普胺,尽管中枢神经系统的不良反应可能会限制其使用。5-HT$_3$ 受体拮抗剂不被视为一线药物,尽管当其他治疗方案无效时可以使用它们。

通常,在治疗开始时不需要采取预防措施。氟哌啶醇等抗精神病药物被认为是治疗与阿片类药物给药相关的恶心和呕吐的主要药物。有研究表明阿片类药物轮换可能对减少恶心和呕吐产生有益作用。

表5-7　缓解恶心呕吐常用药

药理分组	有效成分	剂量	方法	不良反应
抗精神病药	氟哌啶醇	50～100 mg	口服/皮下注射/静脉滴注/肌内注射	嗜睡
	左美丙嗪	25～5 mg	口服/皮下注射/静脉滴注/肌内注射	嗜睡(比使用氟哌啶醇更重)
抗组胺药	苯海拉明	100～200 mg	口服	嗜睡
促动力药	甲氧氯普胺	30～120 mg	口服/皮下注射/静脉滴注	锥体外影响
5-HT$_3$受体拮抗剂	昂丹司琼	12～24 mg	口服/皮下注射/静脉滴注	肝功损害

二、便秘

这是慢性阿片类药物治疗最常见的不良反应。研究表明,在接受口服吗啡治疗的患者中,有 40%～70% 出现慢性便秘。预防性治疗对于减少这种不良反应至关重要。阿片类药物引起的便秘与给药剂量有关,对这种症状的耐受性很少出现。

治疗便秘时可以考虑的一般非药理学建议包括增加每日液体和纤维摄入量,以及增加体力活动。然而,对于使用阿片类药物治疗的患者,不建议使用纤维,因为它需要大量的水,而且由于阿片类药物会精确地减少管腔内的水量,因此可能会使临床情况恶化。

为了确定要使用的泻药类型,必须仔细了解大便的节奏和特征。在口服不耐受的情况下,比沙可啶可以直肠给药。

在一个小系列研究中,吗啡轮换使用美沙酮导致便秘减少。3项研究表明,与口服吗啡相比,接受芬太尼治疗的患者便秘倾向降低。

根据1994年出版的《卫生保健政策和研究机构临床实践指南》,便秘的治疗应根据以下建议进行:①轻度便秘可以使用渗透性泻药如氧化镁霜来治疗。②严重便秘应使用泻药或乳果糖或山梨糖醇类药物治疗。

几项研究表明,当对常规泻药治疗的反应不足时,甲基纳曲酮在治疗晚期疾病患者和姑息治疗中阿片类药物引起的便秘方面的疗效优于安慰剂。

甲基纳曲酮是一种阿片受体纯拮抗剂,对 μ、δ、κ 阿片受体均有阻断作用。是纳曲酮的四级衍生物,具有穿过血脑屏障的能力。它通过血脑屏障的能力降低,这使得甲基纳曲酮可以作为胃肠道外周阿片受体的拮抗剂,而不会改变阿片类药物的中枢镇痛作用。

对于体重38~61 kg的患者,甲基纳曲酮溴化物的推荐剂量为8 mg皮下给药,对于体重为62~114 kg的患者,推荐剂量为12 mg。体重超出上述范围的患者,将计算0.15 mg/kg的剂量。给药体积将根据以下公式计算:剂量(mL)=患者体重(kg)×0.007 5。

单次给药通常隔日给药,剂量范围可根据患者的粪便情况增加或减少。

两项Ⅲ期试验表明,与安慰剂相比,甲基纳曲酮在治疗阿片类药物引起的便秘方面是有效的。候选患者患有晚期疾病,预期寿命超过1个月,并且在甲基纳曲酮给药前已经接受了至少2周的慢性阿片类药物治疗,并且在3 d内以稳定的剂量。两项研究的主要终点是给药4 h后具有通便作用的患者比例。尽管在给药前至少3 d使用稳定剂量的泻药,但纳入的患者必须遭受定义为在给药前48 h内没有明显大便的情况。在这两项研究中,与安慰剂相比,甲基纳曲酮在治疗便秘方面具有统计学意义。然而,据观察,当便秘更严重时,甲基纳曲酮的有效性更高,相反,在中度便秘时效果较差。

这些数据与药物没有中枢作用和镇痛作用一致。在上市后研究中,最常见的不良反应是胃肠道(腹痛、恶心、呕吐、胀气和腹泻)、非特异性不良反应。中枢神经系统,最常见的是眩晕。

建议在符合以下标准的晚期肿瘤患者中使用该药物:①定期接受任何阿片类药物治疗至少2周的患者。②患者接受至少4 d的联合治疗,至少使用一种软化泻药和一种通常或更高剂量的泻药,在此期间没有获得令人满意的排便。

相对禁忌证:①肾功能衰竭,需要调整剂量;②血小板减少症瘀伤风险。

绝对禁忌证:①肠梗阻病史或存在;②急腹症;③结肠造口术;④活动性憩室炎;⑤肠系膜心绞痛;⑥术后粘连;⑦直肠前突;⑧卷曲;⑨腹膜转移;⑩腹膜导管病史(QMT或透析);⑪对纳洛酮、纳特酮或甲基纳曲酮过敏。

三、中枢神经系统不良反应

1. 谵妄 对中枢神经系统的不利影响是与阿片类药物使用相关的主要不良反应之

一。其中包括谵妄。谵妄是一种病理生理状态,其特征是意识改变和注意力不集中,认知功能障碍和精神运动行为紊乱。

先前文献报告过谵妄的高发病率和患病率,随着疾病的进展而增加。一些参考文献报道过入院时的患病率为86%,姑息治疗或支持治疗的发病率为26%~44%,而临终前可达到80%。该比率将根据研究患者的时间而有所不同。

这是一种诊断不足的并发症(33%~66%),多因素病因在60%的病例中未知,另外60%与阿片类药物的使用有关。它具有49%的总体可逆性,当谵妄与精神药物有关时或由药物或高钙血症引起的可能性更大。逆转的机会越大,出现的发作次数就越多,可能需要使用麻醉剂和镇静剂来控制症状。

临床特征包括睡眠节律紊乱、情绪不稳、恐惧、行为障碍(伴有精神运动性激越或冷漠)、定向障碍和思维混乱。一些患者可能在阿片类药物神经毒性模式的背景下出现多灶性肌阵挛,在某些情况下,这可能先于谵妄模式的发展。因此,建议系统评估阿片类药物治疗患者肌阵挛的发生情况。从临床角度来看,谵妄可分为3种亚型:过度活跃、低活跃或混合。

谵妄所基于的病理生理机制是一般脑代谢的改变,涉及几种特定的神经递质系统,最显著的是胆碱能、5-羟色胺能和伽巴能系统的改变。

易患谵妄的因素包括高龄、男性、器官衰竭(包括肾衰竭)、不动、痴呆、股骨骨折、器质性疾病和中风。

有必要怀疑与使用阿片类药物有关的谵妄的出现,除了存在所评论的特征外,这些情况发生在开始阿片类药物治疗后不久,在剂量增加时,在高挽救剂量的情况下用于吗啡治疗中肾或肝功能不全的患者,或在高剂量ROP的情况下使用。在这些情况下,应对患者的任何变化进行极端监测。

谵妄的诊断基本上是临床的,尽管使用认知评估量表,如Pfeiffer、MiniMental-Test,可能对筛查和诊断都有用。或混淆评估方法(CAM)。根据患者的临床情况,血细胞计数和生化、尿沉渣、简单的X射线或头颅CT扫描的表现将排除与使用阿片类药物无关的谵妄的其他原因。

谵妄的治疗将基于4个方面。①预防:有必要考虑前面提到的那些易感因素,尽可能简化药物治疗,更换或停用那些加重症状的药物(抗胆碱能药),注意剂量变化。②病因治疗:在与阿片类药物相关的谵妄的情况下,它将包括水合作用、减少阿片类药物的剂量和(或)一种主要阿片类药物交替使用另一种药物。③对症治疗:抗精神病药是首选治疗(表5-8)。如果对它们没有反应,姑息性终末期患者可能需要使用苯二氮䓬类药物,如咪达唑仑,或在难治性情况下使用姑息性镇静剂。④家庭支持:谵妄对患有这种疾病的患者的家庭有非常大的影响(超过50%的人认为这是一种严重或非常严重的痛苦情况),产生内疚、焦虑或超负荷等感觉。出于这个原因,很好地解释这个过程是非常重要的,向家人说明它可以如何帮助、照顾患者,向他们建议避免与患者对抗,并始终向他们传递信心和可用性设备。

表 5-8 用于治疗谵妄和镇静的药物

药理组	有效成分	剂量	用法	注意事项
神经安定药	氟哌啶醇	0.5~5 mg /2~12 h	口服/皮下注射/静脉滴注/肌内注射	嗜睡和镇静;口干、视力模糊、尿潴留和便秘
	氯丙嗪	12.5~50 mg /4~12 h	口服/静脉滴注/肌内注射	
	左美丙嗪	12.5~50 mg /4~12 h	口服/皮下注射/静脉滴注/肌内注射	
	奥氮平	2.5~10 mg /12 h	口服	嗜睡。老年痴呆症患者慎用
	喹硫平	25~50 mg /24 h	口服	根据反应增加剂量,最大推荐剂量为 750 mg/d
	利培酮	0.5~3 mg /12~24 h	口服	头痛、头晕、抑郁、乏力、锥体外系症状。老年痴呆症患者慎用
精神兴奋剂	哌醋甲酯	10~20 mg/24 h	口服	用于低活性谵妄和镇静。紧张、失眠
苯二氮䓬类	咪达唑仑	30~120 mg/24 h	持续滴注	中枢神经系统水平的不良反应
麻醉剂	异丙酚	1~3 mg/(kg·h)	持续滴注	中枢神经系统和呼吸系统水平的不良反应

2. 嗜睡 据报道,与阿片类药物治疗相关的嗜睡发生率为 20%~60%。它通常发生在治疗开始时并随着阿片类剂量的增加而增加,但症状通常会在几天内消退。

可以考虑使用精神兴奋剂(哌醋甲酯),根据与之相关的不良反应(幻觉、谵妄、精神病等)评估其风险收益比。但是,这些药物将禁用于有病史的患者,精神疾病的发生率 5 项研究报告表明,随着 ROP 的实施,镇静和嗜睡的发生率和严重程度显著降低。

3. 瘙痒 瘙痒是一种特别常见和令人痛苦的主诉。有 10%~50% 接受阿片类药物的患者发生瘙痒。即使在精心的皮肤护理的情况下,阿片类药物也会产生顽固的瘙痒。如果出现瘙痒,必须首先评估瘙痒的其他原因,如使用任何其他药物。瘙痒更易发生在治疗早期。如果尝试了症状管理,但症状仍持续存在,应考虑换用另一种阿片类药物。仔细滴定混合阿片类激动剂-拮抗剂(如纳布啡)或 μ-阿片受体拮抗剂(如纳洛酮)可能有帮助减少阿片类药物在维持镇痛疗效的同时引起的不良反应。μ-受体拮抗剂(如纳洛酮)也用于逆转阿片类药物引起的不良反应,并且仔细的剂量滴定可以在不逆转镇痛疗效的情况下产生缓解作用。也可考虑使用 5-羟色胺拮抗剂,如昂丹司琼。抗组胺药,如西替利嗪(非镇静类)、苯海拉明(镇静类)或异丙嗪(镇静类)可能是有效的。口服或肌内注射羟嗪也可能有效。

4.呼吸抑制　呼吸抑制是与阿片类药物治疗相关的潜在最严重的不良反应,但如果治疗规范,则很少发生。然而,对于患有潜在肺部疾病或接受其他可能影响通气的中枢神经抑制药物(苯二氮䓬类药物、巴比妥类药物、抗抑郁药、吩噻嗪类药物、酒精)的患者,这是一种特别重要的不良反应。

呼吸抑制是一种剂量依赖性的不良反应,其发生率因阿片类药物的给药途径而异(影响其药代动力学特征),从鞘内给药的发生率为 4%~7%,硬膜外给药的发生率为 0.25%~0.4%。

并非所有阿片类药物都具有相同的呼吸抑制作用,而丁丙诺啡很少出现呼吸少于 10 次/min,美沙酮的呼吸抑制作用可能比吗啡强,因为它的作用时间长,重复给药时更容易积聚,而且呼吸抑制作用出现较晚且比其镇痛作用更长。

呼吸抑制,在初次接受阿片类药物治疗的患者中比在接受长期治疗的患者以及老年或虚弱患者中更为常见。在任何情况下,开始使用主要阿片类药物治疗的患者、处于剂量变化情况或阿片类药物轮换情况的患者应以特殊方式进行监督。

服用纳洛酮可逆转阿片类药物引起的呼吸抑制,但应谨慎调整剂量以改善呼吸功能而不逆转镇痛作用。在严重呼吸衰竭的情况下,建议通过皮下或静脉内推注初始剂量的纳洛酮 0.4 mg,随后根据患者的临床进展调整剂量和剂量。

第七节　特定癌症疼痛综合征的管理策略

中度至重度癌痛根据指征接受阿片类药物治疗;然而,阿片类药物单药治疗可能无法提供最佳镇痛效果。当怀疑或记录到特定的癌痛综合征时,可能会针对该疼痛综合征采取额外的干预措施。非阿片类镇痛药(如 NSAID)、辅助镇痛药(抗抑郁药、抗惊厥药、外用药物和皮质类固醇)、综合干预(心理和生理方法)和(或)干预性策略可与阿片类药物联合使用,以帮助改善患者结局。

一、神经性疼痛

癌症相关的神经性疼痛很常见,这可能与癌症本身或癌症治疗影响有关。辅助镇痛药在治疗神经性疼痛中尤为重要。用于治疗神经性癌痛的最常见辅助镇痛药包括抗惊厥药、抗抑郁药和局部治疗。有关这些药物的更多信息,包括重要注意事项,请参见辅助镇痛药。长期以来,皮质类固醇也被用于缓解神经性疼痛综合征,尤其是与椎体压缩性骨折相关的神经根病。

虽然支持抗抑郁药作为神经性癌痛辅助镇痛药的随机对照试验数量有限,但可根据在非癌症相关神经性疼痛中进行的研究外推 TCA 缓解神经性癌痛的有效性。几项随机对照试验显示,抗惊厥药(普瑞巴林或加巴喷丁)可缓解神经性癌痛。同样,对癌痛患者试验的一些系统综述表明,辅助镇痛药(抗抑郁药和抗癫痫药)联合阿片类药物可额外缓解神经性疼痛,尽管另一项研究得出结论,阿片类镇痛药联合加巴喷丁类药物不能显著改善疼痛的缓解效果(有关阿米替林、氟伏沙明和苯妥英钠的数据尚无定论)。临床医生考虑使用辅助镇痛药治疗神经性疼痛时,应权衡获益的可能性与发生不良反应的风险。

有用的预防性手术对疼痛和缓解某些类型的癌症相关神经性疼痛是有效的。手术在局部起作用,也被认为对疼痛有一定的中枢抑制作用。它们可作为镇痛药与阿片类药物、抗抑郁药和(或)抗惊厥药联合使用。凝胶和贴片形式的利多卡因已被证明可减轻带状疱疹后神经病变和癌症相关的疼痛。

二、无肿瘤急症的骨痛管理

骨转移的临床并发症包括导致人衰弱的骨痛,这往往以运动、病理性骨折、脊髓压迫、神经系统并发症和恶性肿瘤的高钙血症最为突出。骨骼相关事件(SRE)是指一系列骨骼并发症,包括骨折、骨手术需求、骨放射需求和脊髓压迫。在某些情况下,恶性肿瘤高钙血症也被纳入 SRE。

阿片类镇痛药联合 NSAID、对乙酰氨基酚或类固醇可提高止痛的效果。局部双氯芬酸(包括凝胶或贴剂)可缓解骨转移引起的疼痛,且全身效应极小。

尽管骨调节剂如双膦酸盐和核因子-κB 受体活化因子配体(RANKL)抑制剂主要用于减少总体 SRE,但临床试验已证实这些药物对多种肿瘤转移性骨痛患者都有镇痛效果。临床试验证明,双膦酸盐(如唑来膦酸、伊班膦酸盐)和地诺舒单抗(一种 RANKL 抑制剂)对骨转移相关疼痛有缓解作用。随机试验表明,地诺舒单抗对现有骨痛的缓解作用与唑来膦酸相当,在预防骨痛恶化方面可能更优,但尚无充分证据推荐其中一种药物优于其他药物。由于患者人群和骨痛评估方法的差异,很难直接比较双膦酸盐类药物在各研究中对骨痛的相对影响。文献综述显示,骨调节剂的镇痛作用不大,因此,这些药物不应作为治疗骨痛的主要疗法。

对骨转移瘤进行手术和放射治疗,以缓解局部骨痛,能提高病情稳定性,防止骨折或脊髓压迫的发生。在某些情况下,椎体强化等干预措施比单纯放疗更有可能恢复患者的行走状态。X 射线平片可用于识别即将发生的骨折,以便患者转诊至骨科,由专家进行治疗。建议咨询疼痛或姑息治疗专家和(或)介入治疗师,以确定椎体强化术的最佳治疗策略。

消融策略,如图像引导消融,也可用于减轻疼痛和预防 SRE。图像引导骨消融病变已被证明在疼痛管理中是成功的,尤其是对于那些未能达到充分镇痛而无不可耐受效应的患者。几项小型研究也证实了高强度聚焦超声(HIFU)治疗骨病变的姑息性效果。

三、黏膜炎疼痛的管理

某些癌症治疗方法,包括全身治疗、头颈部放疗或造血干细胞移植,可能会引起口腔、咽部和食管的疼痛。

为预防口腔黏膜炎,可在快速输注与黏膜炎相关的药物系统治疗之前、期间和(或)之后,让患者吸吮冰屑或将冰水含在口中进行冷冻治疗。研究表明,这种方法对接受马法兰治疗多发性骨髓瘤和5-氟尿嘧啶治疗实体瘤的患者有效。加巴喷丁可与阿片类或非阿片类镇痛药联合来治疗黏膜炎,尽管关于该方法有效性的研究结果好坏参半。

口腔护理方案,包括良好的口腔卫生和预防性漱口水,可用于预防黏膜炎。预防性漱口水的成分差异显著,包括抗生素、抗组胺药、抗真菌药、皮质类固醇和抗酸药等成分。这些成分预防或治疗黏膜炎的有效性和支持其使用的证据各不相同。正因为如此,通常推荐使用碳酸氢钠等溶液进行温和漱口。NSAID中的苄达明,也有一些数据支持其在口腔冲洗剂中用于预防和治疗黏膜炎的有效性。局部麻醉剂(如利多卡因)可用于治疗黏膜炎,作为漱口液的成分或以液体或凝胶制剂单独使用。

第八节　骨转移治疗中的镇痛放射治疗

骨转移是肿瘤的常见并发症。其发病率因原发肿瘤的类型而异,70%的晚期前列腺癌和乳腺癌患者出现,15%~30%的肺癌、结肠、胃、膀胱、子宫、直肠、甲状腺肿瘤出现。最常见的病变部位是脊柱(15%~24%)、骨盆(20%~33%)、肩部(10%)和股骨(7%)。

由于成骨细胞和破骨细胞的协调活动,成人骨骼处于永久替代状态并正在重塑。破骨细胞进行骨吸收,而成骨细胞在发生破坏的同一位置形成骨。因此,骨转移可以是溶骨性的或成骨性的,这取决于骨重塑的失调机制,尽管两种类型的基本潜在机制似乎相同:继发于刺激因子产生的骨吸收增加。它们可能同时出现或者可能存在结合两种元素的病变。

肿瘤细胞随血流到达骨髓后,通过与成骨细胞、破骨细胞及骨基质细胞的相互作用,破坏骨组织,释放出骨组织中贮存的多种生长因子,使肿瘤细胞不断增生形成转移灶。骨转移可分为溶骨性、成骨性、混合性3种类型。一般说来,乳腺癌和肺癌的转移以溶骨性转移为主,前列腺癌则以成骨性转移为主。

溶骨性骨转移最常引起剧烈疼痛、病理性骨折、严重高钙血症和脊髓压迫,而成骨性骨转移由于成骨细胞产生的新骨质量差,引起骨痛和病理性骨折的程度较小。

骨转移的发生率涉及多个因素。首先,红骨髓区域的血流量较高,此外,肿瘤细胞会产生黏附分子,促进它们与基质细胞和骨基质细胞的结合。这些相互作用促进肿瘤细胞增加血管生成和骨吸收因子的产生,这将促进骨内肿瘤的生长。另一方面,骨是各种生长因子和钙的仓库,它们在骨吸收过程中释放出来,为肿瘤创造了生长基质。

骨是恶性肿瘤常见的转移部位之一,临床上可表现为疼痛、脊髓压迫、高钙血症、病理性骨折等,严重影响患者生活质量。

骨转移的放疗通过杀伤肿瘤细胞、保护骨质、抑制肿瘤细胞的浸润、破坏局部的造血环境来达到止痛、防止病理性骨折和改善患者的活动能力及功能状态,延长患者生命,提高生活质量的目的。

放疗是骨转移的重要治疗手段,具有迅速止痛、不良反应轻微的优点,可使50%~

80%患者的疼痛症状迅速缓解,约33.3%的患者症状完全消失。但某些病例(30%~40%)可能会出现暂时性疼痛加剧,通常是在接受放疗后的几天内,但一般只持续1 d或2 d。多西紫杉醇可能会减少这种疼痛的发作频率。骨转移引起的并发症严重地影响了患者的生活质量,其中一些并发症,如脊髓压迫尤为严重。为了正确解决这些并发症,包括外科、肿瘤内科和肿瘤放疗科在内的多学科团队的参与至关重要。

为了获得良好的治疗反应,必须建立可实现的目标(症状控制、改善活动情况和抑制肿瘤生长),一般通过以下原则来选择合适的治疗方法:①确定症状是由肿瘤过程引起的。②评估患者的一般状况(ECOG,Karnofsky)。③评估治疗的成本效益毒性。④评估简单技术的使用。⑤向患者、家属和团队解释治疗目的。

以姑息治疗为目的的放射治疗占所有放射治疗的20%~25%。骨转移是最常需要使用姑息性照射的情况。

姑息性骨转移放疗适用于以下情况。①有症状的骨转移:65%~85%的骨转移会引起疼痛。②无症状骨转移:有骨折风险的骨骼,骨转移灶在脊柱中,有脊髓和(或)根部受压的风险。

骨转移的损伤引起的疼痛通常具有伤害性特征,有时,如果有神经受压,则具有神经炎特征。由运动引起的附带疼痛是骨转移特有的,并且很难控制,其特点是随着运动而发作,随着休息而消失。

放疗的适应证、剂量和分割在很大程度上取决于患者的一般状况和疼痛部位的数量。

一、剂量

多项前瞻性研究结果表明,对未放疗过的骨转移疼痛患者,有效放疗剂量方案包括30 Gy/10 次、24 Gy/6 次、20 Gy/5 次和单次8 Gy。

几项随机研究表明,放疗的镇痛能力与给药的总剂量和使用的分次无关。多个Ⅲ期研究比较了20 Gy/5 次、30 Gy/10 次,以及单次8 Gy分割方案。较低剂量的单分割方案没有那么有效。许多荟萃分析已发表,证实单剂量方案与长效方案一样有效。在神经性疼痛的情况下,发表的Ⅲ期研究表明,在骨转移相关的神经性疼痛患者中,20 Gy 比 8 Gy有更好的反应。在各种研究中,总体镇痛反应在70%~75%变化,但每种情况下的反应评估标准不同。

与RDT治疗相关的不良反应并不常见,包括以下几种。

1.疼痛暴发现象 由于刺激炎症的化学介质,罕见的不良反应包括在RDT后24~48 h内照射区域的疼痛增加。

2.恶心和呕吐 在胃部治疗的情况下。在RDT发作前预防性给予昂丹司琼可减少呕吐发作。

3.腹泻 当治疗量涉及大量肠道时。在接受主要阿片类药物治疗的患者中,其发病率较低。

各种研究并未将较长的镇痛持续时间与总剂量联系起来,尽管其中一些研究似乎倾向于通过较长的治疗获得较长的反应持续时间。许多在照射后实现疼痛控制的患者将在 2/3 的生命中控制疼痛。在某些系列中,10%~30% 的患者从未达到反应。

原发肿瘤对镇痛反应的影响也不清楚。一些研究报告,肺部肿瘤的完全镇痛反应为 46%,而乳腺肿瘤为 65%,前列腺肿瘤为 83%。同时,观察到总剂量和患者状态(体力状态,PS)与反应持续时间有关,在接受低分割或高 PS 治疗的患者中较低。一些作者得出结论,对于抗辐射性更强的肿瘤,例如黑色素瘤和肾癌,应该给予更高的剂量。

根据安大略集团(加拿大)2004 年发布的指南,在骨折或软组织受累风险的情况下,没有证据表明较高剂量会产生更好的镇痛反应,尽管较高剂量可能会导致更多的细胞溶解病变,改善疼痛控制。

二、再程放疗

尽管没有研究专门探讨骨转移病变疼痛症状复发后的再程放疗,但多数研究都包含了这部分患者。

首程放疗为分次照射方案者因骨痛复发需要再次照射的风险为 8%,而单次照射者再治疗的风险为 20%。对于椎体的复发病灶,采取外照射(EBRT)进行再程放疗可很好地缓解疼痛症状,骨痛缓解率为 44%~87%。

目前的证据不能明确合适的再程照射剂量和分次方案。当再程照射野包括脊髓时必须倍加小心,应计算首程放疗和再程放疗脊髓累积生物等效剂量,以估计放射性脊髓病发生的风险。尽可能进行前瞻性随机对照研究以明确恰当的再程放疗方案。

三、立体定向体部放射治疗

立体定向体部放射治疗(stereotactic body radiotherapy,SBRT)是治疗骨转移的新技术。在经过筛选、体积较小、转移癌负荷较局限以及全身状况良好的骨转移病例中,SBRT 提供了一种根治性治疗方法。现有的报道结果建议采用单次立体定向放疗(最高剂量 20Gy)来缓解急性骨痛,即使对于放疗抵抗的肿瘤类型,如黑色素瘤或肾细胞癌,也可以采用此方法。对于特定肿瘤类型的优化剂量方案,目前还未可知。

由于脊髓耐受性原因,以及考虑到潜在脊髓损伤导致无法在相同椎体行再次放疗等问题,既往人们认为放疗对椎体骨转移治疗效果较差。但两个小样本研究报道补救性 SBRT 治疗对有放疗史的脊柱转移患者效果良好。

四、放射性药物

放射性药物治疗是另一类骨靶向疗法,作用机制与钙剂相似,均在成骨细胞活性部位被摄取,进而利用其放射性破坏周围组织。

放射性药物的分类主要基于其所发射的粒子。[89]锶和[109]钐是 β 发射源粒子,组织穿透性较高,可引发血液毒性风险,主要表现为血小板减少症。在 Ⅲ 期临床试验中,这两种药物均未被证实能增加 OS,但由于可姑息性缓解骨痛,因此获得了 FDA 批准使用。

二氯化镭是发射 α 粒子并可作用于骨转移微环境的高能量、低穿透性（<100 μm 或在 2～10 个细胞范围内）放射性药物。其推荐剂量为每 4 周 1 次 50 kBq/kg（1.35 微居里/kg）静脉注射 1 min，6 次为一疗程。由于其潜在的血液毒性，因此要求患者满足以下骨髓功能参数：血红蛋白≥10 g/dL，中性粒细胞绝对计数≥1.5×10⁹/L，血小板>100×10⁹/L。

随机双盲的 ALSYMPCA 试验纳入 921 例无内脏疾病的 CRPC 骨转移患者，这些患者均不适于使用多西紫杉醇，或为多西紫杉醇治疗无效者。患者以 2:1 的比例分配入²²³镭加最佳标准治疗方案（best standard care，BSC）组和安慰剂+BSC 组，其中 BSC 包括体外放疗以及 BPs、皮质激素类、抗雄激素类、雌激素类、雌二醇氮芥或酮康唑治疗。对其进行的一项预先设计的中期分析表明，至主要终点时²²³镭组 OS 更长（14 vs 11.2 个月，HR 0.70，95% CI 0.55～0.88，P=0.002）；在其最新研究中，²²³镭组和安慰剂组的平均 OS 分别为 14.9 和 11.3 个月；首次 SRE 出现的平均时间也更长（15.6 vs 9.8 个月，HR 0.66，95% CI 0.52～0.83，P<0.001）；²²³镭组还可降低因骨痛而接受体外放疗的需求（HR 0.52，95% CI 0.53～0.85），这一疗效与是否接受过多西紫杉醇或联合 BPs 治疗无关。²²³镭治疗后的化疗患者其血液毒性发生率并不高于安慰剂组，两组其他不良反应发生比例相似。QOL 试验（FACT-P）结果表明，与安慰剂比较，²²³镭组患者 QOL 有明显改善。而目前有关²²³镭联合多西紫杉醇或其他有效药物治疗 CRPC 患者的临床试验仍在进行中。

五、无症状骨转移

研究表明对于无症状骨转移患者进行放疗的适应证如下。

1. 长骨或负荷骨折的风险　在这种情况下，主要的治疗方法是手术，然后考虑使用放疗。但是在患者无法进行手术的情况下，需要进行放疗。

在任何情况下，如果骨骼实现再钙化，骨折的风险要到几个月后才会降低，在未骨折的骨骼中，25%～50% 的病例在 6～9 个月时会发生这种情况。如果在长骨骨折后进行照射，愈合骨折的软骨形成期将受到 30 Gy/10 剂量的影响。

2. 脊髓或神经根受压的风险　85%～90% 的脊髓受压患者有脊柱转移，但该部位的 MMOO 患者中只有 5% 的患者会出现脊髓受压。疼痛是与这种并发症相关的最常见症状，尽管需要紧急诊断和治疗的症状是神经类型的症状。有必要评估椎体骨折的存在，因为它们会导致神经系统症状并影响脊髓，并且不会通过 RDT 得到改善。

进行合理地预防，可以阻止或减缓脊柱水平的生长，从而避免脊髓压迫。

六、脊髓压迫

脊髓压迫症是一组具有占位效应的椎管内病变。脊髓受压后的变化与受压迫的部位、外界压迫的性质及发生速度有关。随着病因的发展和扩大，脊髓、脊神经根及其供应血管受压并日趋严重，一旦超过代偿能力，最终会造成脊髓水肿、变性、坏死等病理变化，出现脊髓半切或横贯性损害及椎管阻塞，引起受压平面以下的肢体运动、感觉、反射、括约肌功能以及皮肤营养功能障碍,严重影响患者的生活和劳动能力。

脊髓压迫是一种并发症,发生在2.5%~5%的所有晚期肿瘤疾病患者和5%的骨转移患者中。与脊髓压迫出现相关的原因有:骨转移(85%~90%的病例)、脑膜转移(9%的病例)、髓内转移(1%的病例)。最常与骨髓压迫相关的肿瘤是乳腺癌、肺癌、前列腺癌和骨髓瘤;而淋巴瘤是导致脊髓受压的主要骨外原因。

另一方面,60%~70%的脊髓压迫发生在背侧,13%~66%发生在腰椎,4%~15%发生在颈部。此外,4%~16%的脊髓压迫可能是多重的。

会导致脊髓受压的机制有以下几种:①椎管骨转移骨折和椎管浸润,脊髓受压;②椎体骨转移,椎体后壁皮质破坏,无骨折,直接侵犯硬膜外腔和脊髓;③肿瘤侵入,无骨受累,通过连接孔;④脑膜播散(通常是多个);⑤髓内播散(通常是单独的);⑥病变椎骨的病理性骨折。

脊髓压迫症的预后取决于以下几种因素。①病变性质:髓外硬脊膜下肿瘤一般均属良性能完全切除,其预后比不能完全切除的髓内肿瘤和恶性肿瘤好。②脊髓受损程度:脊髓功能障碍的程度在解除压迫之前脊髓功能尚未完全丧失者,手术效果大多良好。③治疗时机:早期治疗解除病因预后好,急性压迫病变在发病6 h内未减压则预后较差。④病变进展速度:急性压迫脊髓的代偿功能来不及发挥,因此比慢性压迫预后为差。⑤脊髓受压平面:高位的压迫比低位压迫预后差。⑥解除压迫后神经功能恢复情况:较早出现运动或感觉功能恢复则预后较好,1个月以上仍不见脊髓功能恢复,则提示预后不良。⑦其他:出现屈曲性截瘫提示预后差,脊髓休克时间越长预后越差,合并尿路感染和压疮等并发症预后不佳。

(一)主要症状

1. 神经根症状　神经根性疼痛或局限性运动障碍,具有定位价值。早期病变刺激引起的根性痛,沿受损的后根分布的自发性疼痛,有时可表现相应节段“束带感”。随病变可由一侧、间歇性进展为双侧、持续性;前根受压可出现支配肌群束颤、肌无力和萎缩。

2. 感觉障碍　①脊髓丘脑束受损出现受损平面以下对侧躯体痛、温觉减退或消失;后索受压出现受损平面以下同侧深感觉缺失;横贯性损害上述两束均受损,表现为受损节段平面以下一切感觉均丧失。②感觉传导纤维在脊髓内存在一定的排列顺利,使髓内与髓外病变感觉障碍水平及循序不同。髓外压迫的感觉障碍是由下肢向上发展;而髓内压迫的感觉障碍是自病变节段向下发展,鞍区感觉保留至最后才受累,称为马鞍回避。③脊膜刺激症状表现为与病灶对应的椎体叩痛、压痛和活动受限,多由硬脊膜外病变引起。因此,感觉障碍对判断髓内、外病变及脊髓压迫平面有重要参考价值。

3. 运动障碍　急性脊髓损害早期表现为脊髓休克,2~4周后表现为痉挛性瘫痪。慢性脊髓损伤,当单侧锥体束受压时,引起病变以下同侧肢体痉挛性瘫痪;双侧锥体束受压,则引起双侧肢体痉挛性瘫痪。初期为伸直性痉挛瘫,后期为屈曲性痉挛瘫。

4. 反射异常　脊髓休克时各种反射均不能引出。受压节段因后根、前根或前角受损出现相应节段的腱反射减弱或消失,锥体束受损则损害水平以下同侧腱反射亢进、病理反射阳性、腹壁反射及提睾反射消失。

5. 括约肌功能障碍 髓内病变早期出现括约肌功能障碍,圆锥以上病变双侧锥体束受累,早期出现尿潴留和便秘,晚期为反射性膀胱,而马尾及圆锥病变则出现尿、便失禁。

6. 自主神经症状 自主神经低级中枢位于脊髓侧角,病变节段以下出现泌汗障碍、皮肤划痕试验异常、皮肤营养障碍、直立性低血压等表现为特征,若病变波及脊髓 $C_8 \sim T_1$ 节段则出现 Horner 征。

(二)放射治疗脊髓压迫

传统上认为脊髓压迫是 RDT 中的主要紧急情况,根据该声明,应将其视为即时紧急情况。然而,没有足够的证据来确定治疗已经诊断出脊髓压迫的患者所需的最长时间。然而,众所周知的是,如果超过 24 h,恢复行走能力的可能性会降低到 10%;并且麻痹发作的速度是神经系统症状恢复的预后因素。

随着时间的推移,已经使用了各种 RTD 方案,但它们在运动响应方面没有任何优势。最近,一些回顾性研究表明,根据 RDT 给药的总剂量对脊髓压迫患者进行分组,没有观察到 8 Gy/1 疗程的短疗程方案与剂量分割方案的运动反应差异(20 Gy/5 次,30 Gy/10 次,2.5 Gy/15 次)。此外,在 20 Gy 或 30 Gy 剂量给药之间,在反应维持方面没有发现差异。

然而,在对放射线更敏感的肿瘤的情况下,更高的剂量被证明可以提高长期运动能力。因此,确定放射敏感性和其他与疾病(传播)相关的因素和患者的一般状况是重要的预测因素,以便确定最佳治疗方案和使用的总剂量。

在复发的情况下(通常发生在 7% ~ 14% 的病例中),考虑到先前给药的剂量并计算等效生物剂量,可以对患者进行重新照射。一些作者建议使用 2 Gy α/β 进行等价。用不同的分数获得的结果是相似的,并且代表 40% 的再照射患者的运动功能有所改善。在这种临床情况下对 RDT 反应的预测因素如下。①脊髓受压导致 RDT 发作的时间:如果神经系统进展时间 >14 d,则预后较好。②运动能力预处理:80% 的患者在 RDT 后会行走。③肿瘤组织学:预后良好的肿瘤患者反应更好。

预后不良的脊髓受压患者(非小细胞肺癌、肾癌、不明来源的癌、内脏转移或 PS 差)建议治疗剂量为 8 Gy 单次放疗。

另一方面,建议对预后良好的患者(乳腺癌、前列腺癌和骨髓瘤)进行更长的分割和 20 Gy 的剂量治疗,以更长时间地维持运动能力。

对于骨髓瘤或乳腺和前列腺肿瘤患者,寡转移或少转移灶,建议将剂量增加到 30 ~ 40 Gy(ⅡB)。然而,由于更高的剂量需要更多的治疗时间,因此有必要仔细评估患者的一般状况和他的环境,以便为每个病例决定相关方案。

(三)非药物措施

如果发生骨折风险(影响超过 50% 的椎体),建议在最初几天绝对休息,直到计划治疗结束。如果压迫是由硬膜外或子宫内膜受累引起的,则不需要休息。另一方面,在此期间,适当照顾皮肤和括约肌也很重要。

(四)药物治疗

如果出现神经系统症状,建议尽快开始静脉注射地塞米松。皮质类固醇具有减轻脊髓压迫引起的水肿的能力。尽管文献中对地塞米松的使用剂量没有达成共识,但可以推注 16 mg,然后在前 3 d 每 6 h 4 mg,然后每 3 d 减 12 mg,最高剂量不超过 100 mg(增加严重并发症的风险)。

(五)手术治疗

根据病变部位和病变性质决定手术方法,如病变切除术、去椎板减压术及硬脊膜囊切开术等。急性压迫病变力争发病或外伤事件 6 h 内减压;硬膜外转移肿瘤或淋巴瘤者应做放射治疗或化学治疗;髓内肿瘤者应视病灶边界是否清楚予以肿瘤摘除或放射治疗;恶性肿瘤或转移瘤如不能切除,可行椎板减压术,术后配合放、化疗治疗;颈椎病和椎管狭窄者应作椎管减压,椎间盘突出者应作髓核摘除;硬脊膜外脓肿应紧急手术,并给予足量抗生素;脊柱结核在根治术同时进行抗结核治疗;真菌及寄生虫感染导致脊髓压迫症可用抗真菌或抗寄生虫。

(六)术后放疗

据估计,仅接受手术治疗的患者中,有 15% 的患者因肿瘤病变进展导致植入失败而需要再次手术,而接受术后 RDT 治疗的患者中这一比例为 3%。

如果术后 RDT 的目的是减少未切除的肿瘤体积,建议分次给药,方案为 20 Gy/5 次或 30 Gy/10 次。如果已经进行了疾病切除并放置了假体(例如在股骨颈骨折中),如果症状持续和(或)证明仍有肿瘤出现,将是放疗的适应证。

参考文献

[1] SWARM R A, ANGHELESCU D L, BENEDETTI C, et al. NCCN clinical practice guideline: adult cancer pain 2010[J]. Natl Compr Canc Netw, 2010, 8(9):1046-1086.

[2] SWARM R A, PAICE J A, ANGHELESCU D L, et al. Adult cancer pain, 2019(version 3), NCCN clinical practice guidelines in oncology [J]. J Nat Comprehen Cancer Network, 2019, 17(8):977-1007.

[3] BRUERA E, FAINSINGER R, SPACHYNSKI K, et al. Clinical efficacy and safety of a novel controlled-release morphine suppository and subcutaneous morphine in cancer pain: a randomized evaluation[J]. J Clin Oncol, 1995, 13(6):1520-1527.

[4] [李萌,周庆,刘珏,等.2015 与 2010 年版 NCCN 成人癌痛临床实践指南的比较[J]. 肿瘤, 2017, 37(1):1-11.

[5] BENNETT M I, RAYMENT C, HJERMSTAD M, et al. Prevalence and aetiology of neuro-

pathic pain in cancer patients:a systematic review[J]. Pain,2012,153(2):359-365.

[6]神经病理性疼痛诊疗专家组. 神经病理性疼痛诊疗专家共识[J]. 中国疼痛医学杂志,2013,19(12):705-710.

[7]MOULIN D E,BOULANGER A,CLARK A J,et al. Pharmacological management of chronic neuropathic pain:revised consensus statement from the Canadian pain society [J]. Pain Res Manage,2014,19(6):328-335.

[8]FINNERUP N B,ATTALN H A,ROUTOUNIAN S,et al. Pharmacotherapy for neuropathic pain in adults:asystematic review and meta-analysis[J]. Lancet Neurol,2015,14(2):162-173.

[9]ATTAL N. Pharmacological treatments of neuropathic pain:The latest recommendations[J]. Rev Neurol(Paris),2019,175(1-2):46-50.

[10]SWARM R A,PAICE J A,ANGHELESCU D L,et al. Adult cancer pain,2019(Version 3),NCCN clinical practice guidelines in oncology[J]. J Nati Comp Canc Netw,2019,17(8):977-1007.

[11]Thong I S,Jensen M P,Miró J,et al. The validity of pain intensity measures:what do the NRS,VAS,VRS,and FPS-R measure? [J]. Scand J Pain,2018,18(1):99-107.

[12]Koc R,Erdemoglu A K. Validity and reliability of the Turkish self-administered Leeds assessment of neuropathic symptoms and signs (S-LANSS) questionnaire[J]. Pain Med,2010,11(7):1107-1114.

[13]ELZAHAF R A,TASHANI O A,UNSWORTH B A,et al. Translation and linguistic validation of the self-completed Leeds assessment of neuropathic symptoms and signs (S-LANSS) scale for use in a Libyan population[J]. Pain Pract,2013,13(3):198-205.

[14]TAWA N,DIENER I,LOUW Q,et al. Correlation of the self-reported Leeds assessment of neuropathic symptoms and signs score,clinical neurological examination and MR imaging in patients withlumbo-sacral radiculopathy[J]. BMC Neurol,2019,19(1):107.

[15]SCAR BOROUGH N M,SMITH C B. Optimal pain management for patients with cancer in the modern era[J]. CA Cancer J Clin,2018,68(3):182-196.

[16]中华医学会. 临床诊疗指南疼痛学分册[M]. 7版. 北京:人民卫生出版社,2007.

[17]北京市疼痛治疗质量控制和改进中心. 癌症疼痛管理药学专家共识[J]. 中国疼痛医学杂志,2019,25(11):801-807.

[18]TIELEMANS M M,EIKENDAL T,JANSEN J B,et al. Identification of NSAID users at risk for gastrointestinal complications:a systematic review of current guidelines and consensus agreements[J]. Drug Saf,2010,33(6):443-453.

[19]LAINE L,CURTIS S P,CRYER B,et al. Risk factors for NSAID-associated upper GI clinical events in a long-term prospective study of 34 701 arthritispatients[J]. Aliment Pharmacol Ther,2010,32(10):1240-1248.

[20]MAGEE D J,JHANJI S,POULOGIANNIS G,et al. Nonsteroidal antiinflammatory drugs

and pain in cancer patients: a systematic review and reappraisal of the evidence[J]. Br J Anaesth,2019,123(2):e412-e423.

[21]SMITH M T. Neuroexcitatory effects of morphine and hydromorphone: evidence implicating the 3-glucuronide metabolites[J]. Clin Exp Pharmacol Physiol,2000,27(7):524-528.

[22]SANDE T A,LAIRD B J,FALLON M T. The use of opioids in cancer patients with renal impairment-a systematic review[J]. Support Care Cancer,2017,25(2):661-675.

[23]MERCADANTE S. Intravenous morphine for management of cancer pain[J]. Lancet Oncol,2010,11(5):484-489.

[24]MCPHERSON M L,WALKER K A,DAVIS M P,et al. Safe and appropriate use of methadone in hospice and palliative care: Expert consensus white paper[J]. J Pain Symptom Manage,2019,57(3):635-645. e4.

[25]MOKSNES K,DALE O,ROSLAND J H,et al. How to switch from morphine or oxycodone to methadone in cancer patients? a randomised clinical phase Ⅱ trial[J]. Eur J Cancer, 2011,47(6):2463-2470.

[26]NICHOLSON A B,WATSON G R,DERRY S,et al. Methadone for cancer pain[J]. Cochrane Database Syst Rev,2017,2(2):Cd003971.

[27]PARSONS H A,DE LA CRUZ M,EL OSTA B,et al. Methadone initiation and rotation in the outpatient setting for patients with cancer pain[J]. Cancer,2010,116(2):520-528.

[28]COURTEMANCHE F,DAO D,GAGNE F,et al. Methadone as a coanalgesic for palliative care cancer patients[J]. J Palliat Med,2016,19(9):972-978.

[29]YU S,SHEN W,YU L,et al. Safety and efficacy of once-daily hydromorphone extended-release versus twice-daily oxycodone hydrochloride controlled-release in chinese patients with cancer pain: a phase 3, randomized, double-blind, multicenter study[J]. J Pain, 2014,15(8):835-844.

[30]ORDONEZ GALLEGO A,GONZALEZ BARON M,ESPINOSA ARRANZ E. Oxycodone:a pharmacological and clinical review[J]. Clin Transl Oncol,2007,9:298-307.

[31]GROND S,SABLOTZKI A. Clinical pharmacology of tramadol[J]. Clin Pharmacokinet, 2004,43(13):879-923.

[32]GROND S,RADBRUCH L,MEUSER T,et al. High-dose tramadol in comparison to low-dose morphine for cancer pain relief[J]. J Pain Symptom Manage,1999,18(3):174-179.

[33]MERCADANTE S,PORZIO G,FERRERA P,et al. Tapentadol in cancer pain management:a prospective open-label study[J]. Curr Med Res Opin,2012,28(11):1775-1779.

[34]MERCADANTE S,PORZIO G,ADILE C,et al. Tapentadol at medium to high doses in patients previously receiving strong opioids for the management of cancer pain[J]. Curr Med Res Opin,2014,30(10):2063-2068.

［35］MELILLI G,SAMOLSKY DEKEL B G,FRENQUELLI C,et al. Transdermal opioids for cancer pain control in patients with renal impairment［J］. J Opioid Manag,2014,10(2): 85-93.

［36］LUNDORFF L,SJOGREN P,HANSEN O B,et al. Switching from high doses of pure mu-opioid agonists to transdermal buprenorphine in patients with cancer:a feasibility study［J］. J Opioid Manag,2013,9(4):255-262.

［37］HAYWOOD A,GOOD P,KHAN S,et al. Corticosteroids for the management of cancer-related pain in adults［J］. Cochrane Database Syst Rev,2015,2015(4):CD010756.

［38］DONOVAN K A,CHANG Y D,OBEROI-JASSAL R,et al. Relationship of cannabis use to patient-reported symptoms in cancer patients seeking supportive/palliative care［J］. J Palliat Med,2019,22(10):1191-1195.

［39］BOLAND E G,BENNETT M I,ALLGAR V,et al. Cannabinoids for adult cancer-related pain:systematic review and meta-analysis［J］. BMJ Support Palliat Care,2020,10(1): 14-24.

［40］RABGAY K,WARANUCH N,CHAIYAKUNAPRUK N,et al. The effects of cannabis, cannabinoids,and their administration routes on pain control efficacy and safety:A systematic review and network meta-analysis［J］. J Am Pharm Assoc,2020,60(1):225-234. e226.

［41］ROOS D E,TURNER S L,O'BRIEN P C,et al. Randomized trial of 8 Gy in 1 versus 20 Gy in 5 fractions of radiotherapy for neuropathic pain due to bone metastases［J］. Radiother Oncol,2005,75(1):54-63.

［42］HIRD A,CHOW E,ZHANG L,et al. Determining the incidence of pain flare following palliative radiotherapy for symptomatic bone metastases:results from three Canadian cancer centers ［J］. Int J Radiat Oncol Biol Phys,2009,75(1):193-197.

［43］BAUER H C,WEDIN R. Survival after surgery for spinal and extremity metastases［J］. Acta Orthop Scand,1995,66(2):143-146.

［44］SZE W M,SHELLEY M D,HELD I,et al. Palliation of metastatic bone pain:single fraction versus multifraction radiotherapy-a systematic review of the randomised trials［J］. Clin Oncol (R Coll Radiol),2003,15(6):345-532.

［45］STEENLAND E,LEER J W,VAN HOUWELINGEN H,et al. The effect of a single fraction compared to multiple fractions on painful bone metastases:a global analysis of the Dutch Bone Metastasis Study［J］. Radiother Oncol,1999,52(2):101-109.

［46］JEREMIC B,SHIBAMOTO Y,IGRUTINOVIC I. Single 4 Gy re-irradiation for painful bone metastasis following single fraction radiotherapy［J］. Radiother Oncol,1999,52(2): 123-127.

［47］HOSKIN P J,PRICE P,EASTON D,et al. A prospective randomised trial of 4 Gy or 8 Gy single doses in the treatment of metastatic bone pain［J］. Radiother Oncol,1992,23(2):

74-78.

[48] SAHGAL A, AMES C, CHOU D, et al. Stereotactic body radiotherapy is effective salvage therapy for patients with prior radiation of spinal metastases [J]. Int J Radiat Oncol Biol Phys, 2011, 74(3):723-731.

[49] NILSSON S, LARSEN R H, FOSSÅ S D, et al. First clinical experience with alpha-emitting radium-223 in the treatment of skeletal metastases [J]. Clin Cancer Res, 2015, 11 (12):4451-4459.

[50] PARKER C, NILSSON S, HEINRICH D, et al. Alpha emitter radium-223 and survival in metastatic prostate cancer [J]. N Engl J Med, 2013, 369(3):213-223.

[51] SARTOR O, COLEMAN R, NILSSON S, et al. Effect of radium-223 dichloride on symptomatic skeletal events in patients with castration-resistant prostate cancer and bone metastases: results from a phase 3, double-blind, randomised trial [J]. Lancet Oncol, 2014, 15(7):738-746.

[52] MARANZANO E, BELLAVITA R, ROSSI R, et al. Short-course versus split-course radiotherapy in metastatic spinal cord compression: results of a phase Ⅲ, randomized, multicenter trial [J]. J Clin Oncol, 2005, 23(15):3358-3365.

[53] RADES D, SCHILD S E. Spinal cord compression [J]. Eur J Cancer Suppl, 2007, 5:359-370.

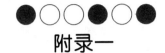

附录一

MDT 会诊实例分享

一、MDT 会诊申请

1. 由会诊科室人员提出 MDT 会诊申请。

2. 请院 MDT 会诊中心协调各受邀专家并发出 MDT 会诊通知。

MDT 会诊通知实例如下：

各位老师好！今天下午 1 例多学科综合治疗协作组（MDT）病例，具体信息如下，请查看。

时间：××月××日××时

地点：××××

患者：张某某，男，86 岁

住院号：××××××

科室：放疗科

初步诊断：滤泡性淋巴瘤

会诊目的：指导进一步治疗

会诊专家：病理科任主任，CT 室郭主任，MRI 室翟主任，普外科庞主任，肿瘤内科刘主任，放疗科刘主任

二、病例介绍

患者张某某，性别男，年龄 86 岁，以"确诊滤泡性淋巴瘤 1 年余，化疗后 1 个月余"为主诉入院。入院情况：1 年余前因"胰腺占位"至我科就诊，行信阳市某医院切片 021060 两张（2021.04.13）病理会诊：（左侧腹股沟包块穿刺细胞学）倾向转移癌，细胞结构欠清，建议活检进一步明确。于 2021.04.13 行左侧腹股沟淋巴结切除术，术后病理：左腹股沟淋巴结符合滤泡性淋巴瘤，3A 级。于 2021.04.15 行双侧输尿管支架置入术。明确诊断后，排除化疗相关禁忌证，于 2021.04.17 开始行"利妥昔单抗 0.5 g 第一天、环磷酰胺 0.8 g 第二天+长春新碱 1.4 mg 第二天+表柔比星 30 mg 第二天+泼尼松 60 mg 口服第 2~6 天"方案化疗第 1 周期，耐受可。考虑患者高龄，上次化疗间歇期患者出现恶心、呕吐、纳差

等消化道症状较重,拟适当减量,分别于 2021.05.07、05.28、06.19 行"利妥昔单抗 0.4 g 第一天+环磷酰胺 0.6 g 第二天+长春新碱 1.2 mg 第二天+表柔比星 30 mg 第二天+泼尼松 50 mg 口服第 2~6 天"方案化疗第 2、3、4 周期。结合抽血化验结果及影像学检查结果,目前评价病情部分缓解。排除化疗禁忌证,于 2021.07.10 开始给予"利妥昔单抗 0.5 g 第一天+环磷酰胺 0.6 g 第二天+长春新碱 1.2 mg 第二天+表柔比星 30 mg 第二天+泼尼松 50 mg 口服第 2~6 天"方案化疗第 5 周期,化疗完成后查彩超提示右侧中心静脉置管处血栓形成,经血管外科会诊后给予抗凝药物处理 1 周,后复查彩超提示正常,给予拔除中心静脉置管。于 2021.07.14 给予拔除双侧输尿管支架。过程顺利。于 2021.09.02 开始行"利妥昔单抗 0.5 g 第一天+环磷酰胺 0.6g 第二天+长春新碱 1.2 mg 第二天+表柔比星 30 mg 第二天+泼尼松 50 mg 口服第 2~6 天"方案化疗第 6 周期。9 月余前入院复查,评价病情较前明显缓解,根据肿瘤治疗原则,可给予利妥昔单抗维持治疗,于 2021.10.12、2021.12.13 分别行"利妥昔单抗 0.5 g,第一天,第 8 周一周期"方案化疗。4 个月余前入院复查 CT 提示病灶较前增大,与患者及其家属沟通后,于 2022.03.07 更换化疗方案为"利妥昔单抗 0.5 g 第一天+来那度胺胶囊 10 mg 第 1~21 天,每 28 d 一周期"。于 2022.06.09 行"利妥昔单抗 0.5 g 第一天+来那度胺 10 mg 第 2~22 天,每 28 d 一周期"方案化疗,因不良反应加重难以耐受暂停口服"来那度胺 10 mg"。今为求进一步治疗于我院就诊,门诊以"滤泡性淋巴瘤"收入我科。

三、辅助检查

(一)实验室检查

胸水常规(210970,2021.08.27,信阳市某医院)示:镜下见大量淋巴细胞及吞噬细胞、间皮细胞,未见癌细胞。

胸水沉渣(210986,信阳市某医院)示:胸水沉渣包埋切片镜下见大量淋巴细胞、吞噬细胞及间皮细胞,少量中性粒细胞,未发现癌细胞。

血常规(2022.08.01,本院):白细胞 $2.96×10^9$/L;单核细胞百分比 15.0%;嗜酸性粒细胞百分比 8.9%;中性粒细胞计数 $1.54×10^9$/L;淋巴细胞计数 $0.70×10^9$/L;红细胞 $4.08×10^{12}$/L;血红蛋白 122 g/L;红细胞比容 37.70%;红细胞分布宽度 CW 15%;血小板压积 0.13%。

肝功能(2022.08.01):总蛋白 62.58/L,球蛋白 19.2 /L;总胆汁酸 10.1 μmol/L;谷胱甘肽还原酶 15 U/L。

肾功能(2022.08.01):尿酸 473 μmol/L;胱抑素 1.43 ng/L。

血脂 5 项分析(2022.08.01):甘油三酯 2.96 mmol/L;高密度脂蛋白胆固醇 0.97 mmol/L。

肿瘤异常蛋白(TAP)(2022.08.01):肿瘤特异蛋白 130.529 pg/mL。

$β_2$ 微球蛋白测定超声(2022.08.01):$β_2$ 微球蛋白 3.60 mg/L。

(二)影像学检查

胸部 CT 平扫(2021.08.27,信阳市某医院)示:①右肺炎性病变;②右侧胸腔积液;

③心前间隙软组织结节,考虑肿大淋巴结;④主动脉钙化斑块形成。

双肾 CT 平扫(2021.08.27,信阳市某医院)示:①腹腔及腰椎、骶椎前方软组织团块,性质待定,请结合临床及其他相关检查;②腹腔及左侧腹股沟多发肿大淋巴结;③前列腺体积增大,前列腺钙化灶,请结合临床其他检查;④右肾囊肿可能;⑤右肾盂扩张、积液。

腹部 CT 平扫(2021.03.30,信阳市某医院)示:①考虑胰头部及邻近体部恶性肿瘤性病变并腹膜后、肠系膜处转移瘤可能性大,右侧肾盂与输尿管移行处受侵犯并右侧肾盂扩张积水,肠系膜上静脉及上动脉被包绕,少量腹水,建议行其他相关检查及复查;②脾大,左侧肾上腺增粗;③右肾小囊肿。

超声(2021.04.01,信阳市某医院)示:①平脐孔正上方及右下腹低回声团(考虑占位,来源于腹膜后?);②胰腺回示不均匀,体部低回声(占位?);③右侧输尿管近第二狭窄处受压梗阻并右肾积水(中度);④左肾积水(微量,不排除生理性);⑤腹部大血管周围多发低回声结节(考虑肿大淋巴结);⑥左侧腹股沟多发低回声结节(考虑肿大淋巴结,转移性?);⑦右侧胸腔积液(少量);⑧脂肪肝倾向;⑨膀胱壁增厚毛糙。

常规心电图检查(十八导联)(2022.07.31):①窦性心律不齐(平均心率 62 次/min);②一度房室传导阻滞;③肢体导联 QRS 波群低电压趋势;④下壁 Q 波,请结合临床;⑤下壁、广泛前壁、后壁 ST-T 改变;⑥建议做动态心电图+动态血压检查。

肝、胆、脾、胰超声(2022.08.01):左室舒张功能减低;脂肪肝;双肾积水并双侧输尿管上段扩张,左侧输尿管旁低回声,考虑肿大淋巴结可能;前列腺体积增大并钙化灶;右侧"肾、输尿管、膀胱、浅表淋巴结";腹主动脉旁低回声,考虑肿大淋巴结可能;右侧髂总动脉前方低回声,考虑肿大淋巴结可能。

胸部、腹部及盆腔 CT(2022.08.03)示:淋巴瘤治疗后,请结合临床;左侧输尿管上段受侵考虑,伴以上输尿管及左肾积水;双肺肺气肿;双肺炎症;升主动脉增宽,冠脉走形区及主动脉管壁钙化斑块;甲状腺左叶结节,请结合超声检查;胰头部密度欠均,请结合临床;肝囊肿;双肾囊肿;双肾积水;脾大;脾脏低密度影,淋巴瘤浸润? 其他待排,请结合临床;十二指肠憩室;左侧肾上腺增生? 请结合临床;右侧髂腰肌萎缩钙化;前列腺增生并钙化。

(三)病理检查

左侧腹股沟包块穿刺活检病理(21060,2021.04.01,信阳市某医院)示:淋巴结转移癌,考虑神经内分泌癌,建议进一步检查。

病理(2021.04.13):左腹股沟淋巴结(2021.04.16)结合免疫组化结果,符合滤泡性淋巴瘤,3A 级。免疫组化结果显示:bcl-2(+80%),bcl-6(+80%),CD10 淋巴(+),CD20(+),CD21(+),CD3(T 细胞+),C056(-),CD79α(+),CgA(-),CK(-),Ki-67(+60%),P58(+40%),Syn(-)。

四、鉴别诊断

弥漫大 B 细胞淋巴瘤,病理示:肿瘤性大 B 淋巴细胞的弥漫性增殖,正常组织结构完全或部分破坏。进行免疫表型分析明确诊断,并区分生发中心 B 细胞来源和非生发中心 B 细胞来源。免疫组化检查需要包括:CD20,PAX5,CD3,CD5,CD10,CD45,BCL2,BCL6,Ki-67,IRF4/MUM-1,P53 和 MYC。患者通常出现进行性肿大的无痛性肿物,多见于颈部或腹部。累及淋巴结外者根据累及部位不同出现相应症状,常见的有胃肠道、中枢神经系统、骨骼。也可以在肝、肺、肾或膀胱等罕见部位发生。伴或不伴 B 症状。

五、讨论要点及内容

1. 本部分内容主要包括本次多学科会诊的目的。讨论患者下一步治疗方案。

2. 各个科主任的观点及发言记录。

(1)病理科任主任示:患者的病理切片会诊后可排除神经内分泌肿瘤,结合免疫组化及细胞染色情况,可诊断为滤泡性淋巴瘤。

(2)CT 室郭主任示:患者 CT 影像提示后纵隔降主动脉旁可见不规则条片状软组织影包绕主动脉走形,后纵隔脊柱右旁($T_3 \sim T_4$ 层面)及脊柱前方(T_{10} 层面)可见两处条片状软组织密度影,纵隔内及右侧心隔角可见肿大淋巴结影;左肾周、腹膜后及骶前间隙可见不规则片状软组织密度影,病灶包绕降主动脉双侧髂总及髂内动脉,左肾周病灶较著,与左侧输尿管上段分界不清,肠系膜动静脉周围、腹腔脂肪间隙模糊,增强扫描病灶呈中度强化,边界欠清;肠间隙内见多发小淋巴结影。

(3)普外科庞主任示:患者老年男性,体质较差,有冠心病等基础性疾病,以发现"胰腺占位"就诊,现在腹腔多发病灶,多次化疗后现在病症控制可,不考虑手术,建议继续行内科治疗。

(4)肿瘤内科刘主任示:患者滤泡性淋巴瘤可确诊,已行"利妥昔单抗+环磷酰胺+长春新碱+表柔比星+泼尼松"化疗 6 个周期,病情明显缓解,后改为利妥昔单抗维持治疗,4 个月前病灶较前增大,又更换为利妥昔单抗联合来那度胺胶囊化疗,后因不良反应加重难以耐受暂停口服来那度胺。患者年龄大,体质较差,建议考虑联合局部放疗。

(5)放疗科刘主任示:患者现一般情况尚可,体质较差,拒绝继续化疗,建议行腹部淋巴病灶放射治疗联合利妥昔单抗治疗。

六、内容扩展

(相关的指南、治疗方案等介绍)

(一)一线治疗方案

单药:苯丁酸氮芥片(Chlorambucil)和(或)单药利妥昔单抗(Rituximab),该方案适合年老、体弱的患者。

R-CHOP 方案:利妥昔单抗第 1 天,每 3 ~4 周重复,8R-6CHOP。该方案为临床治疗 FL 患者最常用的标准治疗方案之一。对于年老、心脏功能不佳患者,可采用表阿霉素、吡喃阿霉素或脂质体阿霉素代替传统的阿霉素。

R-CVP 方案:该方案亦为临床治疗 FL 患者常用的标准治疗方案之一。比 R-CHOP 温和,适合年老、心脏功能欠佳患者。

R-F 方案:利妥昔单抗第 1 天;氟达拉滨第 2~4 天;每 28 d 重复。注意事项:免疫抑制作用比较明显,患者容易被感染。

(二)一线治疗后巩固或维持治疗

免疫化疗缓解后采用利妥昔单抗维持治疗,利妥昔单抗 375 mg/m^2,每 2~3 个月重复 1 次,共 2 年。

注意事项:诱导治疗后疗效为 CR、CRu、PR 的患者进入维持治疗,维持治疗期间可能会出现低免疫球蛋白血症,停用利妥昔单抗后可自行恢复。

(三)二线治疗方案

如果一线治疗结束后有较长的无治疗间隙,复发后仍可考虑继续应用原方案。

R-FC 方案:利妥昔单抗第 1 天;氟达拉滨和环磷酰胺第 2~4 天;每 28 d 重复。注意事项:应考虑预防性抗卡氏肺囊虫病治疗。

R-F 方案:利妥昔单抗第 1 天;氟达拉滨第 2~4 天;每 28 d 重复。

可考虑选用治疗 DLBCL 的二线方案:如 ESHAP(依托泊苷+甲泼尼龙+顺铂+阿糖胞苷)方案±利妥昔单抗;GDP(吉西他滨+地塞米松+顺铂)方案±利妥昔单抗;GemOX(吉西他滨+奥沙利铂)方案±利妥昔单抗;ICE(异环磷酰胺+卡铂+依托泊苷)方案±利妥昔单抗;沙利度胺单药;PEPC(泼尼松、依托泊苷、丙卡巴肼、环磷酰胺)方案等。注意事项:应该根据患者的实际情况选择高度个体化的剂量调整和时间安排。

(四)二线维持治疗方案

利妥昔单抗 375 mg/m^2,每 2~3 个月重复 1 次,共 2 年。注意事项:诱导治疗后 CR、PR 的患者进入维持治疗。多次复发的患者,预后较差,鼓励参加临床研究。

七、最终确定的治疗方案

腹部滤泡性淋巴瘤局部放疗,计划 DT 40 Gy/20 F。

八、疗效评价

放疗结束后 1 个月复查腹部及盆腔 CT 观察病情变化。

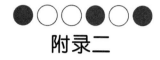

附录二

缩略词英汉对照表

英文缩写	英文全称	中文全称
ABVD	adriamycin+bleomycin+vinblastine+dacarbazine	阿霉素+博来霉素+长春新碱+达卡巴嗪
BEACOPP	bleomycin+etoposide+doxorubicin+cyclophosphamide+vincristine+procarbazide+prednisone	博来霉素+依托泊苷+多柔比星+环磷酰胺+长春新碱+丙卡巴肼+泼尼松
BPI	brief pain inventory	简明疼痛量表
CAD	coronary artery disease	冠状动脉疾病
CCRT	concurrent chemoradiotherapy	同步放化疗
cHL	classical Hodgkin lymphoma	经典型霍奇金淋巴瘤
CHOP	cyclophosphamide+doxorubicin+vincristine+prednisone	环磷酰胺+多柔比星+长春新碱+泼尼松
CLL	chronic lymphocytic leukemia	慢性淋巴细胞白血病
CR	complete response	完全缓解
CTV	clinical target volume	临床靶区
CVP	cyclophosphamide+vincristine+prednisone	环磷酰胺+长春新碱+泼尼松
DHAP	dexamethasone+high-dose cytarabine+cisplatin	地塞米松+高剂量阿糖胞苷+顺铂
DLBCL	diffuse large B cell lymphoma	弥漫大 B 细胞淋巴瘤
DSA	digital subtraction angiography	数字减影血管造影
EFRT	extended field radiotherapy	扩大野放疗
EMZL	extranodal marginal zone lymphoma	结外边缘区淋巴瘤
ENKTL	extranodal NK/T cell lymphoma	结外 NK/T 细胞淋巴瘤
EORTC	European Organization for Cancer Research and Treatment	欧洲癌症治疗研究组织
ESFT	Ewing sarcoma family tumor	尤因肉瘤家族肿瘤

续表

英文缩写	英文全称	中文全称
FISH	fluorescence in situ hybridization	荧光原位杂交
FLIPI	follicular lymphoma international prognosis index	滤泡淋巴瘤国际预后指数
GPS	global pain scale	整体疼痛评估量表
HBV	hepatitis B virus	乙型肝炎病毒
HD	Hodgkin disease	霍奇金病
HDT/ASCT	high dose chemotherapy and autologous stem cell-transplantation	高剂量化疗联合自体造血干细胞移植
HL	Hodgkin lymphoma	霍奇金淋巴瘤
ICE	isophosphamide+carboplatin+etoposide	异环磷酰胺+卡铂+依托泊苷
IE	isophosphamide+etoposide	异环磷酰胺+依托泊苷
IFRT	involved-field radiation therapy	受累野照射治疗
IGEV	isocyclophosphamide+gemcitabine+vinorelbine	异环磷酰胺+吉西他滨+长春瑞滨
IGHV	immunoglobulin heavy chain variable region	免疫球蛋白重链可变区
IHC	immunohistochemistry	免疫组织化
ILROG	International lymphoma radiation oncology group	国际淋巴瘤放射肿瘤学组
INRT	involved nodal radiotherapy	介入性结节放射治疗
IPI	international prognostic index	国际预后指数
ISRT	involved site radiotherapy	受累部位放疗
ITV	internal target volun	内靶区
LDH	lactate dehydrogenase	乳酸脱氢酶
LP	lymphocyte predominant	淋巴细胞为主型
MALT	mucosa asso-ciated lymphoid tissue type	黏膜相关性淋巴组织淋巴瘤
MCL	mantle cell lymphoma	套细胞淋巴瘤
MCL	mantle cell lymphoma	套细胞淋巴瘤
MHD	mean heart dose	平均心脏剂量
MINE	etoposide, ifosfamide, mesodium, mitoxantrone	依托泊苷+异环磷酰胺+美司钠+米托蒽醌
MIPI	International Prognostic Indexfor Mantle Cell Lymphoma	套细胞淋巴瘤国际预后评分系统
MMR	mediastinal mass ratio	纵隔质量比
MOPP	nitrogen mustard+vincristine+procarbazine+prednisone	氮芥+长春新碱+甲基苄肼+强的松

续表

英文缩写	英文全称	中文全称
MTP-PE	muramyl tripeptidephosphatidyl ethanolamine	米伐木肽
MTR	mediastinal thoracic ratio	纵隔胸廓比
MZL	marginal zone lymphomas	边缘区淋巴瘤
NHL	non-Hodgkin lymphoma	非霍奇金淋巴瘤
NLPHL	nodular lymphocyte predominant Hodgkinlymphoma	结节性淋巴细胞为主型霍奇金淋巴瘤
NMPA	National Medical Products Administration	国家药品监督管理局
NRS	numerical rating scale	数字评分法
NSAID	nonsteroidal anti-inflammatory drugs	非甾体抗炎药
OAL	cular adnexal lymphomas	眼部附件淋巴瘤
OAR	organ at risk	危及器官
ORR	objective response rate	客观缓解率
OS	overall survival	总生存率
PD-1	programmed death-1	程序性死亡蛋白-1
PD	progressive disease	疾病进展
PDX	patient derivedxenograft	人源性异种移植模型
PECT	positron emission computed tomography	正电子发射计算机断层成像
PFS	progression-free survival	无进展生存期
PNET	deripheral primitive neuroectodermal tumor	原始神经外胚层肿瘤
PR	partial response	部分缓解
PTV	planning target volume	计划靶区
PVAG	prednisone + vinblastine + doxorubicin + gemcitabine	强的松+长春新碱+多柔比星+吉西他滨
SD	stable disease	疾病稳定
SLL	small lymphocytic lymphoma	小淋巴细胞淋巴瘤
SRS	stereotactic radiosurgery	立体定向放射手术
STNI	subtotal node ir-radiation	次全淋巴结照射
STS	soft tissue sarcoma	软组织肉瘤
SVC	superior vena cava syndrome	上腔静脉综合征
TNI	total node irradiation	全淋巴结照射
TTF	time to failure	至失败时间

续表

英文缩写	英文全称	中文全称
TTP	time to progress	进展时间
VACa	vincristine+gentamycin+carboplatin	长春新碱+更生霉素+卡铂
VAC	vincristine+gentamycin+cyclophosphamide	长春新碱+更生霉素+环磷酰胺
VAI	vincristine+gentamycin+ifosfamide	长春新碱+更生霉素+异环磷酰胺
VAS	visual analogue scale	视觉模拟评分法
VA	vincristine+gentamycin	长春新碱+更生霉素
VDC	vincristine+doxorubicin+cyclophosphamide	长春新碱+多柔比星+环磷酰胺
VDE	vincristine+doxorubicin+etoposide	长春新碱+多柔比星+依托泊苷
VDI	vincristine+doxorubicin+cyclophosphamide	长春新碱+多柔比星+异环磷酰胺
VEPEMB	vinblastine + cyclophosphamide + prednisolone + procarbazide+etoposide+mitoxantrone+bleomycin	长春新碱+环磷酰胺+泼尼松龙+丙卡巴肼+依托泊苷+米托蒽醌+博来霉素
VHD	valvular heart disease	心脏瓣膜病
VI	vincristine+irinotecan	长春新碱+伊立替康
VRS	verbal rating scale	口头评分法

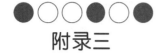

靶区实例分享

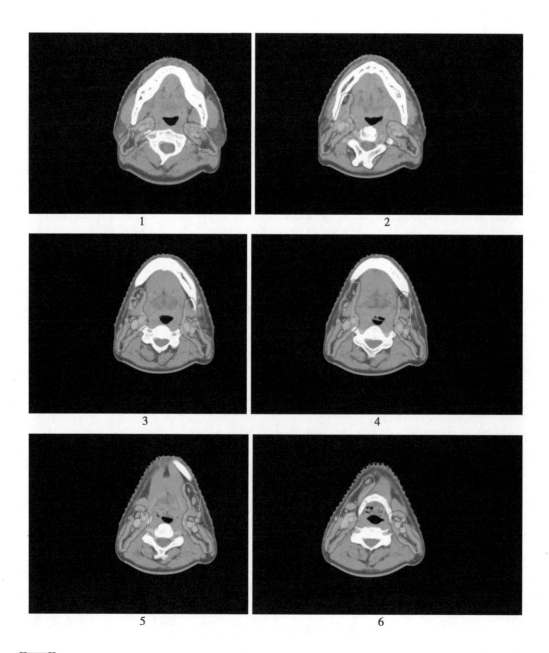

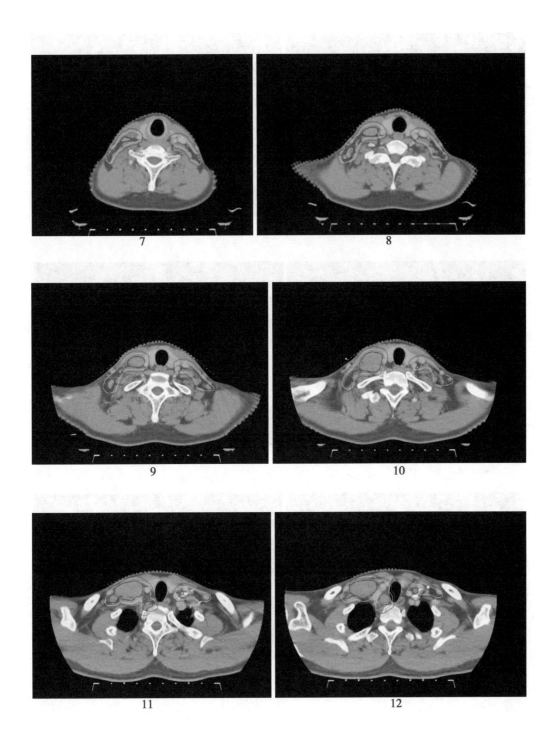

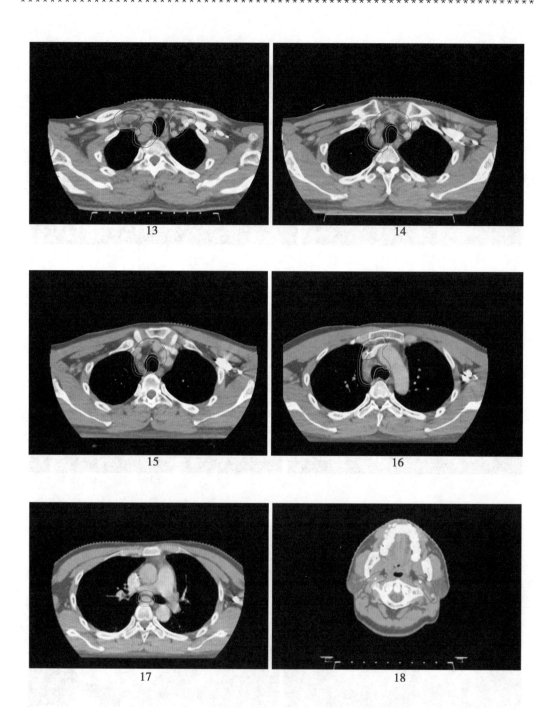

13

14

15

16

17

18

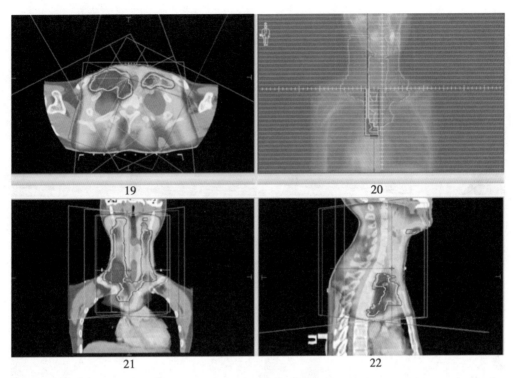

19

20

21

22

1~18.患者弥漫大 B 细胞淋巴瘤病灶靶区(包括受累淋巴结引渡区);19.靶区剂量分布;20.患者 mLC 分布;21.靶区冠状位;22.靶区矢状位。

附图1 颈部弥漫大 B 细胞淋巴化疗后,GTV,CTV,PTV,PTV-DT 40 Gy/20 F,PGTV-DT 66 Gy/33 F

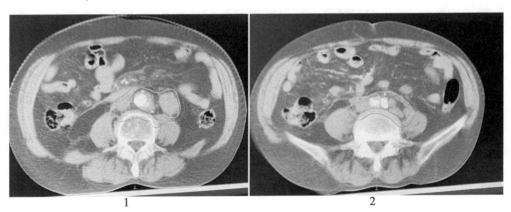

1

2

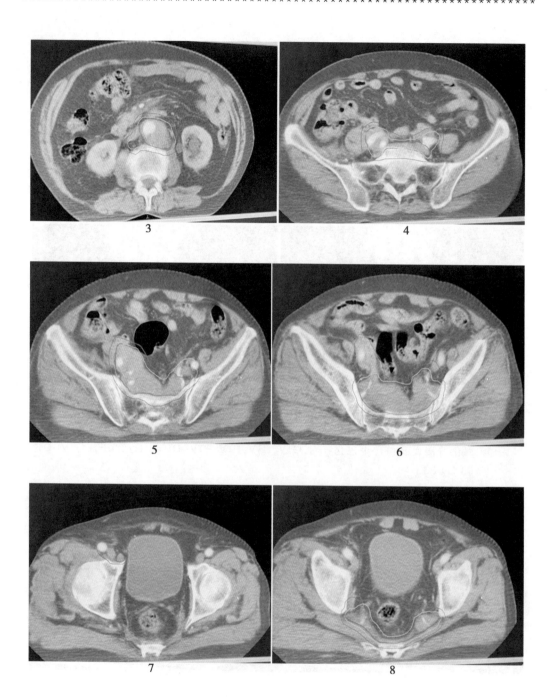

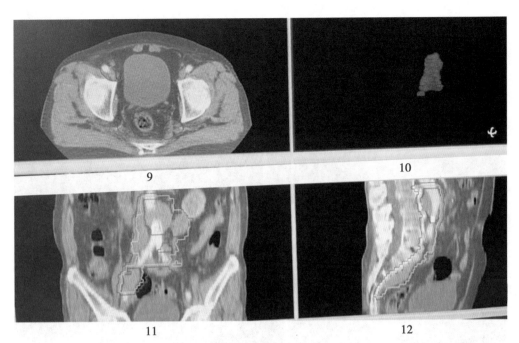

1~10.腹部淋巴瘤靶区:包括病灶,淋巴引流区包括腹主动脉、左右髂总、髂内动脉、髂外动脉、骶前淋巴结构。11.靶区冠状位剂量分布;12.靶区矢状位剂量分布。

附图2　患者,男,67岁,腹部淋巴瘤化疗后,GTV,CTV,PTV,PTV-DT 40 Gy/20 F,放疗剂量DT 50 Gy/25 F

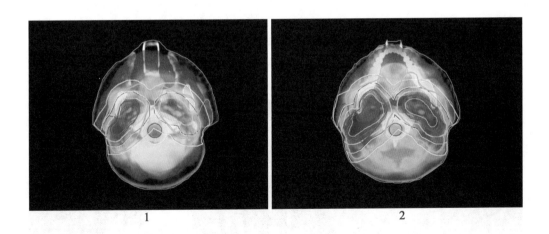

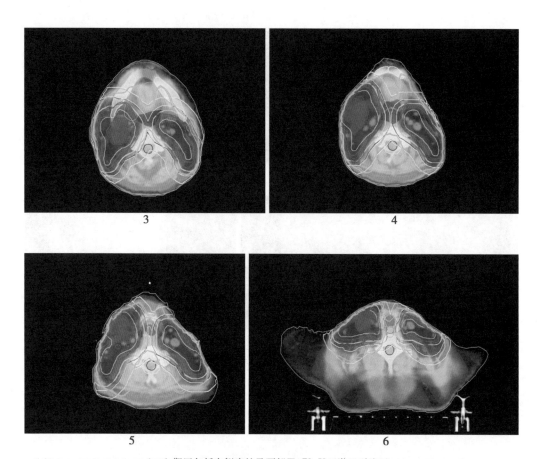

1～6.靶区包括右侧病灶及颈部Ⅲ、Ⅳ、Ⅴ区淋巴引流区。

附图3　患者唐某某,颈部淋巴瘤放疗,GTV,CTV,PTV,PTV-DT 40 Gy/20 F

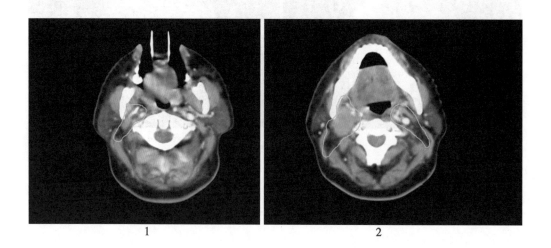

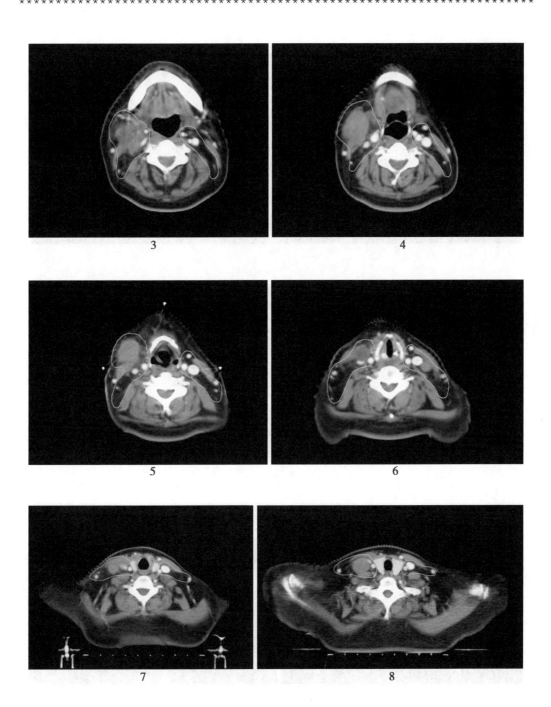

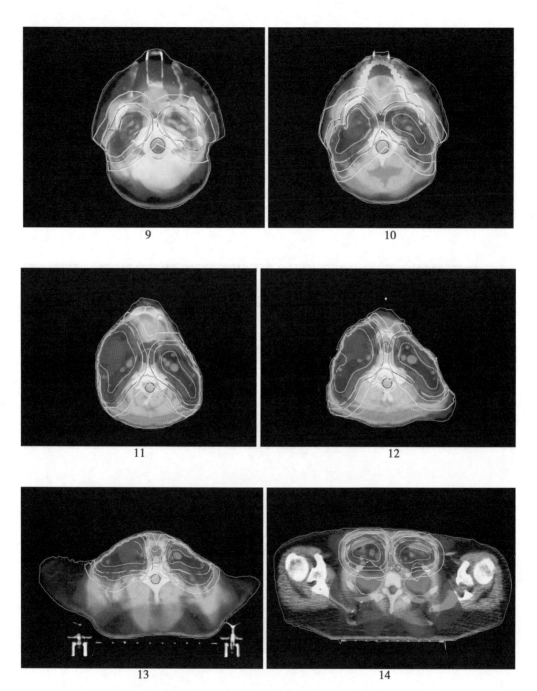

1～14.颈部靶区 CTV 包括Ⅰ区、Ⅱ区、Ⅲ区、Ⅳ区、Ⅴ区等淋巴引流区。

附图4 颈部弥漫大 B 细胞淋巴瘤,化疗 2 个周期后开始放疗,GTV,CTV,PTV,PTV－DT 40 Gy/20 F

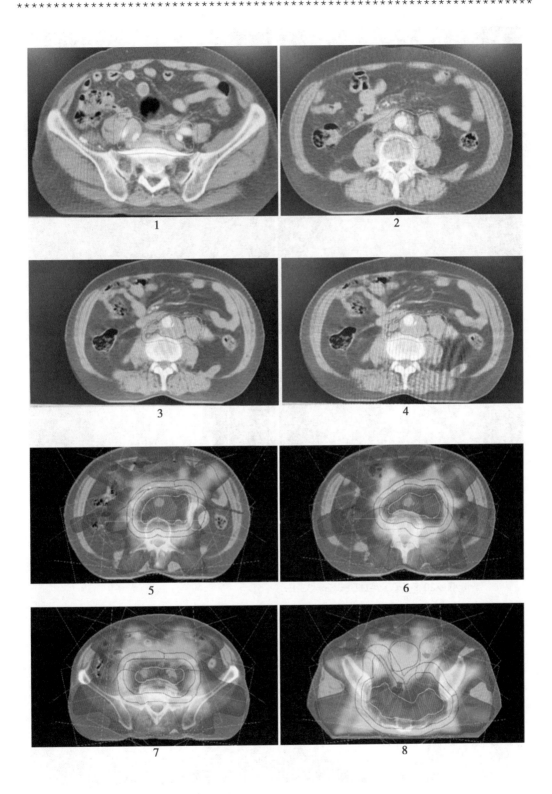

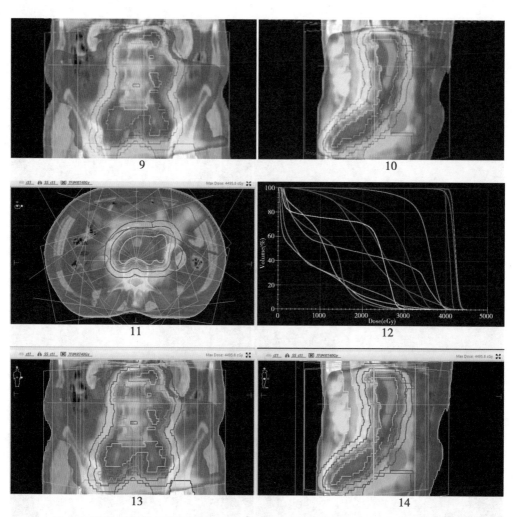

1~10.患者靶区沟画范围;11.靶区射野分布;12.DVH剂量曲线;13.靶区冠状剂量分布;14.靶区矢状剂量分布。

附图5　患者张某某,男,74岁,腹部滤泡性淋巴瘤多次化疗后,GTV,CTV,PTV,PTV-DT 40 Gy/20 F,PGTV-DT 66 Gy/33 F

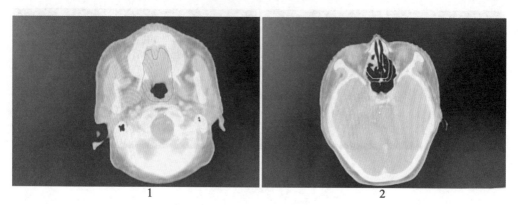

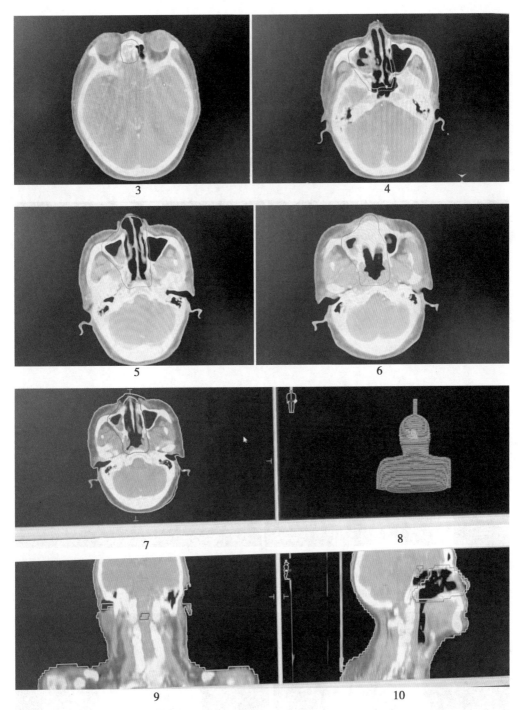

1~6.靶区勾画范围;8.靶区三维图像;9.靶区冠状剂量分布;10.靶区矢状位剂量分布。

附图6　患者男,鼻腔 NKT 细胞淋巴瘤,IGTV,PGTV,CTV,PTV,MRT-DT 50 Gy/25 F

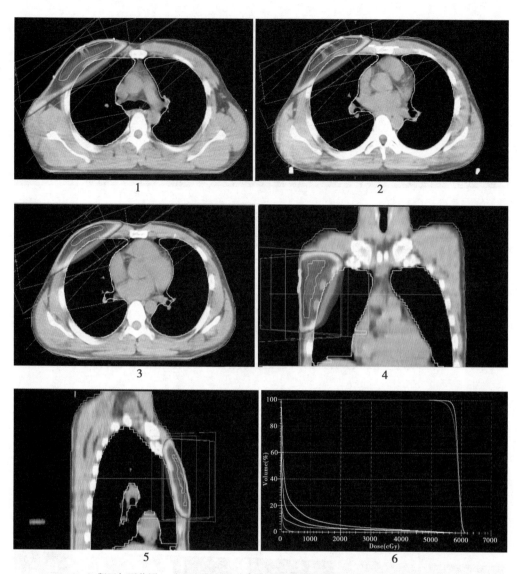

1～3.靶区勾画范围;4.靶区冠状剂量分布;5.靶区矢状位剂量分布;6.DVH剂量曲线。

附图7　多形性脂肪肉瘤,CTV,PTV,术后行根治性放疗 IMRT-DT 60 Gy/30 F

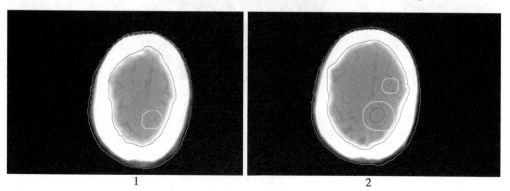

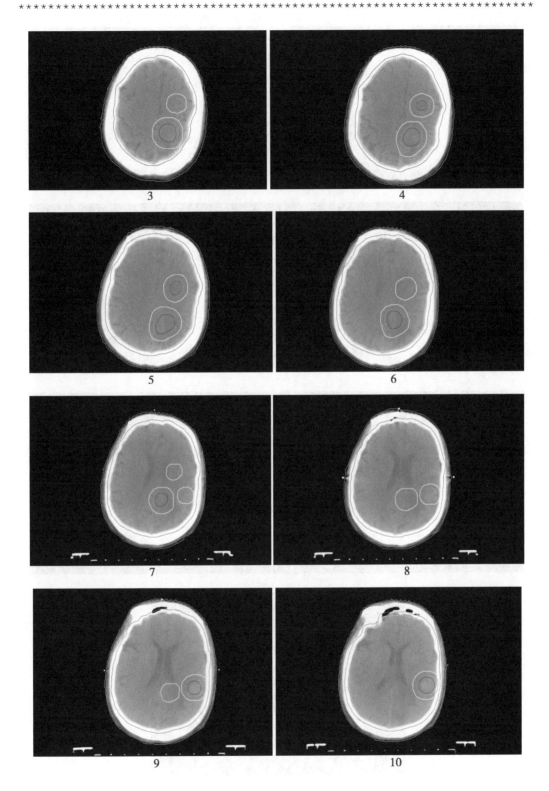

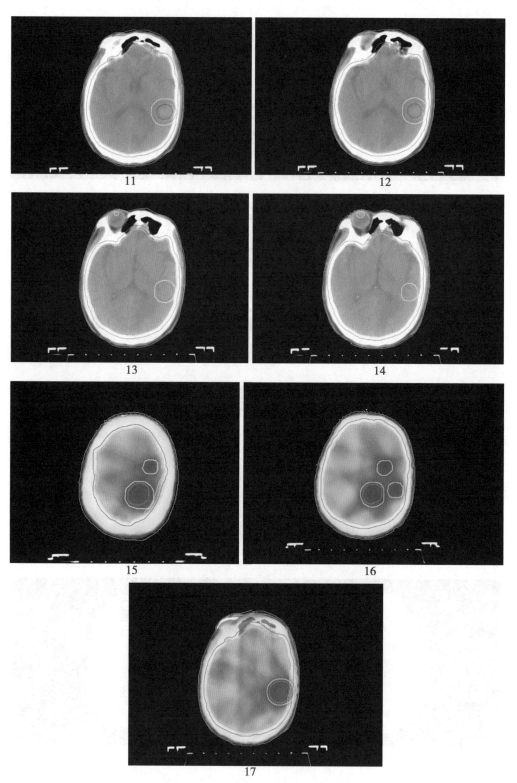

1～14. 靶区勾画范围；15～17. 靶区剂量分布。

附图8　软组织肉瘤脑转移，GTV，PGTV，CTV，PTV，PGTV-DT 60 Gy/30 F

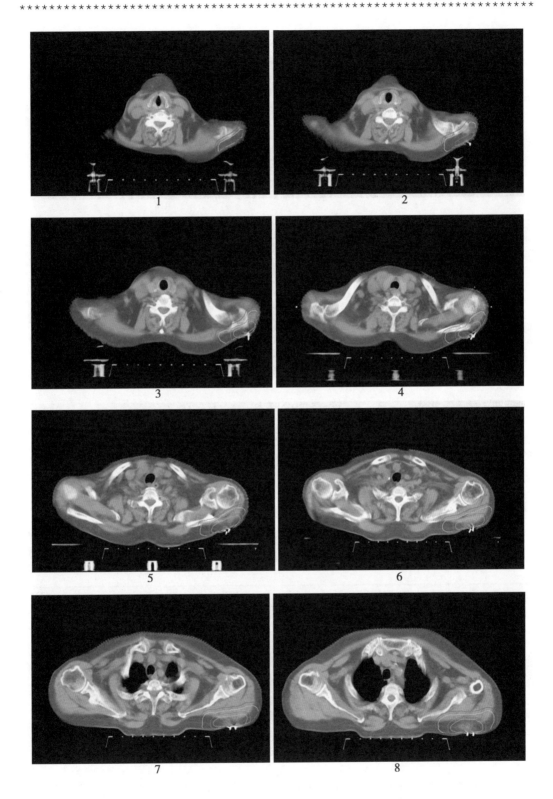

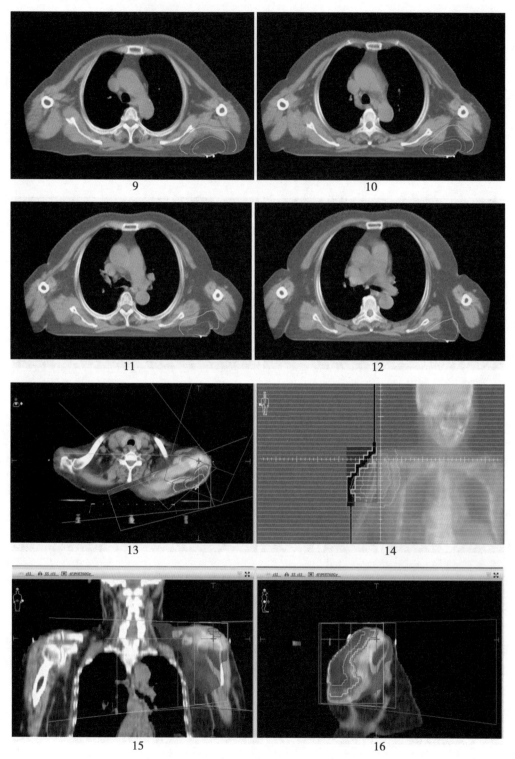

1～12.靶区勾画范围;13.靶区射野分布;14.MLC 分布;15.靶区冠状位剂量分布;16.靶区矢状位剂量分布。

附图 9　左肩胛骨滑膜肉瘤,CTV,PTV,GTV,PGTV,IMRT-DT 60 Gy/30 F

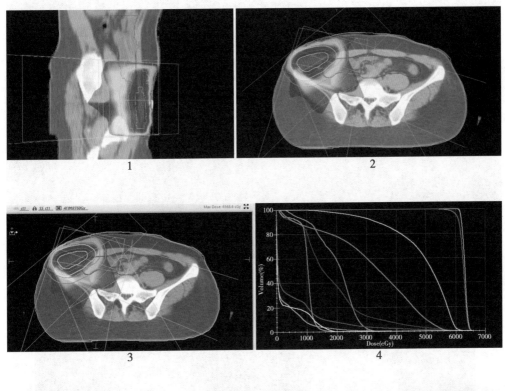

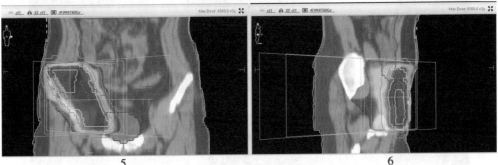

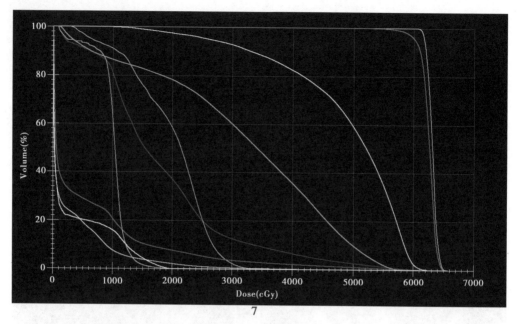

7

1~3.靶区勾画范围和射野分布;4.DVH 曲线;5~6.靶区冠状剂量分布和矢状位剂量分布;7.放疗计划
DVH 曲线分布图。

附图 10　腹部软组织肉瘤,GTV,CTV,PTV,根治性放疗 IMRT-DT 60 Gy/30 F

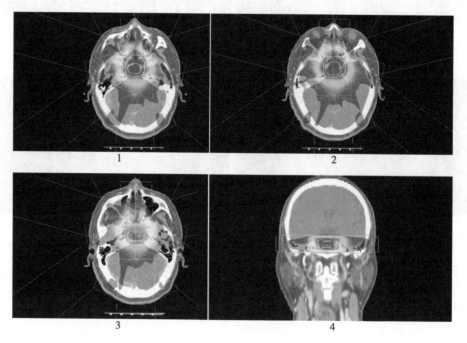

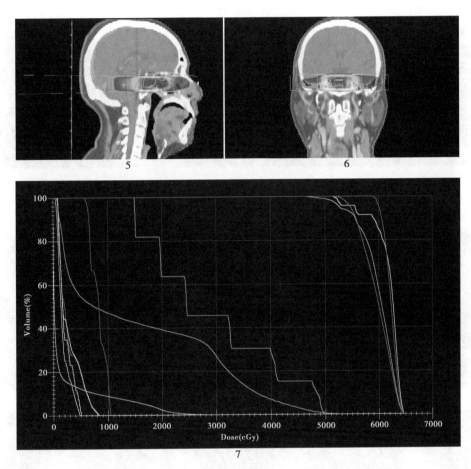

1~4.靶区勾画范围和射线分布;5~6.靶区剂量分布;7.靶区 DVH 分布曲线。

附图 11　斜坡软骨肉瘤,GTV,PGTV,CTV,PTV,放疗剂量 PGTV–DT 60 Gy/30 F

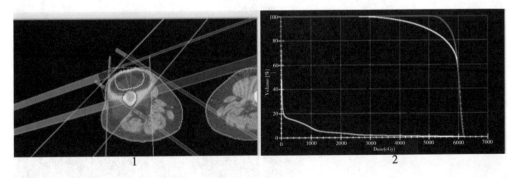

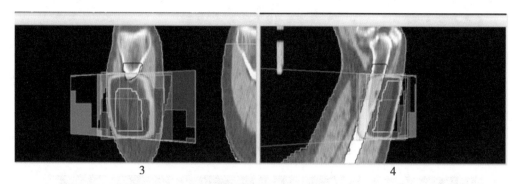

1.靶区勾画范围和射野分布;2.靶区 DVH 曲线;3.靶区冠状剂量分布;4.靶区矢状位剂量分布。

附图 12　下肢骨肉瘤,多次术后复发,行术后根治性放疗,PTV,CTV,放疗剂量 DT 60 Gy/30 F

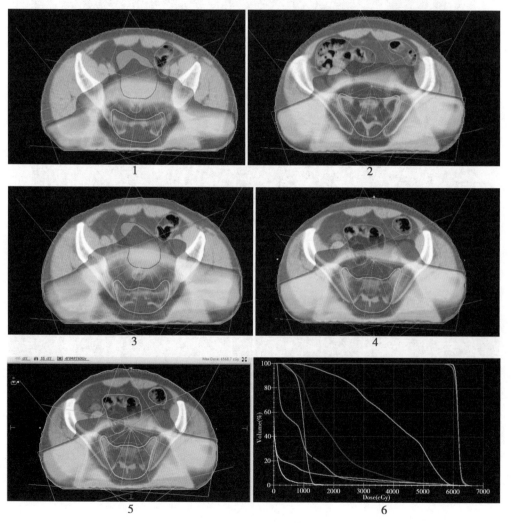

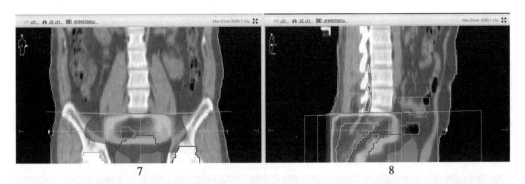

1~5.靶区勾画范围和射野分布;6.靶区DVH曲线;7.靶区冠状剂量分布;8.靶区矢状位剂量分布。

附图13 骶骨脊索瘤术后5个月,骶尾部疼痛伴行走困难,行术后放疗,CTV,PTV,放疗剂量DT 60 Gy/30 F

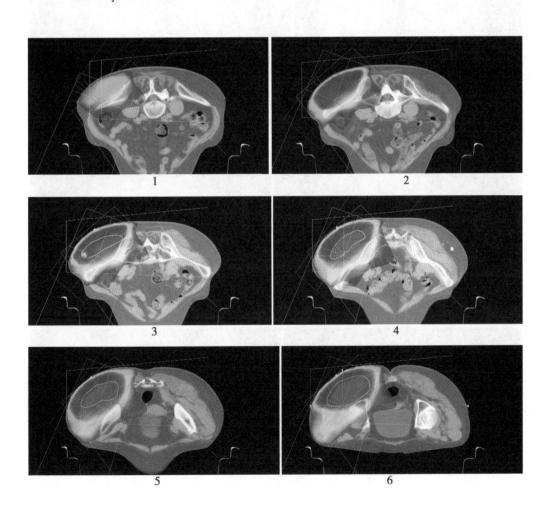

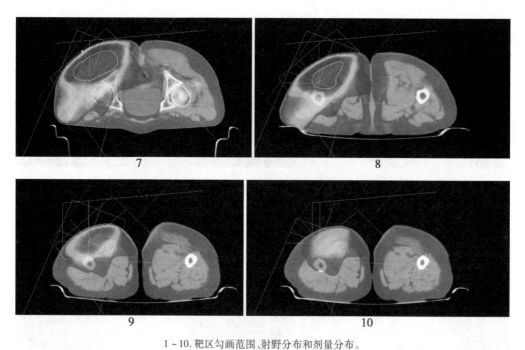

1~10.靶区勾画范围、射野分布和剂量分布。

附图 14　左臀部尤因肉瘤术后复发,行术后根治性放疗,CTV,PTV,放疗剂量 DT 60 Gy/30 F

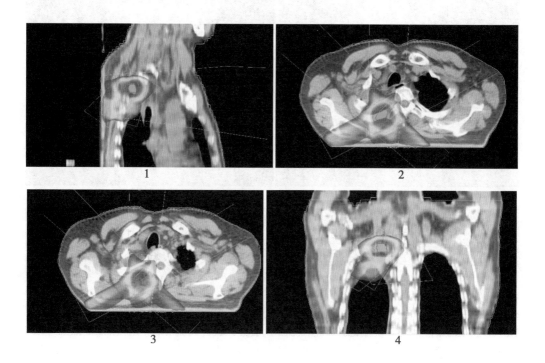

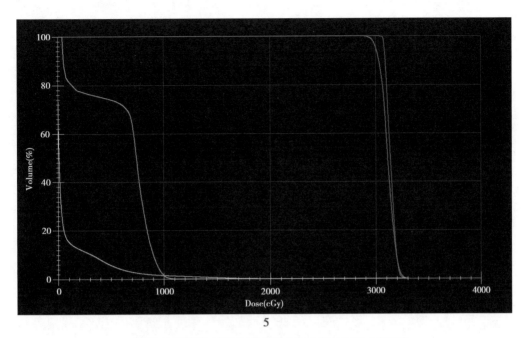

5

1~4.靶区勾画范围、射野分布和剂量分布;5.靶区 DVH 分布曲线。

附图 15　肋骨转移,姑息性放疗,CTV,PTV,放疗剂量,DT 30 Gy/10 F

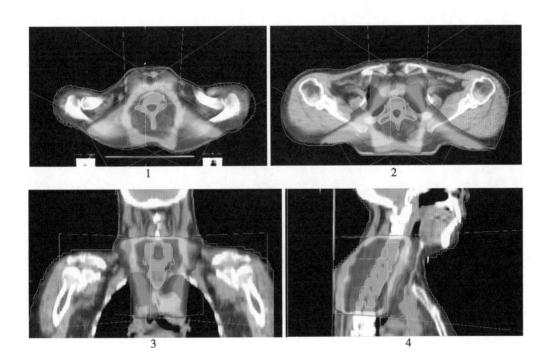

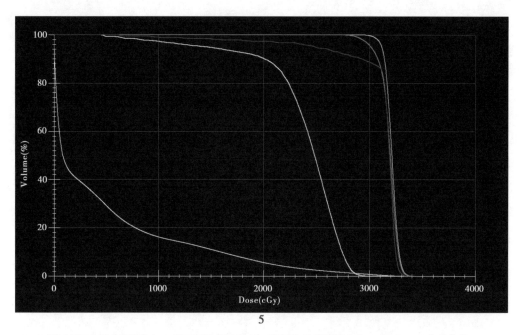

5

1~2.靶区勾画范围和射野分布;3.靶区冠状剂量分布;4.靶区矢状位剂量分布;5.靶区 DVH 分布曲线。

附图 16　颈椎、胸椎骨转移,CTV,PTV,放疗剂量 DT 30 Gy/10 F